U0245822

生活中的医学

张水军　著

人民卫生出版社
·北　京·

图书在版编目（CIP）数据

生活中的医学 / 张水军著 . —北京：人民卫生出版社，2024.5

ISBN 978-7-117-36107-1

Ⅰ. ①生… Ⅱ. ①张… Ⅲ. ①医学－普及读物 Ⅳ. ①R-49

中国国家版本馆 CIP 数据核字（2024）第 058975 号

生活中的医学
Shenghuozhong de Yixue

著　　者　张水军
策划编辑　周　宁　王小南
责任编辑　周　宁
书籍设计　图文双创工作室　尹　岩　任　毅
出版发行　人民卫生出版社（中继线 010-59780011）
地　　址　北京市朝阳区潘家园南里 19 号
邮　　编　100021
E - mail　pmph @ pmph.com
购书热线　010-59787592　010-59787584　010-65264830
印　　刷　天津市光明印务有限公司
经　　销　新华书店
开　　本　787×1092　1/16　印张：25
字　　数　446 千字
版　　次　2024 年 5 月第 1 版
印　　次　2024 年 5 月第 1 次印刷
标准书号　ISBN 978-7-117-36107-1
定　　价　98.00 元

打击盗版举报电话　010-59787491　E- mail　WQ @ pmph.com
质量问题联系电话　010-59787234　E- mail　zhiliang @ pmph.com
数字融合服务电话　4001118166　E- mail　zengzhi @ pmph.com

序

医学是与人们的生活和健康最贴近的科学。医学、医院、医生在维护人们的健康中发挥着极其重要的作用。然而，如果因患疾病到医院接受医生的诊断、治疗，就意味着人们已承受了较大的身心痛苦。很多疾病是可以预防的，如果能防患于未然，将会有更大的健康意义、社会价值和经济价值；如果能像医生用“临床医学”知识和技术诊治疾病那样，公众能用“生活中的医学”知识指导生活、预防疾病，将会产生显著的健康效果。张水军教授所著的《生活中的医学》正是一本用医学指导生活的大众医学读物。

张水军教授之所以能写出既是医学又是科普的《生活中的医学》，与他既是医生又是教师的执业经历密不可分。40 多年的医疗、教学和科研工作，使他看到了太多患者的痛苦和对健康的渴望，认识到了医生在维护公众健康中的作用和责任，体会到了医生的价值和成就感。同时，也使他积累了丰富的医学知识和临床实践经验，奠定了学术上的影响力，也加深了对健康教育重要性的认识。当然，这也使他具有了完成《生活中的医学》的动力和实力。

《生活中的医学》首先对人体解剖、生理进行了概述，使读者“认识自我”；重点介绍了生活中的医学知识，“吃喝拉撒睡”等与健康的关系，如何使“吃喝拉撒睡”等生活与生理活动更科学更健康；特别强调了“免疫”与健康、“性”与健康、心理健康等在生活与健康中的重要性。在表述方法上，用“看似与‘吃’不沾边的高血压”指出高钠饮食与高血压的关系、用“喝酒与酒精性肝病”解释过量饮酒的危害、用“如何使用‘救命神器’自动体外除颤器（AED）”指导 AED 的使用方法等。这样的写作方式和内容，使本书更具通俗性、实用性与可读性。

《生活中的医学》把医学专业知识应用在生活中，分析生活现象中的医学原理，提出使生活更科学更健康的实用方法和建议。相信本书的出版发行，会使读者了解更多生活中渗透的医学知识，提高对不良生活方式影响健康的认识，增强践行健康生活方式的信心。生活健康，人就健康。祝读者生活幸福，身心健康！

2023 年夏

前言

身心健康是学业进步、事业成功和生活幸福的前提。很多因素影响身心健康，如不良生活方式、遗传因素、环境因素、学业与事业的压力、个人的健康知识水平及对健康重要性的认识等。其中，不良生活方式是影响健康的重要因素。

人类主要的生活内容与生理活动包括吃、喝、拉、撒、睡等。不良生活方式可诱发或加重某些疾病，例如摄入增加尿酸的产生或者降低尿酸排泄的食物或饮品(海鲜、肉汤、啤酒等)可引起高尿酸血症或诱发痛风发作；高钠饮食与高血压的发生率显著正相关；进食粗糙和过烫食物以及进食过快的饮食习惯与食管癌的发生有关；长期过量饮酒与酒精性肝硬化及肝癌的发生有关；晚上喝浓茶、咖啡可能导致失眠；刻意抑制便意是便秘的病因之一；便秘与痔疮、疝气的发生有关；危险性行为可能导致感染艾滋病病毒等。

反过来说，如果养成良好的生活习惯，改变不良的生活方式或行为，则可预防很多疾病的发生，或对某些疾病产生一定的治疗作用。例如，科学的营养计划、良好的饮食习惯、增加膳食纤维的摄入、合理的餐次分配等，对糖尿病具有营养治疗作用；减少食盐用量(减少钠盐摄入)、减轻体重、减轻精神压力，是高血压的治疗性生活方式与干预措施；洁身自好、安全性行为等可有效预防艾滋病的发生等。

以上情况说明，生活讲科学，身心方健康；要想生活更科学，就要了解与生活相关的医学知识。

基于生活习惯、生活方式与身心健康的密切相关性，笔者提出“生活中的医学”这一概念。临床医学是医务人员应掌握的专业知识，预防医学是公共卫生工作者的必读教材；那么，生活中的医学应是人人都应知晓的预防疾病、增进健康的融合知识，是基础的、实用的大众医学。编写《生活中的医学》这一科普著作，正是希望用医学解释生活，用医学指导生活；希望人们用科学的生活方式、积极的生活态度来预防疾病、增进健康；希望每个人都成为自己的保健医生。

除了吃、喝、拉、撒、睡、性等生理活动外，生活中的人文与心理因素也会影响健康，例如人生态度、性格特点、情感因素和健康知识水平等。为了促进身心健康，我们还需要在其他方面做出努力。

不同年龄段有各自的健康责任。青中年人，应努力学习、积极进取、爱国奉献、品行端正、胸怀宽广、豁达开朗、待人友善、远离毒品、洁身自好，为自己创造一个阳光的、文明的人文环境。这样，有利于学业进步、事业成功、心情愉快、生活幸福和身心健康。老年人，要适应退休状态，规划好退休生活，不断学习、积极锻炼身体；适度从事适合自己身体条件的工作，使退休生活更充实，更能体现人生价值；保持心理上的"年轻"状态，有利于老年人的心理健康，从而增进身体健康和良好的社会适应能力。

在我国，不论是与性医学、精神心理医学、口腔医学等相关的医疗机构数量，还是从事这些专业的医务人员数量，都明显不足。然而，这些疾病对人的危害不亚于其他疾病。在生活中，人们往往关注头疼、腹痛、发热等急性病症，以及各种肿瘤性疾病，而对性相关疾病、心理障碍、口腔疾病等重视度不够，对身心健康造成危害，这一点需要人们重新认识并高度关注。

基于上述情况可以看出，生活方式、生活习惯、生活态度、心理因素等与健康密切相关；了解生活现象的医学原理，把医学知识应用在健康生活之中，能够起到防治疾病、增进健康的作用；人人都应重视健康，承担健康责任；以积极的态度对待生活，以科学的生活方式增进健康。

关于撰写《生活中的医学》这本书的动因，有以下几个方面。

一是作为医生的社会责任。在几十年的医疗和教学工作中，笔者深知疾病给患者带来的身心痛苦、经济负担，以及对学业、事业的影响。作为临床医生，看门诊、做手术，是自己的职责所在，但服务的患者人数有限；如果能以科普书的形式普及健康知识，将会使更多人受益。另一个令人担忧的问题是，艾滋病在青年学生中的传播。近几年，我国每年有 3 000 名青年学生感染艾滋病病毒，性别以男性为主，传播途径以性传播为主，男男同性性行为感染风险最高。作为郑州大学河南医学院的教授，笔者深感学生防病知识的欠缺和对健康的忽视。让青年学生了解更多性知识及性病防治知识，有望减少艾滋病的发病率，这是医生和教师的社会责任。这些动因正是笔者座右铭的具体体现：做一名有爱心的临床医生，做一名有情怀的医学教师，做一名有责任心的中国人。

二是对医学教育和医学科普工作的热爱。笔者从医从教40多年，其中，担任医学生大班课讲课教师30年。近10年，在业余时间开展公益医学科普工作，到过军营、高校、机关、农村、社区、餐厅、家庭。不论是为医学生讲大班课，还是为公众进行科普讲座，付出的是劳动，收获的是幸福。

三是紧迫感。与其他职业相比，医生的培养周期更长，要经历本科、硕士、博士等不同阶段的学业培养，住院医师规范化培训、专科医师培训等毕业后培训，还要经历长期的临床工作实践。几十年理论学习和临床经验的积累，才能成为一名经验丰富的医生，这也使医生的知识和经验显得格外珍贵，这些知识和经验应是全社会的财富。笔者在50岁时即意识到10年后就要退休，应抓紧时间创新技术、诊疗患者；到了60岁时，即感到用医学知识服务社会的紧迫感。更加深刻地认识到，几十年积累的知识和经验，如不努力回馈社会，增进群众健康，那将是医生的遗憾和社会财富的浪费。

还有一个动力就是为了“河医”历史文化的传承。郑州大学河南医学院具有近百年历史，普及医学知识、增进人民健康是“河医”师生的追求和“河医”文化的体现。在这方面，“河医”前辈为我们树立了榜样。眼科泰斗张效房老师百岁寿辰庆典上，献给社会和患者的珍贵礼物是《张效房眼外伤学》。作为郑州大学河南医学院的教师和医生，编写医学科普著作，助力“健康中国”，既是应尽义务，也是文化传承。

鉴于以上原因，笔者在医疗、教学和科研工作之余，加班加点，历时3年，完成了本书稿。这项工作也是对父母“多学本事，服务大众”之教诲的践行和对父母的感恩。

在本书的编写过程中，为了医学理论、技术的权威性、可靠性，组织了多位不同专业的医生，查阅权威杂志与专著、核对大量相关数据，并进行了20余次的讨论。这些医生是孙耀辉、程诺、余起文、王凯、刘琦、张峰、刘旭东、白杨、崔红磊、喻诗哲、火钟坤、刘龙、李继业、史远斌、孙校炎、王森岩、李洪旭、杨东菁、赵坤、谷玉雷、胡博文、顾洛莎、蔡鑫、吴敏、高洁、于潇、马冬、朱耀华、刘磊、任梦瑶、卫仟一、李明昊、宋怡等。在初稿完成后，分别请神经内科、心内科、呼吸科、肾内科、内分泌与代谢科、消化科、精神心理科、小儿科、肝胆胰外科、胃肠外科、泌尿外科、骨科、急诊科、妇产科、临床药学科等临床专家对相应内容进行审阅、指导。这些专家是郭文治、李捷、杨磊、陈改云、庞春、史冀华、张翼、时程程、王莉梅、梁红霞、张二伟、刘莹、朱长举、陆旭、周闯、张素琴、李震、安金路、段小飞、翟晓梅、蔡丙杰、王勇飞、杜彬彬等。在此，向为本书的编写付出辛勤汗水和热情指导的上述同事和临床专家表示衷心感谢！

本书内容涉及解剖学、生理学、遗传学、免疫学、生物化学、药理学、病理学、营养学及临床医学的多个学科，虽然反复讨论修改，仍难免存在疏漏和谬误，敬请读者给予指正。在此表示感谢！

张水军

2023 年夏

目录

第八章
“性”与健康　/ 159

第九章 “动”与健康 / 199

第十章
心理与健康 / 227

第十二章 生活中需要掌握的急救常识 / 284

第十三章 老年人的保健秘籍 / 303

第一章　认识自我

第一节　人体由哪些“零件”组成

手机是由哪些结构、部件组成的？相信大家基本都能说出来个大概：摄像头、屏幕、外壳、主板……那么人体是由什么构成的？可能很多朋友不一定能说清楚。从医学的角度来说，人体的基本单位是“细胞”，功能相关的细胞群构成人体的“组织”，行使特定功能的多种组织构成人体的“器官”，功能相关的器官组成人体的“系统”。也就是：细胞→组织→器官→系统，这样人就成为了一个具有复杂生理功能的生物体。为了便于讨论生活中的医学知识，我们要先认识一下人体的基本结构和功能（人体解剖图见图 1-1~图 1-10）。

一、人体的“细胞”就像高楼大厦的一砖一瓦

我们在初中生物课本中都学习过什么是细胞。如果把人体比作是一栋房子，那么细胞就是构成这栋房子的一砖一瓦。细胞是人体的基本单位，其在人体结构和生命活动中是至关重要的。

组成人体的细胞都是由同一个细胞（受精卵）分裂而来，所以它们在结构和组成上都大致相同。但是由于遗传物质的表达不同，各种细胞的功能不尽相同。按照功能可将细胞分为两百余种。它们各司其职又密不可分，各种生命活动都需要它们的参与和配合。

细胞的寿命各不相同，很多种细胞需要不断更新。不同类型的细胞具有不同的寿命，从几天到几十年不等。例如白细胞的寿命只有 7~14 天，而红细胞的寿命大概是 120 天。人体排出的粪便、尿液之所以呈黄色，是因为与衰老的红细胞被破坏有关：衰老的红细胞在肝、脾、骨髓等器官被单核吞噬系统细胞吞噬，释放出血红蛋白。血红蛋白降解生成胆红素，胆红素在肝脏转变为直接胆红素。直接胆红素随胆汁排入肠道，在细菌作用下转变为胆素原。粪便中的胆素原接触空气即被氧化，生成黄褐色粪胆素。小部分胆素原被肠道重吸收。在被重吸收的胆素原中，90% 又重新随胆汁排入肠道，10% 的胆素原进入人体血液循环后随尿液排泄，被空气氧化后生成尿胆素，成为尿液的重要色素。为何尿液的颜色与粪便的颜色相差这样大呢？因为大量的胆素原由粪便排泄，由尿液排泄的仅占一少部分。因此粪便颜色一般为深黄褐色，尿液颜色一般为浅黄色。

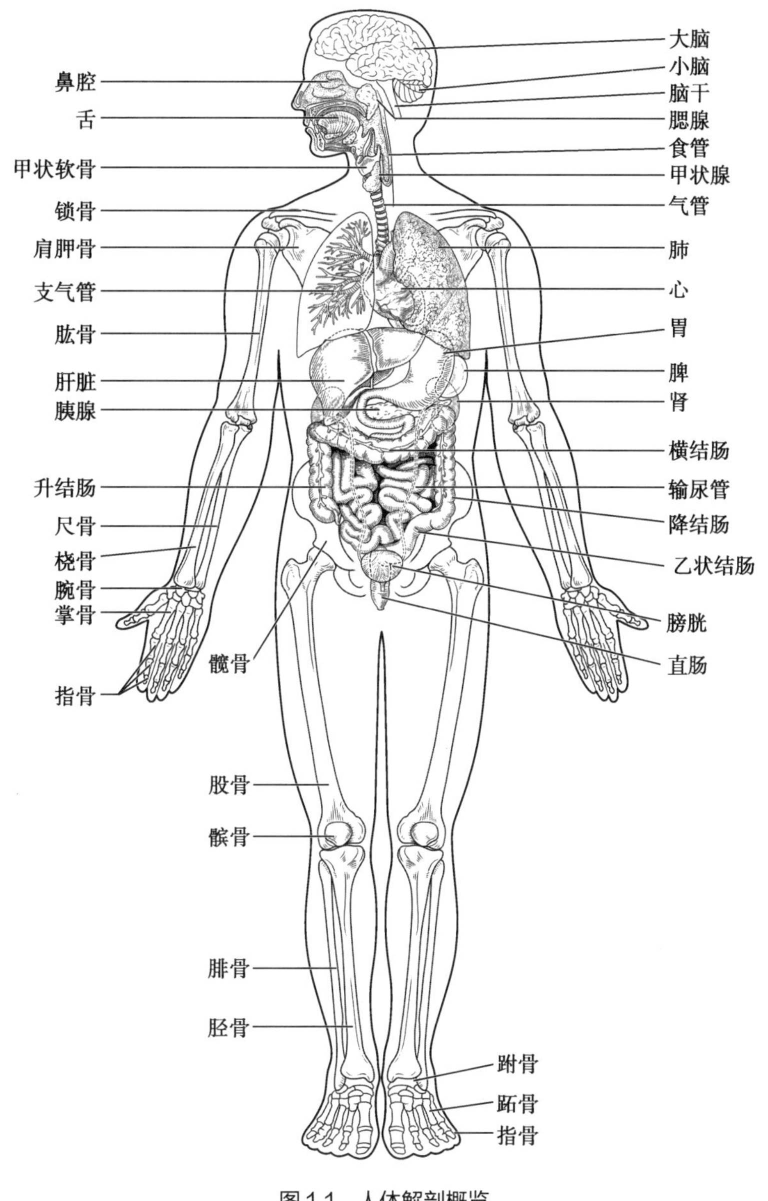

图 1-1　人体解剖概览

随着月经周期的重复，子宫内膜细胞会周期性地经历增殖、分化和脱落的过程。因此，子宫内膜细胞的寿命可以说是一个相对较短的周期性过程，通常在一个月经周期内完成。

神经细胞是组成神经系统的基本单位，它们具有非常长久的寿命。大部分神经细胞在成年后停止分裂，并持续存活整个人的一生。

二、人体的"组织"由功能相关的"细胞"构成

人体功能相关的细胞群构成人体的"组织"。人体的"组织"分为4大类,这4大类结构称为不同的组织,即上皮组织、结缔组织、肌肉组织、神经组织,就好比是房屋的结构材料可以分为砖、钢筋、水泥、木料、涂层等。这4种组织广泛分布在身体的各个部位。下面我们就来了解组成人体的这4种组织。

1. 上皮组织

上皮组织一般是在最外层,也就是朝向身体的外面或者空腔结构的内表面,通常具有保护、吸收、分泌、排泄的功能。在不同部位的上皮组织发挥的作用不尽相同。分布在体表的或者空腔结构表面的,具有保护作用的上皮称为"被覆上皮";分布在腺体,具有排出黏液、酶类、激素等物质的上皮,称为"腺上皮";分布在感觉器官,能够将感受到的信号转变为电信号的上皮,称为"感觉上皮"。不同种类的上皮结构和功能各异。例如被覆上皮即我们经常说的"上皮",分布最为广泛。人体的皮肤上皮是复层扁平上皮,表面是一层角质层。角质层强韧、耐磨,具有保护作用。我们常说的"老茧"其实就是因为长期摩擦皮肤,形成的多层扁平角质细胞,它们是没有生命的死细胞。相反,单层柱状的直肠黏膜上皮就十分薄弱,弹性较差。在男男肛交的过程中,直肠黏膜就容易发生破损。病毒就可以通过黏膜破损处进入人体,从而造成艾滋病病毒的传播。

2. 结缔组织

若把人体比作一栋房子,简单地把一块块砖堆积起来,其结构并不稳定。人体细胞也是一样的。我们都知道,砖块需要用水泥来黏合,那么结缔组织就起到"水泥"的作用。结缔组织在人体内广泛分布,几乎所有的细胞都需要结缔组织,它能够为细胞提供生存所需要的环境,具有连接、支持、营养、保护等多种功能。通俗地说结缔组织还有类似"土壤"的作用,能使其他组织细胞固定在相应的位置,又能提供生存所需要的各种营养物质。

3. 肌肉组织

我们对肌肉并不陌生,那么肌肉组织是怎么分类的呢?通常我们将人体的肌肉组织分为三种。附着在骨骼上,能够在神经支配下牵拉骨骼进行运动的肌组织称为"骨骼肌",如肱二头肌收缩可屈曲前臂。分布在消化道、呼吸道、尿道、子宫和血管等里面,不受人体自主神经支配的,能够辅助相应器官进行各种生理活动的肌组织称为

"平滑肌",如胃肠道平滑肌收缩使食物在胃肠道运行。我们听到的从腹部发出的"咕噜"声就是胃肠道平滑肌收缩和肠蠕动的声音,医学上称之为肠鸣音。分布在心脏的肌肉,称为"心肌"。心脏就像水泵一样,心肌收缩可将血液运送到全身。就如我们能想象的那样,肌肉组织的主要功能是收缩,身体的各种运动和身体很多器官的活动都由它完成。我们行走、说话等功能就依靠肌肉组织来参与完成。

4. 神经组织

神经组织是由大量有突起的细胞组成。神经组织分布很广泛,就像是侦察部队一样,负责收集信息、整理信息、传递信息。有些神经组织,比如垂体的特定组织,具有内分泌功能,可以分泌催乳素等激素,调节人体的生理活动。大脑含有大量的神经组织,可以指挥人体的很多生命活动。

三、人体的"器官"由多种"组织"构成

如果问起来,人体有哪些器官,大部分人都能张口而来:"心、肝、脾、肺、肾!"但构成人体的器官不仅仅只有这几个。

由多种组织构成的能行使一(特)定功能的结构单位叫做器官。我们一般都比较容易注意到那些我们经常听到、用到的、比较直观的器官,如眼睛、耳朵等感觉器官,再比如内脏器官如心脏、肾脏等。也有不少器官会被人们所忽略,人们甚至认为它们是某种器官的附属器官,比如人体各部位的骨骼肌、皮肤等。

皮肤是人体最大的器官,它不仅仅是一个覆盖在我们身体表面的保护层,更是一个拥有许多重要功能的复杂器官。作为人体与外界环境之间的第一道屏障,皮肤能够保护身体免受外界有害物质损伤、紫外线辐射和微生物的侵害。通过分泌汗液或皮肤血管的收缩,皮肤也可以来调节体温。一些药物和毒物可以透过皮肤层进入体内。同时,皮肤也可以通过出汗,排泄体内废物和毒素。皮肤适度地暴露在紫外线下时,它可以合成维生素 D,维生素 D 对于骨骼健康至关重要。紫外线会与皮肤中的 7-脱氢胆固醇分子相互作用,变为预维生素 D_3,随后在皮肤内受热转变为活性形式的维生素 D,可促进钙的吸收。

四、人体的"系统"由功能相关的"器官"构成

"系统"之所以被称作系统,是因为它是由功能相近的器官组成的功能体系。组

成“系统”的各种器官相互配合才能完整地行使出“系统”的全部功能。我们可以理解为“系统”就是一个团队。通常情况下，把人体分为以下系统：运动系统、循环系统、消化系统、呼吸系统、泌尿系统、神经系统、内分泌系统、生殖系统、免疫系统。另外，感觉器也是人体重要结构，具有感知内外环境变化的功能。

1. 运动系统

运动系统是由骨、骨连结和骨骼肌三种器官组成，具有运动、支持和保护功能。人体有 206 块骨头，600 多块骨骼肌。骨头以骨缝、关节等形式相互连接，在肌肉和韧带的固定下，形成了人体的基本骨架并维持人体的基本形态。人体的大部分动作依靠运动系统来完成，比如简单的抬手动作；又如精细的写字动作等，都是在神经的支配下，相关的肌肉产生收缩、舒张，相互配合牵拉所附着的骨骼完成的。

运动系统的第一个功能是运动。运动系统，顾名思义，主要就是参与人体的活动。局部的一些微小动作如微笑、皱眉等，以及全身参与的复杂动作如打篮球、跳舞等，都是在神经系统的调控下，由相关肌肉牵拉骨骼，相互配合实现的。

运动对健康至关重要，尤其是下肢的运动。俗话说：“树老根先枯，人老腿先衰”。腿部肌肉的收缩和运动有助于促进下肢血液循环，防止血液在静脉中滞留，如果长时间卧床不活动，会增加静脉血栓形成的风险。老年人腿部无法运动锻炼时，会导致心脏的泵血能力减弱，血液循环变得不畅，增加心脏病和脑卒中（中风）的风险。对于老年人来说，尽量保持适度的腿部活动和锻炼非常重要。即使是简单的腿部运动，如屈膝抬腿、踏步、踢腿等，都能起到保持肌肉力量和功能、促进血液循环、维持骨密度的作用。如果老年人由于健康原因无法进行常规的腿部活动，可以请医生或物理治疗师指导进行适当的床上运动和康复训练。

运动系统的第二个功能是支持。如果运动系统出现问题，如骨折、韧带拉伤等，人体就不能维持正常的姿势，甚至需要卧床休息。“伤筋动骨一百天”，这里的一百天是根据生活经验总结出来的，一般骨折愈合的时间大概是 3 个月。但是如果骨折部位复位不良或者血供不足，骨折的愈合时间就会延长，甚至不愈合，如股骨颈骨折。

运动系统的第三个功能是保护。骨骼和骨连结（两个或多个骨头之间的连接点或接合处，包括：关节、韧带、间接骨连接、软骨连接）相互连接，形成了很多密闭的空间，这样的空间具有很好的抗变形能力或者缓冲作用，保护着里面所容纳的各种脏器。如颅腔可以保护大脑，胸腔可以保护肺和心脏等。

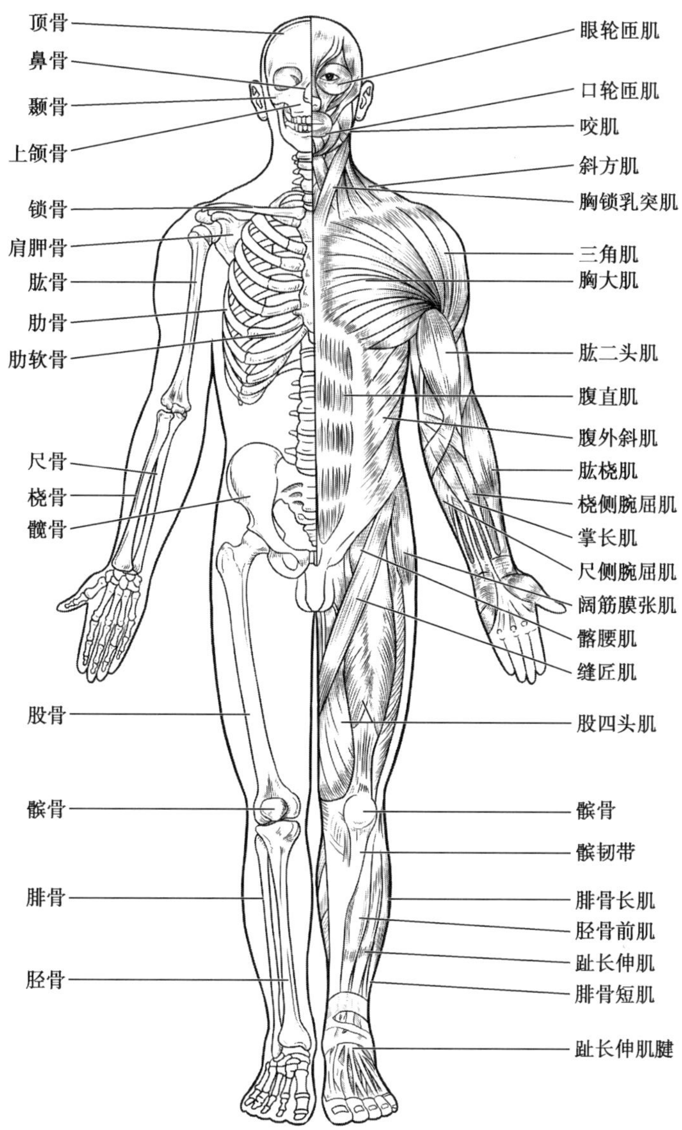

图 1-2　人体运动系统解剖

2. 循环系统

循环系统的主要功能是实现人体物质运输功能。循环系统可以形象地理解为人体血液和淋巴液流动的通道。按照“管道”内流动液体的不同,可以将循环系统分为两部分。第一部分:心血管系统内循环流动的是血液,血液由血细胞和血浆组成。以血液为媒介,可以将各种营养物质和氧气运输到全身各处,然后将人体各部位产生的代谢产物运输到人体的排泄器官如肾脏,同时把人体代谢产生的二氧化碳运送到肺,呼出体外,如此循环往复。第二部分:淋巴系统内流动的是淋巴液。淋巴液也是保持人体体液平衡的重要部分,它来源于组织液,其成分与血浆大同小异。淋巴管内有很多瓣膜,方向均指向心脏,作用类似于静脉。因此也有医学书籍把淋巴系统归为静脉系统的辅助部分。同时淋巴系统中含有大量免疫细胞,所以也具有抵抗病原微生物的作用。在生活中,能够看到淋巴系统存在的现象:如足部感染后,有的患者会有一条感觉疼痛的红线,从小腿向上延伸,并且腹股沟淋巴结会肿大、疼痛。这就是足部感染后,向上蔓延,引起下肢浅层管状淋巴管造成的淋巴管炎和淋巴结炎。

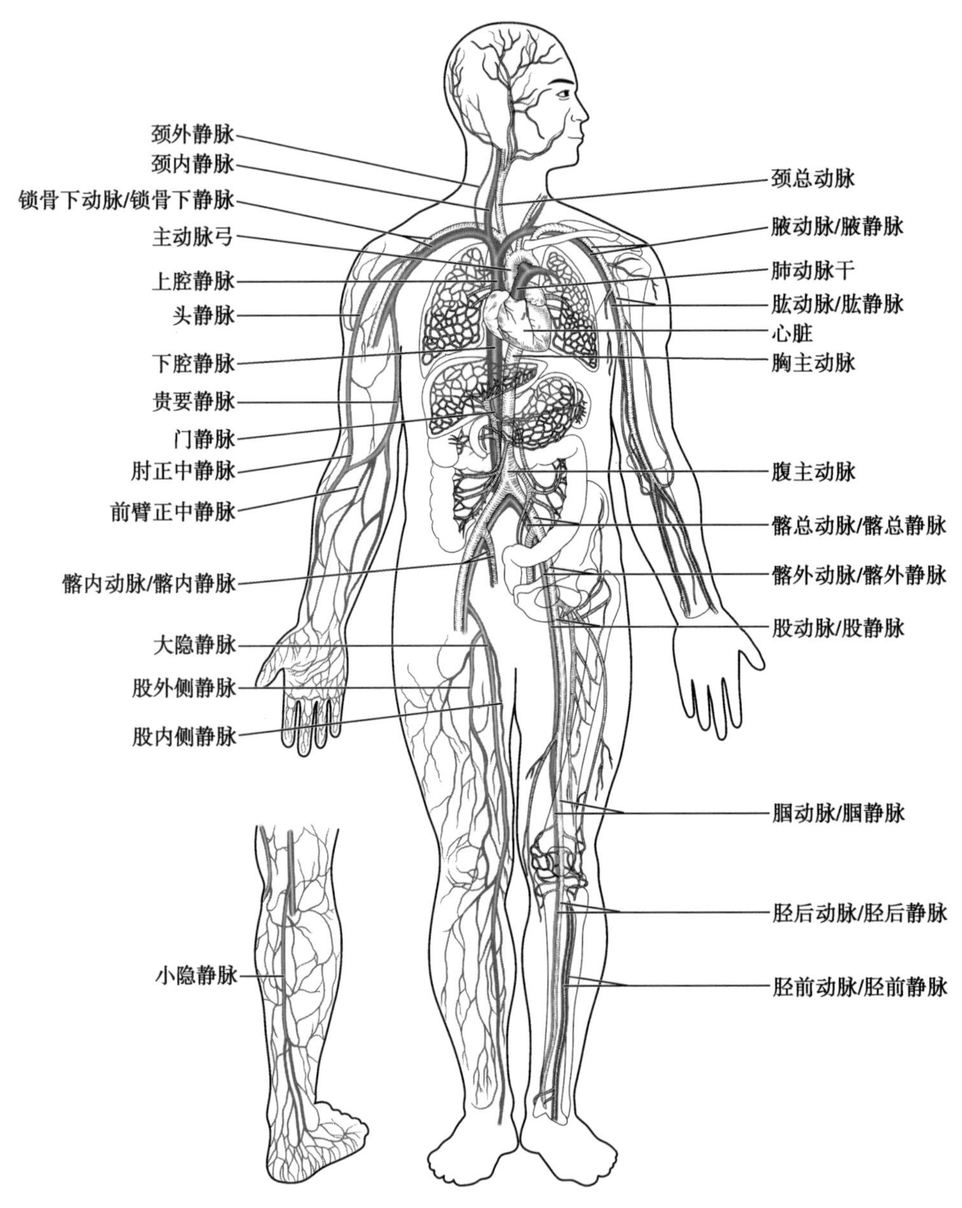

图1-3 人体循环系统解剖

心脏位于左侧胸腔内。心脏有两房两室，犹如一个水泵，维持血管内的血液流动。正常成年人的心率为每分钟 60~100 次。通俗地讲，心脏的功能是为血液流动提供动力，将血液从呼吸系统得到的氧气、消化系统摄取的营养物质、内分泌系统分泌的各种激素等运送到全身各处，又将身体各部位代谢产物运送到具有排泄功能的器官排出体外。日常生活中如果出现心前区的疼痛、心悸、黑矇等状况，需要警惕心脏疾病。

3. 消化系统

消化系统行使人体消化食物、吸收营养、排泄废物的功能。消化系统是人体内与摄食及消化有关的器官，包括：口腔、咽、食管、胃、小肠、大肠，以及唾液腺、胃腺、肠腺、胰腺、肝脏、胆囊等。这些消化器官协同工作，把食物分解成利于吸收的小分子，把营养物质吸收进入血液或淋巴液，食物残渣形成粪便排出体外。

口腔是消化系统最开始的部分，即人体摄取食物最先经过的部位。口腔里面有牙齿、舌头和口腔腺。舌是我们最熟悉的器官之一，它是一种富含肌肉的器官，因此舌可以做非常复杂的动作。“三寸不烂之舌”“巧舌如簧”等虽然不是什么褒义词，但表明了舌对发音的重要性。

舌体表面分布着很多舌乳头，舌乳头含有味蕾，可感受味觉。舌感受味觉是分区域的，舌的不同区域感受不同的味道。在我们咀嚼食物的时候，舌还具有搅拌食物和向食管推送食物的作用。在我们说话的时候，舌与口腔相互配合，共同调节发音。由此可见舌的强大功能和对人们生活的重要性。

牙嵌于牙槽内，分为牙冠、牙颈、牙根三部分。恒牙共有 28~32 颗，上颌、下颌各 14~16 颗。暴露于口腔内的牙冠，正常情况下色白而有光泽。如牙齿上附着一些牙垢或牙结石，使牙齿变黄。牙结石也是口臭的“元凶”。长时间大量吸烟或吃槟榔，也会使牙齿变色。牙齿并不像我们想象中的那样只是非常坚硬的实体结构，牙的内部其实是一个空腔，称牙腔，亦称髓腔。像骨骼含有骨髓那样，牙腔内有很多软组织称为牙髓。由于牙腔是个密闭的空间，牙髓发炎会使牙腔里面的压力越来越大，压迫神经，引起剧烈的疼痛。这种疼痛难以忍受，生活中常说“牙疼不是病，疼起来要人命”是有医学根据的。

与口腔相通的所有腺体统称为口腔腺。口腔腺的主要作用是分泌唾液，唾液中包含多种酶如唾液淀粉酶。当我们在吃馒头的时候，在咀嚼一会儿之后，会有一些甜味。这是怎么回事呢？我们都知道馒头含有淀粉，淀粉是没有甜味的。唾液中的淀粉酶，能将淀粉分解为麦芽糖，麦芽糖是有甜味的。又如野生动物在受伤之后经常会舔舐伤口，这是因为唾液中含有溶菌酶，可以起到抗菌的作用，避免伤口感染。

食管位于身体上半身脊椎前方，上部连接咽喉，沿脊柱椎体下行，下部与胃的贲门相连，全长约25cm，其直径平均为2cm。食管是一种富含肌肉的器官，在食管肌肉的相互配合下，运送食物进入胃。所以食管的主要功能是向胃运送食物。正常状况下，食管下端有压力感受器，可根据食管内容物的压力和胃内容物的压力，调节贲门的松紧度，避免食物反流。贲门是食管与胃相连接的部位，是食物进入胃的入口。当有疾病如胃食管反流，食管下段压力感受器病变，就会使胃内容物反流至食管，产生烧灼感，还会有酸苦味的胃液反流到口腔。食管下段的静脉汇入肝门静脉。所以当人体发生肝硬化的时候，会导致门静脉回流受阻，部分门静脉系统的血液经食管静脉回流入心，引起食管下段静脉曲张。在一些诱因作用下可能发生曲张静脉破裂，引起上消化道大出血，严重者可危及生命。

胃是一个囊袋形器官，大部分位于左季肋区，小部分位于上腹部。上接食管，入口为贲门；下通十二指肠，出口为幽门。一般将胃分为四个部分，即贲门部、胃底部、胃体部、胃窦部。

胃的主要功能一是储存食物，食物从胃排空的时间为4~6小时；二是分泌胃液，包含了胃酸、内因子、胃蛋白酶、促胃液素、生长抑素等；三是通过胃蠕动和胃液的共同作用，将暂时储存的食物磨碎，进行初步消化；四是防御，胃黏膜屏障、胃酸、分泌性免疫球蛋白IgG、IgA和淋巴组织可抵御病原微生物和异物的侵袭。

胃液的pH值在0.9~1.5，大多数细菌在胃内无法存活。但幽门螺杆菌可以耐受这种环境。幽门螺杆菌感染是胃癌发生的原因，也是胃溃疡和十二指肠溃疡的病因。巴里·马歇尔（Barry J. Marshall，澳大利亚西澳大学临床微生物学教授）因揭示幽门螺杆菌与胃炎、胃溃疡、十二指肠溃疡的关系，于2005年获得诺贝尔生理学或医学奖。

小肠包括十二指肠、空肠、回肠。长5~7m，上端接幽门与胃相通，下端与盲肠连接。小肠是食物分解成小分子物质并进行吸收的场所，也就是说小肠是人体的营养中心，能将食物中能够被人体利用的部分尽可能吸收。这个过程需要小肠分泌大量的肠液和酶类，并通过蠕动将其与食物充分融合。同时，消化过程还需要胆汁和胰液的参与。胃、十二指肠是消化道容易发生溃疡的部位。

大肠位于消化管的最后一部分，全长1.5m，包括盲肠（包括阑尾）、结肠、直肠、肛管。大肠的作用是接收小肠传送过来的物质，吸收其中多余的水分和一些还没来得及吸收的营养物质。肠内容物在小肠中的部分称为食糜，而一旦进入大肠，就只能称为粪便了。也就是说大肠是粪便形成的场所。粪便如果在大肠内存留时间过长，会导致其中的水分被进一步吸收，使粪便变干结。粪便干结容易导致便秘。便秘又是痔和肛裂的常见原因。因此，养成按时排便的良好习惯非常重要。

肝脏是人体的最大腺体和最大的实质性器官，重量约占体重的2%。肝小叶是肝脏的基本结构单位，成年人的肝脏有50万~100万个肝小叶。肝脏的主要功能细胞是肝细胞，约占肝内细胞总数的80%；除此之外还有肝血窦内皮细胞、免疫细胞等。肝细胞将血浆中的胆红素吸收转化为结合胆红素后释放入胆小管，与胆盐和胆固醇等共同组成胆汁。胆汁依次经胆小管、闰管、小叶间胆管、肝管、肝总管进入胆囊贮存。出入肝门的结构总称为肝蒂，包括肝动脉、门静脉、胆管、淋巴管及神经等。肝脏的血液经过肝左、肝中、肝右静脉进入下腔静脉。肝大部分位于右季肋部及上腹部，小部分位于左季肋区。肝前面的镰状韧带将肝分为左右二叶。肝脏具有以下功能：①代谢功能：如胆红素代谢、维生素代谢、激素代谢、糖代谢等。肝脏功能受损时，可因胆红素代谢障碍而出现黄疸（眼睛、皮肤黄染等）、雌激素代谢障碍而出现肝掌和男性乳房发育；肝细胞含有转氨酶等代谢酶，肝细胞损伤可引起血清转氨酶升高，化验肝功能时表现异常；在餐后血糖高的时候，肝脏可将葡萄糖合成为肝糖原，作为储存方式。在空腹等情况下，又可将肝糖原分解为葡萄糖，以补充血糖。肝脏还可以糖异生的方式，将氨基酸、甘油及乳酸转变为葡萄糖供机体利用；②分泌和排泄胆汁：胆汁可以使脂肪乳化，辅助脂肪的消化和吸收。每天分泌的胆汁为800~1 000mL；③解毒功能：食物中的各种有害物质及服用的各种药物等，均要在肝脏转换为无毒的、易溶解的物质，经胆汁-粪便或尿液排出体外。因此肝脏被称为人体中最大的“解毒器官”；④防御功能：肝脏中的库普弗细胞可吞噬血液中的异物、细菌等；⑤造血功能：在胎儿时期肝脏有造血的能力；⑥合成功能：肝脏可以合成的白蛋白等蛋白质，参与人体的多种代谢活动；合成的纤维蛋白原、凝血酶原等参与凝血功能。

胆囊位于肝下面的胆囊窝内。胆囊的主要作用是储存肝脏产生的胆汁。进食后，会引起胆囊的收缩，胆汁排入肠道，促进食物中脂肪的消化和吸收。当剧烈呕吐时，可能有苦味的胆汁呕出。

胰腺是人体内第二大腺体，位于胃的后方。胰腺具有内外分泌功能，胰腺的外分泌功能，就是将消化食物的胰液分泌到肠腔，将食物分解成利于吸收的小分子物质。胰液的分泌量为每天1 000~2 000mL。胰液中含有多种消化酶。胰淀粉酶能水解食物中的淀粉，胰脂肪酶能分解脂肪，胰蛋白酶能分解蛋白质。食物中的淀粉、脂肪、蛋白质经分解后被吸收，进而发挥生理作用。慢性胰腺炎时，由于胰液的分泌减少，使食物不能充分分解，导致肠道吸收障碍，常常会导致患者营养不良和腹泻。胰腺的内分泌功能，就是能分泌胰岛素、促胃液素等，参与调节人体的糖代谢等生理活动。胰腺中主要的内分泌腺是胰岛，胰岛中含有α细胞、β细胞等。α细胞分泌胰高血糖素，有升高血糖等生理功能；β细胞分泌胰岛素，调节和维持血糖的稳定。β细胞的功能障碍可引起糖尿病。

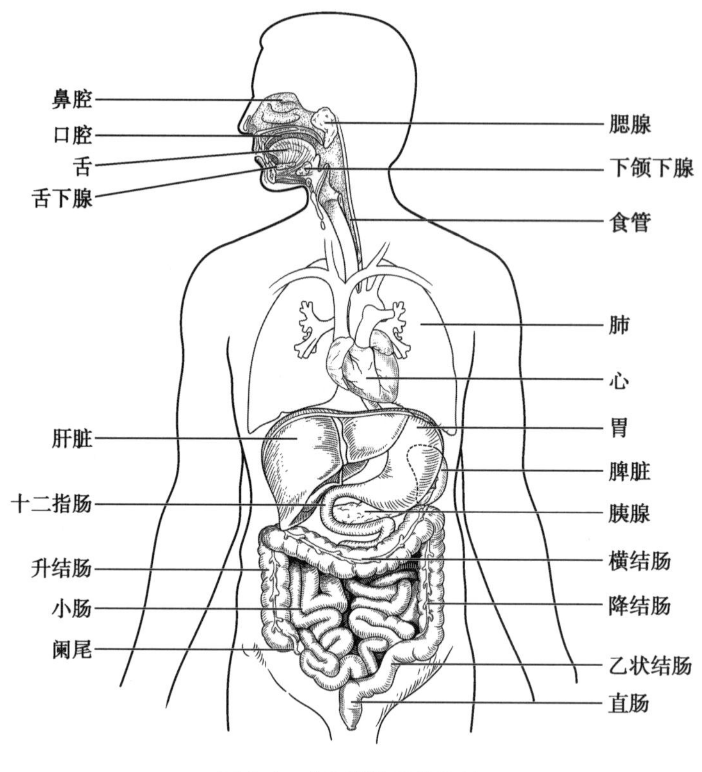

图1-4　人体消化系统解剖

4. 呼吸系统

呼吸系统包括呼吸道和肺。日常生活中通常称鼻、咽、喉为上呼吸道，平常说的感冒，大部分情况下就是上呼吸道感染。气管和各级支气管为下呼吸道。呼吸系统的主要功能是进行气体交换，即将空气中的氧气经肺泡壁进入血液循环，同时将人体代谢产生的二氧化碳排出。

鼻腔内被以皮肤，生有鼻毛。鼻毛纵横交错能够起到一定的过滤空气的作用。后部覆盖着黏膜，里面分布着味觉感受器和血管，所以鼻腔能够感受到气味。在受到暴力打击的时候容易出血。鼻窦可以湿润和加温吸入的空气，这些腔隙可以产生很好的共鸣作用，也就是我们学习拼音时所说的鼻音。其实鼻部和眼睛是由管道相通的。连接眼睛和鼻部的管道称为鼻泪管。如果人在哭泣时，泪腺分泌的泪液就会急剧增多，泪水就很容易顺着鼻泪管流入鼻腔，参与形成鼻涕。民间常说"鼻涕一把泪一把"，就是这种现象。

由于口鼻周围的静脉与颅内的静脉相通，这些静脉通常没有瓣膜，血液在压力的作用下可以上下相通，故当鼻或上唇（称危险三角区）有细菌感染而产生“疖”时或有痤疮时，千万不要挤压排脓。因为这样的操作有可能会使细菌进入静脉，沿静脉到达颅内，引起颅内感染。颅内感染可引起严重的后果。

气管为后壁略扁平的筒形管道。成人气管平均长度：男性为10.6cm，女性为9.8cm。小儿气管细小，位置深，活动度大。气管由软骨、平滑肌纤维和结缔组织构成。由于有软骨做成支架，气管腔通常保持开放状态，保障呼吸通畅。气管的功能主要有：气管分泌黏液，可以滋润气管黏膜；收缩和舒张的功能，在严寒和酷暑时，气管可保护性地收缩（或舒张），调节进入肺部空气的温度；气管有自身清理功能。

肺呈圆锥状，位于胸腔内，纵隔两侧。左肺分上、下两叶，右肺分上、中、下三叶，即“左二右三”。肺的主要功能是肺通气和肺换气。即使空气中的氧气进入血液循环，供组织利用，同时把代谢产生的二氧化碳排出体外。值得一提的是，肺也能排出部分酒精，当饮酒后，酒精会被吸收到血液中，经肺泡和呼吸道排出。当进行呼气酒精测试时，呼出的气体进入呼气式酒精测试仪中。这个设备中有一个传感器，可以检测呼出气体中的酒精浓度。这就是警察通过呼气式酒精测试仪查酒驾的原理。

剧烈运动时耗氧量增加导致二氧化碳产生增加，位于脑干的呼吸中枢和迷走神经受到二氧化碳水平升高的刺激，分别引起呼吸加快增加气体交换，心跳变快加速气体运输。

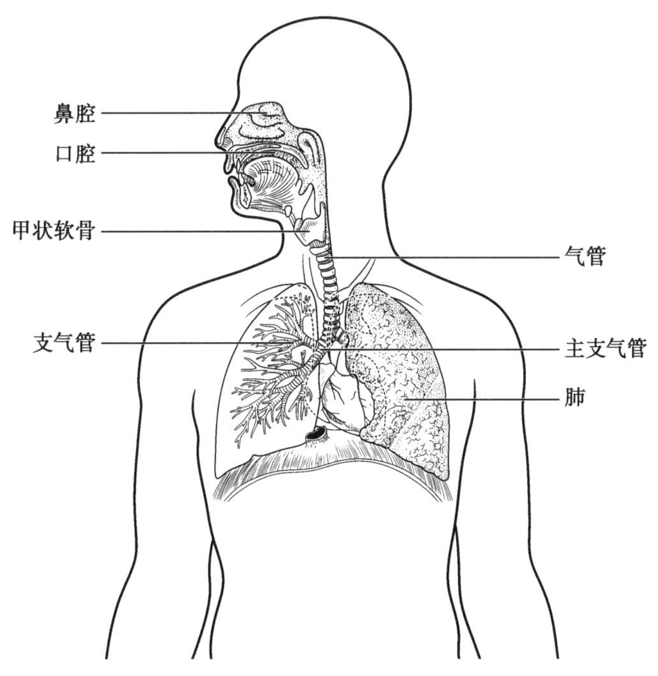

图1-5　人体呼吸系统解剖

5. 泌尿系统

泌尿系统由肾、输尿管、膀胱及尿道组成，它的主要作用是产生尿液、排泄废物。排泄是指人体代谢过程中生成的人体不能利用或者对人体有害的物质排出体外的过程。

肾脏左右各一，位于腹后壁，形似蚕豆。肾脏能产生尿液，维持体内水和各种离子的平衡，排出人体代谢终产物。饮酒的人群，一小部分的酒精也可通过肾脏排出体外。同时也分泌多种激素，参与调节血压，促进红细胞生成。当其功能不全的时候，可能引起血肌酐升高、水肿、贫血等表现。输尿管是一肌性管道，肾脏产生的尿液经此进入膀胱。膀胱和尿道则分别是储存和排出尿液的器官。

（图 1-6 和图 1-8）

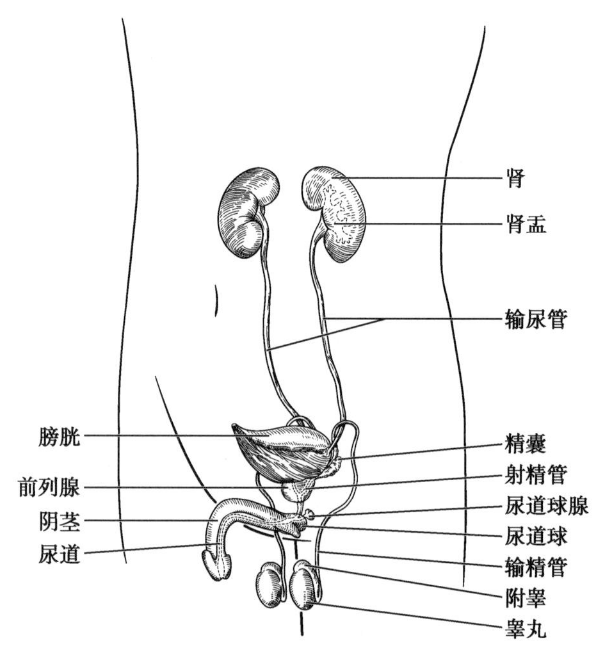

图 1-6　男性泌尿生殖系统解剖

6. 神经系统

神经系统包括人体“司令部”中枢神经系统和“信息高速公路”周围神经系统。（图 1-7）

神经系统行使人体感觉、分析、调控、学习、记忆等功能。神经系统包括中枢神经系统和周围神经系统。中枢神经系统由脑和脊髓组成。中枢神经系统好比是人体的“司令部”，接收、整合全身各部位收集的“情报”，经过分析协调后将“指令”传出，或

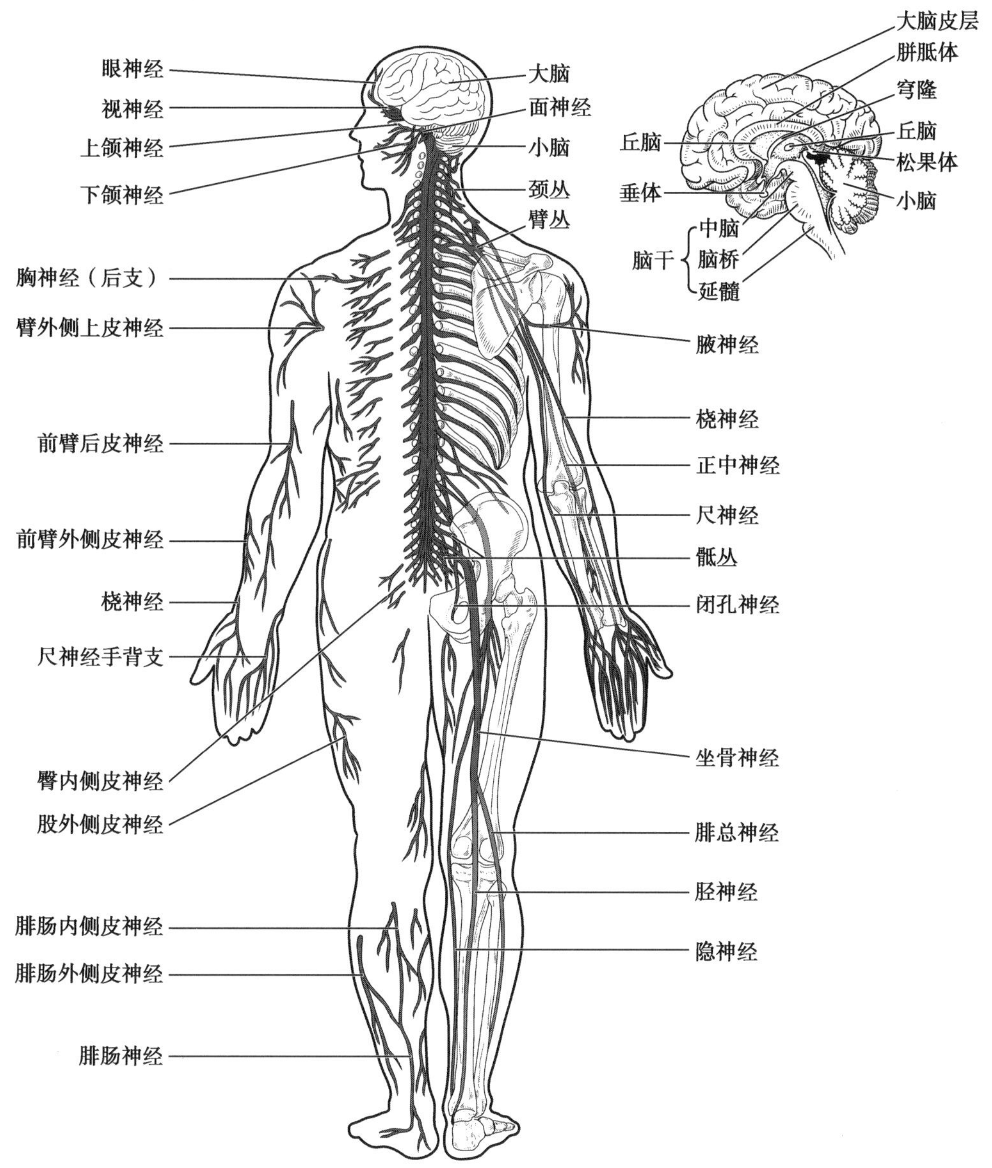

图 1-7　人体神经系统解剖

者将信息储存在大脑内，也就是我们所说的学习、记忆。周围神经系统的功能是将外周感受器和中枢神经系统连起来，可以形象地称外周神经系统为连通外周感受器和中枢神经系统的“信息高速公路”。假如不小心手接触到开水，外周神经系统将信息传到大脑，马上就感到疼痛；同时大脑会发出指令，手立刻缩回。

脑由大脑、小脑、间脑、脑干组成。其中：大脑是中枢神经系统的最高级部分。脑对学习、记忆、运动、感觉、呼吸、心率、血压、摄食(摄食中枢、饱中枢)、饮水行为、性行为、体温、情绪等功能进行调节。脑干是人体维持基本生命活动的主要器官，包括心跳、呼吸等重要生命活动。我们常说的“脑死亡”是指包括脑干在内的全脑功能丧失的不可逆转的状态。在这种状态下，“患者”已无生还可能。小脑是脑的第二大部分。小脑的主要作用是保持人体的平衡。生活中，当人体大量摄入酒精时，会有麻痹小脑的作用，使小脑无法精细地控制身体，出现“东倒西歪”的醉酒状态。这也是酒后开车容易发生车祸的原因。如果小脑损伤时，也会出现类似的状态。脑损伤后将出现不同程度的脑功能障碍。脑震荡、脑卒中、植物人、脑死亡等都是脑损伤造成的后果，也是生活中时常听到的医学术语。

脑震荡：较轻的脑损伤，表现为伤后立即出现短暂的意识丧失，持续数秒至数分钟，一般不超过半小时。意识恢复后，对受伤当时和伤前近期的情况不能记忆，即逆行性遗忘。脑震荡无需特殊治疗，多数患者在 2 周内恢复正常，预后良好。

脑卒中：脑缺血或出血引起运动、意识、语言等障碍。

植物状态（vegetative state）：植物状态的患者通常称为“植物人”。指大脑半球严重受损而脑干功能相对保留的一种状态。患者对自身和外界的认知功能全部丧失，呼之不应，不能与外界交流。可有自发或反射性睁眼，偶可发现视物追踪，可有无意义哭笑，存在吸吮、咀嚼和吞咽等原始反射，有觉醒-睡眠周期，大小便失禁等。

脑死亡（brain death）：包括脑干在内的全脑功能丧失的不可逆转的状态。诊断标准是深昏迷；脑干反射全部消失；无自主呼吸（靠呼吸机维持，呼吸暂停试验阳性）。以上必须全部具备。被判定为脑死亡的患者不会再“复活”。

人体脊髓是中枢神经系统的一部分，位于脊柱内。具体而言，脊髓位于脊柱管（脊椎管）内，由一系列相互连接的神经细胞和神经纤维组成。脊髓全长共发出 31 对脊神经，对应为 31 个脊髓节段，包括 8 个颈节、12 个胸节、5 个腰节、5 个骶节和 1 个尾节段。脊髓的功能：①反射功能。如当我们手不小心被针扎到后，会迅速地把手收回来；②传导功能。仍以手指被扎后的反射为例，当手指被尖锐物体扎伤时，会刺激手指的感受器，神经纤维将“信号”上传到大脑，使人体产生手指受到伤害需要脱离伤害源的需求。如果这时没有其他潜在威胁的存在，大脑便会发出“指令”传到手指，使手指迅速收回，远离伤害源。如果外界环境不适宜，比如手指的收回会导致更严重的后果，大脑就暂时发出抑制信号，抑制手指的收回。其中的原理就是脊髓的传导功能。

在日常生活中，我们会听到“偏瘫”“截瘫”等疾病名称，或见到瘫痪患者。这些疾病是由大脑皮层运动性病变或脊神经损伤所致。

“截瘫”是指胸腰段脊神经损伤，出现下肢的感觉和运动障碍。

"偏瘫"又称"半身不遂":因大脑皮层运动区病变,引起一侧上下肢瘫痪。

7. 内分泌系统

内分泌系统行使调节人体生长发育、代谢、生殖等功能。内分泌系统是人体维持稳态的一个重要的调节系统。其功能是整合信息,参与人体各种生理活动的调节,维持人体内环境的稳定。内分泌腺是人体内一些无输出导管的腺体,可以分泌激素。激素的作用是对人体的各种生理活动起调节作用。

人体主要有以下的内分泌腺:下丘脑可以调节体温、摄食行为、饮水行为及腺垂体的分泌;垂体可以分泌各种促激素,例如促甲状腺激素、促肾上腺皮质激素等,分别促进甲状腺素和肾上腺皮质激素的分泌。当垂体病变时可以导致靶器官发育不良,女性非孕期泌乳,甚至男性泌乳(催乳素分泌失调)。甲状腺可以分泌甲状腺激素。甲状腺素分泌不足时,可以发生单纯性甲状腺肿大,也就是我们所说的"大脖子病";也可以发生其他类型的甲状腺肿大和甲状腺功能亢进等。肾上腺可以分泌肾上腺素。当人处于应激状态时,如体育比赛或考试时会分泌出肾上腺素,能使人呼吸加快,心跳与血液流动加速;遇到危急情况还可能对疼痛暂时不敏感,使人体处于兴奋状态,来应对随时可能出现的威胁。胰岛可以分泌胰岛素、胰高血糖素等。生活中常见的糖尿病就是胰岛功能障碍导致的。

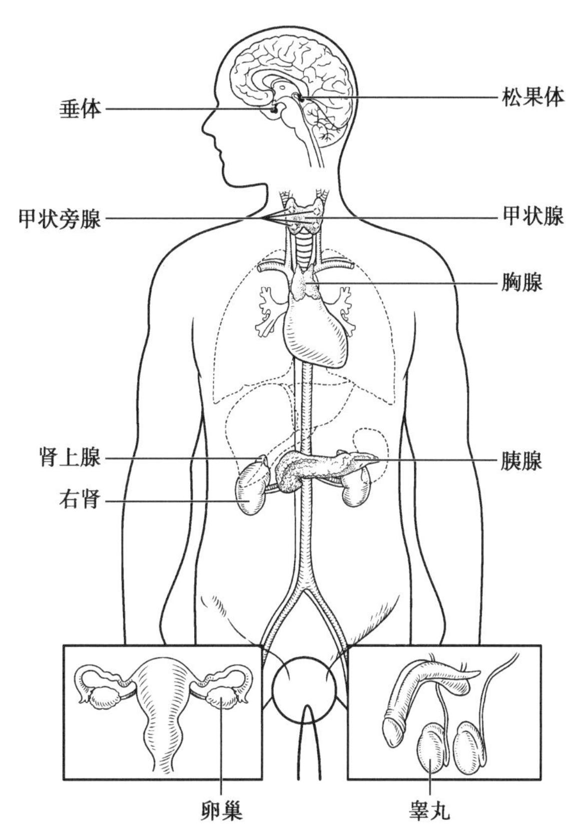

图1-8 人体内分泌系统解剖

8. 生殖系统

生殖系统的功能是繁衍后代和形成并保持第二性特征。生殖系统可以分为内外两部分。内生殖器由生殖腺、生殖管道和附属腺组成,外生殖器以两性交配的器官为主。男性内生殖器包括:生殖腺(睾丸)、输精管道(附睾、输精管、射精管、尿道)、附属腺(精囊腺、前列腺、尿道球腺);男性外生殖器包括:阴茎和阴囊。女性内生殖器包括:卵巢、输卵管、子宫、阴道、前庭大

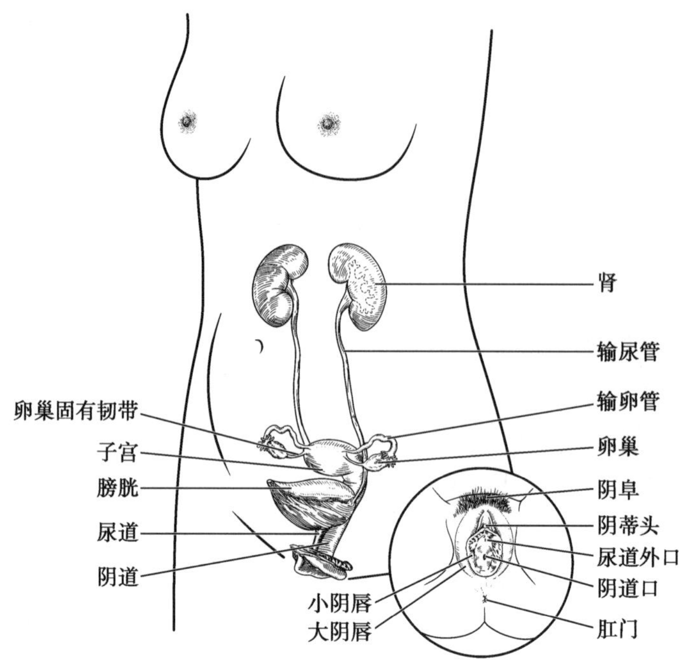

图 1-9 女性泌尿生殖系统解剖

腺;女性外生殖器包括:阴阜、大阴唇、小阴唇、阴道前庭、阴蒂、前庭球。

9. 免疫系统

免疫系统是人体具有防御功能的解剖生理体系,由免疫器官、免疫组织和免疫细胞构成。

免疫器官包括胸腺、骨髓、脾脏、淋巴结、扁桃体等。

胸腺位于胸骨后方,是免疫系统中重要的器官之一。胸腺在儿童时期较大,成年后逐渐萎缩。免疫细胞(T 细胞)在胸腺分化、发育和成熟。

骨髓是一种软质组织,位于骨头的中心部分,它就像是一个生产基地,制造出各种免疫细胞,这些细胞可以分成不同的类型,比如巨噬细胞、B 细胞和 T 细胞。

脾脏位于腹腔左上方,是人体最大的外周免疫器官。脾脏储存着大量的淋巴细胞,当需要时脾脏释放淋巴细胞到其他部位参与免疫反应。脾脏还是一个庞大的过滤器,在免疫系统中起到过滤血液、清除老化或异常细胞的功能,以确保血液的清洁和健康。脾脏质地较脆,腹部外伤时,容易造成脾破裂,引起大出血,严重时可危及生命。

淋巴结是分布在全身的小型免疫器官,它们通过淋巴管相连。淋巴结中有 T 淋巴细胞和 B 淋巴细胞。淋巴结在免疫系统中起到过滤淋巴液、清除病原体和异常细胞的作用。当病菌入侵我们的身体时,淋巴结就像是报警器一样,将免疫细胞之间的信号传递给其他组织，共同抵御病菌的进攻。在日常生活中，口腔感染、面部感染时，细菌随淋巴液进入颌下淋巴结，引起颌下淋巴结炎，引起痛感。用手指可以摸到有压痛的小结节。

扁桃体位于咽喉后部，包括咽扁桃体、腭扁桃体和舌根扁桃体。当吸入空气中的病菌时，扁桃体会迅速反应，释放出抗体来抵抗病菌的入侵，保护呼吸道。咽扁桃体是发生扁桃体炎时受累的主要器官，可发生红肿和化脓。

免疫组织包括弥散淋巴组织和淋巴小结，分布于胃肠道、泌尿生殖道、呼吸道等黏膜下，在黏膜抗感染免疫中发挥主要作用。

免疫细胞包括淋巴细胞、树突状细胞、自然杀伤细胞、吞噬细胞、粒细胞、肥大细胞等，它们共同执行免疫功能。

此外，免疫分子是免疫系统的功能成分之一。包括免疫球蛋白（IgG、IgM 等）、补体（C2、C3 等）和细胞因子（白介素、干扰素和生长因子等）等。

免疫器官、免疫组织和免疫细胞共同协作，构成复杂的免疫网络，对人体发挥免疫保护作用。新冠病毒疫苗、预防宫颈癌的 HPV 疫苗、百白破疫苗、脊髓灰质炎疫苗、治疗恶性肿瘤的 PD-1 抑制剂等免疫制剂等，都是根据免疫学原理研究和生产的药品。

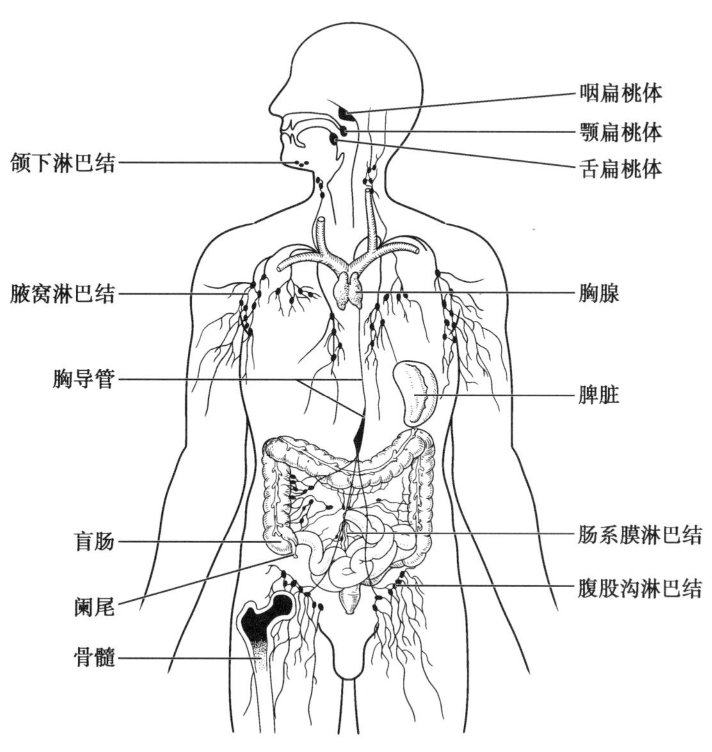

图 1-10　人体免疫系统解剖

10. 感觉器

人体的“雷达”——感觉器。人体的感觉器是由一系列感觉器官和神经网络组成的,它们协同工作来感知和传递外部刺激信号。就像雷达系统通过发送和接收电磁波来感知目标,人体的感觉器通过感觉器官接收不同类型的刺激信号,并将其转化为神经信号,以便大脑进行处理和解读。感知外部世界,并做出相应反应。感觉器主要包括以下器官:

眼睛是负责视觉的主要器官。从解剖上说,眼睛主要由角膜、巩膜、虹膜、瞳孔、晶状体、玻璃体以及视网膜等结构组成。瞳孔就像一扇窗户,允许光线进入眼球,虹膜可以调节瞳孔的大小,从而调节进入眼球中的光线量。晶状体是透明的双凸透镜状结构,可以调节光线的折射,使眼球能够对近距离和远距离的物体进行聚焦。白内障、近视、远视以及老视都与晶状体异常有关。视网膜是感知光线的关键组织,它包含的感光细胞可以将光信号转化为神经信号,传递给大脑。当维生素 A 缺乏时,负责感知光线的细胞会功能不足,在夜晚、黑暗或光线微弱的环境下,会出现视力降低、看不清事物的现象,也就是“夜盲症”。总之,眼球的这些结构共同负责感知和解释光线的信息,使我们能够看到和辨别物体、颜色和形状。

负责听觉的器官主要有耳廓、中耳的鼓膜和听小骨、内耳的耳蜗等,它们有分工有合作,为我们营造一个有声的世界。耳廓帮助收集和引导声音进入外耳道。如果耳廓畸形以及耳垢过多导致的外耳道阻塞,都可能导致听力下降或听觉不适。在中耳,鼓膜的振动可以被听小骨放大。当中耳炎时,可能会出现听力下降、耳痛和耳鸣。在内耳,耳蜗内的细胞将声音转化为神经信号,并通过听神经传递到大脑的听觉中枢,使我们能听到声音。这一部分出现异常,可能会导致听力下降、耳鸣和眩晕。

平衡感觉器官(内耳的前庭器官)负责感知身体的平衡和空间定位,使我们能够保持平衡和稳定姿势。例如,人在坐车时,当车突然启动或者加速,由于惯性作用,人会后仰,但是平衡感觉器官会反射性地使人前倾保持身体平衡。如果车和船过分地上下颠簸和左右摇摆,平衡感觉器官会受到过度刺激,人会出现恶心、呕吐等晕车和晕船现象。

嗅觉负责感知气味分子,使我们能够嗅到和辨别不同的气味。嗅觉器官主要包括鼻腔、嗅毛、嗅觉感受器和嗅神经。当气味分子进入鼻腔并与嗅觉感受器上的嗅毛结合时,嗅觉感受器产生信号并通过嗅神经传递到大脑,从而产生我们对气味的感知和辨别能力。感冒、鼻窦炎或其他上呼吸道感染可能阻塞鼻腔通道,影响气味分子进入嗅觉器官,从而导致嗅觉减退。

味觉器官使我们能够品尝和辨别不同的味道，如甜、酸、苦、辣、咸和鲜。发挥这一功能的主要有味蕾、味觉感受器、舌乳头以及味觉神经。味蕾是位于口腔内的小结构，主要分布在舌头的表面、软腭、咽后壁和喉部。它们是味觉感受器的主要组成部分，负责感知和识别不同的味觉。舌乳头是舌头上的小突起，其中包含味蕾。味觉神经是从味蕾出发，将味觉信息传递到大脑的神经。口腔干燥或口腔炎症等口腔疾病可能干扰味觉感受器的正常功能，导致味觉减退。

触觉器官主要是皮肤，负责感知触摸、压力、温度和疼痛等刺激，使我们能够感受到外部物体和环境的触觉信息。如果这部分功能异常，有可能造成伤害。比如正常情况下，用适宜温度的热水泡脚会觉得舒服，不会有什么损伤。但是糖尿病患者容易出现末梢神经病变，对温度的感知能力下降，往往水已经很烫了，但脚还没有察觉，继续添加热水，可能导致足部烫伤。

总的来说，感觉器至关重要，为我们提供了丰富多样的感觉体验，并让我们能够适应和应对我们所处的复杂环境。

第二节　人体是如何工作的

吃、喝、拉、撒、睡是人类生存所必须进行的主要生理活动。其中，吃喝及吸入空气是人体摄取营养物质和氧气的过程，拉撒和呼气是人体排泄“废物”的过程。工业生产过程中要排出“三废”即废气、废水、废渣，人体也排出“三废”：排出二氧化碳、排出尿液、排出粪便。这些生理活动是如何完成的？本节内容将进行简单的介绍。同时我们还要知道，这些生理活动的异常还能带来一些与健康有关的信息。不良的生活习惯可能有损身体健康，这并不是危言耸听！长期的不良生活习惯，可能导致吃、喝、拉、撒、睡、性等生理活动出现异常，这时我们就需要引起重视，甚至应当去医院检查，以便于早期发现疾病。

一、吃

“民以食为天”这句话表达了中国人对“吃”在健康生活中重要性的认识。相当一部分中国人在见面打招呼的时候都会问一句：“您吃了吗？”人想要生存下去就要通过“吃”来摄取营养。

说到吃就离不开消化系统。消化系统就像一个营养物质加工厂。食物先在口腔由牙齿切碎、研磨以及与唾液混合，然后经食管运输到胃，通过胃的蠕动以及消化酶的作用变成食糜。食糜在小肠通过各种消化酶和消化液的混合，对食物进行分解。大部分营养物质在小肠内被吸收，未被消化的食物和不能被人体利用的物质，就会形成粪便，通过肛门排出体外。

人体不能合成的一些脂肪酸如亚油酸，必须由食物提供。人类所需蛋白质中有 9 种氨基酸是必须从食物中获得的，包括赖氨酸、色氨酸、苯丙氨酸、蛋氨酸、亮氨酸、异亮氨酸、苏氨酸、缬氨酸、组氨酸。糖类有部分可以由其他物质转化，大部分由食物提供；矿物质（无机盐）如钠、镁、钙等均不能由人体合成；维生素只有少部分可以由人体合成（维生素 B_{12} 等），大部分不能合成。单一的食物很难为人类提供所有必需营养物质。所以，“吃”是我们获得营养物质的最主要途径。同时我们的食物必须多样化并合理搭配。

二、喝

很多护肤品广告都暗示“女人是水做的”。其实不只是女人，所有的人都是水“做”的。水是生命的源泉，也是人体的重要成分。它促进细胞的新陈代谢，并参与维持细胞的形态。正常成年男性全身的含水量约为 60%，女性为 50%。

水在人体内可以分为三部分，即细胞内液、细胞外液和血浆。三部分的水分工明确，各司其职。但为了人体的健康，又密切合作，共同完成维护生命活动的使命。

水的摄取：正常生活中水通过我们的口“喝”进消化道。在胃中稍作停留，留下胃所需的那部分水，然后将胃内的物质带进肠道。在肠道中，通过肠壁不仅吸收了水，还吸收了胃里带来的各种营养物质。随后，把各个系统都不需要的各种物质，以及使用过的没有价值的各种物质，集中到肠道里，在大肠中形成粪便。在这个过程中，胃部吸收的水分很少，绝大部分的水是通过小肠和大肠黏膜吸收的。

水的排泄：肾脏控制着人体水分的去留。可以说，我们的肾脏既是血液的“净化器”，同时也是生产尿液的“流水线”。在肾中，人体所需要的血细胞、蛋白质和水分会被留住，被吸收，重新送回血管。而人体不需要的代谢废物，如尿素、肌酐和尿酸，以及多余的离子、水分等，则会留在肾小管内形成尿液。

同时，一些水分会借用体表蒸发的方式，由人的毛孔排出体外，也就是“流汗”。此外，还有一部分水，则是经过我们的肺呼出体外。比如在冬天时，我们的口鼻中所呼出的水汽。

人体到处都需要水。由此可见“喝”的重要性。

三、拉

未被消化吸收的食物经过肠道菌群的发酵和腐败作用最终形成了粪便,从肛门排出体外。

食物在胃和肠道各种消化酶的作用下分解成各种容易被人体利用的物质。在结肠只有肠道细菌起消化作用。肠细菌的重要作用是能产生生理需要的物质,如可在肠内合成B族维生素和维生素K等。粪便的臭味是因为肠道细菌对食物的腐败作用而产生。正常粪便是黄色的,因其含有粪胆素的颜色。“拉”是人体排泄废物的过程,是重要的生理活动之一。如果粪便不能正常排出,可能是发生了肠梗阻或便秘;如果粪便带血,可能是发生了痔或结直肠肿瘤。关注“拉”的内容、外观、次数,就是关注健康。

四、撒

尿液的形成过程:血液流经肾时,血液中的代谢废物及多余的物质通过肾的过滤,形成原尿。当尿液流经肾小管时,原尿中对人体有用的水、营养物质和部分离子,被重新吸收,回到血液里。剩下部分就是我们所说的尿液,医学上称为终尿。

尿液的排出:肾脏形成的尿液,经输尿管把尿液聚积至膀胱,暂时储存。尿液达到一定量后,人就会产生尿意,在合适的场合将尿液排出体外。

“撒”是排出“废水”的过程。尿液如不能正常生成和排出,就说明发生了疾病。尿液不能正常产生,说明出现肾功能障碍等,见于肾炎等疾病;尿液不能正常排泄,提示有输尿管结石、前列腺增生等尿路梗阻。

五、睡

经过一天忙碌工作之后,人们往往需要睡眠来补充精力和体力。睡眠对生长发育以及对学习和记忆能力、免疫力的提高具有重要的生理意义。如果一个人长期睡眠不足,将导致生活无法正常进行,甚至容易产生某些健康问题。我们将在第七章详细讨论睡眠与健康的关系。

睡眠的作用：

（1）补充人体的足够能量：睡眠时全身基础代谢率降低，能量消耗减少。同时睡眠时人体合成代谢超过分解代谢，使各组织消耗的能量得到补充，为消除疲劳、体力恢复提供能量。

（2）增强免疫功能：睡眠时由于内分泌发生一系列变化，能促进机体产生抗体，从而提高人体抵抗疾病的能力。

（3）促进人体生长发育：由于睡眠时生长激素分泌，会促进儿童的生长发育。对成人来讲，可促进蛋白质合成，有利于组织修复。

（4）增强记忆力：睡眠时能使大部分脑细胞处于休息状态，使神经细胞得到能量补充，有利于功能恢复，增强人的记忆能力，提高工作效率。同时，快速眼动睡眠有益于增强记忆，能阻止大脑对新知识的遗忘，有助于人们提高创造性思维。

（5）延缓衰老，促进健康：睡眠不足会引起人体心理、生理一系列的变化，不利于健康。然而充足的睡眠可增进健康，甚至延长寿命。

六、性

性学的发展有着漫长的历史。性生活不仅仅是以生殖目的，也是夫妻生活中重要的组成部分。我们将在第八章详细阐述“性”与健康的关系。

七、动

法国思想家伏尔泰，提出了“生命在于运动”。“动”的意思是运动、活动，也包含了身体、精神世界两种“动”。运动能使我们的躯体保持健康。但是，必须具体问题具体分析，有些人则不适宜剧烈运动，比如：刚做完了大手术、严重心脑血管疾病、刚刚劳作一天、体质差、营养不良等。对于一般人来说，运动太少或者过度都是有害的。所以对于运动，我们要适量、张弛有度。在第九章我们将对“动”做详细阐述。

八、思

心理活动是人体生理活动的重要组成部分。失眠、焦虑、抑郁等心理障碍也是常见病。因此，我们关注生理健康的同时，更应该关注心理健康。有关心理障碍问题，

第十章将进行介绍。

九、感觉

感觉系统的工作过程是一个复杂而精密的过程，涉及感觉器官、神经通路和大脑的协同工作。主要包含以下几个过程。

首先，感觉器官接收各种刺激。例如，眼睛接收光线，耳接收声音振动，皮肤接收触觉、压力、温度和疼痛等刺激。

然后，感觉器官将接收到刺激信号转化为神经信号。例如，视觉感知中，光线会刺激视网膜中的光感受器细胞，这些细胞将光信号转化为神经电信号。随后，神经电信号通过相应的感觉神经通路传递到大脑的特定区域。例如，视觉信号通过视觉神经传递到大脑的视觉皮层，听觉信号通过听觉神经传递到大脑的听觉皮层。大脑会对信号进行分析、整合和解码，以使我们能够感知和理解外界刺激。

最后，大脑的处理结果会使我们产生对外界刺激的主观感受（视觉中看到的图像、听觉中听到的声音）并做出相应的反应。

感觉系统为我们提供与外界互动和适应环境所需的信息。这使得我们能够感知和理解外界的各种感觉，从而与环境进行交互和适应。感觉系统的正常功能对于我们的日常生活、学习和工作都至关重要。

第三节 “免疫”与我们的生活和健康息息相关

2 000 多年前，人们发现在某种传染病中幸存下来的人，对再次感染这种疾病具有抵抗力，这种功能被称为“免疫”。顾名思义，“免疫”可以理解为免除瘟疫。用现代观点来讲，免疫是人体的一种生理功能。人体依靠这种功能识别自身正常的成分，即“自我”和不属于自身或异常的成分即“非我”，从而破坏和排斥进入人体的细菌、病毒、动物蛋白等，或人体自身所产生的损伤细胞和肿瘤细胞等，以维持人体的健康。

良好的免疫功能离不开抗体。日常生活中，我们经常听到这样的话：“提倡母乳喂养；一定要按时进行预防接种”。这是因为母乳含有丰富的抗体，可以提高婴儿的免疫力。预防接种可以让人体产生抗体，从而可以预防相应的疾病。

如果免疫系统太敏感，比如花粉、动物毛发、螨虫等会导致人出现“过敏反应”。如果免疫系统被破坏，丧失免疫力，就会引起感染或肿瘤性疾病。典型代表就是谈之色变的“艾滋病”，所以艾滋病还被称为“免疫缺陷病”。可见，免疫系统要“恰到好处”地发挥功能才能使人体处于健康状态，那么免疫系统是如何发挥功能呢？

一、人体免疫的三道防线

人类生活在与多种微生物（包括细菌、病毒等）共存的环境中，健康人之所以没有受到病原体的感染，主要归功于人体免疫的三道防线。

第一道防线是人体皮肤、黏膜组成的物理与化学屏障。皮肤的表皮上有一层厚厚的角质层细胞，它提供了一个物理屏障；表皮的周期性脱落会清除微生物；胃黏膜可以防御食入的病原体。

第二道防线是由人体先天免疫系统的非特异性细胞和分子组成。如果拿人作比喻的话，这道防线就像是一个“全才”。虽然不能针对某特定“非我”物质，但是对各种“非我”物质都能有一定的威慑力。这道防线主要包括吞噬细胞和体液中的杀菌物质。例如，泪液、汗液和唾液中含有的溶菌酶，以及胃液的酸性环境都可以抑制细菌、病毒的生长。

虽然这种防御机制并不能区分不同类型的“非我”物质，但是其中的吞噬细胞以及树突状细胞等呈递细胞可以将“非我”物质呈递给淋巴细胞，从而让人体记住这些“非我”物质。

和第二道防线相比，免疫系统的第三道防线相当于“专才”，其可以专门防御某个“非我”物质，所以又叫特异性免疫。这一过程主要是抗体在发挥作用。这种能够针对某一“非我”物质的抗体，是在第二道防线中的呈递细胞辅助下，T 淋巴细胞与 B 淋巴细胞配合下，由 B 细胞产生。人体内有数百万种不同的 B 细胞，能够识别不同的“非我”物质。当该“非我”物质再次入侵时，辅助性 T 细胞调节 B 细胞活化，产生相应抗体，从而保护人体。

这三道防线相互协作，密不可分，共同维持人体免疫平衡和身体健康。

二、“一般防御”与“针对性清理”

通俗地讲，人体免疫的三道防线又可以分为“一般防御”与“针对性清理”。第一道防线和第二道防线可以称为“一般防御”，第三道防线可以称为“针对性清理”。

“一般防御”可以对多种病原体发动无差别的进攻，这种防御功能与病原体的种类和组成无关，所以又称为非特异性免疫。皮肤可以起到屏障作用，防止病原微生物的入侵；呼吸道黏膜通过纤毛摆动，可使异物或病菌向呼吸道近侧移动，通过“咳嗽”清除异物和病菌；泪液中的溶菌酶、胃液中的胃酸都能杀灭病菌。如果病原微生物突破了皮肤、黏膜组成的第一道防线，第二道防线就能够继续杀灭病原微生物，保护人体。

“针对性清理”是人体遭遇到特定病原体后产生的针对该类型病原体的特异性免疫反应，具有“精准打击”的功能，也叫做特异性免疫或获得性免疫。人体初次接触某个病原体后，人体中性粒细胞和自然杀伤细胞可以直接对病原体起到吞噬作用，并且树突状细胞将抗原呈递给淋巴细胞。这一过程可以使人体对病原体产生免疫记忆，当该病原体再次侵入机体时，免疫系统会发动更加强烈的攻击。利用这一特性，我们在生活中为了预防破伤风感染，会注射破伤风类毒素进行主动免疫，使人体产生针对破伤风外毒素的抗体。当接种者受到外伤时，会有更强的免疫力抵御破伤风感染。

正是依靠“一般防御”和“针对性清理”这两套“组合拳”，人体才能有效抵御病原体，维护身体健康。

三、认识抗原与抗体

一般情况下，当外来物质进入人体后，免疫系统就会对其进行识别。如果被认定为有用或者无害物质，免疫系统将与其和平共处，结局是被吸收、利用或者自然排出。例如多数人食用牛奶、虾等食物后，免疫系统一般不会对其发生反应，而是作为营养物质被人体吸收利用。如果被贴上有害物质的标签，免疫系统则会迅速动员各组织和细胞，将其局限并消灭清除。从概念上说，能造成人或动植物感染疾病的微生物（包括细菌、病毒、立克次氏体、真菌）、寄生虫等都可以称为病原体。其中，能够引起机体产生特异性免疫反应的物质叫做抗原，主要包括细菌、病毒等病原体表面的蛋白质等物质以及人体中衰老、死亡、癌变的细胞、组织等。

如果把抗原当作侵入人体的“敌人”，那么抗体就可以当作人体的“卫士”。抗体是一类能与抗原特异性结合的免疫球蛋白，是免疫系统对外来物质做出反应而产生的一种保护性蛋白质。抗体分泌到血液和黏膜中，在那里它们与病原体和毒素等异物结合并使其失活（中和）。抗体激活补体系统，通过裂解（在细胞壁上打孔）破坏细菌细胞。抗体与细菌等抗原物质结合，促进吞噬细胞对细菌等异物的吞噬（调理）。此外，母体中的部分抗体可以通过胎盘保护胎儿；母乳中的抗体可以保护新生儿的胃肠道免受细菌和病毒感染；预防接种的疫苗可以使人体产生特异性抗体来预防特定的疾病。

使用免疫学检测方法能检测这些特异性抗体，判断人体是否感染过病毒。目前抗体已经实现人工制备，并在疾病的诊断、免疫防治及其基础研究中被广泛应用，造福于人类。

四、“自我”与“非我”的识别

通过上文我们可以知道，人体免疫系统有条不紊地发挥作用，就要准确识别自身正常的成分，即“自我”；同时识别不属于自身或异常的成分，即“非我”。那么人体的防线是如何分辨“自我”和“非我”呢？

免疫系统识别“自我”与“非我”主要依靠人类白细胞抗原（HLA），它们是一组位于所有细胞表面的识别分子，其组合方式对每个人来说是唯一的，从而使免疫系统能够区分“自我”和“非我”。这组识别分子也称为主要组织相容性复合体。

如果识别系统出现异常，则会出现免疫相关的炎症或者自身免疫疾病。比如，强直性脊柱炎和HLA-B27之间的关联非常明显，携带HLA-B27的个体患强直性脊柱炎的可能性大约是人群中其他个体的90倍。（如果查出来HLA-B27阳性也不必惊慌，仅仅出现该指标阳性说明不了什么，应及时到风湿科医生评估是否是强直性脊柱炎。）

五、免疫细胞是人体的健康卫士

人体免疫系统要发挥“防御”作用，离不开镇守前线的“士兵”，免疫细胞在免疫系统中就发挥着这一重要作用。免疫细胞包括淋巴细胞、树突状细胞、自然杀伤细胞、吞噬细胞、粒细胞、肥大细胞等，它们共同执行免疫功能。

免疫细胞和人们在化验单上经常看到的“白细胞”是什么关系呢？白细胞是一个很常见的用词，是免疫细胞的主要部分，但并不包括所有的免疫细胞。白细胞是一个细胞群，根据其形态、功能和来源部位可以分为三大类：粒细胞、单核细胞和淋巴细胞。其中粒细胞可分为中性粒细胞、嗜酸性粒细胞和嗜碱性粒细胞；淋巴细胞可分为T淋巴细胞（又名T细胞）、B淋巴细胞（又名B细胞）和自然杀伤细胞。

除了白细胞之外，我们还需要了解一些其他免疫细胞。首先是树突状细胞，因其表面具有星状多形性或树枝状突起而得名。它能高效地摄取、加工处理和递呈抗原，从而让机体启动免疫应答。其次是肥大细胞，它主要存在于黏膜和结缔组织中。在病原体感染或变应原（过敏原）侵入时，肥大细胞会被招募到相应部位，从而处于激活状态，通过脱颗粒释放酶类物质和组胺等血管活性胺类物质。如果肥大细胞因为一些原因形成致敏的肥大细胞，人体则会处于致敏状态，从而出现过敏现象。生活中见到的哮喘、过敏性肠胃炎、荨麻疹、特应性皮炎（湿疹），都与肥大细胞有关系。

免疫细胞是我们身体的健康卫士，能够抵御病原入侵，保护我们的身体健康。所以，我们要认识和关爱这些可爱的卫士们，不能接触有毒有害物质及放射线，不能滥用药物，避免我们的免疫细胞及免疫系统受到破坏。

白细胞是主要的免疫细胞，白细胞的数量与分类也是我们去医院看病、体检最常做的血常规检查项目，因此有必要对其有个初步的了解。

白细胞是组成人体免疫系统的重要一部分，它们帮助身体抵抗感染和其他疾病。白细胞在吞噬病原微生物、介导过敏反应以及特异性免疫应答等方面发挥重要作用。身体有不适时，经常会通过白细胞数量的变化而表现出来。因此到医院就诊，医生常把白细胞数量与比例变化作为疾病诊疗以及判断预后的重要参考。

白细胞包括粒细胞、淋巴细胞、单核细胞等。白细胞有细胞核，有迁移运动能力。它们通过摄入异物和细胞碎片，破坏病原体或者自身产生的肿瘤细胞，或者通过产生抗体，对机体发挥保护作用。在成年人中，粒细胞数量在白细胞中占比最高，主要是由骨髓产生。淋巴组织，包括胸腺、脾脏和淋巴结能够产生淋巴细胞。单核细胞主要是由脾脏、肝脏、淋巴结和其他器官的网状内皮组织产生的。

粒细胞能清除体内的病原微生物和寄生虫等，也是过敏和其他形式炎症反应的关键介质。这些细胞含有许多细胞质颗粒或分泌囊泡，这些颗粒中含有在免疫反应中起重要作用的效应物质。它们含有多叶核，因此常被称为多形核白细胞。粒细胞可分为三类：中性粒细胞、嗜酸性粒细胞和嗜碱性粒细胞。中性粒细胞是数量最多的粒细胞，它们通常是最早到达感染部位的细胞类型之一，通过吞噬作用吞噬并破坏病原微生物。嗜酸性粒细胞和嗜碱性粒细胞通常到达病变部位的时间较晚。嗜碱性粒细胞的颗粒中含有许多化学物质，包括组胺和白三烯，它们在诱导过敏反应中发挥重要作用。嗜酸性粒细胞在寄生虫感染中发挥作用，也有助于调节机体的免疫反应。

淋巴细胞进一步分为B细胞和T细胞，负责特异性识别外来物质并将其从人体内清除。B淋巴细胞分泌抗体，在我们身体中与外源病原体特异结合并阻止其入侵。通常情况下，T细胞识别病毒感染或癌细胞并将其破坏，或作为辅助细胞协助B细胞产生抗体。自然杀伤细胞也属于淋巴细胞，因其具有的杀死多种靶细胞的能力而得名。它和T细胞和B细胞不同之处在于其无需预先致敏就能非特异性杀伤肿瘤细胞和病毒感染细胞。在健康人体中，25%~33%的白细胞是淋巴细胞。

单核细胞占血液中白细胞总数的4%~8%，它们从血液移动到感染部位，在那里进一步分化为巨噬细胞。这些细胞是清道夫，能有效地吞噬并直接破坏病原体，清除感染部位的细胞碎片。中性粒细胞和巨噬细胞是机体的主要吞噬细胞，但巨噬细胞比中性粒细胞大得多，寿命更长。一些巨噬细胞作为抗原呈递细胞，吞噬和降解微生物，并将这些微生物的一部分呈递给T淋巴细胞，从而激活特异性获得性免疫反应。

说到白细胞的变化，首先是数量的变化。正常人的白细胞总数为$(4.0\sim10.0)\times10^9/L$。一般来说，新生儿的白细胞计数较高，在儿童时期逐渐降至成人水平。一个例外是淋巴细胞计数，出生时很低，在生命的前4年达到最高水平，然后逐渐下降到成人的稳定水平。白细胞数量在一天中可以发生波动，休息时白细胞数量较低，运动后升高。因此，当我们去医院做血常规检查时，应该尽量保持平静状态且在一天的相同时间段做检查，这样的结果将更加精确、更有可比性和参考价值。

白细胞数量的异常可表现为白细胞数量的增加或者减少。白细胞数量增多通常由粒细胞（尤其是中性粒细胞）数量增加引起，其中一些可能是未成熟的粒细胞。这种情况需要区分是白细胞生理性增加还是病理性增加。我们不必为生理因素引起的白细胞暂时性升高而担心，但也不能忽视白细胞病理性增多。白细胞的生理性增高常见于如下情况：剧烈体力消耗、抽搐、急性情绪反应、疼痛、妊娠、分娩等；白细胞的病理性增高主要由疾病状态（如感染和中毒）等引起，例如得了阑尾炎、急性化脓性扁桃体炎等疾病时，白细胞尤其是中性粒细胞数量会出现明显的升高。

值得注意的是，血液循环或骨髓中白细胞数量的异常增加是白血病的标志。白血病是一种造血组织的恶性肿瘤，患者白细胞数量通常有明显的升高，可达正常人的数倍甚至十几倍。某些类型的白血病与辐射暴露有关，例如广岛原子弹爆炸后，幸存者中罹患白血病的风险明显升高。

当白细胞数小于$4\times10^9/L$时称为白细胞减少症，但其临界值通常设置为$(2.5\sim4)\times10^9/L$，即当其小于$2.5\times10^9/L$时，须考虑为异常情况。某些类型的感染或药物、慢性贫血、营养不良及过敏反应等情况，都会引起白细胞数量减少。当然，这些疾病的诊断还要结合其他检查手段。当白细胞数量显著减少时,容易发生感染,甚至可能导致败血症。在这个时候,我们必须高度重视。可以采取注射重组人粒细胞刺激因子等方法,提高患者白细胞数量。

六、免疫功能是一把双刃剑

假如我们的皮肤、黏膜出现破损,伤口感染了细菌,免疫的第一道防线(皮肤)宣告失守,就会造成"发炎"(炎症)。适当的"发炎",释放信号,吸引大量免疫细胞前来作战,发挥免疫的第二道防线(先天免疫)、第三道防线(获得性免疫)功能。因此,适当的"发炎"是有益的,"发炎"是一种信号,促进了我们免疫系统高效工作。

过敏也是我们生活中的高频词汇。春天到了,繁花朵朵,有些人在尽情赏花,可有些人却对花粉过敏,打喷嚏不断。对于过敏体质的人,几乎任何东西都可能成为过敏原,例如花粉、动物毛发、牛奶、海鲜等。这些都是生活中经常遇到的对人体无害的物质,免疫系统却小题大做、如临大敌,发动猛烈的免疫反应,造成人体不适甚至是疾病,而是免疫反应。看来,免疫系统是把"双刃剑",它既能保护我们身体,也能对我们身体造成伤害。下面以流感和自身免疫性疾病为例,说明免疫系统对人体健康的双面性。

先说免疫系统对人体的有益方面。免疫系统无时无刻不在保护着我们的身体。人体每天都会产生成千上万个衰老甚至突变的细胞,免疫系统可以识别并把它们清除;我们生活的环境中有各种各样的细菌、病毒等病原微生物,它们侵入人体后也是靠免疫系统杀灭的。小到伤口的愈合,大到各种各样疾病的治愈,免疫系统都在其中发挥至关重要的作用。下面我们就以每个人几乎都会经历的"感冒"为例,来看一下免疫系统如何帮助我们抵御疾病。

感冒一般分为普通感冒、流行性感冒。普通感冒一般是由鼻病毒引起的,由冠状病毒、腺病毒、流感病毒、呼吸道合胞病毒引起的感染也可表现为普通感冒。普通感冒是一种自限性疾病,可表现为打喷嚏、流涕、鼻塞、发热和全身不适等症状;流行性感冒特指由流感病毒感染引起的疾病。虽然与普通感冒症状类似,但是流感发病更加迅速,发热等全身症状更重,传染性强,且有季节流行性等特点。流感病毒经常发生变异,来躲避免疫系统构成的人体屏障,而且目前没有针对所有流感病毒的特效药物,只能依靠自身的免疫系统来清除流感病毒。

感冒发病过程中表现出的种种症状恰恰是免疫系统与病毒之间彼此鏖战的外

在反映。当你感觉身体有点不舒服的时候，流感病毒已经在你的身体里潜伏了一段时间了。他们突破黏膜屏障，进入鼻咽部黏膜细胞，并把它们改造成病毒复制的加工厂，壮大自身的力量，加快感染的步伐。病毒会刺激人体分泌大量的前列腺素，引起体温升高；引起咽喉炎症反应，使咽喉肿痛。当炎症扩散到支气管时，会剧烈咳嗽。病毒还可刺激人体产生缓激肽。缓激肽是一种可以引起大脑皮层痛觉的物质，这也就是感冒后头疼及全身酸痛的原因。体温升高会进一步动员人体的免疫反应。最先识别病毒的是巨噬细胞，它一方面吞噬杀灭病毒，另一方面向身体发出预警信号，召集更多的巨噬细胞和中性粒细胞来清除病毒和被病毒感染的细胞，以控制感染；如果病毒仍然幸存，树突状细胞就会携带病毒抗原的信息，前往附近的淋巴结，启动以 T 细胞和 B 细胞为主要参与者的特异性免疫应答，产生抗体，最终彻底清除病毒。经过如此激烈的斗争，人的感冒也就好了。

近几年，新型冠状病毒在全球蔓延，并产生了多种变异毒株，可引起从普通感冒到致命性肺炎的各种不同程度的症状，造成了巨大的社会经济损失和患者死亡。终其原因，就是人类缺少对新冠病毒的免疫力，无法彻底清除病毒，导致病毒在人体肆虐，最终引起各种并发症，导致患者死亡。

再说免疫系统对人体的有害作用。有时候免疫系统甚至“昏了头”，把人体自身健康的细胞组织当成了“敌人”展开攻击。这时候往往会导致严重的疾病。这种疾病因为是自身的免疫系统造成的，所以叫“自身免疫疾病”，如 1 型糖尿病、类风湿关节炎、系统性红斑狼疮、多发性硬化症等。

人体内有一种叫胰岛素的化学物质，它的主要功能是调节人体血糖水平，促进脂肪、蛋白质的合成。胰岛素是人体胰腺中胰岛 β 细胞制造的。本来胰岛 β 细胞与所有人体正常细胞一样，平时很本分地工作，和免疫细胞相安无事。可是一些人由于某种原因（例如遗传因素），导致负责识别病原的免疫细胞把胰岛 β 细胞认作了敌人，然后负责通风报信的免疫细胞发出信号，调动免疫大军向胰岛 β 细胞发动进攻，把胰岛 β 细胞大量破坏掉。剩余的胰岛 β 细胞只能扩大生产，不过随着越来越多的胰岛 β 细胞遭到破坏，这种手段也不奏效了。最终几乎所有的胰岛 β 细胞都被免疫系统清除干净，人也就患上了 1 型糖尿病。1 型糖尿病患者必须定期注射胰岛素才能维持生命。

除了胰岛 β 细胞会遭到免疫系统的攻击之外，人体很多器官都可能被自己的免疫系统当作“敌人”，这时就会引发各种自身免疫疾病。当免疫系统攻击关节中的滑膜细胞，就会引发类风湿关节炎，导致患者关节肿痛；免疫系统攻击全身的组织，包括皮肤以及心脏、肝、肾等器官，则会引起系统性红斑狼疮，严重时也可能危及生命；免疫系统甚至可能攻击神经细胞，导致大脑和脊髓失去对外围的控制，致使很多部位僵硬和丧失功能，这被称为“多发性硬化症”，该病的治疗效果较差。

因此，我们将人体免疫系统形容为一把双刃剑，它既能保护我们的身体，也可能伤害我们的身体。免疫系统的稳定与平衡对于人体健康十分重要。

第四节　“生生不息”——遗传

在日常生活中，处处可见遗传现象。遗传是生物界的普遍现象，是指亲代表达相应性状的基因通过无性繁殖或有性繁殖传递给后代，从而使后代获得其亲代遗传信息的现象。好比人类，父母的基因会传递给子女。当婴儿出生或长大时，人们常常谈论其像父亲还是像母亲，这里所说的主要指脸型。然而不仅是脸型，身高、肤色都与遗传有关，甚至很多疾病也是遗传导致的“基因病”。那么遗传的物质基础是什么？什么是“遗传病”？遗传学技术在当代社会又有哪些应用？下面我们逐一讨论。

一、破解“遗传密码”

染色体是细胞核中载有遗传信息（基因）的物质，在显微镜下呈圆柱状或杆状，主要由脱氧核糖核酸（deoxyribo nucleic acid，DNA）和蛋白质组成，在细胞发生有丝分裂时期容易被碱性染料（例如龙胆紫和醋酸洋红）着色，因此而得名；DNA 是一种长链聚合物，组成单位为 4 种脱氧核糖核苷酸，是一种双链结构的大分子聚合物。带有遗传信息的 DNA 片段称为基因，基因的发现经历了漫长的历程，通过众多科学家的努力探索，一步一步为我们揭开了人类遗传的神秘面纱。

基因的发现，是从一个假设开始的。它最初是为了解释客观现象而提出的，经过一个多世纪的探索，不但这一假设“因子”的客观性得到了实验的证实，它的结构及其在生命体中的作用也日益清楚。从 1865 年 Mendel 发表的《植物杂交实验》到 1953 年 James Watson 和 Francis Crick 提出了 DNA 分子双螺旋结构模型，经过了近一百年的时间，人们才认识到基因是具有特定“遗传效应”的 DNA 片段，它决定细胞内 RNA 和蛋白质（包括酶分子）等的合成，从而决定生物的遗传性状。在整个生物界中，人类及绝大部分生物的遗传物质都是 DNA，但某些病毒的遗传物质是 RNA，如艾滋病病毒、丙型肝炎病毒及新型冠状病毒（SARS-CoV-2）等。

二、“先天不足”——遗传性疾病

基因的结构或表达调控异常可导致遗传病的发生。按照经典的概念，遗传病或遗传性疾病的发生需要有一定的遗传基础，并通过这种遗传基础，按一定的方式传于后代发育形成的疾病。而在现代医学中，遗传病的概念有所扩大。遗传因素不仅仅是一些疾病的单一病因，也与环境因素一起在疾病的发生、发展及转归中起关键作用。

人类遗传病种类繁多，目前临床上按照疾病的遗传方式，主要分为单基因遗传病、多基因遗传病和染色体病三类。单基因遗传病是一对等位基因控制而发生的疾病。常见的单基因遗传病有葡萄糖-6-磷酸脱氢酶缺乏症、血友病A、苯丙酮尿症等。多基因遗传病是由两对或两对以上的基因突变而导致的一类遗传性疾病，它通常是遗传因素与环境因素共同作用决定，原发性高血压、糖尿病、唇腭裂以及很多先天性心脏病、神经管缺陷等都属于多基因遗传病。染色体病是染色体结构或数目异常引起的疾病，常见的染色体病有唐氏综合征，也就是21-三体综合征。下面分别举例说明其发病机制、给人们生活带来的影响及如何防治。

1. 蚕豆病

蚕豆病是葡萄糖-6-磷酸脱氢酶（G-6-PD）遗传性缺陷引起的一组溶血性疾病之一。G-6-PD缺乏症所致溶血性疾病还包括药物性溶血、新生儿黄疸等。这些患者的红细胞膜上缺少G-6-PD。这组疾病表现为食用蚕豆或蚕豆相关制品以及存在其他病因时，会出现头晕、乏力、厌食、恶心、呕吐、黄疸、血尿等急性溶血症状。

这种病与吃蚕豆的量或服用药物剂量无关，一旦接触就可能发生急性溶血性贫血。蚕豆病的患儿首次接触蚕豆或蚕豆制品可能会触发溶血机制，往往进展迅速。多在接触24~48小时内发病，最短2小时内，最长可9天。早期表现头晕、乏力、呕吐、腹痛、腹泻、口唇苍白等急性贫血表现，继而出现全身黄疸、腰痛、发热，尿液颜色变深，呈浓茶色、酱油尿。查体可有肝脾肿大，肝功能异常。严重时可发展为昏迷、急性肾衰竭、休克甚至出现多器官功能衰竭等。若没有及时救治，可威胁患儿生命。

蚕豆病的治疗主要还是早发现、早诊断、早治疗。治疗上主要是予以吸氧、补液、碱化尿液等对症支持治疗。溶血严重时可能要予以输血、透析治疗。

该病重在预防。如果出生时就给新生儿做了G-6-PD检查，在生活中就可以避免蚕豆病或相关药物引发溶血的发生。目前很多医院都可以做优生优育的检查。并且G-6-PD缺乏不仅仅会导致蚕豆病，还可能在新生儿时期表现为新生儿黄疸，还可能在孩子成长过程中因感染或药物诱发溶血。因此，开展新生儿筛查、婚前检查和产前检查是很有必要的。及早发现有G-6-PD缺乏的孩子，给予相关的指导，避免在患儿成长过程中走弯路，酿成不可挽回的悲剧。

2. 唇腭裂

唇腭裂是由遗传因素与环境因素共同引起的多基因遗传病，是一种先天性口腔颌面部的发育畸形，可以表现为单独的唇裂（俗称兔唇）或腭裂（俗称狼咽），还可表现为唇裂合并腭裂。正常情况下，在胎儿发育的早期阶段，嘴唇和上颚会存在裂口，这种裂口会在6~11周内融合，从而形成完整的嘴唇和口腔。但当裂口不能正常融合时，就会形成不同程度的唇腭裂。

唇腭裂是由遗传与环境因素共同决定的。如果家族中有人曾发生过唇裂，则婴儿发生唇裂的概率增大。此外，也与母亲孕初期的身体状况、饮食、服用的某些药物以及接触的病毒及化学物质有关。典型表现为患儿的上唇部或上颚存在裂口。因唇裂的解剖结构异常可导致部分唇功能丧失，如吸吮、发音以及咀嚼等功能障碍。新生儿如有唇裂存在，则会因吸吮功能障碍导致无法完全正常吸奶，易呛咳、吸奶费力、吸入空气较多胃肠不适等。因营养摄入不足，往往会影响生长发育。腭裂患者在临床检查中最有特征性的表现为腭裂语音（元音不响亮且带有浓重的鼻音、辅音很不清晰且软弱）。

大多数的唇裂在孕期通过超声检查可以被发现，但腭裂或小的裂口只有出生后才能被发现。通常情况下，出生的初次常规查体就可以发现唇腭裂。一些隐蔽的裂口，只有出现相应症状时才可被发现。当发现孩子嘴唇或上颚存在裂口，应尽快治疗。唇腭裂的治疗是一长期过程，十分复杂，涉及外观整形修复、生理功能恢复、心理健康辅导等诸多方面。

3. 唐氏综合征

唐氏综合征，又称21-三体综合征、先天愚型，是由于21号染色体异常导致的染色体病，主要是由于父亲或母亲的生殖细胞在减数分裂形成精子或卵子时，或受精卵在有丝分裂时，21号染色体发生不分离，造成胚胎体细胞内多一条21号染色体。

唐氏综合征在活产婴儿中的发病率为1/1 000~1/600。孕妇年龄越大，患病风险则越高。当母亲年龄大于35岁，发病率明显上升。唐氏综合征根据患者的染色体核型组成不同,将唐氏综合征分为三种遗传学类型:标准型、易位型、嵌合型。患者主要表现为智力落后、特殊面容和生长发育迟缓。智力落后是该病最突出和严重的表现。患儿有明显的特殊面容伴表情呆滞,表现为眼裂小、眼距宽、眼睛上斜;面部扁平、鼻梁低平、外耳小;常张口伸舌、流涎多;头小而圆、颈部短而宽;可伴有先天性心脏病,胃肠道、眼部等多种畸形。

本病目前尚无有效的预防方法,最好的手段是在产前及时终止妊娠。孕前做好遗传咨询很重要。因为孕妇年龄越大,胎儿罹患本病的概率越高,尽量做到优生优育。注意产前筛查,包括在孕早期或者中期进行筛查,通过测定孕妇血清β-人绒毛膜促性腺激素(β-hCG)、甲胎蛋白(AFP)、游离雌三醇(FE_3),结合孕妇年龄,计算其疾病的危险度;通过超声测胎儿颈项透明层厚度筛查患病风险;以及通过对高危孕妇做羊水细胞或绒毛膜细胞的染色体检查进行确诊。此外育龄女性妊娠前后应避免接受较大剂量射线照射,不随便服用化学药物,预防病毒感染。

三、让“遗传”服务于人类健康

20 世纪,遗传学的发展举世瞩目。基因概念及其理论的建立,打开了人类了解生命并控制生命的窗口。诺贝尔奖极其关注这一领域的探索,100 年内对遗传学共颁奖 18 次。随着遗传学的发展,遗传学技术在当代社会中的应用也越来越受到关注。以下举几个大家熟悉的例子。

1. 生命科学的“登月计划”

由于基因对人类进化、发育以及疾病的发生发展、诊断治疗等方面的决定性影响,人类迫切需要像了解自己的生理解剖一样,了解自身基因的结构与功能,人类基因组计划应运而生。

人类基因组计划是一项国际科学研究项目,其目标是确定构成人类 DNA 的碱基对,并从结构和功能角度对人类基因组的所有基因进行识别、绘制和测序。该项目于 1990 年正式启动,截至 2005 年,人类基因组计划的测序工作已经基本完成。大多数政府资助的测序是在美国、英国、日本、法国、德国、印度和中国的 20 所大学和研究中心进行的。人类基因组计划、曼哈顿原子弹计划和阿波罗登月计划并称为三大科学计划。人类基因组计划被誉为生命科学的“登月计划”。人类基因组计划是一项大规模、跨国、跨学科的科学探索项目,开创了生命科学领域重大项目国际合作的先河。

2. 亲子鉴定

我们都听说过封建社会有“滴血认亲”方法。虽然这种方法没有任何的科学依据，但它体现了封建社会朴素的“遗传学思想”。在当代，我们有了系统的遗传学理论知识与技术，可以更加科学地开展亲子鉴定技术。亲子鉴定，即利用生物学、医学、遗传学的理论与方法，通过对亲代与子代的遗传特征的分析，判断父母与子女是否为亲子关系。目前的亲子鉴定主要是 DNA 鉴定，从血液、口腔黏膜细胞、毛发、指甲等生物样品中提取 DNA，通过 DNA 的分析来判断亲子关系。人类有 23 对（46 条）染色体，同一对染色体相同位置上控制同一性状不同形态的基因称为等位基因，一般一个来自父亲，另外一个来自母亲。如果检测到染色体某个位点的等位基因，一个与母亲相同，另外一个与父亲不同，那么就存在疑问了。DNA 鉴定就是通过对十几个甚至更多位点的等位基因进行鉴定，来确定亲子关系。DNA 鉴定排除亲子关系的准确率接近百分之百，肯定亲子关系的准确率也可达到 99.99%。DNA 亲子鉴定主要用于户口申报时的亲生血缘关系鉴定、财产继承时的亲生血缘关系鉴定、拐卖儿童案中的身份鉴定、婴儿抱错案的身份鉴定。刑事案件中，利用案发现场嫌疑人留下的血迹等生物证据进行 DNA 鉴定，可以锁定罪犯。

3. 试管婴儿

1978 年 7 月 25 日，世界上第一个试管婴儿路易斯·布朗在英国诞生。英国生理学家罗伯特·杰弗里·爱德华兹因其在体外受精技术发展方面的卓越成就而获得 2010 年诺贝尔生理学或医学奖。他的贡献使治疗不孕不育症成为可能，全球超过 10% 的夫妇因此获益。

试管婴儿是不是在试管中长大的？事实并非如此。试管婴儿是采用体外受精技术，使精子与卵子在体外结合成为受精卵，发育成早期胚胎后移植到母体子宫中，直至发育分娩出婴儿。受精卵在试管中的时间只有几天，试管婴儿只是个形象的说法。目前试管婴儿技术已经发展到第三代。第一代试管婴儿技术主要是为了解决女性不孕的问题。很多女性因为输卵管粘连、子宫内膜异位症或者盆腔炎导致的盆腔严重粘连等原因，无法自然受孕。这时候就需要通过第一代试管婴儿技术从母体卵巢中取出卵子，在体外人工控制的环境下与正常精子结合成受精卵，再将胚胎移植入母体子宫中达到妊娠的目的。第二代试管婴儿也叫做卵泡浆内单精子注射技术，主要是为了解决男性不育症而发展的技术。该技术用于对重度少精弱精以及需睾丸取精的男性不育症患者的治疗，具有里程碑的意义。简而言之，就是挑选活力好的单个精子直接通过一定的技术手段，注射进卵母细胞胞浆中形成受精卵。第二代试管婴儿技术大大提高了试管婴儿的成功率，也扩大了试管婴儿的适应证。第三代技术叫做植入前遗传学诊断，在前两代试管婴儿技术的基础上，胚胎植入母体子宫前，按照遗传学原理对胚胎进行诊断，挑选出最符合优生条件的胚胎植入母体子宫。人类很多遗传病可以通过第三代试管婴儿技术避免遗传给后代，如唐氏综合征、地中海贫血等。

4. 基因疗法

美国食品药品监督管理局（Food and Drug Administration，FDA）于 2019 年 5 月 24 日首次批准将 Zolgensma 用于治疗 2 岁以下脊髓性肌萎缩症（spinal muscular atrophy，SMA）的基因疗法。SMA 是一种由脊髓前角运动神经元退化引起的神经肌肉性疾病。这种疾病由运动神经元生存基因（SMN1）基因纯合缺失引起，患者常在 1 岁内发病，出现肌肉无力和萎缩症状，多数会在婴幼儿期因呼吸衰竭死亡。

SMN1 基因编码运动神经元生存蛋白（SMN 蛋白）对于运动神经元的存活与功能维持至关重要。我们大脑和脊髓中的运动神经元控制整个身体的肌肉运动。如果没有足够多的功能性 SMN 蛋白，那么运动神经元就会衰老死亡，严重时可致肌无力，使患儿无法正常抬头、吞咽和呼吸。Zolgensma 是一种基因疗法，该产品利用腺相关病毒（adeno-associated virus，AAV）载体把 SMN 基因的全功能拷贝递送到患儿的运动神经元细胞中，补充细胞中缺失的 SMN 蛋白，改善肌肉的运动与功能，达到治疗疾病的目的。Zolgensma 只需注射一次，便可实现长期缓解甚至治愈。开发该疗法的瑞士诺华公司对其标价 212.5 万美元，被诸多媒体称为“史上最贵”疗法。

截至目前，全球已获批 3 款 SMA 的基因疗法，分别是渤健生物公司的诺西那生钠注射液（Spinraza）、罗氏公司的利司扑兰口服溶液用散（Evrysdi）和诺华公司的 Zolgensma。国内批准上市的仅有诺西那生钠注射液和利司扑兰口服溶液用散。2022 年 1 月，诺西那生钠注射液被纳入国家医保目录，从 70 万元一针降至 3.3 万元一针，让 SMA 患者从“有药可用”变成“有药可保”。2023 年 1 月，国家医保部门通过谈判，将首个在中国获批治疗 SMA 的口服药物利司扑兰口服溶液的价格从 63 800 元降至 3 780 元。相关药物的广泛应用可使更多患者得到治疗机会。Zolgensma 目前已进入国内临床试验阶段，但并未获批上市。

5. 多莉羊的命运

多莉羊是利用克隆技术诞生的小羊。克隆是英文“clone”或“cloning”的音译，克隆技术是指生物体通过无性繁殖方式，生成与原始个体基因型完全相同的个体或者种群的技术。我们都知道哺乳动物只能通过有性生殖的方式繁衍后代，多莉羊的诞生在当时引起了极大的轰动。多莉羊是科学家通过将 6 岁母羊的乳腺细胞与未受精的卵细胞通过电流融合，融合细胞在试管中不断分裂形成胚胎。当胚胎发育至一定时期，将其植入代孕母羊的子宫内，最终成功分娩。克隆羊多莉的成功诞生是人类在遗传学领域的重大突破，多莉羊也被媒体誉为“世界上最著名的动物”。但好景不长，多莉羊在 6 岁多时因肺病与关节炎被实施了安乐死。一般绵羊的寿命为 12 年左右，也就是说多莉羊在青壮年时期就多病缠身，背后的原因是什么呢？

科学家对此研究了多年，一种说法认为多莉羊的年龄应该从母体的年龄算起，因为母体已经有 6 岁了，那么多莉羊去世时也就是 12 岁左右，这符合一般绵羊的寿命；另一种说法认为，克隆过程中存在这样那样的技术问题。任何技术问题都可能导致多莉羊出生后基因组不稳定，对疾病易感，甚至是早衰。具体哪种说法更加科学合理，目前尚无定论。

相信随着遗传学的发展，会有更多的新技术应用于疾病的诊断治疗，服务社会，造福人类。

第二章　认识健康

第一节　世界卫生组织关于健康的概念

一、世界卫生组织的健康概念

“能吃、能喝、能睡，不吃药、不打针，体格强壮，就很健康”，这只是传统意义的健康。如今健康的定义并不仅仅指身体没有病而已，根据 1989 年世界卫生组织对健康的定义：健康不仅指一个人身体有没有出现疾病或虚弱现象，而是指一个人生理上、心理上和社会上的良好状态。这就是现代关于健康的较为完整的科学概念。

二、健康概念的内涵

生理健康：身体结构完整，生理功能正常，生理指标在正常范围内。

心理健康：指的是具备健康心理的人。人格完整，自我感觉良好，情绪稳定，积极情绪多于消极情绪，自控能力较好，能保持心理平衡。有自尊、自爱、自信心以及有自知之明。在自己所处的生活环境中，有充分的安全感，且能保持正常的人际关系。对未来有明确的生活目标，能切合实际地不断努力，有理想、有事业的追求。

社会适应性良好：有些人到了一个新的环境，很快就能适应新的生活，而有些人却难以适应，这是社会适应性的一种体现。社会适应性良好，指的是一个人的心理活动和行为，能适应当时复杂的环境变化，被绝大多数人所理解和接受。社会适应性良好包括道德健康，最主要是不以损害他人利益来满足自己的需求，有辨别真伪、善恶、荣辱和美丑等是非观，能按社会认同的准则约束、支配自己的行为。

三、健康的自我判断

了解了健康的定义，我们如何来对自己进行评判呢？世界卫生组织提出的身体健康有 10 条标准：①有充沛的精力，能从容不迫地担负日常生活和工作，而且不感到过分紧张和劳累；②处世乐观，态度积极，乐于承担责任，事无大小，不挑剔；③善于休息，睡眠好；④应变能力强，能适应外界环境的各种变化；⑤能够抵抗一般性感冒和传染病；⑥体重适当，身体匀称；站立时，头、肩、臂的位置协调；⑦眼睛明亮，反应敏捷，眼睑不易发炎；⑧牙齿清洁，无龋齿；不疼痛，牙龈颜色正常，无出血现象；⑨头发有光泽，无头屑；⑩肌肉丰满，有弹性；走路轻快，有活力。

第二节　如何才能保持健康

每个人都渴望健康、追求健康。没有了健康，将会影响学业、事业和家庭。很多人只有在出现健康问题时，才能体会到健康的重要性。关注健康应体现在生活中的每一天，认识健康的重要性，养成良好的健康习惯，为健康人生铺路。

根据世界卫生组织报告，健康有五大决定因素，总结起来即：健康 =15% 遗传因素 +10% 社会因素 +8% 医疗条件 +7% 气候条件 +60% 自我保健。我们不能选择自己的父母，社会因素和气候条件也不是我们每一个人所能够控制的，医疗条件与国情及自身经济状况等诸多因素有关。从健康公式中我们可以看出，自我保健在健康中的重要意义。健康更多的是掌握在自己手中的，我们要掌握健康知识，用科学的方法把握自身健康。

如何才能健康，每个人都想知道它的答案。针对这个问题，世界卫生组织提出了健康四大基石的概念，即合理膳食、适量运动、戒烟限酒、心理平衡。四者共同维持人们的健康，缺少了其中任何一条，对身体健康都是不利的。

一、合理膳食

人体必需的营养物质可分七大类，即碳水化合物、脂类、蛋白质、膳食纤维、维生素、矿物质和水。这些营养物质不但提供人体生长发育和工作学习必需的能量，而且还供给构成和修补身体中组织和细胞的材料，以维持正常的生理功能和提高抗病能力。合理膳食包括两个前提：一是摄入量与体力活动消耗平衡，即在满足人体生理状况、劳动条件和生活环境需要的同时，又不会导致热量的过多摄入。二是各营养素必须种类齐全，数量充足，比例适当。

对人体而言，饮食供应的营养不足，可能导致营养缺乏性疾病；提供的营养过多，既浪费又会给身体带来不必要的负担，甚至导致营养过剩性疾病，例如肥胖症、糖尿病等。热量摄入过多是目前普遍存在的饮食营养问题。大量的研究发现，热量摄入过多和身体活动不足与许多慢性非传染性疾病密切相关。因此,健康饮食首先应当控制能量的摄入,并通过适当的体育锻炼保证能量摄入与消耗的平衡。

日常饮食中没有任何一种自然食物能满足人体营养的全部需要,都或多或少缺少某些营养元素。只有通过多种食物的合理搭配才能使饮食营养全面满足人体的需要。在保证摄入适当能量的前提下,控制三大供能物质(碳水化合物、脂类、蛋白质)的供能比例尤为重要。食物中的碳水化合物、脂类、蛋白质是人体的能量来源,在人体内都有其各自的生理功能。虽能相互转化,但不能完全代替。三者在总能量供给中应有一个恰当的比例,即最适供能比。《中国居民膳食指南(2022)》建议坚持谷类为主的平衡膳食模式。每天的膳食应包括谷薯类、蔬菜水果、畜禽鱼蛋奶和豆类食物。每天摄入 12 种以上食物,每周 25 种以上,合理搭配。每天摄入谷类食物 200~300g,其中包含全谷物和杂豆类 50~150g,薯类 50~100g。

二、适量运动

生命在于运动,健康在于锻炼。适度的体育锻炼可以增强体质,防病治病。

当今,随着经济与科技的快速发展,各种先进设备的使用方便了人们的生活,但人们的运动量却在逐渐减少。并且随着人们生活水平的提高,日常食用的高脂、高糖、高蛋白食物也越来越多。如此"进多出少",使人体患肥胖症、糖尿病、高血压、心脑血管疾病的发病率在逐渐升高。

根据《中国居民膳食指南(2022)》的建议,各年龄段人群都应天天进行身体锻炼,保持健康体重。坚持日常身体锻炼,每周至少进行 5 天中等强度身体锻炼,累计 150 分钟以上;主动身体锻炼最好每天 6 000 步。鼓励适当进行高强度有氧运动,加强抗阻运动,每周 2~3 天。减少久坐时间,每隔一小时起来动一动。

经常适当地进行体育运动,能达到锻炼身体、祛病延年的目的;但如运动过量则对人有害无益。运动讲究循序渐进、适度,更要持之以恒。运动要适量,运动量太小,达不到锻炼身体的目的;运动量过大会可能会损伤关节、韧带。每个人所适应的运动量也是不一样的。因此,运动的方式也因人而异,年轻人可以选择运动量比较大的体育项目来锻炼;老年人心肺功能和骨关节的灵活性相对较差,可以做些快步走动、慢跑、太极拳、深呼吸等节奏缓慢的活动。总之,一个人要根据自身的特点,选择最适宜自己的运动,并且一定要持之以恒。

三、戒烟限酒

烟草烟雾中含有7 000多种化学物质和化合物，已知的致癌物有近70种，例如甲醛、氯乙烯、苯并芘、多环芳烃、亚硝基甲苯及砷等。多种疾病(缺血性心脏病、脑血管病、下呼吸道感染、慢性阻塞性肺疾病、结核病和肺癌)与吸烟有关。而且众多研究表明，吸烟与肺癌、喉癌、膀胱癌、胃癌、宫颈癌、卵巢癌、胰腺癌、肝癌、食管癌、肾癌等多种肿瘤的发生有关，而戒烟可以明显降低这些癌症的发病风险。吸烟危害人体健康，戒烟显得尤为重要，并且各年龄段戒烟均有益处。戒烟越早，健康获益越大，寿命延长越多。

中国人饮酒有数千年的历史了，但饮酒带来的问题不能忽略。长期过量饮酒不仅能够引起酒精性脂肪肝、酒精性肝炎、酒精性肝硬化等疾病，还会引发严重的社会问题。酒驾造成的交通事故、酒后冲动造成的人身伤害等，不仅给自身带来极大的伤害，也增加了社会的不安全感。所以，限酒是非常重要的。

综合考虑过量饮酒对健康的损害和适量饮酒对健康的可能益处，《中国居民膳食指南(2022)》建议，儿童、青少年、孕妇、哺乳期女性以及慢性病患者不应饮酒。成年人如饮酒，一天饮用的酒精量不超过15mL。

四、心理平衡

在人生健康四大基石中，合理膳食占25%，适量运动和戒烟限酒占25%，而心理平衡一项就占50%。谁能掌握心理平衡，谁就掌握了身体健康的金钥匙。得了病没关系，关键是要有良好的心态去面对疾病；如果心态不好，爱着急，爱生气，没事找事，没气找气，整天生活在惆怅之中，这样的人很容易被疾病摧垮。

健康四大基石中，最重要的，也是最难做到的是心理平衡。有了心理平衡，才会有生理平衡，有了生理平衡一切疾病才会减少，疾病也康复得快。保持良好的快乐心境几乎可以拮抗其他内外不利因素。神经免疫学研究指出，良好的心境可使机体免疫机能处于最佳状态，对抵抗病毒、细菌及肿瘤都至关重要。保持心理平衡的方法很多，归纳如下：诚实做人，认真做事，奉献社会，享受生活，性格开朗，宽容大度，知足常乐，延年益寿，消灾去祸。

健康的四大基石构成人类健康长寿的保健体系，它们环环相接，其中任何一个子系统脱节，都可能导致身体出现健康问题。

第三节　全面认识健康才能身心健康

关于健康，笔者有以下认识。

一、健康是人生追求的目标之一

人人都希望健康，又常常忽视健康。比如，已知高钠饮食与高血压有关。在吃饭时又喜欢多放食盐，并认为“不咸不香”。重视健康，才能身心健康。

二、健康是一份责任

这是对自己的责任、对家庭的责任、对国家的责任。每个人都应当好自己健康的第一责任人。关心自己的身心健康，探索与总结适合自己的保健方法，当好自己的家庭医生。笔者在给大学生讲艾滋病防治课时，会讲到“一个大学生如果感染艾滋病会影响健康、影响学习、带来身心痛苦，还会给背后的父母、祖父母、外祖父母带来精神痛苦，会使国家减少一位健康的建设者”。为了这份责任，就应该避免可能感染艾滋病的某些行为。

三、不可忽视的慢性病

一些慢性病如高血压、糖尿病等，早期无明显症状，到晚期则无良方可医。这是因为，高血压、糖尿病、高脂血症等慢性疾病对人体的损害呈现出隐匿性、慢性、渐进性、累积性等特点。损害累积到一定程度，超出人体的代偿能力，才会出现临床症状；一旦出现并发症（表现出临床症状），则很难逆转。例如高血压可引起全身小动脉壁逐渐增厚，管腔缩小，进而发生心、脑、肾等重要器官缺血、功能障碍。糖尿病的典型损害是微血管基底膜增厚和微循环障碍，进一步导致心、脑、肾、视网膜等器官功能下降。随着病情的进展，高血压和糖尿病均可发生冠心病、肾衰竭、出血性脑血管病等。疾病发展到如此程度，器官的损害是不可逆转的，且缺乏理想的治疗方法。在笔者接诊的患者中，在日常交往的朋友中，很多人明知自己患了原发性高血压、糖尿病等慢性病，因感觉不到明显的身体不适，即使在家人的劝导下、在医生的建议下，仍然认为

"这没什么大不了的",不认真规范地进行治疗。等到发生了慢性肾衰竭、冠心病、脑血管微动脉瘤,甚至脑出血,才想到治疗,则悔之晚矣。出现上述情况,从主观上看,是因为缺乏生活中的医学知识,不重视慢性病对人体的隐性累积性损害;从客观上看是因为人体器官有较大的储备功能。例如,切除一侧肾脏,另一侧肾脏仍能满足人体的肾功能;30% 的正常肝组织即能维持正常的肝功能;正常心率 60~100 次/分,在体育活动时,可达 120~150 次/分或更高。人体器官的储备功能,使这些器官受到部分损害时,因功能代偿而不表现出不适或痛苦。如果超出了代偿能力,就会出现临床症状,医学上称之为失代偿。这种情况也可以理解为,器官的功能代偿现象对人具有"欺骗性"。以上情况说明,及时发现并重视疾病的早期表现,积极采取防治措施,才能改善预后。

四、人体是一个整体,各系统可相互影响

胰腺中的胰岛素分泌障碍可引起糖尿病;糖尿病患者的高血糖可引起血管损伤;微血管病变可累及视网膜、肾脏、心肌和神经等,导致失明、肾衰竭、糖尿病心肌病、糖尿病足等。当一个器官发生病变时,就应及时诊治,以免影响其他脏器。

五、心理健康很重要

与躯体疾病相比,精神心理障碍对生活和健康的影响更广泛,治疗周期更长,更应引起人们重视。

总之,要使身心健康,就需要建立整体的系统的健康观念:人体是一个整体,各个器官、系统的功能和疾病相互影响;躯体疾病和精神心理疾病相互影响;充分认识健康的重要性并保持健康的生活方式是防治疾病、增进健康的基础的重要的方法。

第三章 『吃』与健康

第一节　七大营养素

在日常生活中，我们经常会听到诸如“多吃点有营养的食物”“某某人营养不良”以及“垃圾食品没有营养”等关于营养的话题，那么大家是否了解什么是营养素？每种营养素在每餐中应该占比多少？下面就让我们一起了解人体需要的营养素。

营养素是从食物中获取，维持人体生命活动所必需的物质。营养素有以下三种基本功能中的一种或几种：提供能量、参与身体结构和/或调节体内的化学反应。这些基本功能使我们能够感知并对周围环境做出反应，如运动、排泄废物、呼吸以及成长。维持人体健康并发挥功能的营养素包括以下七种：碳水化合物、脂类、蛋白质、维生素、矿物质、水和膳食纤维。

一、碳水化合物（糖类）

碳水化合物也就是我们通常说的糖类，大致可以分为单糖、双糖和多糖三种。葡萄糖是最常见的单糖，我们平时所说的“血糖”就是葡萄糖；双糖是由两分子单糖聚合而成，蔗糖、乳糖和麦芽糖均属于双糖，它们广泛存在于我们平时喝的饮料以及一些甜味食品中；多糖包括淀粉、糖原、膳食纤维，多糖是由单糖组成的长链，淀粉、糊精、糖原等属于多糖，米、面、杂粮、土豆、甘薯、山药等是多糖的主要来源。

碳水化合物在体内具有许多重要功能，它在体内最主要的功能是提供能量。每克碳水化合物可以提供 4kcal（1kcal=4.18kJ）能量来维持人体的日常活动。人体所需要能量的 55%~65% 都由碳水化合物提供。我们的大脑和很多器官都依赖于持续不断地从血液中摄取葡萄糖，以满足能量需求；其次碳水化合物还是体内重要的储能物质，它们组成的糖原总量超过 300g，对于维持血糖稳定具有重要的作用。碳水化合物也是某些化合物的重要组成部分，它不仅参与 DNA、RNA 以及免疫多糖等微观物质的组成，同时也是皮肤、肌肉、神经组织等宏观组织器官的重要组成部分。此外某些糖类对于身体也有一些特殊的功能，例如乳糖不仅能够提供大脑发育所需的半乳糖，它还协助钙和磷的吸收，从而有助于骨骼生长和维护。此外肠道内的乳杆菌还可以把乳糖转变为乳酸，这对于调节肠道的酸碱度，维持肠道的生态微环境以及维持健康具有重要的作用。这些乳杆菌也能通过合成一些 B 族维生素以及抑制腐败菌活动来维持健康。

根据上述情况，建议每日碳水化合物摄入量应该依年龄、性别、活动以及健康状况而定，每日至少进食 3 次富含碳水化合物的食物，且碳水化合物提供的能量应占总能量的 55%~65%。如果碳水化合物摄入不足，将不能满足人体生理需求，导致体重降低；若碳水化合物摄入过多，则会引起体重增加，增加心血管疾病的风险。

二、脂类

脂类主要分为脂肪和类脂（磷脂、糖脂和固醇）两种。脂类主要由碳、氢和氧组成，部分含有磷和氮，它主要存在于黄油、食用油、肉类、乳制品、坚果、食物种子以及许多加工食品中。

脂类的主要作用是提供或储存能量。相较于碳水化合物，每克脂质能够提供更多的热量（1g 脂类能够提供 9kcal 能量，1g 碳水化合物能够提供 4kcal 热量）。脂肪除了储存能量外，也参与构成身体组织和生物活性物质、调节生理机能。此外，脂肪还有防震、保护内脏、滋润皮肤以及溶解营养素的作用。例如有些不溶于水而只溶于脂类的维生素，只有在脂肪存在时才能被人体吸收利用。

脂类对人体的益处是显而易见的，但摄入过量可导致高脂血症、肥胖等。因此建议：两岁以下的儿童，辅食中脂肪含量应约为 35%；对于两岁以上儿童和大多数成年人，脂肪应该占摄入总能量的 20%~30%；对于一些高消耗的成年人，脂质所供能量可达 35%。

三、蛋白质

蛋白质是由氨基酸组成的生物大分子物质。蛋白质广泛存在于动植物性食物中。动物性食物蛋白质质量好、利用率高，属于优质蛋白质。优质蛋白的食物来源包括鱼、禽、蛋、瘦肉、奶类、海产品等。植物性食物中豆类蛋白质利用率高，属于优质蛋白质，而其他各种不同的植物性食物蛋白质利用率普遍较低。因此，注意蛋白质互补，适当进行搭配是非常重要的。

蛋白质广泛分布于我们身体中，是组成各种细胞的基础物质，并参与体内的大部分化学反应。科学家估计人体中存在超过 10 万种不同的蛋白质。

人体对蛋白质需求随年龄、性别以及活动量而变化。一般推荐摄入 0.8g/(kg·d)，占总能量的 10%~15%。1g 蛋白质可以提供 4kcal 的能量，但提供能量不是蛋白质最重要的功能。蛋白质摄入不足时会影响人体的正常功能，儿童摄入蛋白不足会出现生长迟缓和营养不良。由于摄入肉、奶和蛋等动物蛋白时往往伴随脂肪，蛋白质摄入过多也会引起肥胖等。

四、维生素

维生素是从食物中获取的一类微量有机物质，该类物质对于维持人体正常的生理功能非常重要。根据维生素的溶解性可分为脂溶性维生素（维生素 A、D、E、K）和水溶性维生素（B 族维生素和维生素 C）。日常生活中熟知的叶酸、维生素 B_2、维生素 B_6 和维生素 B_{12} 均属于 B 族维生素。

维生素既不参与人体结构的组成，也不能提供能量，但它们在人体生命活动中起着重要的作用。维生素 A 摄入不足时会引起夜盲症、眼干燥症以及视神经萎缩等。维生素 D 参与调节钙、磷代谢，小儿补充维生素 D 能够预防佝偻病。维生素 K 是促进血液凝固的重要因子，缺乏维生素 K 能够引起皮肤瘀斑、皮下点状出血以及血尿等症状。维生素 B_1 缺乏会引起脚气病。叶酸是一种重要的 B 族维生素，叶酸是身体造血的重要原料，缺乏时会出现贫血症状；女性孕期缺乏叶酸则会出现胎儿神经管畸形，因此孕前、孕期应该在医生指导下及时补充叶酸。维生素 C 摄入不足时会出现坏血病。

五、矿物质

矿物质又称无机盐，在构成人体组织、维持生理功能和生物代谢方面至关重要。人体自身不能产生矿物质，而要通过食用植物或以植物为食的动物而获取矿物质。根据体内矿物质含量分为微量元素和常量元素，钼、硒、锌、铁和碘等矿物质仅需数毫克，所以被称为微量元素；钙、镁、钾、钠和磷等每日需要几百毫克，被称为常量元素。许多微量元素对维持酶活性至关重要，其他则用于维持体液平衡、打造骨骼组织、合成激素、传递神经冲动、收缩和松弛肌肉以及保护身体免受有害自由基的侵害。

铁、碘、锌是机体最常缺乏的微量元素。缺乏铁会导致贫血，多见于婴幼儿、孕妇及哺乳期女性；碘缺乏会导致甲状腺肿大；锌缺乏会导致食欲减退、皮肤创面愈合不良、儿童生长迟缓以及性和骨骼成熟延迟。

钙是人体最常缺乏的常量元素，主要食物来源有豆制品、奶类、海带、坚果类、芝麻酱等。钙缺乏会导致骨质疏松和牙齿软化、儿童生长发育迟缓、佝偻病等。

为了确保获得足够的微量元素，每天需要吃多种水果和蔬菜以及谷类食物。矿物质推荐摄入量和适宜摄入量见表 3-1。

表 3-1　矿物质推荐摄入量(RNI)或适宜摄入量 AI

人群	钙/(mg·d^{-1})	磷/(mg·d^{-1})	钾/(mg·d^{-1})	钠/(mg·d^{-1})	镁/(mg·d^{-1})	氯/(mg·d^{-1})	铁/(mg·d^{-1})		碘/(μg·d^{-1})	锌/(mg·d^{-1})		硒/(μg·d^{-1})	铜/(mg·d^{-1})	氟/(mg·d^{-1})	铬/(μg·d^{-1})	锰/(mg·d^{-1})	钼/(μg·d^{-1})
	RNI	RNI	AI	AI	RNI	AI	RNI		RNI	RNI		RNI	RNI	AI	AI	AI	RNI
							男	女		男	女						
0 岁 ~	200(AI)	100(AI)	350	170	20(AI)	260	0.3(AI)		85(AI)	2.0(AI)		15(AI)	0.3(AI)	0.01	0.2	0.01	2(AI)
0.5 岁 ~	250(AI)	180(AI)	550	350	65(AI)	550	10		115(AI)	3.5		20(AI)	0.3(AI)	0.23	4.0	0.7	15(AI)
1 岁 ~	600	300	900	700	140	1 100	9		90	4.0		25	0.3	0.6	15	1.5	40
4 岁 ~	800	350	1 200	900	160	1 400	10		90	5.5		30	0.4	0.7	20	2.0	50
7 岁 ~	1 000	470	1 500	1 200	220	1 900	13		90	7.0		40	0.5	1.0	25	3.0	65
11 岁 ~	1 200	640	1 900	1 400	300	2 200	15	18	110	10	9.0	55	0.7	1.3	30	4.0	90
14 岁 ~	1 000	710	2 200	1 600	320	2 500	16	18	120	11.5	8.5	60	0.8	1.5	35	4.5	100
18 岁 ~	800	720	2 000	1500	330	2 300	12	20	120	12.5	7.5	60	0.8	1.5	30	4.5	100
50 岁 ~	1 000	720	2 000	1 400	330	2 200	12	12	120	12.5	7.5	60	0.8	1.5	30	4.5	100
65 岁 ~	1 000	700	2000	1 400	320	2 200	12	12	120	12.5	7.5	60	0.8	1.5	30	4.5	100
80 岁 ~	1 000	670	2000	1 300	310	2 000	12	12	120	12.5	7.5	60	0.8	1.5	30	4.5	100
孕妇(早)	800	720	2 000	1 500	370	2 300	—	20	230	—	9.5	65	0.9	1.5	31	4.9	110
孕妇(中)	1 000	720	2 000	1 500	370	2 300	—	24	230	—	9.5	65	0.9	1.5	34	4.9	110
孕妇(晚)	1 000	720	2 000	1 500	370	2 300	—	29	230	—	9.5	65	0.9	1.5	36	4.9	110
哺乳期妇女	1 000	720	2 400	1 500	330	2 300	—	24	240	—	12	78	1.4	1.5	37	4.8	113

注:未制定参考值用“—”表示。本数据源自《中国居民膳食指南(2022)》。

六、水

水约占体重的60%，是细胞的主要组成成分。身体的各种生理活动都离不开水。没有水，任何物质都不会被摄入或排出机体，化学反应将不能进行、器官不能被保护、体温将会大幅度波动。

水对生命活动极其重要，水是构成人体成分的重要物质并发挥着多种生理作用。建议低身体活动水平的成年人每天饮7~8杯水，相当于男性每天喝水1 700mL，女性每天喝水1 500mL。水摄入和排出的平衡可以维护机体适宜水合状态和健康。水摄入不足会引起便秘、皮肤干燥以及身体代谢废物或毒素积聚等不良后果。

七、膳食纤维

膳食纤维也是一种复杂的碳水化合物，但不能被肠道中的消化酶分解为单糖而产生能量。可分为可溶性膳食纤维（部分半纤维素、果胶和树胶等）以及非可溶性膳食纤维（包括纤维素、木质素等）。膳食纤维虽然不能产生能量，但是对身体健康也有重要的作用。膳食纤维在肠道中能与胆固醇、甘油三酯结合，再随粪便排出体外，从而降低胆固醇、甘油三酯，具有预防心脑血管疾病的作用；能刺激肠蠕动并保持水分，增大粪便体积，软化粪便，促进排便，防治便秘；具有减缓葡萄糖吸收速度、防治糖尿病的重要作用；促进毒素排泄的功效；此外纤维素对于预防大肠癌可能会有一定的作用。

第二节 微量元素，作用不“微”

在日常生活中，我们经常会听到关于微量元素与健康的问题。那么，什么是微量元素？它对健康真的那么重要吗？

当前人们普遍认为人体所需的必须矿物质元素有28种，按体内含量的高低可分为宏量元素（或常量元素）和微量元素（常量元素和微量元素的每日推荐摄入量见附表1）。凡是占人体总重量0.01%以下的元素，如铁、锌、铜、锰、铬、硒、钼、钴、氟等，均被称为微量元素。到目前为止，已被确认与人体健康和生命有关的必需微量元素有 18 种，即铁、铜、锌、钴、锰、铬、硒、碘、镍、氟、钼、钒、锡、硅、锶、硼、铷、砷。这些微量元素都有其特殊的生理功能，尽管它们在人体内含量极小，但对维持人体中的一些决定性的新陈代谢却是十分必要的。下面举几个重要且必须的微量元素作为例子。

一、铁

尽管体内铁的含量仅有 2~3g，但是它的作用非常重要。铁不仅协助血红蛋白将氧气从肺部运送到细胞，并且协助将血液中二氧化碳带回肺中后呼出。此外铁还是许多组织和氧化还原酶的重要组成部分。当长期铁摄入不足、慢性失血时会出现缺铁性贫血，这是最常见的贫血类型。当然，身体内铁过多时也是有害的，身体过量吸收的铁会导致器官损伤和皮肤色素沉着。进一步可能导致肝硬化，这主要见于血色病患者。此外，长期输注红细胞或红细胞大量受损，也会引起身体内铁过剩。

含铁的食物主要有瘦肉、动物内脏和血、蛋黄等，尤其是动物肝脏和肉中含有易于吸收的铁。此外植物性食物、绿叶蔬菜以及谷类面粉也含有丰富的铁。

二、碘

人体内含有 25~30mg 的碘，其中约 33% 的碘存在于甲状腺。甲状腺主要产生两种含碘激素：三碘甲状腺原氨酸（T_3）和四碘甲状腺原氨酸（T_4）。这些激素能够调节能量代谢的速率，对于生长发育至关重要。碘缺乏症的主要表现是甲状腺肿大，也就是我们所熟知的“大脖子病”。碘主要存在于海产品中，目前世界各国主要通过在食盐中添加含碘化合物来预防这种疾病。此外碘缺乏也会导致儿童智力障碍。

碘从哪里来呢？目前中国主要推行含碘盐，因此国人主要通过食用加碘盐获得碘。海带、海鱼以及其他的海产品中也含有丰富的碘盐，多吃海产品可补充碘。

三、锌

锌对胎儿的发育、儿童的智力与生长发育、人体的代谢、维持食欲和免疫功能等，至关重要。锌缺乏会影响胎儿和儿童的发育、影响食欲、影响免疫功能。目前市面上诸多关于儿童补锌的广告，家长不应盲从，应到正规医院进行专项检查后，按医生指导合理补锌。锌主要存在于贝壳类海产品、红色肉类、蛋类、豆类、谷类胚芽等食物中。因此,每日饮食要合理搭配。

四、其他微量元素

此外,铜、硒、钼、锗、铬、钴等微量元素摄入不足或过量对于人体健康也有重要的影响。

第三节 食源性疾病——食品安全,警钟长鸣

食源性疾病是世界上分布最广、最为常见的疾病之一,也是对人类健康危害最大的疾病之一。因此食品安全问题一直是人们所关注的重大公共卫生问题之一,关系着广大人民群众的身体健康和生命安全。广义上说,食源性疾病可分为因细菌引起的食源性疾病、病毒引起的食源性疾病、真菌引起的食物中毒、寄生虫引起的食源性疾病、化学物质引起的食物中毒、动物引起的食物中毒、植物引起的食物中毒以及其他不明原因食物中毒。

那么,如何避免这些疾病?下面我们对常见食源性疾病进行讨论。

一、毒蘑菇中毒

毒蘑菇中毒在全国各地均有发生,但以云贵川地区比较多发,多发生于夏秋季节。在我国比较常见的是红色捕蝇蕈和白帽蕈,毒性较强,误食后病死率较高。

不同类型的毒蘑菇有不同的毒素,有的毒蘑菇含有多种毒素。根据症状,蘑菇中毒可以归纳为以下几种情况。

1. 胃肠炎型中毒

主要表现为剧烈腹痛、腹泻、恶心、呕吐等症状。此类型病程比较短、预后一般比较好。

2. 神经精神型中毒

此类毒素为毒蕈碱类似物,误食后除出现胃肠道症状外,还有神经精神症状,如

头晕、精神错乱、昏睡等症状，部分患者会谵妄和幻视等症状。

3. 溶血性中毒

主要毒素是鹿花蕈素，可导致红细胞大量溶解破坏，表现为溶血性黄疸、血红蛋白尿、少尿、无尿以及血红素尿等肾损害症状。

4. 脏器损害型中毒

此型中毒比较凶险，死亡率较高。根据临床表现可分为以下几个时期：潜伏期多无明显症状；胃肠炎期多表现为恶心、呕吐、脐周疼痛以及水样腹泻；假愈期仅有轻微乏力、不适感；脏器损害期则出现心、肝、肾和脑等脏器损害，表现为黄疸、肝大和肝功能不良以及血尿、蛋白尿等肾损害症状；精神症状期表现为烦躁不安或淡漠、嗜睡，也可因肝性脑病或呼吸循环受损而死亡；部分患者经过积极治疗进入恢复期，自觉症状以及肝肾功能得到缓解。

5. 日光性皮炎型

患者一般误服胶陀螺菌，其毒素卟啉为光敏性物质，开始表现为面部肌肉震颤，随后发展到手足部，日光照射后会出现皮疹、刺痛等光过敏症状。

目前对于毒蕈中毒无特效药物，主要以催吐、导泻等促进毒素排出的治疗手段为主；对于毒蕈碱中毒的患者可使用阿托品治疗；其次主要以对症支持治疗为主。

预防蘑菇中毒，重在加强宣传教育，普及人们对于毒蘑菇中毒的认识。日常生活和野炊时，不食用野生蘑菇。

在这里举一个真实的病例，以提高大家对蘑菇中毒危害性的认识。2013 年夏天，某大学 4 名硕士研究生到王屋山上一个农场进行社会实践。一天中午，大家采回一筐野蘑菇。农场炊事员炒过以后，集体食用。饭后即出现中毒症状：恶心、呕吐、腹痛及精神症状。当救护车到达现场时，一名研究生已死亡，炊事员和另外 3 名研究生被紧急送往医院抢救。诊断为蘑菇中毒、肝衰竭、肾衰竭。经血浆置换、血液透析等治疗，4 人才避免了死亡。这个蘑菇中毒的案例，再次警示人们，野生蘑菇吃不得！

二、海鲜中毒，小心副溶血性弧菌

副溶血弧菌存在于近岸海水、海底沉积物和鱼、贝类等海产品中，在适宜温度下经过 3~4 小时，细菌数量可急剧增加，并可引起食物中毒。副溶血性弧菌食物中毒多发生在 6~9 月份高温季节，海产品大量上市时。引起副溶血性弧菌食物中毒的食品主要是海产品，其次为咸菜、熟肉类、禽肉、禽蛋类，约半数为腌制品；中毒原因主要是食物烹调时未烧熟、煮透，或熟制品污染后未再彻底加热。

副溶血弧菌食品中毒后主要症状以发热和消化道症状为主，严重者可引起虚脱并伴有血压下降；大部分患者发病后 2~3 天恢复正常；少数重症患者可休克、昏迷甚至死亡。

因此加工海产品时一定要烧熟煮透，一般需在 100℃加热 30 分钟。加工过程中生熟用具要分开，宜在低温下储藏。对烹调后的鱼虾和肉类等熟食品，应存放在低温环境中且存放时间最好不超过两天。

三、吃河鲀引起的河鲀毒素中毒

河鲀毒素主要存在于河鲀内脏，尤其是卵巢、肝、眼、鳃。河鲀毒素中毒主要发生于沿海地区，以春夏季节多发。居民多因食用鲜鱼、内脏以及冷冻河鲀鱼和河鲀鱼干而中毒。

河鲀毒素中毒后发病比较急，潜伏期一般在 10 分钟到 3 小时，最先表现为手指、口唇和舌有刺痛，然后出现呕吐、腹泻等消化道症状。同时伴有四肢无力、发冷、口唇、指尖和指端知觉麻痹。重者四肢肌肉麻痹，无法言语，最后血压和体温下降。预后一般较差。

目前对于河鲀毒素中毒尚无特效的治疗手段，主要以尽量排出毒素为主，一般采取催吐、灌胃、导泻，大量补液、利尿，呼吸循环支持等措施。鉴于河鲀毒素中毒的后果严重，建议少吃河鲀或者在厨师经过培训、有烹调河鲀证的餐馆食用。

四、吃鱼引起的组胺中毒

食用含有大量组胺的鱼类可引起过敏性食物中毒，多发生于夏秋季。食用不新鲜的或腐败的金枪鱼等青皮红肉鱼，或者腌制青皮红肉鱼时所用原料不新鲜或腌不透，这些鱼的组胺含量较多，容易引起过敏性中毒。

组胺中毒发病比较急，主要表现为患者面颈部和胸部以及全身皮肤潮红，结膜充血，伴有腹泻、腹痛、恶心、呕吐、心跳加快和血压下降等症状，严重者可出现荨麻疹以及呼吸困难。

预防组胺中毒的措施是，食用鱼时应尽量去除头部、内脏以及血块等；避免食用不新鲜和腐败变质的鱼类；妥善保存鱼类，避免肉质变质。如果不幸发生组胺中毒，一般给予催吐、导泻治疗，同时给予马来酸氯苯那敏、氯雷他定等抗组胺药物治疗。

五、麻痹性贝类毒素引起的食物中毒

麻痹性贝类毒素是由生活在热带和温带水域中的某些微小藻类产生的。当水域受到污染、出现富营养化时，并且在潮流等因素影响下，微藻大量繁殖，形成红潮。当过滤微藻的双贝类进食受污染的微藻时，毒素会在贝类组织内蓄积，进食被毒素污染的贝类时将会产生中毒症状。

贝类毒素中毒的潜伏期较短，以神经症状为主。中毒者可有口唇、面颌、脖子感觉刺痛和麻痹等症状，伴有头晕、头痛、呼吸困难，甚至因心血管功能衰竭而死亡。

预防贝类毒素中毒要避开毒素高峰期食用贝类。每年 3~6 月不建议吃海虹，每年 4~9 月不食用织文螺；从可靠途径购买贝类。烹调时去除内脏和生殖腺，一次性不进食大量贝类食物。对贝类毒素中毒目前尚无特效解毒药，主要以催吐、洗胃、导泻等方式等排出毒物并对症支持治疗。

六、耐热的金黄色葡萄球菌肠毒素引起的食物中毒

葡萄球菌在环境中广泛存在于动物及人的鼻腔、咽喉、皮肤、头发及化脓性病灶。引起食物中毒的葡萄球菌主要是能产生肠毒素的葡萄球菌，其中以金黄色葡萄球菌致病力最强。食物中的肠毒素耐热性强，一般烹调温度不能将其破坏，在 218~248℃油温下经 30 分钟才能被破坏。金黄色葡萄球菌肠毒素中毒多发生在夏、秋季节；中毒食品主要为乳及乳制品、蛋及蛋制品、各类熟肉制品；中毒原因主要是食用了保存过久继而被葡萄球菌污染的食品。

金黄色葡萄球菌肠毒素中毒具有起病急、潜伏期短的特点。胃肠道症状是典型的中毒表现，患者多出现恶心、剧烈而频繁的呕吐、腹痛和腹泻等症状；年龄越小对葡萄球菌肠毒素越敏感。因此，儿童多发且症状较严重。但是该病预后一般较好，1~2 天就会痊愈。

日常生活中要防止葡萄球菌肠毒素对于食物的污染，做到不食用患化脓性葡萄球菌污染的禽畜尸体、餐厨人员出现化脓性葡萄球菌感染时应暂停工作；此外，我们也应该防止肠毒素的形成。食物应该储存在低温、通风的环境下。剩饭存放时间不宜超过 6 小时，食用前应再次彻底加热。

七、变形杆菌中毒，可能导致饭后出现过敏症状

变形杆菌属于腐败菌，在自然界广泛存在。健康人变形杆菌带菌率为 1.3%~10.4%，腹泻患者为 13.3%~52%，动物为 0.9%~62.7%。食品中的变形杆菌主要来自外界的污染。引起中毒的食品以动物性食品为主，尤其以水产类食品更为多见，也见于凉拌菜、剩饭菜和豆制品。

变形杆菌中毒主要表现为急性肠胃炎型、过敏型和混合型 3 种。急性胃肠炎型主要表现为消化道症状，腹泻一日可达 10 余次。体温一般在 39℃以下。病程较短，预后一般良好。而过敏型主要表现为中毒后短时间内出现面部和上身皮肤潮红、头晕、头痛并有荨麻疹。混合型则上述两型症状同时存在。

变形杆菌中毒的防治要以防止细菌污染、控制细菌繁殖、加热杀灭病原体为主。针对症状对症治疗。

八、发酵米面制品中毒的“元凶”——米酵菌酸毒素

2020 年 10 月 14 日，黑龙江省鸡东县一家九口人因食用酸汤子（玉米面发酵后制成的一种面条），食物中毒，全部死亡。死亡的原因是酸汤子被细菌污染，细菌产生的米酵菌酸毒素引起中毒。下面我们了解一下有关的细菌和毒素。椰毒假单胞菌酵米面亚种可产生米酵菌酸毒素。这种细菌主要存在于发酵米面制品（如酸汤子、糯米汤圆、河粉、格格豆、马铃薯条等）、变质鲜银耳及其他变质淀粉类食品。米酵菌酸耐高温，100℃水煮也不能破坏其毒性。食用后，短者 30 分钟发病，长者 1~2 天出现中毒症状。

米酵菌酸毒素中毒后会出现上腹部不适、呕吐、头晕、乏力等。重者有黄疸、肝肿大、皮下出血、呕血、血尿、少尿、意识不清、烦躁不安、惊厥、抽搐甚至休克、死亡。病死率 50% 以上。

米酵菌酸毒素中毒后无有效治疗药物，一旦发现要尽早排毒（催吐、洗胃、清肠），住院对症治疗。即使无症状者，也应就医观察。预防米酵菌酸毒素中毒的方法，主要是不制作、不食用酵米面类食品。如果制作该类食品，要防止细菌污染，冷藏保存，且不宜长期存放。

九、其他细菌性食物中毒

细菌性食物中毒多种多样。其他诸如大肠埃希菌食物中毒、肉毒梭菌食物中毒以及蜡样芽孢杆菌食物中毒等虽然少见,但也不容忽视。

十、霉变花生、玉米引起的黄曲霉毒素中毒

黄曲霉毒素是由黄曲霉菌产生的毒素,多见于被黄曲霉菌污染的玉米、花生、大米等谷类食品和油料作物。黄曲霉毒素中毒主要发生于高温、湿热的南方地区,常见于广东、广西、福建等省区,其中以广西扶绥、江苏启东等地较为常见。

黄曲霉毒素中毒的临床表现主要分为急性中毒、慢性中毒和致癌性三种。急性中毒主要以肝肾损伤为主,表现为恶心、呕吐、食欲缺乏等症状;长期摄入小剂量黄曲霉素则表现为慢性中毒,会出现慢性肝损伤,以肝硬化为主;此外黄曲霉毒素也是肝癌的致癌物之一。

黄曲霉毒素中毒无特异解毒剂,主要以催吐、导泻等对症支持治疗,以及保肝、护肾等对症治疗和抗真菌等综合治疗。预防措施为妥善保存谷物等食物,防止霉变;不食用霉变食物。

十一、霉变甘蔗引起的节菱孢霉菌中毒

霉变甘蔗中毒是指因食用霉变的甘蔗而引起的急性食物中毒,致病菌主要为节菱孢霉菌,是常见的真菌性食物中毒。因节菱孢霉菌毒性较强,霉变甘蔗中毒者可危及生命和留下严重的神经系统后遗症,中毒者病死率可达10%。霉变甘蔗中毒主要发生于淮河以北,发病季节多在2~4月。

霉变甘蔗中毒潜伏期从十几分钟到十几个小时不等,潜伏期越短症状越严重。最初主要表现为胃肠道症状,如恶心、呕吐和腹泻,随后出现神经系统症状,如黑视、凝视以及眩晕,随之出现阵发性抽搐,接着出现昏迷。幸存者会留下神经系统后遗症。

不买、不吃已霉变的甘蔗是最好的预防措施;目前对霉变甘蔗中毒尚无有效的治疗手段,中毒后应立即催吐、灌肠,排出有毒物质,并对症支持治疗。

十二、生食淡水鱼类可能引起肝吸虫病

中华支睾吸虫，简称华支睾吸虫，又称肝吸虫，可引起华支睾吸虫病，又称肝吸虫病。

华支睾吸虫的成虫寄生于人或哺乳动物的胆管内。虫卵随胆汁进入肠道混于粪便排出，在水中被第一中间宿主淡水螺吞食后，在螺体经历毛蚴、胞蚴、雷蚴和尾蚴4个阶段。成熟的尾蚴从螺体逸出，遇到第二中间宿主淡水鱼类，则侵入鱼体内肌肉等组织发育为囊蚴。终宿主（人）因食入含有囊蚴的鱼而被感染。囊蚴在十二指肠内发育为后尾蚴，随之逆行进入胆管，在人体内能够存活20~30年。

轻度感染华支睾吸虫时不出现临床症状或无明显临床症状；重度感染时，在急性期主要表现为过敏反应和消化道不适。临床上见到的病例多为慢性期，患者的症状往往经过几年才逐渐出现，一般以消化系统的症状为主，疲乏、上腹不适、食欲缺乏、厌油腻、消化不良、腹痛、腹泻、肝区隐痛、头晕等较为常见。常见的体征有肝肿大，脾肿大较少见。严重感染者在晚期可造成肝硬化、腹水，甚至死亡。儿童和青少年感染华支睾吸虫后，临床表现往往较重，死亡率较高。

能排出华支睾吸虫卵的患者、感染者、受感染的家畜和野生动物均可作为传染源。主要保虫宿主为猫、狗和猪。另外，还有报道，鼠类、貂、狐狸、野猫、獾、水獭也是保虫宿主。华支睾吸虫有着广泛的保虫宿主，其感染率与感染度多比较高，对人群具有潜在的威胁性。

华支睾吸虫病的传播有赖于粪便中的虫卵有机会下水。患华支睾吸虫病的人大多是因为生食或半生食含有囊蚴的淡水鱼、虾，因此预防华支睾吸虫病应抓住经口传染这一环节，不吃生鱼及未煮熟的鱼肉或虾，生、熟吃的厨具要分开使用。家养的猫、狗粪便检查阳性者应给予治疗；不要用未经煮熟的鱼、虾喂猫、狗等动物，以免引起感染。治疗华支睾吸虫病的药物，目前应用最多的是吡喹酮与阿苯达唑。

十三、"米猪肉"可引起人的猪带绦虫病

猪带绦虫也称猪肉绦虫等，可引起人体寄生虫病。猪肉绦虫寄生在人的小肠上段。成虫的孕节随粪便排出体外。每个孕节有上万个虫卵。猪及野猪吞食孕节或虫卵后即被感染。在猪的小肠内六钩蚴从虫卵逸出，侵入小肠壁，再经血液或淋巴液到

达猪的肌肉、脑、眼等处，发育为囊尾蚴，即幼虫。囊尾蚴寄生在猪的肌肉内，外观上呈卵圆形，白色半透明；黄豆大小，容易辨认。这种猪肉称为“米猪肉”“豆猪肉”。

人如果吃了“米猪肉”，猪带绦虫的幼虫（猪囊尾蚴）就可以在小肠发育为成虫。这时，人又可以从粪便中排出孕节和虫卵。这样就完成了猪带绦虫生活史的完整周期。猪带绦虫成虫寄生在人小肠内，就是猪带绦虫病，表现为腹痛、腹泻、消化不良等消化道症状，粪便中会有虫的节片。

人如果吃了被虫卵或孕节污染的食物后，不会在小肠发育为成虫。但更严重的是，这些虫卵进入人的小肠后，会像在猪体内的发育过程一样，囊尾蚴寄生于人的肌肉、皮下、脑、眼、心、肝、肺等处，引起囊尾蚴病（囊虫病），可表现为皮下或肌肉内结节、癫痫发作、白内障及眼球萎缩等，严重威胁身体健康。

对于猪带绦虫病（成虫寄生于人小肠），可用槟榔-南瓜子法进行驱虫治疗，米帕林、吡喹酮、甲苯达唑、阿苯达唑也可用于驱虫治疗。

对存在于多个器官的囊尾蚴病（囊虫病），以手术摘除虫体为主。药物治疗可选用吡喹酮、阿苯达唑、甲苯达唑。

关于猪带绦虫病的预防，应注意饭前便后洗手，生猪肉与熟食应分开加工，不吃生的或未熟透的熟肉。同时应防止“米猪肉”流入市场。

十四、沙门氏菌中毒：病从口入

沙门氏菌属种类繁多，其中引起食物中毒的主要有鼠伤寒沙门氏菌、猪霍乱沙门氏菌、肠炎沙门氏菌等。沙门氏菌中毒全年皆可发生，多以夏秋季为主；中毒食品以动物性食品为多见，例如肉类和海鲜。沙门氏菌中毒原因主要是由于加工食品用具或食品存储场所生熟不分、交叉污染，食前未加热处理或加热不彻底。

沙门氏菌食物中毒的表现有 5 种类型，即胃肠炎型、类霍乱型、类伤寒型、类感冒型和败血症型。潜伏期一般在 12~36 小时。中毒初期主要表现为头痛、食欲缺乏，随后出现呕吐、腹痛、腹泻和发热。严重的甚至会出现脱水、休克等症状。腹泻从一日数次到数十次不等，主要表现为水样便。

沙门氏菌中毒的预防并不复杂。日常生活中不要食用病死的牲畜肉类，平时要把生肉和熟肉分开加工。肉类要高温蒸煮消毒，尽量不食用生肉。此外，因为沙门氏菌繁殖的最适宜温度是 37℃，因此低温储存食物是预防沙门氏菌中毒的一项重要措施。

十五、甲肝:会传染的食源性疾病

1988年初,上海曾发生甲型肝炎流行,有31万人发病。甲型肝炎病毒一般经粪-口途径传播,甲肝患者的粪便污染饮用水、蔬菜、玩具等均可以引起病毒传播。上海发生的甲肝流行是因食用受污染的未煮熟的毛蚶所致。发病情况与当地卫生条件以及经济社会发达程度有关,一般农村发病率高于城市,欠发达国家较发达国家高发。

甲型肝炎感染后平均潜伏期为4周,发病比较急,一般不会转变为慢性;根据症状和严重程度可以分为急性黄疸型肝炎、急性非黄疸型肝炎以及重型肝炎三种。黄疸型肝炎在黄疸前期主要表现为乏力、恶心、呕吐、腹胀等,同时伴有肝功能异常,此期一般持续一周左右。进入黄疸期后则会表现为皮肤、巩膜黄染,尿色加深和粪便颜色变浅,肝功能明显异常,此期一般持续2~6周。随后进入恢复期,上述症状逐渐消失,黄疸消退,肝功能慢慢恢复正常,此期一般持续1~2个月。急性非黄疸型肝炎除无黄疸外,其他症状与黄疸型肝炎相似,但起病较慢、症状较轻、病程较短。重型肝炎一般发病比较急,消化道症状比较严重,10天内即可出现二度以上肝性脑病。

急性肝炎早期应该就地隔离或住院治疗,注意休息。进食清淡易消化食物,注意补充维生素,呕吐者可静脉输注10%葡萄糖溶液和生理盐水对症支持治疗。

预防措施主要包括以下几个方面。改善卫生条件,阻断粪-口传播途径,不饮用生水,消灭蚊蝇,保护好蔬菜和贝类;加强饮食行业卫生监督,注重饮食安全;保护易感人群,对于高危人员以及高危地区民众接种甲肝疫苗。

十六、婴幼儿腹泻应警惕轮状病毒

婴幼儿腹泻经常发生于秋冬季,所以也叫秋季腹泻,多发生于6~24个月的婴幼儿。轮状病毒是引起婴幼儿腹泻最常见的病因,主要经粪-口途径传播,也可以经呼吸道传播。

婴幼儿腹泻起病比较急,潜伏期1~3天。感染前两天常发生呕吐,随后出现腹泻,常伴发热和上呼吸道感染症状。严重者可危及生命。该病为自限性疾病,数日后呕吐渐停,腹泻减轻,自然病程一般为3~8天。

预防措施主要是控制传染源,严格消毒可能污染的物品,同时应注意个人卫生;

在出现轮状病毒流行时可以通过口服减毒活疫苗进行主动免疫;出现感染后应及时到医院治疗。

十七、食物也会引起过敏

食物过敏是机体免疫系统对食物做出的异常反应。主要是人体免疫系统对某些食物成分反应过度或对某些食物蛋白质以及食物成分缺乏消化能力。难消化的食物成分主要是一些蛋白质,诸如牛奶中的酪蛋白、小麦中麸皮蛋白、虾蟹中的蛋白等,它们能在肠道中长时间的逗留,这就让它们有了产生过敏的可能。另一类是不含难消化的蛋白质,这类蛋白质往往存在于蔬菜、水果中,诸如芒果、柚子、芹菜。

食物过敏有如下表现:①胃肠反应:嘴部肿胀、腹部痉挛、腹泻、恶心、呕吐;②呼吸系统反应:流涕、呼吸困难、喉咙堵塞;③皮肤反应:肿胀、荨麻疹、皮疹;④全身反应:过敏性休克。预防食物过敏要认清过敏原,有效规避含有过敏原的食物。

第四节　与“吃”相关的常见病

“吃”是为了给人体提供营养和健康,但吃得不当,则可能引发疾病。本节将讨论与“吃”相关的常见病。

一、饮食不当,促发痛风

我们常说“病从口入”,而现在常见的“痛风”,正是如此。过去,人们从生活经验中认识到痛风常与过度奢侈的饮食与过度饮酒有关,甚至称痛风为“国王病”。这个说法究竟有没有道理呢?下面我们将从医学的角度认识痛风,规避生活中可能诱发痛风的原因,让大家既能“奢侈饮食”,又能做一个健康的“国王”。

痛风是由于人体嘌呤代谢紊乱和/或尿酸排泄减少,导致血液中的尿酸长期超过正常值,也就是高尿酸血症,造成反复发作的急性关节炎、痛风石、肾结石以及肾脏间质病变等。我国高尿酸血症发病率在不同地区有较大差异,为5.46%~19.30%不等。

痛风既然是由血液中尿酸增高引起的,那么提及痛风,我们就必须从尿酸说起。

尿酸是嘌呤代谢的产物之一，细胞在增殖、分化、衰老和死亡过程中会产生大量的嘌呤，我们把这部分嘌呤称为“内源性嘌呤”；人体进食嘌呤含量高的食物后，经人体消化、吸收，就成为“外源性嘌呤”。无论是内源性嘌呤增高，还是外源性嘌呤增高，都会导致血尿酸增加。约 2/3 的尿酸通过肾脏排泄，其余 1/3 通过肠道、胆道等肾外途径排泄。若肾脏功能受损，排泄尿酸能力下降，尿酸同样会升高。需要注意的是，外源性嘌呤的过多摄入是诱发痛风急性发作的重要原因。

从高尿酸血症进展至痛风是由量变到质变的过程。临床上 5%~15% 高尿酸血症患者会发展成痛风。人体血液中尿酸的饱和浓度约为 420μmol/L。若长期高于饱和浓度，尿酸盐晶体会逐渐析出，并可直接沉积于关节及周围软组织、肾小管和血管等部位，其中关节和肾脏是尿酸结晶最容易沉积的部位。析出的晶体可引起关节、肾脏的急性和慢性炎症反应，即为痛风。

说到“吃”与痛风的关系，以下几点是明确的：①高嘌呤食物（见表 3-2）可使尿酸生成增加；②过量饮酒既可促进尿酸形成，又能减少尿酸排泄；③啤酒等酒精饮品中嘌呤含量较高；④富含果糖及葡萄糖的饮料影响尿酸排泄；⑤阿司匹林使尿酸在肾小管重吸收增加，升高尿酸水平。部分高尿酸血症者可发生痛风。

痛风会有哪些表现呢？“冰冻三尺非一日之寒”，痛风的形成同样如此。大多数人都是从血液中尿酸含量间断或者持续升高开始的，这个时候血尿酸升高但尚未引起临床症状。大量摄入高嘌呤的食物和剧烈运动时体内产生大量尿酸，可引起尿酸结晶沉积部位的急性炎症反应，最常见的是单侧第一跖趾关节。多表现为晨起或午夜关节剧痛，常伴有关节的红、肿、热等。

尿酸盐晶体除了引起急性炎症反应外，还可导致慢性炎症。长期高尿酸血症所致尿酸盐结晶可造成周围组织慢性炎症反应，反复的炎症反应可形成赘生物即“痛风石”。其典型部位在耳郭和关节周围，跟腱等处也较为常见。长期的慢性炎症反应可使关节呈非对称性肿胀、疼痛，严重者可出现关节严重畸形。

合理饮食对痛风有预防作用。痛风是一种慢性、严重的疾病，若不引起重视，可致生活质量下降。预防的关键是控制高尿酸血症，防止尿酸盐沉积。在急性炎症期迅速控制症状，减轻痛苦。痛风既然与“吃”密切相关，那么第一张处方就是饮食控制。通过医学营养治疗，建立良好的饮食习惯来减少嘌呤的摄入和尿酸的生成是综合治疗痛风的重要手段，也是药物治疗或手术治疗的前提和基础。

既然高嘌呤食物会引起尿酸增高，那么我们在生活中最容易做到的就是了解食物的嘌呤含量、减少嘌呤的摄入，应避免食用嘌呤含量高的肝脏和肾脏等动物内脏，

表 3-2　常见食物嘌呤含量　　单位:毫克/千克

食物名称	嘌呤含量	食物名称	嘌呤含量
常见动物性食物嘌呤含量			
食物名称	**嘌呤含量**	**食物名称**	**嘌呤含量**
鸭肝	3 979	河蟹	1 470
鹅肝	3 769	猪肉(后臀尖)	1 378.4
鸡肝	3 170	草鱼	1 344.4
猪肝	2 752.1	牛肉干	1 274
牛肝	2 506	黄花鱼	1 242.6
羊肝	2 278	驴肉加工制品	1 174
鸡胸肉	2 079.7	羊肉	1 090.9
扇贝	1 934.4	肥瘦牛肉	1 047
基围虾	1 874	猪肉松	762.5
常见植物性食物嘌呤含量			
食物名称	**嘌呤含量**	**食物名称**	**嘌呤含量**
紫菜(干)	4 153.4	豆浆	631.7
黄豆	2 181.9	南瓜子	607.6
绿豆	1 957.8	糯米	503.8
榛蘑(干)	1 859.7	山核桃	404.4
猴头菇(干)	1 776.6	普通大米	346.7
豆粉	1 674.9	香米	343.7
黑木耳(干)	1 662.1	大葱	306.5
腐竹	1 598.7	四季豆	232.5
豆皮	1 572.8	小米	200.6
红小豆	1 564.5	甘薯	186.2
红芸豆	1 263.7	红萝卜	132.3
内酯豆腐	1 001.1	菠萝	114.8
花生	854.8	白萝卜	109.8
腰果	713.4	木薯	104.5
豆腐块	686.3	柚子	83.7
水豆腐	675.7	橘子	41.3

注:本数据源自《中国食物成分表》第 6 版。

贝类、牡蛎、螃蟹、虾等带甲壳的海产品,以及浓肉汤、肉汁等。

此外,应大量饮水,多吃碱性食物,限制酸性食物。水喝得多了尿也会增加,尿酸随之也会排出增多,建议每日饮水不少于 2 000mL。碱性食物可以使尿的 pH 值升高,进而增加尿酸在尿中的溶解度,促进尿酸排出。剧烈运动会增加血尿酸、血乳酸水平,诱发痛风急性期的发作,所以应避免剧烈运动。痛风患者应进行适量的有氧运动，避免无氧运动。特别应该注意的是，在痛风急性期应停止锻炼。

痛风发作的不同时期所用药物不同，应在内分泌与代谢科医生的指导下进行药物治疗。当痛风急性发作时，应尽早使用药物治疗。临床上用的一线药物有秋水仙碱、非甾体类抗炎药（如吲哚美辛、依托考昔等）和糖皮质激素等。处于发作间歇期或慢性期时，主要是用药物进行降尿酸治疗。抑制尿酸生成的药物有别嘌呤醇和非布司他，促进尿酸排泄的药物有苯溴马隆和丙磺舒等。

与痛风的较量是一场持久战，虽然痛风无法彻底治愈，但只要有足够的决心和毅力，遵从医嘱，重视痛风的营养治疗，养成良好的生活习惯，一定可以有效预防和控制痛风，将痛风对生活的影响降到最低。

二、讲究“吃”法，预防和治疗糖尿病

糖尿病的发生、治疗和预防都与“吃”有一定关系。糖尿病在我们生活中越来越常见，它是由于胰岛素分泌和/或利用缺陷造成长期血糖增高的代谢性疾病。2020 年统计数据显示，我国糖尿病患病率高达 11.2%，这意味着每 10 个人中至少会有 1 位糖尿病患者。糖尿病早期症状轻微，或仅表现为多饮多食，很多人便放松了警惕，对糖尿病不以为意。然而糖尿病对我们的危害远不止这些“表面”的症状，长期血糖升高会引起人体多种器官损害和并发症，严重者可导致失明、肾衰竭、脑卒中、多种心血管疾病和糖尿病足等。

吃饭生糖。食物中的碳水化合物（主要是粮食）、脂肪（动物油、植物油）、蛋白质（主要是肉、蛋、奶、豆类）都可以生成葡萄糖。糖尿病的“糖”和食物的“糖”是一个“糖”。由此可见，“吃”与血糖水平及糖尿病有一定关系。我们可以通过“管住嘴，迈开腿”来发挥生活方式对糖尿病的预防和治疗作用。

为什么糖尿病会引起这么多全身并发症？糖尿病危害这么大，在日常生活中，应该怎么进行预防呢？下面我们将从医学的角度解读糖尿病，让大家能更加了解糖尿病，并通过自我管理，改变生活习惯来预防和控制糖尿病。

了解血糖。我们平时说的“血糖”就是血液中的葡萄糖含量。葡萄糖是人体的重要组成成分，也是最重要的供能物质。血糖的来源包括：①食物消化、吸收；②肝内和肌肉储存的糖原分解；③脂肪和蛋白质的转化。血糖的去路包括：①氧化转变为能量，供人体生理活动所需；②转化为糖原储存于肝脏、肾脏和肌肉中；③转变为脂肪和蛋白质等其他营养成分加以储存。

正常情况下，我们体内血糖的产生和利用处于动态平衡。胰岛分泌的胰高血糖素和胰岛素可分别升高血糖和降低血糖，可以把血糖值维持在一定范围内。胰岛素是由胰岛 β 细胞合成和分泌，是人体内唯一能降血糖的激素。如果胰岛功能受损导致胰岛素分泌不足，或胰岛素的工作能力不强，又或是体内细胞对胰岛素不敏感（医学上称之为“胰岛素抵抗”），血糖值就会上升，引起糖尿病。

认识糖尿病。糖尿病主要有 1 型糖尿病和 2 型糖尿病，此外还有妊娠糖尿病等。1 型糖尿病是由于胰岛 β 细胞破坏，导致胰岛素合成不足引起的。此类型青少年患者居多，多数患者起病较急，症状较明显。2 型糖尿病是指机体对胰岛素不敏感（胰岛素抵抗），伴胰岛素进行性分泌不足。此类型可发生在任何年龄，但多见于成人，常在 40 岁以后起病，起病较隐匿。

依照自然病程，医学上把糖尿病分为以下几个阶段：①糖耐量正常阶段：患者已存在糖尿病相关的病理生理表现，但糖耐量仍保持正常；②糖调节受损阶段：随着病情进展，可出现糖调节受损（包括空腹血糖受损和糖耐量减退）；③糖尿病阶段。

我们可以通过检测空腹血糖或随机血糖来判断血糖的控制程度。临床上常用口服葡萄糖耐量试验、胰岛 β 细胞功能检查等，来帮助诊断糖尿病。血糖达到以下水平，即可诊断为糖尿病：①糖尿病症状加随机血糖≥11.1mmol/L；②空腹血糖≥7.0mmol/L；③口服葡萄糖耐量试验 2 小时后血糖≥11.1mmol/L。

糖尿病起病隐匿，许多患者常常没有任何症状，仅在体检或因其他疾病就诊时发现血糖升高。因此，需要特别注意。如果出现了以下的表现，很可能是在提醒我们患糖尿病了：①多饮多尿；②多食，体重减轻。儿童时期则表现为生长发育受阻；③视物模糊。

糖尿病可发生严重的并发症。临床数据显示，糖尿病发病后 10 年左右，将有 30%~40% 的患者至少会发生一种并发症，且并发症一旦产生，药物治疗很难逆转。糖尿病死亡者一半以上是心脑血管并发症所致，10% 是肾脏病变所致。糖尿病截肢的患者是非糖尿病的 10~20 倍。具体来说，主要有以下并发症：①感染。糖尿病容易并发皮肤化脓性感染、膀胱炎、肾盂肾炎等感染性疾病；②糖尿病肾病、糖尿病视网膜病变和糖尿病心肌病等微血管病变；③冠心病等动脉粥样硬化性心血管疾病。动脉粥样硬化主要侵犯主动脉、冠状动脉、脑动脉、肾动脉和肢体动脉等，引起冠心病、缺血性或出血性脑血管病发生；④脑卒中等神经系统并发症；⑤糖尿病足。下肢远端神经异常和不同程度的血管病变可导致足部溃疡、感染或深层组织破坏，重者表现为足部溃疡，坏疽。糖尿病足是糖尿病非外伤性截肢的最主要原因；⑥糖尿病酮症酸中毒。表现为高血糖、酮症、酸中毒和电解质平衡紊乱。患者可出现恶心呕吐、多尿口干、呼气中有烂苹果味(丙酮)等症状,严重者可出现血压下降、意识障碍、昏迷等。

防治糖尿病,应讲究"吃"法,科学营养。国际糖尿病联盟提出了糖尿病综合管理的"五驾马车":糖尿病健康教育、饮食治疗、运动治疗、血糖监测和药物治疗。由此可见,讲究"吃"法,科学饮食,在糖尿病防治中具有重要作用。

饮食治疗要求我们控制摄入的总热量,合理分配营养物质。首先要控制总的能量摄入,将体重控制在标准体重范围内。标准体重的估算公式:标准体重(kg)= 身高(cm)–105。其次应注意保证膳食中碳水化合物供给量占总热量的 50%~60%,蛋白质摄入量占总热量的 15%~20%、脂肪摄入量占总热量的 25%~30%。不同种类食物引起血糖增高的速度和程度不同,可用食物血糖生成指数(glycemic index,GI)来衡量。建议生活中多摄入低 GI 的食物,食物的 GI 可参照表 3-3。此外,膳食纤维可以延缓食物的吸收,降低餐后血糖的高峰值,并且利于改善糖、脂代谢紊乱,增加饱腹感。建议成人膳食纤维摄入量为 25~30g/d,糖尿病患者可在此基础上适量增加。

表 3-3 常见食物升糖指数

常见食物的血糖指数(GI)(葡萄糖 =100)					
谷类食物	**GI**	**谷类食物**	**GI**	**蔬菜类**	**GI**
大米饭(粳米,精米)	90	黑米饭	55	朝鲜笋	15
馒头(富强粉)	88	玉米(甜,煮)	55	芦笋	15
糯米饭	87	荞麦(黄)	54	绿菜花	15
馒头(全麦粉)	82	玉米面粥	50	菜花	15
烙饼	80	面条(小麦粉,扁粗)	46	芹菜	15
大米饭(粳米,糙米)	78	黑米粥	42	黄瓜	15
油条	75	**蔬菜类**	**GI**	茄子	15
白面包	75	南瓜(倭瓜)	75	鲜青豆	15
全麦(面包)	74	胡萝卜(金笋)	71	莴笋	15
小米(煮)	71	麝香瓜	65	生菜	15
大米粥	69	山药(薯蓣)	51	青椒	15
饼干(小麦片)	69	芋头(毛芋)	48	西红柿	15
小米粥	60	胡萝卜(煮)	39	菠菜	15
荞麦面条	59	雪魔芋	17		

续表

常见食物的血糖指数（GI）（葡萄糖 =100）

水果类	GI
西瓜	72
哈密瓜	70
菠萝	66
杏罐头，含淡味果汁	64
葡萄干	64
桃（罐头，含糖浓度高）	58
葡萄（淡黄色，小，无核）	56
芒果	55
芭蕉	53
桃（罐头，含糖浓度低）	52
猕猴桃	52
香蕉	52
葡萄	43
柑（橘子）	43
枣	42
苹果	36
梨	36
杏干	31
桃（罐头，含果汁）	30
桃	28
柚	25
李子	24
樱桃	22

乳及乳制品	GI
冰淇淋	51
酸奶（加糖）	48
克糖奶粉	47.6
酸奶（水果）	41
老年奶粉	40
酸乳酪（普通）	36
脱脂牛奶	32

乳及乳制品	GI
牛奶	27.6
全脂牛奶	27
降糖奶粉	26
低脂奶粉	11.9

糖类	GI
麦芽糖	105
葡萄糖	100
绵白糖	84
胶质软糖	80
蜂蜜	73
蔗糖	65
方糖	65
巧克力	49
乳糖	46
果糖	23

种子	GI
腰果	25
花生	14

薯类/淀粉	GI
甘薯（红，煮）	77
马铃薯（煮）	66
马铃薯片（炸）	60
炸薯条	60
甘薯（山芋）	54
苕粉	35
藕粉	33
粉丝汤（豌豆）	32
马铃薯粉条	13.6

豆类及制品	GI
黄豆挂面（有面粉）	67
扁豆	38

豆类及制品	GI
四季豆（高压处理）	34
绿豆挂面	33
豆腐（炖）	32
扁豆（绿，小）	30
绿豆	27
四季豆	27
扁豆（红，小）	26
豆腐干	24
豆腐（冻）	22
黄豆（浸泡）	18
蚕豆（五香）	17
黄豆（罐头）	14

速食食品	GI
香草华夫饼干	77
华夫饼干	76
苏打饼干	72
小麦饼干	70
高纤维黑麦薄脆饼干	65
油酥脆饼干	64
汉堡包	61
比萨饼（含乳酪）	60
酥皮糕点	59
燕麦粗粉饼干	55
闲趣饼干	47

饮料类	GI
芬达软饮料	68
啤酒（澳大利亚产）	66
橘子汁	57
橙汁（纯果汁）	50
柚子果汁（不加糖）	48
菠萝汁（不加糖）	46

续表

常见食物的血糖指数（GI）（葡萄糖 =100）					
饮料类	**GI**	**混合膳食**	**GI**	**混合膳食**	**GI**
巴梨汁（罐头）	44	牛肉面	89	馒头 + 酱牛肉	49
苹果汁	41	米饭 + 红烧猪肉	73	饼 + 鸡蛋炒木耳	48
可乐饮料	40	馒头 + 黄油	68	包子（芹菜猪肉）	39
水蜜桃汁	33	米饭 + 蒜苗炒鸡蛋	68	西红柿汤	38
		米饭 + 炒蒜苗	58	米饭 + 鱼	37
		米饭 + 芹菜炒猪肉	57	饺子（三鲜）	28
		馒头 + 芹菜炒鸡蛋	49	猪肉炖粉条	17

注：引自《中国食物成分表》第 6 版。

除了食物品类和所占比例以外，一日三餐、合理分配也很重要。一般将食物按 1/5、2/5、2/5 分配在早、中、晚三餐中。关于食物品类和总热量计算，应结合个人的职业、运动量、体重等，由内分泌科医生帮助制订方案。

通过合理饮食、增强运动若不能良好控制血糖，此时就需要药物来帮助控制血糖了。治疗糖尿病的药物主要包括口服降血糖药物和注射制剂两大类。口服降血糖药物种类比较繁多，格列本脲、格列吡嗪可促胰岛素分泌；二甲双胍可抑制肝脏葡萄糖输出，改善外周组织对胰岛素的敏感性；罗格列酮和吡格列酮可增加靶组织对胰岛素作用的敏感性；阿卡波糖可延缓葡萄糖的吸收。注射制剂主要为胰岛素，是控制高血糖的重要和有效手段，可分为长效胰岛素、中效岛素、短效胰岛素和预混胰岛素，具体用药方案应由临床医生确定。

三、看似与“吃”不沾边的高血压

“吃”看似与高血压不沾边，其实不然，长期摄入过多食盐便是高血压的重要诱因之一，“吃”不对可诱发或加重高血压。

据最新统计，我国高血压患者数已达 2.45 亿，而且患病率仍呈明显上升趋势。高血压俨然成为了我们的“头号公敌”，“高血压”已成为当今的疾病“明星”词了。尽管高血压严重威胁人类健康，人们对高血压的认识和重视程度却令人担忧。《中国心血管健康与疾病报告 2019》显示，全球近一半人不知道自己患有高血压，约 80% 患者没有控制血压达标。在中国，30~79 岁女性高血压患病率为 24.1%，检出率达 56.4%，治疗率达到 44.6%，控制率只有 17.8%；30~79 岁男性高血压患病率为 30.2%，检出率达 47.7%，治疗率达到 35.1%，控制率只有 13.9%。高血压的患病率如此之高，而检出率、治疗率、控制率如此之低，说明人们对高血压危害性缺乏认识，或者重视不够。高血压在生活中这么常见，该怎么预防和治疗呢？下面我们一起认识高血压。

认识血压。血压是指血管内的血液对于单位面积血管壁的侧压力，单位为帕（Pa）或千帕（kPa），习惯上以毫米汞柱（mmHg）来表示。在生命活动中，心脏不停跳动，是心血管系统的动力器官，维持全身的血液循环。心脏有收缩期和舒张期，当心脏收缩时，血液便会被推入到动脉中，这时动脉产生的压力称为“收缩压”。紧接着心脏会舒张，这时动脉中的血液又会产生一个压力，即“舒张压”。

安静状态下，我国健康青年人的收缩压为 100~120mmHg，舒张压为 60~80mmHg。血压存在个体、年龄和性别差异。随着年龄增长，血压呈逐渐升高的趋势，且收缩压升高比舒张压升高更为显著。高血压是指在未使用抗高血压药物的情况下，收缩压≥140mmHg 和/或舒张压≥90mmHg。根据血压升高水平，医学上进一步将高血压分为 1~3 级（如表 3-4 所示）。

表 3-4　血压水平分类和定义

分类	收缩压/mmHg		舒张压/mmHg
正常血压	<120	和	<80
正常血压高值	120~139	和/或	80~89
高血压	≥140	和/或	≥90
1 级高血压（轻度）	140~159	和/或	90~99
2 级高血压（中度）	160~179	和/或	100~109
3 级高血压（重度）	≥180	和/或	≥110
单纯收缩期高血压	≥140	和/或	<90

高血压的发生与哪些因素相关？高血压是遗传和环境因素交互作用的结果，不同个体间病因和发病机制不尽相同。高血压具有明显的家族聚集性，约 60% 高血压患者有高血压家族史，其遗传方式可能为多基因显性遗传。此外，环境因素和生活习惯也与高血压密切相关。血压水平和高血压患病率与钠盐的摄入量正相关，摄盐过多与摄入高蛋白均属于升压因素。此外，长期精神处于紧张状态、血糖、血脂代谢异常、吸烟、饮酒和肥胖等均可引起血压升高。

高血压是一个善于伪装自己的“潜伏者”。大多数高血压患者缺乏特殊临床表现，仅表现为血压升高。高血压常见的症状有头晕、头痛、疲劳、心悸等，也可出现视物模糊、鼻出血等较重症状。一些患者由于没有任何症状，对血压升高的耐受力较强，往往在体检时才发现自己患有高血压，有时血压可高达 180mmHg 以上。这些患者虽然没有症状，但随时可能发生心脑血管意外，更加危险。

高血压引起的危害中，心脏首当其冲，长期血压增高会引起心肌肥厚和心室扩张，也可使血管发生缺血和变性；在大脑可形成微动脉瘤，一旦破裂可导致脑出血；肾脏血管遭到损害，使得肾脏缺血和工作细胞不断减少，引起慢性肾衰竭。另外，高血压可引起视网膜的渗出和出血，因此通过眼底检查可帮助了解高血压的严重程度。

下面是高血压的相关保健建议。血压的持续升高，对人体造成的损害也是持续积累和逐渐加重的。高血压如果不及早控制，极有可能会导致心、脑、肾等器官血管病变。这些疾病基本上都是不可逆，甚至是致残、致命性的疾病。高血压危害这么大，但却是可防可控的。高血压的治疗方式有多种，除了药物治疗，在生活中可以通过控制饮食，改善生活习惯以及减轻压力，保持心态平衡等方式来控制血压。

高血压也需要防止病从口入。除了药物治疗，养成良好的生活方式和饮食习惯对高血压的预防和治疗同样重要。如果治疗性的生活方式干预仍无法把血压控制在目标值附近，应及时前往医院心血管内科就诊。高血压患者应遵循以下生活原则：①清淡饮食，减少脂肪摄入；②减少食盐摄入：食盐中含大量钠盐，可致水钠潴留使血容量增加，从而使血压升高。在饮食中应减少烹调用盐，每人每日食盐量以不超过 5g 为宜；③控制体重，增加运动：运动有利于减轻体重和改善胰岛素抵抗，提高心血管调节适应能力，稳定血压水平；④戒烟限酒，减轻精神压力：吸烟和饮酒都是高血压的危险因素，应该避免吸烟和饮酒。应控制好自己的情绪，多做一些放松舒缓的事情，保持心情愉悦和心态平衡。

高血压患者、高血压合并糖尿病，或者已经有心、脑、肾等器官损害或并发症的患者，应在医生的指导下用药，不能随意增减药量或停药。

高血压可以通过药物得到有效控制。抗高血压药物种类较多，大致可以分为以下几类：①氢氯噻嗪、氨苯蝶啶、呋塞米等利尿剂；②普萘洛尔、美托洛尔等 β 受体拮抗剂；③硝苯地平、氨氯地平等钙通道阻滞剂；④卡托普利、依那普利等血管紧张素转换酶抑制剂；⑤氯沙坦、缬沙坦等血管紧张素Ⅱ受体拮抗剂。不同患者用药不同，不能盲目从众，不能以家人或者朋友吃的抗高血压药为参考来治疗，要在正规医院心血管内科医生的指导下用药。

高血压的治疗需要改善生活方式和药物双管齐下，良好的饮食和生活习惯是药物治疗的基础。血压正常的成人每两年至少测一次血压，易患高血压者每半年至少测一次。参加每年一次或半年一次的健康体检，对发现和治疗高血压具有重要意义。

一旦出现头疼头晕、耳聋耳鸣、视物不清等不适时，意味着可能有血压的升高，应当引起重视，自测血压并及时去医院咨询心血管专业的医生，进行相关的检查来确诊。

对于高血压患者，学会自己测量血压很重要，这样可以经常测量血压，观察血压变化及治疗效果，尤其是在每天早晨测量和观察血压变化。血压计有电子血压计和水银台式血压计。一般来说，两种血压计都可以准确测量血压。水银台式血压计制造简单，影响因素少，更稳定，但使用起来较为复杂。

四、肥胖症多是“吃”出来的

随着社会经济条件不断改善，生活水平逐步提高，我们的饮食习惯、膳食结构和生活方式都发生了很大的变化，肥胖者在我们身边越来越常见了。《中国居民营养与慢性病状况报告（2020 年）》的流行病学调查显示，成年居民超重率和肥胖率分别为 34.3% 和 16.4%。肥胖不仅让我们的体形走样了，还引起了一系列的健康问题。那么肥胖是不是病呢？体重增高就是肥胖症吗？生活中该如何进行科学减肥呢？下面将对这些问题进行讨论。

认识肥胖症。肥胖症是一种以体内脂肪过度蓄积和体重超常为特征的慢性代谢性疾病。肥胖原因有遗传因素和环境因素等，遗传因素在发病中发挥重要作用。环境因素中，主要是因为热量摄入增多和人体活动消耗的热量减少。遗传因素不能由我们自己决定，而热量的摄入则主要是由自己决定的。遇见美食就大快朵颐，超出的热量自然就会增加体重。从一定意义上说，肥胖症是吃出来的。

食物中的糖是机体各种生命活动所需能量的主要营养物质，可提供所需能量的 50%~70%。脂肪在体内的主要功能是储存和提供能量。体内储存的脂肪量较多，约占体重的 20%。一般情况下机体所消耗的能量有 30%~50% 来自脂肪。正常情况下人体摄入与消耗的能量保持平衡，保持体重不变。若摄入食物的能量少于消耗的能量，机体即动用储存的能源物质，因而体重减少；若摄入的能量多于消耗的能量，多余的能量转变为脂肪组织等，使体重增加。

肥胖症有什么表现？肥胖症最重要的表现就是体重增加。男性型肥胖脂肪主要分布在内脏和皮下，表现为“腹型”或“中心性”。女性型肥胖脂肪主要分布于下腹部、臀部和股部，表现为“外周性”肥胖。轻微超重可无明显不适，肥胖症可出现气急、关节痛等，也可因自卑而发生抑郁等心理障碍。肥胖患者还易发生糖尿病、高血压、高脂血症、脂肪肝等。

肥胖程度的评估方法主要有以下指标：①身体质量指数（body mass index，BMI）：BMI（kg/m^2）= 体重（kg）/[身高（m）^{2}]。BMI 18.5~23.9kg/m^2 为正常，≥28.0kg/m^2 为肥胖，介于两者之间（24.0~27.9）kg/m^2 为超重；②标准体重（kg）= 身高（cm）–105，或男性[身高（cm）–100]×0.9，女性[身高（cm）–100]×0.85。评估方法为：体重是标准体重 ×（1±10%）为正常，超过标准体重 20% 为肥胖，超过标准体重（10.0%~19.9%）为超重；③腰围：其衡量方法为：男性≥85cm，女性≥80cm，即为中心型肥胖。定时称重、测量腰围，可帮助评估减重效果。

肥胖症会对人体造成严重损害，是全世界最大的一种慢性病。减重已成为防治这一慢性病的主要目标。减重应当科学减重，循序渐进。既然肥胖症发生的机制是能量的摄入超过消耗，那么我们做到每日能量的消耗大于摄入，长期坚持下去，便一定能够瘦下来。肥胖症治疗的主要环节是减少热量摄取和增加热量消耗。需要注意的是，控制饮食和增加锻炼一定要循序渐进。过度节食会使机体的免疫力下降，出现代谢紊乱、激素内分泌失衡等多种健康问题。不当的运动方式也会对机体造成损伤。因此，减重方法要科学，要符合医学的基本原则。建议通过以下方法减轻体重。

1. 建立良好的饮食习惯

每日三餐按时定量。应重视早餐和午餐，养成早餐吃好、午餐吃饱、晚餐吃少的习惯，避免暴饮暴食，尤其是夜间大量饮食。

2. 控制热量摄入

严格控制食物的摄入量，尤其是糖类和脂肪的摄入，使每日膳食供应的总热量少于机体实际耗热量。多吃蔬菜（400~500g/d）和升糖指数低的水果如苹果（100~200g/d），这些食物热量低，且可产生饱腹感。

确定适当的营养素占总热量的比例：蛋白质 15%~20%，脂肪 <30%，碳水化合物 50%~55%。蛋白质应以优质蛋白为主，如禽蛋、低脂奶、鱼虾肉及豆类蛋白质。

3. 清淡饮食，少油少盐

忌食油炸食品、方便食品、快餐、巧克力、甜点和零食等。

4. 适量运动

运动能增加热量的消耗，减轻体重。运动方式如慢跑、爬山、游泳等，既能增强体质，使体形健美，又能预防和治疗肥胖。运动量应适合自己的身体情况，循序渐进，持之以恒。

5. 生活规律，心情舒畅，正常睡眠

若睡眠过多，热量消耗少，也会造成肥胖。保持心情舒畅、情绪稳定可使身体的生理功能保持正常运行，对肥胖的预防有一定积极作用。

倘若改变生活方式和习惯以及加强运动仍减重失败，可用药物治疗，如奥利司他等。减肥药均有较多副作用，建议慎用。另外，有一种治疗糖尿病的药物二甲双胍，有一定的减重作用。如果通过饮食治疗、适量运动及药物治疗仍达不到减重效果，还可以采取手术治疗，但这只能作为最后的选择。

五、食管癌与“吃”有关系

在很多人眼里，癌症就是绝症的代名词。癌症给人带来的不只是身体上的痛苦，还有精神上的巨大压力。食管癌是我国常见的恶性肿瘤，发病率男性高于女性，发病年龄多在 40 岁以上，60~64 岁年龄组发病率最高。2018 年，我国食管癌发病率、死亡率分别为 13.9/10 万、12.7/10 万，在恶性肿瘤中发病率居第 5 位，死亡率居第 4 位。

引起食管癌的原因有很多，“一个癌字三张口，胡吃海喝加瞎抽”，“吃”得不健康是非常重要的原因之一。食管癌与“吃”有何关系？在生活中如何预防？下面将讨论有关问题。

食管癌与“吃”关系密切。食管是一个肌性管状结构，长约 25cm，直径 2~2.5cm，富有弹性，连接人的口腔和胃，是消化管各部分中最狭窄的部分。食管癌即为起源于食管黏膜上皮的消化道恶性肿瘤，主要分为鳞癌和腺癌。

食管癌的确切病因尚不清楚，但与饮食种类和饮食习惯密切相关。长期饮酒和吸烟、进食粗糙及过烫食物等使食管黏膜受到反复刺激，引起炎症，进而使细胞发生突变导致癌症。缺乏维生素以及含亚硝胺的食物（如腌菜、熏肉等）都是食管癌的危险因素。最新的研究发现，牙龈疾病相关细菌可增加患食管癌风险，其中牙龈卟啉单胞菌、福赛斯坦纳菌感染，可使食管癌发生风险增高 21%。此外，遗传因素同样不可忽视。食管癌的发病常表现家族倾向，高发区的阳性家族史者达 25%~50%。

食管癌的发生具有隐匿性，早期食管癌的症状多不明显，甚至可无症状。若出现吞咽食物有不适感（胸骨后不适、烧灼感、针刺样或牵拉摩擦样疼痛）或食物通过缓慢，并有停滞感或异物感等症状很可能在提醒我们——食管出问题了！若出现这些不适，建议到医院进行内镜检查。

当食管癌进展至中晚期时，症状比较明显。若出现以下症状，如进行性吞咽困难、食物反流、咽下疼痛，更要引起重视。

养成好习惯，远离食管癌。食管癌的病因是复杂的、多方面的，其发生发展不是一朝促成的。"吃"得不对是发生食管癌的重要原因。养成良好的饮食和生活习惯对于预防和降低食管癌的发病率非常重要。生活中我们可以针对食管癌已经明确的危险因素进行预防,减少患食管癌的风险。①不吃过烫的食物:等食物降到一定温度后再食用,10~40℃的食物最合适;②避免进食过快以及粗糙坚硬的食物:避免食用粗糙或者过硬的食物,进食要细嚼慢咽,以免损伤食管黏膜;③戒烟、戒酒:饮酒和吸烟不仅是食管癌的危险因素,还是多种癌症、心血管疾病的危险因素,应该远离烟酒;④饮食均衡:适当摄入新鲜蔬菜和水果,补充足够的维生素、微量元素以及膳食纤维;⑤坚持刷牙。出现牙龈相关疾病及时就诊牙医;⑥重视体检,早期预防:《食管癌诊疗指南(2022 年版)》推荐 40 岁以上,来自食管癌高发地区,或有食管癌家族史、食管癌高危因素(吸烟、重度饮酒、头颈部或呼吸道鳞癌、喜食高温及腌制食物、口腔卫生状况不良等)的高危人群,至少每 1~3 年进行一次食管内镜检查。正常人建议每 3~5 年进行一次食管内镜检查,确保早期发现食管癌。

食管癌的治疗可根据疾病情况采取内镜下治疗、手术治疗、放射治疗、化疗等。

六、"吃"与胃癌

胃癌是我国常见的消化道恶性肿瘤。根据世界卫生组织(World Health Organization,WHO)数据显示,2020 年我国胃癌发病率为 33.1/10 万,其中男性和女性发病率分别为 44.7/10 万和 20.8/10 万,男性和女性胃癌发病率在全部恶性肿瘤排名中位居第 2 位和第 5 位;病死率分别居第 3 位和第 3 位。胃癌多发年龄在 50 岁以上。

"病从口入",胃癌与饮食的关系密切。饮食习惯不健康如吃饭狼吞虎咽、暴饮暴食、"饥一顿、饱一顿"等都可能会损伤胃黏膜,给胃癌的发生发展提供了"温床"。

胃癌早期具有隐匿性,而且与胃病症状有十分相似,容易忽视。当我们发现胃癌时,大部分都已经到了进展期,此时治疗的方法和效果都很有限。所以,胃癌的预防十分重要。哪些人是胃癌的高危人群?哪些行为可能会引起胃癌?胃癌该如何预防?让我们从医学的角度了解胃癌,从而远离胃癌。

首先,让我们来认识胃癌。我们所说的胃癌是指源于胃黏膜上皮细胞的恶性肿瘤。之所以说胃癌防不胜防,是因为 80% 的早期胃癌无症状,部分患者可仅有消化不良的症状。出现短时间内体重减轻、上腹痛、贫血、食欲缺乏、厌食和乏力等这些症状时,大多数胃癌已经到了进展期。

胃癌的病因,已经明确的有:①饮食因素:长期食用熏烤、腌制食品、霉变食品的人群胃癌发病率较高。食物中缺乏新鲜蔬菜和水果也与发病有一定关系；②幽门螺杆菌（Hp）感染：我国幽门螺杆菌感染者中有 4%~5% 发生胃癌。幽门螺杆菌可通过多种途径引起胃黏膜炎症和损伤，并且可以通过共同用餐相互传染，是引发胃癌的主要因素之一；③环境因素：胃癌发病率有明显的地域性差别。我国西北与东部沿海地区胃癌发病率明显高于南方地区；④遗传因素：约 10% 的胃癌患者有家族史。

胃癌非常“狡猾”，早期胃癌多数患者无明显症状；有时可出现上腹部不适，进食后饱胀、恶心等非特异性症状，常常被我们简单地当作“胃病”而忽视，错失了最佳的治疗机会。随病情进展，胃癌患者可出现上腹部疼痛加重、食欲下降、乏力、消瘦、体重减轻等症状。生活中一旦出现这些症状，千万不要轻视，一定要尽早到医院做胃镜及影像学检查。

远离胃癌，重在预防。尽管胃癌的确切原因尚未研究清楚，但是可以确定的是，胃癌与不良饮食习惯密不可分。早期胃癌和晚期胃癌预后差别较大，早期胃癌手术治疗可达到根治的效果，早期胃癌术后 5 年生存率可达 90.9%~100%，然而晚期胃癌选择的治疗手段和取得的效果都很有限。与其发现胃癌再进行治疗，远不如及早改善生活习惯，预防和监控胃癌的发生。

首先，要养成健康的生活习惯。每天应按时就餐，不暴饮暴食，注意食物多样化，补充多种营养物质。少吃烟熏、油炸、烘烤、辛辣刺激的食物；不吃霉变、腌制的食物；低盐饮食，多吃蔬菜、水果、蛋白质丰富的食物；避免进食粗糙的食物：高粱等带有较硬的外壳，容易损伤消化道黏膜的食物；不吸烟，不饮烈性酒；多食牛奶及奶制品。此外，应积极进行抗幽门螺杆菌治疗、治疗癌前疾病。幽门螺杆菌感染者，家庭成员应使用公筷公勺。

其次，应重视体检，我国 40 岁以上人群胃癌发生率显著上升，国家卫生健康委《胃癌诊疗指南（2022 年版）》建议，40 岁以上或者有胃癌家族史者需要进行筛查。以下高危人群至少每两年查一次胃镜：①40 岁以上既往无胃病而出现消化道症状者，如食欲缺乏、上腹部饱满、隐痛、黑便等；②有胃癌家族病史者；③有胃癌前病变者，如萎缩性胃炎、胃溃疡、胃息肉、胃大部切除病史者；④有原因不明的消化道慢性失血或者短期内体重明显减轻者。

胃癌的治疗策略是以外科手术为主的综合治疗。早期胃癌，可在内镜下行胃黏膜切除术。进展期胃癌可进行外科手术治疗，原则为彻底切除胃癌原发灶。肿瘤切除后，应尽可能清除残胃的幽门螺杆菌感染。对于不可切除、复发性的胃癌晚期患者，可进行化疗联合免疫治疗。

第五节　关于“吃”的保健建议

随着社会经济的飞速发展，我国居民的营养水平不断改善，饮食习惯开始逐渐偏离以植物性食物为主的传统饮食模式。餐桌上动物性食物和加工肉制品越来越多，含糖饮料和快餐食品越来越普遍，粮食加工越来越精细。全谷类粗粮越来越远离餐桌，导致膳食纤维的含量越来越低，膳食中饱和脂肪酸和胆固醇含量越来越高。

饮食习惯的改变和人们享受口福的同时引起了一系列的健康问题。与膳食营养相关的慢性疾病发生率逐渐上升，例如肥胖症、糖尿病、痛风、心脑血管疾病、非酒精性脂肪性肝病等。不良饮食习惯对我国居民健康的影响日益凸显。病从口入，现阶段我国居民大都实现了“吃饱”，然而如何“吃好”，我们还有相当长的路要走。根据《中国居民膳食指南（2022）》，我们总结了以下关于“吃”的保健建议，帮助大家建立良好的饮食习惯，让我们既能吃的“饱”，还能吃的“好”。

一、种类多样，谷类为主

平衡膳食是保障我们营养和健康的基础，食物种类多样是平衡膳食模式的基本原则。食物可分为五大类，包括谷薯类、蔬菜水果类、畜禽鱼蛋奶类、大豆坚果类和油脂类。人体需要丰富的营养，只有多种食物组成的膳食才能满足人体对能量和各种营养素的需要，并且可降低包括肥胖症、糖尿病、高血压、心血管疾病等多种疾病的发病风险。

1. 每餐有谷类

谷类食物含有丰富的碳水化合物，可提供人体生命活动所需能量。按碳水化合物提供的能量应占总能量的50%~65%计算，每天摄入谷薯类食物250~400g。一日三餐中，每餐都应有米饭、馒头、面条等主食。

2. 注重食物多样

建议谷薯类食物每天3种以上，每周5种以上；蔬菜水果类食物每天4种以上，每周10种以上；畜禽鱼蛋奶类每天3种以上，每周5种以上；大豆坚果类食物每天2种以上，每周5种以上。同类食物建议多进行互换，不仅可以保持食物多样化，还有利于丰富一日三餐的食物品种。

二、健康体重，适量运动

1. 维持健康体重

保持健康食物摄入量和身体活动量是保持能量平衡、维持健康体重的两个重要因素。如果吃得过多或活动不足就会引起体重增加；相反，如果吃得过少或活动过多就会引起体重减轻。体重过高或者过低都是不健康的表现，会引起多种疾病。成人健康 BMI 应在 18.5~23.9kg/m^2。

2. 运动量多大为宜

身体活动消耗量应占总能量的 15% 以上，建议成人参加日常活动和运动，每周至少进行 5 天中等强度身体活动，累计 150 分钟以上，每天平均主动性身体活动量达到走 6 000 步。

三、多吃蔬果、奶类、大豆

蔬菜和水果能量低，微量元素丰富，是维生素、矿物质、膳食纤维和植物化合物的重要来源。提高蔬菜、水果的摄入量，有利于维持机体健康，有效降低心血管疾病、糖尿病以及多种癌症等慢性病的发病风险。奶类品种繁多，是膳食钙和蛋白质的重要来源。大豆富含优质蛋白质、必需脂肪酸、维生素 E，并含有大豆异黄酮、植物固醇等多种植物化合物，多吃大豆及其制品可以降低乳腺癌和骨质疏松症的发病风险。

1. 多样搭配新鲜蔬菜、水果

保证在一餐的食物中，蔬菜的重量占 1/2；中晚餐时，每餐应至少有两个蔬菜的菜肴。这样才能满足每天的需求。应选择新鲜应季的水果，变换购买种类。新鲜的应季蔬菜和水果水分含量高、营养丰富、味道清新。

蔬菜中的营养素还受烹调加工方法的影响。根据蔬菜特性选择适宜的加工处理和烹调方法，可以较好地保留营养物质。以下烹饪技巧可以更好保存营养：①先洗后切，切后再洗会使蔬菜中的水溶性维生素和矿物质从切口中流失；②急火快炒可以缩短蔬菜的加热时间，减少蔬菜中水分和营养素的丢失。但豆类蔬菜，如四季豆应充分加热、煮熟后再食用；③开汤下菜，水溶性维生素对热敏感，沸水不仅使水溶性维生素损失增加，还会破坏蔬菜中的氧化酶，降低维生素 C 的抗氧化作用。水开后蔬菜再下锅更利于保持营养；④炒好即食，已经烹调好的食物要尽快食用，避免反复加热。多次加热不仅使蔬菜中的营养素流失增多，还会因存储时间过长增加亚硝酸盐的含量。

2. 注重奶制品的摄入

奶制品含有大量的蛋白质、钙和微量元素，是一种营养成分丰富、组成比例适宜、易消化吸收的天然食品。每天建议摄入 500g 牛奶，超重及肥胖者宜选用脱脂奶或者低脂奶。

3. 多补充大豆和豆制品

豆浆、豆腐、豆腐干、腐乳和豆豉都是生活中常见而且易消化吸收的豆制品。大豆在制成豆芽后，除原有的营养素外，还有较多的维生素 C。

四、常吃鱼、蛋、瘦肉

生活中，我们应该保证顿顿有蛋白质的摄入。鱼、蛋和瘦肉富含优质蛋白质、脂类、脂溶性维生素、B 族维生素和矿物质等。但有些含有较多的饱和脂肪酸和胆固醇，过多摄入对健康不利，建议适量食用。

1. 控制总量，分散食用

建议成人每天摄入水产类 40~75g，畜禽肉类 40~75g，蛋类 40~50g，平均每天摄入总量 120~200g。应将这些食物分散在每天的各餐中，避免集中食用，最好每餐中有肉，每天可见到蛋，这样可以更好发挥蛋白质的互补作用。

2. 合理烹调畜禽肉

多蒸煮，少烤炸。肉类在烤或者油炸时温度较高，可使营养素遭到破坏，而且容易产生一些致癌化合物。因此建议对此类食物要多蒸煮，少烤炸。要喝汤，更要吃肉。传统的一些观点认为营养都在汤里面，其实汤中含有大量的脂肪和嘌呤，肉中的营养物质要远高于汤。

3. 适量食用动物内脏

常见的动物内脏食物有肝、肾、心和血等，这些食物含有丰富的脂溶性维生素、B 族维生素、铁、硒和锌等，可弥补日常膳食的不足。建议每月食用 2~3 次，每次 25g 左右。

4. 少吃烟熏和腌制食品

烟熏及腌制食品有特殊的风味，但在制作过程中加入了较多的食盐，储存时间过长也会造成致癌物质，如苯并芘、亚硝酸盐等的增加，长期食用对人体健康带来风险，应尽量少食。

五、清淡饮食，控糖限酒

1. 量化用盐，合理烹调

食盐摄入过多可增加高血压发生的风险。成人每天食盐应不超过 5g。家庭烹饪时推荐使用定量盐勺，每餐按量放入菜肴。烹调时应尽可能地保留住食材的天然味道，可以等到快出锅时再加盐，能够在保持同样咸度的情况下减少食盐用量。对于炖、煮菜肴，由于汤水较多，更要减少食盐用量。

2. 减少烹调用油，少吃油炸食品

油的主要成分是脂肪，过多脂肪的摄入会导致肥胖。反式脂肪酸会增加心血管疾病的发生风险，应减少烹调油的用量，可以通过量具进行定量用油，建议每天摄入量为 25~30g。油炸食品口感好，并且为高脂肪高能量食品，食用者容易过量食用。此外，反复高温油炸会产生多种致癌物质，如苯并芘和杂环胺，对人体健康造成威胁。

3. 控制添加糖摄入

对于儿童和青少年来说，含糖饮料是添加糖的主要来源。含糖饮料含糖量在 8%~11%，虽然其含糖量在一定范围，但由于饮用量大，容易在不知不觉中就摄入过多，造成超重和肥胖。另外添加糖摄入过多还可增加龋齿的发病风险。

4. 戒烟限酒

吸烟对人体健康没有任何好处，应早日戒断。

饮酒应适量，适量地饮酒有助于活跃餐桌气氛，但要注意饮酒时不过分劝酒，更不能酗酒。酒的主要化学成分是乙醇（酒精），过量饮酒会导致注意力、记忆力、学习能力等下降，还会对人体脑、肝脏、胃、肾、食管等多个器官造成损伤，增加食管癌、肝癌、胃癌、痛风、心脑血管疾病等疾病的发病风险。过量饮酒还会导致交通事故及暴力倾向的增加。未成年人、孕妇、乳母不应饮酒。以酒精量计算，成年男性和女性一天最大饮酒的酒精量建议均不超过 15g。

六、公勺公筷，避免浪费

公勺公筷的普及，是文明就餐的体现，也是居民就餐习惯的进步。采用“分餐”的方式，每人具有单独的餐具，就餐时一人一小份，既可以有效减少幽门螺杆菌等经口传播病菌的感染风险，又有利于控制进餐总量，避免摄入过多食物，养成节约的好习惯。

第四章 『喝』与健康

第一节 喝水与健康

水是构成人体的重要组成部分,成年男性含水量约为体重的60%,女性约为50%,新生儿期的人体含水量可达体重的80%。水主要在小肠吸收,另有一部分水在大肠吸收。水被吸收后主要用于补充自身所需的水分。水参与人体各种生理活动,如营养物质运输及代谢废物的排泄、体温调节、消化液及关节液的润滑作用等。水在体内维持一个动态的平衡状态,保证充足的饮水量对人体生理功能的正常运转至关重要。

我国日常生活饮水主要有自来水和包装饮用水。另外,在农村地区及山区还有采用分散式供水方式,即居民直接从水源取水使用。自来水是直接取自天然水源(地表水、地下水),经过一系列处理工艺净化消毒后再输送到各户,这是目前国内最普遍的生活饮水。包装饮用水是以直接来源于地表、地下或公共供水系统的水为水源经加工制成的密封在容器中可直接饮用的水。

一、饮用水的分类及定义

从之前的地表及地下水,到集中供水及各种加工水的出现,人们对水源的关注越来越多。目前我国居民饮用水可分为以下几类(表4-1)。

表4-1 我国居民饮用水分类

分类	定义
饮用天然矿泉水	从地下深处自然涌出的或经钻井采集的,含有一定量的矿物质或其他成分,在一定区域未受污染并采取预防措施避免污染的水
饮用纯净水	直接以地表、地下或公共供水系统的水为水源,经适当的水净化加工方法,制成的水制品
饮用天然泉水	以地下自然涌出的泉水或经钻井采集的地下泉水,且未经过公共供水系统的自然来源的水为水源,制成的水制品
饮用天然水	以水井、山泉、水库、湖泊或高山冰川等,且未经过公共供水系统的自然来源的水为水源,制成的水制品
其他饮用水	以直接来源于地表、地下或公共供水系统的水为水源,经过适当的加工方法,为调整口感加入一定量矿物质,但不得添加糖或其他食品配料制成的水制品

注:引自GB/T10789—2015《饮料通则》

二、关注饮水质量

饮水质量直接关系到人们的健康。2023 年 4 月 1 日起全面实施的新版 GB 5749—2022《生活饮用水卫生标准》，水质标准主要由三个方面判别：①生活饮用水不含病原微生物；②水中所含化学物质及放射性物质不得对人体健康产生危害，水中的化学物质及放射性物质不引起急性和慢性中毒及潜在的远期危害（致癌、致畸、致突变作用）；③生活饮用水必须确保感官良好，为人们所乐于饮用。根据我国水源水质标准，生活饮用水水源水质分为二级，一级水源水的水质良好，地下水只需消毒处理，地表水经简易净化处理（如过滤）、消毒后即可供生活饮用者。二级水源水的水质受轻度污染，经常规净化处理（如絮凝、沉淀、过滤、消毒等），其水质即可达到 GB 5749—2022 规定，可供生活饮用者。水质浓度超过二级标准限值的水源水，不宜作为生活饮用水的水源。

三、每天喝多少水才算合适

人体每天所需水量受年龄、环境温度、活动量等因素的影响。根据《中国居民膳食指南（2022）》的数据，人体每天排出的尿量约有 1 500mL，从粪便、呼吸和皮肤等途径丢失的水约 1 000mL，每天排出的水分大约是 2 500mL。因此，健康成年人每天需水量为 2 500mL 左右，其中饮水约占 50%，食物中含的水为 40% 左右，体内代谢产生的水占 10%。炎热夏天、强体力劳动或生病发热时，水分丢失增多，需增加饮水量，以免出现缺水症状。补水同时也应适量补充电解质。

《中国居民膳食指南（2022）》中指出，每天要足量饮水，少量多次。在温和气候条件下，低身体活动水平成年男性每天喝水 1 700mL，成年女性每天喝水 1 500mL。推荐喝白开水或茶水，少喝或不喝含糖饮料，不用饮料代替白开水。饮水方式应该是少量多次，分配在一天的多个时间，每次 200mL（1 杯）左右。老年人、儿童喝水应注意少量多次。患有心功能不全和肾功能不全者，饮水量应适当控制。这里所指饮水量包括各种含水食物及饮品。若用量筒测量出所用饭碗、杯子不同高度的容积，记录每次的摄入量，则更有利于控制入水量。

四、喝水对健康的影响

由于全球性的水资源污染，饮用不洁净水已经成为人类健康的一大隐形杀手。据世界卫生组织（WHO）资料记载，迄今为止已检测出水中的污染物超过两千种。这些有害于人体健康的污染物虽然含量不是很高，但是由于人们长期饮用，使得这些有害的物质在人体积累，最终影响人们的健康。全球每年因饮用被污染的水而患上各种疾病的人数众多。在水中检测出的致癌与可致癌物就多达百余种，因水污染引发的疾病在世界范围内仍未得到有效的控制。由此可见，饮水与人们健康息息相关。

对于水源没有选择的情况下，则尽可能地采取措施保证饮水安全。自来水或者天然水源经过煮沸，能杀灭水中的细菌，简单方便，而且能保证水中矿物质基本不受损失，是满足人体健康最经济的方式。

水对于维持人体正常的新陈代谢以及各种生理功能都是必不可少的。饮水不足或丢失水过多，均可引起人体缺水。在正常的生理条件下，人体通过尿液、粪便、呼吸和皮肤等途径排出水。判断自己是否缺水，最简单的办法是有无口渴和少尿。很多人感觉渴了才喝水，但出现口渴时已经是身体缺水的信号。缺水时，尿量减少伴颜色变黄，并随缺水程度而增加。严重缺水时，除感到口渴、少尿外，还会出现皮肤失去弹性、唇舌干燥、乏力等表现，甚至会出现烦躁不安、躁狂、幻觉等精神症状。

当然也不是饮水越多越好，水摄入量超过排出水量时，可引起体内水潴留或引起水中毒。这种情况多见于疾病状况，如肾衰竭、精神性饮水过量、肝病、充血性心力衰竭等。这些患者应遵循医生的建议，适量饮水。

五、健康饮水

喝水，一个人每天都要进行的简单而平常的事情，却关系到人体的健康。掌握健康喝水知识，为自身健康多一份保险。以下是一些与喝水相关的健康知识。

1. 喝水的时间

喝水没有固定的时间限制，应该遵循“主动喝水、不要等到口渴了再喝水”的原则。

2. 喝水的温度

中国人对喝水的温度要求与欧美国家不大相同。在欧美国家，人们喜欢冷饮，饮品中常要加冰。对中国人来说，饮水的温度不能过高或过低，温度过高容易烫伤口腔及食管黏膜，温度过低会刺激胃肠道，产生不适。在太行山区，人们喜欢喝热水、热汤，这种习惯被认为是当地食管癌高发的因素之一。建议水温最好在 10~40℃，接近人体体温为佳。要养成喝温开水的习惯，应尽量少喝或不喝冷水或冷饮。

3. 防止暴饮

喝水讲究少量多次，不能暴饮。尤其夏天或运动之后大量出汗时，不能求一时痛快而暴饮。并且在短时间内过量饮水，还会增加心、肾等脏器负担，扰乱人体正常的生理调节能力。尤其在严重口渴的情况下，饮用低矿化度水或纯净水，易造成体内电解质平衡失调，出现低渗性脱水，从而发生水中毒。

六、饮水误区

关于饮水，还存在一些误区，这些常见误区如下。

1. 饮水是为了解渴

现在很多人只知道渴了就要喝水，喝水只是为了解渴，而关于水对人体生命孕育和人体健康的关系却知之甚少。其实，喝水不仅仅是维持生命的需要，更是提高生命活力的需要。

2. 口渴时才喝水

口渴是人体缺水的一种信号。但应明白，口渴表示身体已经出现脱水，当感到口渴时再补充水已经晚了。还有一些人渴了也不喝水，而是忍着，这样会造成人体处于长期脱水状态。

3. 水喝得越多越好

我们提倡多喝水，保证每日有足够的饮水量，但喝水也绝不是越多越好。喝水讲究适量，长期饮水过多，导致肾脏超负荷工作，易出现肾功能受损，尤其是患心脏病、肾病、肝功能不良的人更应该注意控制喝水量。每天的饮水量应保障每日尿量在 1 500mL 以上为宜。因为人体每天的代谢废物需溶解在 1 500mL 以上的水中，才能排出体外。

4. 把饮料当水喝

长期喝饮料易改变口味，形成厌食、厌水等问题，而且还会因大量摄入糖等成分损害健康。

5. 冬天可以少喝水

有的人认为冬天出汗少，经皮肤丢失的水分减少，体内不缺少水，可以少喝水。

虽然冬天显性出汗并不多，但天气寒冷且干燥，有无感脱水，并且冬天室内取暖等也会增加体内水分丢失。所以，冬天也要养成适量喝水的好习惯。

第二节　喝酒与健康

中国酒文化源远流长，博大精深。关于饮酒的诗词、歌曲、故事比比皆是。唐代有李白的诗篇《将进酒》，宋代有武松“三碗不过冈”酒店豪饮后的打虎故事，现代有韩伟、施光南的名曲《祝酒歌》。在日常生活中，人们常常以酒祝福、以酒会友、以酒相庆。我国 1/3 的成年居民平时喝酒，由此可见饮酒在生活中的普遍性。然而，人们对饮酒损害健康的了解却并不普遍，更谈不上重视。膳食指南是健康教育和公共政策的基础性文件，《中国居民膳食指南（2022）》建议限制饮酒：成年人如需饮酒，一天饮用的酒精量不超过 15g，过量饮酒有害于健康。下面针对酒精在人体的代谢、过量饮酒对肝脏及胰腺的影响、喝酒引起的双硫仑样反应、特殊人群饮酒注意事项、喝酒导致的意外伤害等进行讨论。

一、医说“美酒”

酒的社会和文化功能强大，被冠以“美”字，称为“美酒”；酒的经济价值可观，产酒、卖酒、喝酒场所随处可见。这些都已为人们熟知。在这里，我们将从医学角度认识一下“美酒”对人体的影响。

我们喝的酒，主要成分是乙醇，乙醇又称酒精。我们喝酒时，不论是国产酒，还是进口酒，不论是白酒，还是红酒，都会看到酒瓶上有酒精度数的标识，也就是体积百分数（v/v，vol），即 100mL 酒中含有纯酒精的毫升数。如某白酒标有“53%vol”，某红酒标有“13%vol”，某啤酒标有“酒精度≥3.6%vol”等，这些数字都是表示酒精的含量。

我们喝进去的酒，其中的乙醇会被人体吸收，进入血液。哪些因素影响乙醇的吸收呢？一般来说，大约 20% 的乙醇在胃中吸收，80% 在小肠吸收；浓度越大，吸收越快；空腹饮酒吸收得更快。碳酸饮料会加快乙醇的吸收；食物会减慢乙醇的吸收。

喝进去的酒精经消化道吸收入血，分布于全身，包括肝、胰、肾、肺、脑、皮肤等。所到之处对人体的影响主要是对相应器官的损伤。其中的道理很简单：蛋白是人体细胞的主要结构和功能成分,酒精可以使蛋白变性。也就是说,酒精会损伤细胞的结构和功能。例如,过量饮酒会引起酒精性肝硬化;过量饮酒可使发生脑卒中(中风)的风险升高;过量饮酒是痴呆的原因之一;孕妇饮酒可使胎儿发育迟缓;过量饮酒是急性胰腺炎的病因之一;服用头孢菌素等药物后饮酒可引起双硫仑样反应(面部潮红、视物不清、恶心、呕吐、心动过速、血压下降等,严重者致人死亡)。

因为酒精主要在肝脏中代谢,所以酒精引起的肝脏损伤最为突出。我们喝进去的酒中,90% 的乙醇在肝脏进行生物转化。乙醇经过乙醇脱氢酶氧化,生成乙醛;乙醛在乙醛脱氢酶作用下,氧化生成乙酸;乙酸生成二氧化碳和水。乙醇在肝脏的代谢过程中,乙醇脱氢酶和乙醛脱氢酶发挥重要作用。然而,以上两种酶的含量是有限的,酶催化底物氧化的能力是有限的。所以饮酒过量,超过了肝脏的代谢能力,就会造成乙醇及其代谢产物乙醛、乙酸在血液中潴留,引起酒精中毒,导致器官损伤和相应的疾病。

前面我们说到“美酒”的主要成分是乙醇,下面说一下“毒酒”。“毒酒”的主要成分是甲醇,工业酒精里含有甲醇,也有酒的气味。因价格便宜,被不法分子用来勾兑假酒,图财害命。甲醇的致病原理是,甲醇在肝脏被脱氢酶氧化生成甲醛。甲醛对人体有严重的毒性,可引起恶心、呕吐、视力下降、呼吸困难,严重者致人死亡。因此,我们既要认识“美酒”的伤害,也要防范假酒的毒害。

二、喝酒与酒精性肝病

笔者最近接诊一位 40 岁的男性患者,我们进行了如下交流:“请问,咋不舒服了?”“大夫,我眼黄、尿黄、皮肤黄,吃不下饭,浑身没有力气。”“肚子痛吗?”“不明显。”“患有乙肝、丙型肝炎吗?”“没有。”“吃过土田七或其他保健品吗?”“没有。”“喝酒吗?”“喝。我负责公司外联工作十几年了,几乎天天都有应酬。”检查患者发现:巩膜、皮肤黄染、肝掌、蜘蛛痣——这些都是慢性肝病的表现。“可能是酒精性肝硬化,肝功能出问题了。需要住院治疗。”“有那么严重吗?!”患者感到很惊讶,很紧张。

“喝酒伤肝”与肝脏的解剖及生理功能有很大关系。

我们先来了解一下有关肝脏的基本知识。肝脏是人体最大的实质性器官,成人肝脏的重量 1 200~1 500g,相当于体重的 2% 左右。肝脏位于人体的右上腹,大部分被右侧的肋骨所覆盖,所以平时不能被我们触摸到。肝脏还是体内唯一由动脉和静脉双重供血的脏器，即肝动脉和门静脉。肝血供的 1/4 来自肝动脉，内含丰富的氧和营养物质，供给肝的物质代谢以及所需一半的氧，称之为营养血管；另外约 3/4 的血供来自门静脉，能把来自消化道的各种营养以及有害物质输入肝，经肝脏加工处理后进入全身血液循环，因此称为功能血管。肝脏的总血流量约占心排血量的 1/4，正常情况下一分钟流经肝的血液可达 1 500mL。以上足以说明肝脏在解剖学上的特殊性。

在生理学上，肝脏也有其特殊性，肝脏担负着许多重要而复杂的生理功能，现在已比较明确的有以下功能。

1. 分泌胆汁的功能

肝每日分泌 600~1 000mL 的胆汁，贮存于胆囊。进食后胆囊收缩，胆汁流入十二指肠，帮助脂肪消化以及脂溶性维生素的吸收。

2. 营养转化、合成及代谢功能

食物消化后由肠道吸收的营养物质经门静脉进入肝脏，肝脏能将碳水化合物、蛋白质和脂肪转化为糖原，储存在肝内。糖原就好比是战略物资，当人体血糖减少的时候，又可将糖原分解为葡萄糖释放入血，从而发挥一定的稳定血糖的作用；肝脏还可以把吸收的氨基酸重新合成为人体所需的各种重要的蛋白质，如：白蛋白、纤维蛋白原、凝血酶原等；肝脏还可以把大部分代谢产生的有害物质氨合成为无毒的尿素，最终由肾脏排出；肝脏还参与人体激素的代谢，如雌激素、抗利尿激素等。肝硬化患者由于肝对雌激素灭活作用减退，可出现蜘蛛痣、男性乳房发育等现象。

3. 解毒作用

肝脏可以将代谢过程中产生的有毒物或者外来的有毒物通过肝内的单核吞噬细胞进行吞噬和分解而形成无毒物质排出体外。

4. 造血功能

胎儿时期肝脏主要参与造血，成人后转由骨髓参与造血。当出现骨髓再生障碍时，肝可重新参与机体造血。

肝脏有这么多重要的功能，我们又经常听说因为肝脏疾病需要切除一半肝或者更大范围，人能受得了吗？肝脏是能够再生的，而且再生的能力和潜力是非常大的。动物实验已经证明，将正常肝切除 70%~80%，也能够维持肝脏的正常生理功能，而且通常可以在 6 周左右逐渐恢复到接近手术前的肝重量。不过，人的再生和修复能力相对差一些，但是仍然可以在一年左右的时间恢复到手术前的重量。

长期过量饮酒会对肝功能造成伤害，这是因为 90% 吸收入人体的乙醇将在肝内分解代谢。长期过量饮酒不但增加了肝的负担，还直接损伤肝细胞。乙醇引起肝损伤的机制有以下几种:①乙醇的中间代谢物乙醛能与蛋白质结合形成乙醛-蛋白复合物,对肝细胞有直接损伤作用;②乙醇氧化过程中能产生活性氧,导致肝损伤;③长期大量饮酒患者血液中乙醇浓度过高,导致肝血管收缩、血流量和供氧量减少、引起肝微循环障碍和低氧血症,损伤肝功能;④乙醇氧化会促进脂肪酸和甘油三酯合成增加,脂肪组织中的游离脂肪酸及肠黏膜的乳糜微粒大量进入肝脏,超过肝的代谢能力并沉积下来,形成脂肪肝;⑤乙醛还可直接刺激肝星状细胞合成胶原蛋白,诱导肝纤维化及肝硬化。

有人可能会说自己经常喝酒,也没有什么不舒服的感觉。酒精性肝损伤初期通常表现为单纯性脂肪肝,可暂无特殊不适。酒精性肝损伤还可发生酒精性肝炎、肝纤维化、肝硬化。这时可以表现为面色发黄、饮食减退、乏力、腹胀、腹泻等。酒精性肝硬化可出现肝腹水、呕血及黑便等消化道出血表现。病情再进一步发展可导致肝衰竭,出现黄疸、乏力、厌食、肝性脑病等。酒精性肝硬化还是肝癌发生的病因之一。

酒精对肝脏的损伤受多种因素影响,如:饮酒量、饮酒年限、酒精饮料品种、饮酒方式、性别、种族、肥胖、肝炎病毒感染状态、遗传因素、营养状况等。饮酒量和发生酒精性肝病的可能性之间存在明确的剂量关系,喝酒越多,肝受损的风险越高。老百姓常说喝酒上脸即脸红的人酒量小,其实喝酒脸发白的人更应该小心。他们的肝因为酒精及其代谢产物蓄积更多,更容易受到伤害。空腹饮酒的习惯非常不好,空腹饮酒减少了酒精的稀释及中和,酒精将被快速吸收,更容易引起肝损伤及醉酒。有的人一喝酒就不再吃东西,这种习惯也非常不好,因为食物与酒精混合后,可减慢酒精的吸收。女性体内乙醇脱氢酶水平普遍比男性低,所以女性对酒精所致的肝损伤更为敏感,特别是在生理期,免疫力低下,更不宜饮酒。合并肝炎病毒感染的患者,酒精可能导致病毒的再激活或者大量复制从而诱发暴发性肝炎,病情进展迅速、病死率极高。

长期饮酒的人怎么知道肝脏功能有没有受损?比较简单的办法就是抽血化验一下肝功能。肝脏损伤时血清谷丙转氨酶(丙氨酸转氨酶、GPT)、谷草转氨酶(天冬氨酸转氨酶、GOT)、谷氨酰转肽酶、血清胆红素等指标会异常升高。B超是检查肝胆疾病首选的有效方法,方便快捷、无辐射、费用低,可以发现肝脏的形态、大小异常;肝超声弹性检测可对肝硬化和脂肪肝的程度进行诊断。肝功能化验结合肝脏超声检查,对于判断酒精性肝病的发展状况具有较高的价值。如需进一步检查,可做上腹部(肝胆胰)CT或磁共振。

一旦出现酒精性肝病,首要的治疗措施就是以坚定的意志和决心果断戒酒。戒酒可以防止酒精对肝脏的进一步损伤,同时可减缓肝硬化的进程。在戒酒的同时,进行营养治疗。饮食宜选择高蛋白、低脂饮食。如果出现酒精性肝硬化和门静脉高压症，除了应戒酒外，还应不吃过硬食物（如锅巴、烧饼等）、不用刺激性过大的调味品（如辣椒、大蒜等），以免刺激或损伤食管下段的黏膜及曲张静脉而引起上消化道出血。酒精性肝硬化患者如发展到肝功能失代偿时，出现低蛋白血症、黄疸、腹水、肝性脑病或上消化道出血，则应进行肝移植治疗。在我国，因酒精性肝硬化进行肝移植治疗者占全部肝移植病例的 6.53%。以 2018 年为例，中国大陆共完成 5 222 例肝移植，其中就有 341 例是因喝酒引起的酒精性肝硬化患者。这就是过量饮酒带来的身体痛苦和较大的经济负担。鉴于酒精对身体的严重危害，避免过度饮酒应成为健康生活的新风尚。

三、喝酒与酒精性急性胰腺炎

我们先看一个病例。大年初一，病房收进一位急性胰腺炎患者，男性，30 岁。患者表情痛苦，剧烈腹痛，呼吸加快，大汗，恶心，发热。身体蜷曲、不断呻吟：“疼！疼！医生，快用止痛药吧！受不了了！”给予急诊处理以后，患者情绪稍为稳定。询问病史得知，患者除夕在年夜饭桌上大鱼大肉、开怀畅饮，后半夜出现腹部疼痛，并逐渐加重，遂到医院就诊。检查发现，患者腹部压痛、腹肌紧张，化验血淀粉酶升高。入院诊断：酒精性急性胰腺炎。

喝酒与胰腺炎有关系吗？答案是肯定的。下面我们就一起了解胰腺、胰腺炎以及喝酒与胰腺炎的关系。

胰腺是人体内仅次于肝脏的第二大消化腺，位于上腹的中部。胰腺具有外分泌和内分泌两种功能，人们普遍知道的是胰腺可以分泌胰岛素来调节血糖，这是胰腺发挥内分泌功能的其中一项。胰腺约有 100 万个胰岛，胰岛有多种细胞，以分泌胰岛素的 β 细胞为主。胰腺还有外分泌功能，即分泌胰液。胰液通过胰管排入十二指肠，发挥消化功能。胰管与胆总管汇合形成“共同通道”，开口于十二指肠乳头。胰液为无色无味的碱性液体，含有多种消化酶。其中，胰淀粉酶能将淀粉分解为麦芽糖，胰麦芽糖酶可将麦芽糖分解成葡萄糖，胰脂肪酶能将中性脂肪分解成甘油和脂肪酸，胰蛋白酶可将蛋白质分解为小分子多肽及氨基酸。食物成分被消化后才能被肠黏膜吸收入血。胰酶既可消化吃进去的食物，在异常情况下还可消化自身组织，引起疾病。

过量饮酒会引发胰腺炎。正常情况下，人体有保护机制阻止胰酶在胰腺内部被活化。一旦保护机制被破坏，胰酶在胰腺内被激活，对胰腺本身和周围脏器产生“自我消化”，还会引起一系列化学性炎症和全身反应。酒精中毒是导致胰酶异常激活的一个重要原因，酗酒者中有5%可发生急性胰腺炎。酒精对胰腺腺泡细胞有直接毒性作用，还可以引起十二指肠乳头水肿和此处的括约肌痉挛，导致胰液排出不畅，造成胰管内压力升高，细小胰管破裂，胰液进入胰腺腺泡周围组织。胰蛋白酶被激活，紧接着弹力蛋白酶、糜蛋白酶等被激活，对胰腺和周围组织进行"自我消化"，发生胰腺炎。

一旦发生胰腺炎，就会出现像前述患者一样的临床表现，腹痛、腹胀、恶心、呕吐。严重者会发生胰腺坏死、胰周感染、多脏器功能障碍，甚至死亡。在坏死性胰腺炎患者中，有30%会发生继发感染，导致感染性胰腺坏死，其中病死率高达30%。过量饮酒对个人、家庭和社会带来的痛苦和损失不容忽视！

饮酒等原因还可导致急性复发性胰腺炎。胰腺炎反复发作，不但损害胰腺外分泌功能，引起消化不良、消瘦、脂肪泻等，还可能损害内分泌功能，引起糖尿病。

发生急性胰腺炎后，应立即到医院诊治。治疗的主要方法有禁食、补液、镇痛、营养支持，必要时还需内镜治疗、手术治疗等。对于慢性胰腺炎出现的外分泌功能障碍，消化酶减少，消化不良，可给予胰酶制剂作为替代治疗；胰管结石、胰腺假性囊肿等，则需要内镜或手术治疗。

当我们了解喝酒与胰腺炎的关系、胰腺炎的严重危害之后，就应知道避免过度饮酒对身体健康的重要性了。

四、喝酒导致的意外伤害

酒后导致的意外伤害事件多种多样，如误吸、冻伤、双硫仑样反应、交通事故、外伤等。

醉酒者发生意外死亡的最主要原因是误吸。饮酒者胃内往往存有大量食物，醉酒后意识不清，呕吐出的胃内容物进入气道可导致吸入性肺炎甚至窒息；也可刺激神经反射，引起心脏停搏。因此，发现醉酒者沉睡，要协助将头偏向一侧，不能任其仰卧。家人、同事、酒友等应对醉酒者进行照看，避免发生意外。

醉酒者如在寒冷天气下昏睡，很容易出现冻伤或死亡。酒精刺激血管扩张，加快血液流通，所以人会感觉到暖和一些。加上醉酒后意识模糊，丧失对危险环境的判断力，可能会脱掉身上的衣服。法医学中有一个专业名词叫"反常脱衣现象"指的就是这种情况。

酒后驾车容易引发交通事故。醉驾者因醉酒在驾驶过程中通常会丧失或部分丧失个人意志，以至于对驾驶行为失去合理的判断力和控制力，从而发生交通意外事故。因此，醉驾行为对自身及公共安全危害极大。2012 年 5 月 1 日，我国将醉酒驾驶行为列入刑法处罚范围。“喝酒不开车、开车不喝酒”得到社会广泛认同，渐渐成为大多数人自我约束的文明理念，引领和推动了良好社会风气的形成。

酒后外伤：2010 年北京大学精神卫生研究所的禚传君等人发表于《中国心理卫生杂志》的“北京某综合医院 493 名患者急诊外伤与饮酒的关系”研究表明，饮酒会增加外伤及遭受故意伤害的风险。受伤前 6 小时饮酒者的外伤风险高于伤前未饮酒者；受伤前 6 小时饮酒者遭受故意伤害风险高于伤前未饮酒者；故意伤害多发生于饮酒后 1 小时之内；与遭受非故意伤害者相比，遭受故意伤害者在过去一年中的饮酒频率较高。以上表述虽显过于“专业”，但也足见饮酒与伤害的关系。

五、喝酒引起的双硫仑样反应

双硫仑，又称双硫醒、戒酒硫等，常用于戒酒治疗。双硫仑可抑制乙醛脱氢酶，使乙醛不能氧化为乙酸，致使乙醛在体内蓄积。乙醛血浓度明显升高，引起一系列中毒反应（乙醇进入体内后，先在肝内经乙醇脱氢酶作用转化为乙醛，乙醛再经乙醛脱氢酶作用转化为乙酸，最后代谢成水和二氧化碳排出）。服用双硫仑期间一旦饮酒，即使是极少量的酒精，就会使血液中乙醛浓度明显升高，使人体出现毒性反应，表现为面部潮红、头晕、头痛、发热、恶心、呕吐、心悸和胸痛等不舒服的症状，严重者可发生心肌梗死、意识障碍、休克。

双硫仑作为戒酒药，能够使饮酒者酒后出现明显不适而戒酒。另外一些药物，因有与双硫仑相似结构，或通过其他机制，也能抑制乙醛脱氢酶。服药期间或停药后 5~7 天内饮酒或接触酒精后发生与双硫仑相似的表现，称双硫仑样反应。

已经证实可引起双硫仑样反应的药物有：①头孢菌素类：头孢哌酮、头孢唑林、头孢替安、头孢美唑、头孢甲肟、头孢米诺等；②硝基咪唑类：甲硝唑、替硝唑、奥硝唑、塞克硝唑；③磺脲类降血糖药：氯磺丙脲、格列本脲、格列吡嗪、甲苯磺丁脲；④其他：呋喃唑酮、灰黄霉素、氯霉素、酮康唑、异烟肼、呋喃唑酮、呋喃妥因、苯海拉明、巴比妥类、华法林、雷尼替丁、硝酸甘油、氢化可的松、藿香正气水等药物。因此，在使用上述药物期间直至停药后 1 周，均不能饮酒（包括含酒精饮料），不能口服或静脉输入含乙醇的药物。

双硫仑样反应虽属药源性急症，停用乙醇后症状即逐渐减轻、消失。如发生严重反应，出现呼吸抑制、休克、惊厥等症状时，应尽快送往医院，采取相应抢救措施治疗，如给氧、输液、给麻黄素、抗组胺药和大剂量维生素 C 等，并注意测定血钾、血镁，及时纠正低血钾、低血镁。

在宴会上，服用头孢菌素等药物者，应主动说明，避免饮酒；更不能逞强好胜，主动喝酒。宴请方和酒友不应劝有禁忌者喝酒。假若因酒致病致命，劝酒者将承担法律责任。

六、特殊人群饮酒注意事项

《中国居民膳食指南（2022）》建议特殊人群如孕妇和哺乳期女性、儿童、青少年不应饮酒。此外，特定职业或特殊状况人群也应限制饮酒。未成年人严禁喝酒：儿童、青少年正处于生长发育期，大脑的结构和功能尚未发育成熟；未成年人缺乏独立行为能力，饮酒易引发青少年不良行为及危险事件。孕妇和乳母严禁喝酒：酒精能通过胎盘到达胎儿体内，从而产生不良影响；酒精对胚胎发育的各个阶段都有明显的毒性作用；酒精会伴随乳汁进入婴儿体内，长期饮酒的母亲哺乳的婴儿往往发育迟缓。老年人饮酒应适量：老年人身体机能出现不同程度的衰退，消化能力下降、酒精代谢能力减弱，容易引起酒精蓄积。驾驶员、机器操纵者饮酒后严禁工作：这些工作需要注意力高度集中。特殊疾病患者不应饮酒：感染肝炎病毒或者反复发作胰腺炎；正在服用某些可能会与酒精产生作用药物（如头孢类抗生素）的患者不应饮酒。

综上情况，过量饮酒可引起酒精性肝病、酒精性胰腺炎及酒后意外伤害事件等。充分认识过量饮酒的危害性，对文明生活和身心健康至关重要。

第三节　喝饮料与健康

一、饮料分类与作用

饮料指的是那些经过定量包装，供直接饮用或者用水冲调饮用的，乙醇含量不超过质量分数 0.5% 的制品。饮料一般可分为包装饮用水、果蔬汁类及其他饮料、蛋白饮料、碳酸饮料（汽水）、特殊用途饮料、风味饮料、茶（类）饮料、咖啡（类）饮料、植物饮料、固体饮料以及其他类饮料等十一大类。

饮料消费主要是儿童和青少年群体。过量饮用饮料不利于健康。众多种类的饮料中，含糖饮料和碳酸饮料深受众人喜爱，但其对健康的影响亦不容忽视。

含糖饮料：指在糖含量5%以上的饮品，如常见的果汁饮料、含糖类碳酸饮料。多数饮品含糖在8%~11%，有的高达15%。含糖饮料虽然含糖量在一定范围内，但由于饮用量大，很容易在不知不觉中超过世界卫生组织《成人与儿童糖摄入量指南》中每人每日添加糖摄入量不超过50g糖的限量。这种情况会造成超重及相关疾病。

碳酸饮料是指在一定条件下充入二氧化碳气的饮料。常见碳酸饮料的主要成分包括：碳酸水、柠檬酸等酸性物质以及白糖、香料，有些含有咖啡因、人工色素等。除糖类能给人体补充能量外，碳酸饮料中几乎不含营养素。

相比白开水，橙汁、汽水等饮料口感虽好，但从饮料中所摄入的糖不可忽视。过多饮用含糖饮料容易改变口味，使饮用白开水时感觉无味。长期大量喝饮料，减慢胃肠道对水的吸收速度，对人体的新陈代谢会产生一定不良影响。对于糖尿病患者，为控制血糖，不宜喝含糖饮料。

为了减少糖的摄入，越来越多的人选择无糖饮料。在我国的食品包装标准中，饮料每100mL含糖量低于0.5g时就可以标“无糖”。在能量的要求方面，每100mL热量不超过4kcal，就可以称为“零卡”。现在市场上销售的无糖饮料也是含有少量糖的，所以说“无糖”饮料并不是真的不含糖，绝对不可将其当白开水来喝。

二、饮料与健康

饮料的最主要成分是水，适量饮用后可补充人体所需的水分及一部分糖、矿物质，对维持体内的水、电解质平衡有一定作用。但过量饮用含糖饮料及碳酸饮料会对人体健康产生不利影响，表现为以下几个方面：①过量饮用碳酸饮料，导致体内钙磷的比例失调。血液当中的钙不能和磷正常地结合，增加患骨质疏松症的风险；②长期喝饮料会损害牙齿健康。饮用含糖饮料后，糖和食物残渣可发酵后参与牙菌斑的形成。长期饮用碳酸饮料会酸蚀牙齿，增加患龋齿风险；③长期喝含糖饮料和碳酸饮料会增加患原发性高血压及2型糖尿病的发病风险；④影响消化功能。碳酸饮料中有二氧化碳，饮用后会产生大量气体，产生腹胀感，从而影响食欲；⑤有些饮料中含糖较高，大量饮用后会抑制大脑的摄食中枢，使得其他营养物质摄入不足。同时糖分摄入过多可引起肥胖。

饮料可适量饮用，但不可将饮料替代日常饮水，尤其是处于生长发育阶段的儿童和青少年。普通的白开水，才是更符合人体生理特点的健康选择。

第四节　喝茶与健康

“开门七件事——柴米油盐酱醋茶”。喝茶在中国广受人们喜爱，已成为人们的一种生活习惯。人们以茶为药，以茶代酒，以茶待客，以茶馈赠，茶文化已经渗透到人们生活的每个角落。中国是世界上最早种茶、制茶和利用茶的国家，喝茶是中国的传统饮食文化。

茶水相对于白开水，有一定的味道及香气，更容易被人接受。喝茶，或是一种习惯，或是因其提神等有益作用，而受到人们的欢迎。

一、喝茶有哪些作用

喝茶提神：茶叶中的咖啡碱能兴奋人体中枢神经系统，增强大脑皮层的兴奋过程，从而使大脑保持清醒状态。

喝茶助消化：茶水中的咖啡碱、茶碱、儿茶素类化合物等可增强消化道的蠕动。咖啡碱还能促进胃液的分泌，有利于对食物的消化。

二、喝茶需要注意哪些事项

喝茶也需要注意一些可能影响健康的问题，避免对人体健康产生负面影响。

喝茶有以下注意事项。

1. 喝茶需适量

正常人，每天喝茶 4~5 杯（1 000~1 250ml）为宜。茶水以淡为好。对于喜欢喝浓茶的人，每天以喝 1~2 杯浓茶为佳。饮茶过多，过多的水分会增加心、肾负担。

2. 不空腹喝茶

茶水中含有咖啡因等生物碱，有些人饮用后会产生心慌、头昏、手脚无力、心神恍惚等不适。对于那些不常喝茶的人，尤其是清晨空腹喝茶，更容易出现上述不适。茶叶中的鞣酸等物质会对胃黏膜产生刺激，患有胃溃疡和十二指肠溃疡的人空腹饮茶后可能会加重病情。

3. 茶水温度不宜太高

水温太高会对人的咽喉、食管和胃黏膜产生损伤。有研究显示，经常饮温度超过65℃的烫茶可烫伤食管黏膜，使得食管黏膜反复地修复和损伤，易发生癌变。

4. 饭前、饭后不宜立即饮茶

饭前或饭后饮茶会稀释胃液，影响食物的消化。茶中的茶多酚物质可和消化酶反应，影响消化酶的活力，从而影响食物的消化。而且茶叶中的酚类化合物等与食物营养成分发生反应，影响食物中营养成分的吸收。一般可把饮茶时间安排在饭后1小时左右。

5. 不用茶水服药

茶水中所含的多酚类物质、鞣酸等物质可能会和药物中的一些成分发生反应，影响药物作用的发挥。

6. 酒后不立即饮茶

茶水中的茶碱有利尿作用，酒后饮茶会促使尚未进一步氧化的乙醛过早地进入肾脏，损伤泌尿系统。同时会增加交感神经系统兴奋性，增加心率与心脏排血量，导致血压的升高。

7. 睡前喝茶可能影响睡眠

茶叶中含有的咖啡碱、茶碱等物质对中枢神经系统有兴奋作用，睡前喝茶容易使人精神兴奋，导致入睡困难或失眠，有神经衰弱或睡眠障碍的人尤应注意。此外茶有利尿作用，睡前过多饮茶容易出现夜间尿频，从而影响睡眠质量。

8. 喝茶对心血管系统的影响

茶水中的咖啡碱、茶碱等有神经兴奋作用，患有高血压、心脏疾病，或心率过快的人饮茶后，会使心跳加快，可能会加重病情。因此这些人不建议喝茶或只能喝一些淡茶。

第五节　喝奶与健康

随着生活水平的提高，喝奶已不是什么奢侈的事了。牛奶作为中国饮用最多的天然乳制品，是一种营养价值较高的饮品。人们喝得最多的是牛奶。下面我们就以牛奶为例，对奶的医学及营养问题进行讨论。

一、牛奶的营养价值

牛奶是一种营养丰富的食品，蛋白质、脂肪、维生素和矿物质等营养物质含量丰富。牛奶中的蛋白质质量优良，含有人体所需的必需氨基酸，脂肪多为短链和中链脂肪酸，其他营养素的含量亦较丰富。牛奶中钙的含量高，且容易吸收，适合于大部分人群饮用，尤其是患者、幼儿及老人饮用。

二、哪些人不适合喝牛奶

虽然牛奶营养丰富，适合绝大多数人饮用，但以下部分特殊人群不适合饮用。

1. 乳糖不耐受者

有些人的体内缺乏乳糖酶，牛奶中的乳糖无法在体内代谢为半乳糖和葡萄糖，而是直接进入大肠，使肠腔渗透压升高，肠腔内水分增多。此外，乳糖在肠内经细菌发酵可产生乳酸，从而刺激大肠，容易造成腹胀、腹痛、腹泻等症状。乳糖不耐受人群要根据自己的身体情况来决定是否饮用及饮用量，否则易引起腹胀和腹泻等不适。另外，牛奶中的乳糖可促使铅在人体内吸收积蓄，更易引起铅中毒，经常接触铅的人群不宜饮用牛奶，这部分人可改用含乳糖较少的酸奶等奶制品。

2. 牛奶过敏者

有些人喝完牛奶后因过敏出现腹痛、腹泻等不适症状，个别严重者甚至会出现鼻炎、哮喘或荨麻疹等严重过敏症状。如既往出现过类似症状，应谨慎饮用牛奶，可考虑选择其他奶制品代替。

3. 反流性食管炎患者

牛奶中含有较多的脂肪。高脂肪食物可促进小肠黏膜释放胆囊收缩素，可降低食管下括约肌压力，增加胃肠内容物反流，后者加重食管炎。

三、喝牛奶需要注意哪些事项

虽然牛奶营养丰富，但饮用牛奶也要注意一些事项，否则营养成分不但得不到充分利用，可能还会对身体带来不利的影响。

1. 不喝生奶

生奶里有细菌，甚至病毒。目前市场上所出售的牛奶及乳制品都是通过高温进行杀毒，可直接饮用。对于牧区现挤的牛奶，需加热后再饮用。

2. 牛奶不宜与药物同服

牛奶中的钙、镁等矿物质可与某些药物结合，减少药物的吸收，降低疗效。例如，牛奶中的钙和镁离子可与四环素类、喹诺酮类抗感染药物结合形成不溶性螯合物，影响药物吸收，降低药物的抗菌作用。建议饮用牛奶与服药间隔 2 小时以上。

3. 不空腹喝牛奶

空腹时吃东西，胃肠蠕动较快。饮用牛奶后在胃肠道中存留的时间较短，其营养成不能充分消化吸收。空腹情况下胃液中的胃酸与蛋白质反应使蛋白质变性沉淀，严重时可能会导致消化不良或腹泻。另外由于牛奶中含水量较多，空腹时饮用较多的牛奶后稀释了胃液，减弱了胃液的消化能力，不利于后续其他食物的消化和吸收。

4. 合理安排喝牛奶的时间

一般早、晚饮用牛奶为宜。清晨饮用牛奶能充分补充白天活动所需的能量及营养物质；牛奶中的色氨酸能调节神经节律，另外牛奶中还有微量吗啡类的物质，晚上睡前喝牛奶具有促进睡眠作用。睡前喝牛奶不适合所有人，需根据自身情况合理选择。

5. 合理的食物搭配

牛奶不宜与草酸、鞣酸等酸性物质含量较高的饮食同时食用，如浓茶、柚子、菠菜等，这些食物中的草酸、鞣酸易与牛奶反应结块成团，影响消化。

第六节　喝咖啡与健康

人在犯困时喝一杯咖啡提神是一种不错的选择。咖啡作为世界上流行范围最为广泛的饮料之一，因其良好的口感及醒脑提神作用广为人们喜爱。咖啡中含有大量生物活性成分，其中最为人们所熟知的是咖啡因。

部分人对咖啡的喜爱是因为饮食习惯，另外很重要的原因是咖啡有助提神、消乏及提高工作效率。咖啡中富含的咖啡醇、咖啡酸、氯原酸等多种抗氧化剂，对人体健康具有一定的积极影响。

一、咖啡每天喝多少合适

饮用咖啡后，咖啡因的功效在饮用咖啡后一小时内达到顶峰，4~6 小时内咖啡因会因代谢作用浓度降至一半。因为不同人体内咖啡因的代谢速度不同，所以有些人喝一杯咖啡就有明显的提神作用，而有些人喝了几杯咖啡也没有明显的感觉。而且，我们的身体也会随着摄入的食物不同，对咖啡因产生不同的反应。合理安排饮用咖啡的时间，可根据个人情况适量饮用咖啡。

关于咖啡的饮用量，有关的建议如下。

1. 健康成年人

咖啡通常以杯计量，例如每杯 150mL 咖啡中约含 100mg 咖啡因。对于健康成年人来说，每天摄入咖啡因以不超过 210~400mg（相当于 3~5 杯咖啡）为宜。

2. 孕妇

加拿大卫生部、美国妇产科学会、美国孕产协会等机构认为，孕期可少量饮用咖啡，每天摄入咖啡量不超过 150~300mg（约 2 杯）。但不应鼓励孕妇喝咖啡。咖啡中的咖啡因可通过胎盘传递给胎儿，胎儿对咖啡因非常敏感且代谢速度慢。

3. 儿童及青少年

美国食品药品监督管理局、欧盟食品安全局、加拿大卫生部、澳新食品标准局等机构认为，儿童和青少年每天的咖啡因摄入总量应不超过每千克体重 2.5~3mg。

二、喝咖啡的注意事项

日常饮用咖啡时，也需要注意一些事项。不适当的饮用可能会对健康造成不利的影响。

1. 空腹时不宜喝咖啡

咖啡中的咖啡因能促进胃酸分泌，绿原酸等酸性物质能直接损伤胃黏膜。空腹情况下，酸性物质对胃黏膜的刺激容易导致胃炎。对于已经患有胃溃疡的人更应谨慎饮用。

2. 高血压患者

高血压患者应避免饮用咖啡，尤其是血压控制不稳定的时候，因为咖啡中的咖啡因可能导致血压上升。

3. 不与药物同服

咖啡中的某些物质可能会促进或抑制药物作用的发挥，例如咖啡与神经兴奋类药物同服，会加强药物的功效，从而出现“过量服药”症状。有些药物则可能与咖啡因产生反应，降低药效。能与咖啡因互相影响的药物有很多，如不能确定是否有影响，则服药期间不喝咖啡。

此外，每个人对咖啡因的敏感度不同，有些人喝完咖啡后，会出现一些不适症状，如头晕、恶心、心跳加速等，医学上称为“咖啡因不耐受”。这可能和咖啡因在体内的代谢速度有关。如出现类似症状，最好根据自己的情况，调整喝咖啡的次数，或不喝咖啡。

第五章　『拉』与健康

吃饭是人类重要的重复的生理活动。吃进去的食物，其残渣会形成粪便，排出体外。排便是我们每个人每天都要执行的生理程序。但是，大家是否注意到排便会发生很多变化？也许是有一天粪便颜色由棕黄色变成了绿色或者黑色；有时粪便比平时更坚硬，变得像一个一个的小土块；也许是粪便特别臭，甚至檀香也无法掩盖它的气味；也许连续好几天没有排便，而在某一天又连续排好几次……

粪便可以告诉我们很多有关自身的健康状况以及胃肠道状况的信息。通过观察粪便的形状、颜色、气味等情况，便可以判断肠道及身体是否健康。如果排便不正常，就要高度重视。在本章中，我们将一起讨论粪便形成过程背后隐藏的各种健康信息和它们的生理学原理，以及什么时候应该去医院看医生。

第一节　食物在消化道的旅行

一、食物从口腔到小肠的消化过程

食物在口腔中被牙齿嚼碎，经过舌头的初步混合后形成约 20mL 的食物团，由咽喉经过食管进入胃中。食物团在胃里一般停留 2~6 小时，在胃液的参与下进一步被搅拌研磨为直径约 0.2mm 的食糜。这些食糜通过幽门进入小肠，在小肠不断的收缩舒张作用下，周而复始地分离又合拢，和胰腺分泌的消化酶均匀混合在一起，进行充分的消化。消化完成的食物小微粒穿过肠壁的微绒毛进入血液中，随着血液循环入肝脏，进而成为供给全身的能量。

二、食糜在大肠内形成粪便，经肛门排出

离开小肠后食糜进入大肠，水分在这里被重新吸收，残渣被肠道菌群进一步地发酵，粪便在这里逐步成形。食物残渣将在这里停留 8~24 小时，甚至有的会待上三四天的时间。等到排便信号的出现，大肠开始收缩，肛门括约肌松弛后将粪便排出。这便是食物在人体内的旅程。

消化过程中，大多数的营养成分如蛋白质、糖类和脂肪被人体消化、吸收，成为我们日常生活的动力。那么，我们排出来的粪便是由什么物质组成的呢？

粪便中最主要的成分是水。健康人的粪便中含有 75% 的水分，这让粪便不至于太硬，也不至于太稀，能够让人舒适地将粪便排出体外。当出现腹泻时，水分的比例甚至达到 90% 以上，所以腹泻的患者可能会出现脱水的症状。剩下的固体成分中，有 1/3 来自食物中的纤维成分。膳食纤维无法被肠道吸收，所以吃的含膳食纤维的食物越多，排出的粪便量也就越多。虽然它们无法被吸收，但是它们起到了帮助排便和清理肠道废物的作用。还有 1/3 的成分是来自肠道菌群中的细菌。这些细菌主要生活在大肠中，陪伴我们一生。最后的 1/3 是包含身体代谢废物、药物、胆固醇等多种物质的混合物和少量的脱落肠黏膜细胞。

三、复杂而协调的排便过程

人体的排便过程是这样进行的：肠蠕动将粪便推入直肠时刺激直肠扩张，直肠壁内的感受器将神经冲动传至脊髓的初级排便中枢，同时也上传到大脑皮层的高级中枢，引起便意和排便冲动。若条件许可，高级中枢发出排便“指令”，启动一系列排便过程，如声门关闭、膈肌和腹肌收缩、腹内压升高、肛提肌群收缩、下段大肠如乙状结肠和直肠收缩、肛门内括约肌舒张、肛门外括约肌舒张，最终粪便被排出体外。因此，排便过程是人体中一系列复杂而协调的生理反射活动，需要以上的各种系统的协调配合，缺一不可。

第二节　粪便面面观

一、粪便的形状

根据人体不同的生理状态，粪便可表现出不同的形状、颜色和气味。

粪便的形状是我们最容易观察到的指标之一。1997 年，布里斯托皇家医院的 Stephen Lewis 和 Ken Heaton 教授进行了一项前瞻性的研究，以探究最能够反映便秘和腹泻的指标，结果发现粪便的形状是反映排便障碍非常有效的指标。根据这项研究，他们将粪便形状分为 7 种，称为布里斯托粪便分型（表 5-1）。到目前，它仍然是用于评估肠道多种疾病治疗效果的有效工具。

表 5-1　布里斯托粪便分型

类型	描述	肠道状态	大便形状
1	一颗颗的形如坚果或羊屎蛋的硬球，通常伴随排便困难。	严重便秘	1
2	形状类似于香肠，表面凹凸不平。	轻度便秘	2
3	形状类似于香肠，表面伴随裂痕。	正常	3
4	形状类似于香肠或者蛇，表面非常光滑。	正常	4
5	边界清晰的柔软小块，很容易排出。	缺少纤维	5
6	毛茸茸的碎片，边缘参差不齐，成糊状。	腹泻	6
7	水状，无固体物，完全成液态。	腹泻	7

类型 1 和 2 表示便秘状态。类型 3 和 4 是理想的粪便，因为它们很容易排出，并且不会含有过多的液体。类型 5 表示膳食纤维摄入可能不足，类型 6 和 7 表示腹泻状态。

上文中我们已经了解了粪便的组成部分，其中水和纤维含量是粪便形状最直接的影响因素。在食物的消化过程中，有 6~8L 消化液参与（胃液 1.5~2.5L，主要含盐酸和胃蛋白酶原；胰液 1~2L，主要含胰淀粉酶、胰脂肪酶、胰蛋白酶和糜蛋白酶；胆汁 0.8~1L，主要含有胆盐、胆固醇、卵磷脂和胆色素；小肠液 1~3L，主要含有黏蛋白），而 95% 以上的水分将在结肠中被重新吸收回体内。如果水分摄入不足，或者粪便在大肠内待了过长或过短的时间，会导致粪便的含水量变化。

粪便中的含水量不足会导致粪便干结和排便困难。如果粪便看上去像布里斯托评分的类型 1 和类型 2，说明可能需要增加水的摄入量。建议及时补充水分，即便是外出时也要保证足够的饮水量。除了饮水量不足外，这也可能是粪便在肠道中待了太长时间的结果。导致粪便在肠道中的时间过长的原因有很多,包括环境变化、精神压力、电解质紊乱、肠道菌群失衡等。如果增加了饮水量后仍然无法改善粪便的形状,那么我们就要进一步去考虑其他的因素。我们将在下文的便秘一节中详细地讨论相关内容。

相反,粪便中的含水量过多时会导致粪便不成形。不过腹泻通常不会是由于水的摄入过多所导致的,更多地可能是由于肠道对水分的分泌和吸收功能出现了紊乱。类型 5 的粪便通常只会持续几天的时间,可能是由于某次饮食不适所导致的,通常补充膳食纤维如蔬菜、水果的摄入就可以改善。如果出现了类型 6 的粪便并且伴随着每天排便次数超过 3 次时,那就意味着腹泻的症状。食物残渣在大肠中停留时间过短,将导致水和电解质未充分吸收。此时需要额外注意增加水分和电解质的摄入,防止出现脱水的情况。

在大规模的人群队列中发现,约有 1/5 的人呈现 1 型和 2 型粪便,而有 1/12 的人呈现出 5 型和 6 型粪便。除此之外,粪便的形状受到年龄、性别、体重指数、身心状态等影响。女性中 1 型和 2 型粪便更加普遍,而男性中则更容易出现 5 型和 6 型粪便。

一般正常人群中很少出现类型 7 的粪便,它完全是由液体构成,没有一点固体物。"里急后重"(即有排便不尽感觉)的患者中,80% 会伴随类型 7 的粪便。如果出现 7 型粪便,并且伴随每天排便超过 3 次,持续超过 2 天时,就需注意要去医院就诊。

二、粪便的颜色

粪便的颜色也是我们可以观察到的性状,正常的粪便都是黄色或者棕色的。让人疑惑的是,我们的食物中似乎没有类似的颜色,那为什么吃进去的五颜六色的食物,最终都会变成黄色的呢?生理情况下,粪便颜色主要受到色素的影响。

想要理解粪便颜色变化与健康的关系,我们需要先了解粪便颜色形成的生理学知识。在正常的生理情况下,新陈代谢一直在进行。人体衰老的红细胞会被破坏,在肝、脾、骨髓等器官被单核吞噬系统细胞吞噬,释放出血红蛋白。血红蛋白降解生成胆红素,胆红素在肝脏转变为直接胆红素。直接胆红素随胆汁排入肠道,在细菌作用下转变为胆素原。粪便中的胆素原接触空气即被氧化,生成粪胆素。粪胆素为黄褐色,这是粪便的主要颜色。如果因结石、肿瘤等引起胆管阻塞,直接胆红素不能正常排入肠道,就不能产生胆素原和粪胆素,粪便颜色就会变成灰白色或陶土色。这是明显的生理异常,也是相关疾病的明显信号,应引起高度重视。

在肠道中，直接胆红素转变成的胆素原大部分随粪便排出，还有小部分胆素原由肠黏膜吸收，经门静脉进入肝脏。进入肝脏的胆素原大部分（90%）再次排入肠道。这种现象叫胆素原的肠肝循环。小部分胆素原进入血液循环，经肾脏随尿排出。随尿排出的尿胆素原接触空气后变成尿胆素，使尿液呈黄色。

当观察粪便颜色变化时，我们首先要回忆最近是否食用带有特定色素的食物。如果排除了食物的影响，粪便颜色仍有异常，那就要格外留心了。一些特殊的粪便颜色代表着不同的疾病状态，可以帮助我们早期发现疾病。

正常的粪便是深黄色或者深褐色的。新生儿的肠道细菌很少，从而使结合胆红素（直接胆红素）生成粪胆素的量较少，未经过细菌作用的胆红素随粪便排出体外，使粪便呈现橘黄色。

某些红色食物会导致粪便变红，但是红色的粪便也可能是肠道出血或痔出血的结果。红色的粪便可能出现在食用红色的食物之后，比较典型的就是红心火龙果。如果没有吃过类似的红色食物，而出现红色粪便，那就要进一步注意了，可能是出血所致。这里的出血可能是来自消化道末端的大肠，如直肠和肛门。如果粪便表面呈鲜红色，用水还可以冲掉，那么很有可能是痔出血引起的。假如红色稍微深一些，并且不是出现在粪便表面，而是和粪便交杂在一起，用水冲不掉，那就要去医院做进一步的检查了。这个可能是结直肠炎症，甚至是结直肠癌的反映。

进食动物血、肝及铁补充剂、某些药物可导致粪便呈黑色。需要注意的是，黑色、黏稠、焦油状粪便可能是由于胃肠道出血引起的。如果排出了黑色的粪便，那就意味着有血液（含血红蛋白）被排入了肠道中。血红蛋白中所含的亚铁离子在消化道中被氧化，变成了黑色。同理，如果近期进食了血制品（如猪血、鸭血），也会导致类似的现象。如果近期没有进食血制品，而粪便变成了黑色，那就要小心了。

胆管肿瘤或结石、十二指肠乳头部和胰头肿瘤或慢性炎症性疾病会导致胆汁排出障碍，会出现浅灰色或白色粪便。胆红素经肝脏处理后，排入胆管，经十二指肠乳头进入消化道。如果从肝脏到肠道的通道被堵塞，胆红素无法被正常地运送到肠道，那么粪便自然就不会出现棕色，而是呈现一种类似于白陶土的白色。这种情况下往往伴随着尿液的颜色加深，如浓茶色。一旦出现灰白色的粪便与浓茶色的尿液，说明胆管发生了阻塞，一定要及时去医院看医生。

某些植物性食物可能会使粪便呈绿色。如果发现自己的粪便是墨绿色的，首先要考虑自己是不是吃了一些富含叶绿素的蔬菜，如菠菜、芹菜和甘蓝，这些绿色蔬菜会导致粪便呈墨绿色。在排除了食物因素后，如果粪便还是绿色的，则要考虑是不是腹泻和痢疾。当我们吃掉了太多冰块，或者不洁的食物，会引起严重的肠道不适，我们的身体会将这些不洁的食物迅速排出体外，这大大缩短了黄色的胆汁“粉刷”粪便的时间，产生了绿色粪便。通常情况下，绿色粪便多排几次就会消失。但是如果持续不见好转，就需要看医生了。

三、粪便的气味

没有人会想闻粪便的气味，因为粪便都是带有臭味的。然而粪便的臭味中隐藏了许多身体健康方面的秘密，这一点是需要大家关注的。相信大家一定都有经验，昨天吃了大鱼大肉或者烧烤，今天的粪便特别难闻；或者有时拉肚子时，粪便也比平常臭。为什么会有这种差异呢？难道只是因为吃下去的东西不一样所导致的吗？那么不同的人一起吃一样东西，排出来的粪便气味都是一样的吗？答案当然是否定的，除了反映吃下去的食物之外，粪便的气味还能反映出身体的健康状况。

正常粪便的气味与食物、肠道运动有关。肠道气体的主要成分是氢气、二氧化碳和甲烷，而气味主要来源于粪便中含有的挥发性有机化合物，包括有机酸、醇、酯、杂环化合物、醛、酮和烷烃等。一般来说，健康人群的粪便不会特别的臭。不同的个体由于疾病、健康状况、饮食变化和肠道微生物的活动等方面的不同，气味会有所差异。同一个体在不同时候也会有不同的气味，比如有时吃了很多肉食，粪便会非常臭（肉食中蛋白质含量高，蛋白质中含硫氨基酸被分解，产物有硫化氢，硫化氢有臭鸡蛋气味。而且氨基酸分解后生成的吲哚和腐胺种类很多，部分也有不适的气味）。但是这往往只是一时的，清淡饮食后便可以恢复正常。如果发现每天排便都是奇臭无比，尤其是伴随其他不适症状（例如痉挛、胃肠道疼痛、体重减轻或粪便性状改变），就需要到医院就诊了。在消化系统疾病中，慢性胰腺炎时外分泌功能不足，胰淀粉酶、胰蛋白酶、胰脂肪酶的分泌减少，影响淀粉、蛋白质和脂肪的分解、消化，粪便中会出现未被消化的食物（如未被消化的肌肉纤维与脂肪），粪便排入便池水中会漂油珠。同时，粪便会更臭。

为了方便大家了解粪便形状与疾病的关系，列表如下（表 5-2）。

表 5-2　粪便性状与疾病的关系

粪便性状	疾病类型
粪便变细	直肠癌
便血	直肠癌、结肠癌、痔、肛裂、肛瘘、肠套叠等
脓血便、黏液便	直肠癌、溃疡性结肠炎、克罗恩病

续表

粪便性状	疾病类型
粪便带血、滴血、喷射状出血	痔
肛周疼痛、便秘、出血	肛裂
肛周肿胀、排出黏液、潮湿、瘙痒	肛瘘
脓血便、腹痛	溃疡性结肠炎
陶土色粪便	胰头癌、胆管癌、胆管结石
柏油样便	消化道出血

第三节　良好的排便习惯有益健康

一、排便的频率

在健康成人中，排便的频率差异很大，但常见排便频率区间在每天排便 3 次至每周排便 3 次。如果排便次数过少（少于每周 3 次），且干硬，那可能有便秘。

良好的排便习惯对健康生活格外重要。我们可以从排便生理学来理解如何养成良好的排便习惯。排便是受意志控制的。当环境不允许时，肛门外括约肌收缩。因肛门外括约肌的收缩力比内括约肌大 30%~60%，因而能阻止粪便由肛门排出。这可拮抗排便反射，直肠内粪便又返回乙状结肠或降结肠。但若经常抑制便意，则可使直肠对粪便的压力刺激逐渐失去其敏感性。粪便中水分在大肠中被吸收变干变硬，增加了粪便与直肠壁的摩擦力，使得排便费力和困难，这是引起便秘的原因之一。晨起的“起立反射”可促进结肠运动，有助于产生便意，这和大部分健康人的排便习惯是吻合的。另外进餐后胃结肠反射和十二指肠反射均可促进结肠的集团蠕动，增强便意，有助于成功排便。建议大家养成早上排便的习惯，除了早晨易产生便意外，早上时间完全归自己所用。白天和晚上常因工作、学习和社交活动而耽误排便。因此建议大家养成在早上或餐后 2 小时内排便的习惯。

二、排便的姿势

有研究证实，蹲位时腹压相对于坐位并无明显增加，但蹲位时直肠肛角更大，排便所需的直肠应变力就小，有利于粪便排出。蹲位排便可缩短排便时间，改善排便费力。现在大部分人家里都用坐便器（马桶），可以加个小凳子垫在脚下面，使大腿和上身保持 30°~40°时，排便可能会比较顺畅。

三、排便时应注意力集中

排便是高度受控于大脑支配的生理活动。排便活动也需要注意力集中，心无二用。如果排便时听音乐、看手机等都会分散注意力，影响便意，延长排便时间。长时间蹲厕所，因腹部压力的作用，既影响直肠静脉血液回流，造成血液淤滞，又使位于肛管黏膜下的肛垫下移。这都是形成痔的原因。

第四节　与“拉”相关的常见病

排便习惯和粪便性状可以告诉医生很多关于健康状况以及胃肠道状况的信息。通过关注排便的频率和感受，观察粪便的颜色、形状、气味等情况，可以判断肠道是否健康。如果排便不正常，就要高度重视。本节中，我们将一起讨论生活中与“拉”相关的常见疾病，了解它们的常见表现和背后的医学原理。

一、让人烦恼又无奈的便秘

便秘既是医学术语，也是生活中的常见词。便秘显著增加排便时间，又因排便困难而烦恼，而且又使人感到很无奈。同时，便秘可能对身体造成直接或间接的不利影响。因此，认识便秘和防治便秘对生活和健康都具有重要意义。

便秘因其发生的情况不同，可分为急性便秘和慢性便秘、功能性便秘和器质性便秘。其中慢性便秘常见，多为功能性。鉴于此，下面主要讨论慢性便秘。

便秘的主要表现有：①排便次数减少，每周少于 3 次；②粪便干结变硬，严重者如羊屎样；③排便困难，排便费力，排便时间延长；④可因排便困难而伴有紧张、畏惧等心理状态改变；⑤用力、紧张，使心率加快、心肌耗氧量增加，成为冠心患者心绞痛发作的诱因；⑥排便时腹压增高。慢性便秘是诱发痔、肛裂和腹外疝的重要原因；⑦老年人（尤其是体质较弱者），因粪便干结粪块堵塞大肠，可引起机械性肠梗阻，出现腹胀、腹痛等急腹症表现。这种情况下常需要用手取出粪便，方能解除肠梗阻。

便秘的外科并发症有痔、疝、肛裂等。以下是便秘患者发生痔、疝、肛裂等并发症的机制和表现：便秘患者排便困难，需要增加腹压才能使粪便排出。腹压增大会推动肛垫下移，腹压增大也使痔静脉血液回流受阻，这些都是引起痔的原因。同时，腹内压力增高可推挤腹腔内脏器或组织（如小肠、大网膜）经疝环突出，形成腹外疝，俗称"疝气"。便秘患者的粪便干结、质硬，排便时机械性损伤肛管皮肤，造成肛裂，表现为疼痛和出血。痔引起的疼痛和出血、腹外疝引起的不适、肛裂引起的剧烈疼痛等，使患者产生排便畏惧感，不愿意排便。这样的结果，使粪便在肠道存留时间延长、水分吸收更多、粪便更干更硬，排便更困难，形成恶性循环。

便秘的原因。不良生活习惯和社会心理因素是便秘的重要生活性原因。这些因素主要有：①进食过少，食物过于精细，含纤维素（如谷物、水果、蔬菜）少，这样形成的粪便体积小，对肠道刺激不足；②饮水少，粪便干，粪便与直肠摩擦力增大，造成排便困难；③运动少，影响肠蠕动；④长期不良排便习惯，如经常抑制便意；⑤工作紧张、心情压抑、生活不规律、无相对固定的排便时间；⑥滥用泻药，如大黄等刺激性泻剂，容易造成药物依赖性便秘；⑦治疗其他疾病的某些药物：吗啡、阿托品、硝苯地平等钙通道阻断药、碳酸钙制剂等。

除了生活因素以外，某些疾病也可以导致便秘。如结直肠肿物、先天性巨结肠、甲状腺功能减退、糖尿病等。直肠肛管疾病如痔、肛裂等因排便时疼痛等而抑制排便；粪便在结直肠内存留时间延长，水分进一步吸收，粪便干而硬，更加重便秘。

在医学上，对便秘严重程度进行评估的方法有便秘评估量表，检查方法有排便造影、肛门直肠测压、结肠传输试验等。在生活中，吃火龙果等含有色素的食物后，观察粪便排出时间也可以帮助了解肠道运动与排便情况。

如何诊断便秘？临床医生会根据患者排便次数减少、粪便干结、排便困难等进行临床诊断，还会应用结肠传输实验、排粪造影等方法进行肠道功能性诊断。

如何在生活中防治便秘？既然生活因素是便秘发生的主因，防治便秘应从生活入手，养成良好的饮食习惯对防止便秘很重要。规律饮食，使胃肠道保持规律运动；增加富含膳食纤维的食物，适当进食粗粮，增大粪便容积，增强对肠道尤其是直肠的刺激，以增强便意；多喝水，软化粪便，减少粪便与大肠的摩擦力，便于粪便排出；调节作息时间，做到规律排便；调节心情，降低工作压力；锻炼身体，增强体质。坚持仰卧起坐，可锻炼腹肌收缩力，增加腹腔压力，增加粪便排出的动力。

关于增加膳食纤维的问题，如进食水果和粗粮过量，会升高血糖，糖尿病患者要注意食用量。白菜、青菜、芹菜、黄瓜、西红柿含糖量低，可以选用。多吃粗粮和蔬菜可明显增加粪便体积，刺激大肠蠕动，利于排便。合并高血压者，食用蔬菜时可清水煮熟后食用，尽量不加食盐，或用低盐佐料。对于一些能洗净、清洁、无污染的蔬菜，也可以生吃。

经过改善生活习惯和调节心理状态后仍无缓解的便秘患者，可试用药物治疗。泻药有膨胀性泻剂、刺激性泻剂、润滑性泻剂等多个种类，应在医生指导下选用。促胃肠动力类药物如莫沙必利也有一定效果。调节肠道菌群类药物如双歧杆菌制剂，可通过改善肠道微生态，发挥缓解便秘的作用。长期使用大黄、番泻叶等刺激性泻剂，有肠道黑化病的并发症，且易发展为药物依赖性便秘。

开塞露是一种非处方药，为液体，经肛门处注入直肠，利用其高浓度及高渗作用，刺激直肠壶腹部的神经感受器，引起排便反射。同时具润滑作用。该药效果直接，应用较普遍，滥用情况也较多。因其对肠壁的刺激作用，可能会导致患者的依赖性，形成必须强烈刺激才能排便的习惯。随着时间延长，直肠接受刺激产生神经冲动的阈值会越来越高，对刺激变得不敏感，从而使排便更加困难。在此给予特别提醒！

腹部按摩也是一种促进排便的方法。为了便于了解腹部按摩对于排便的促进作用，我们先认识一下大肠的解剖和生理。大肠包括盲肠（包含阑尾）、结肠（包括升结肠、横结肠、降结肠、乙状结肠）、直肠（包含肛管），呈“门”字形位于腹腔周围。升结肠与小肠和盲肠相连，位于腹部右侧；横结肠起自升结肠，位于上腹部；降结肠起自横结肠，位于腹部左侧；乙状结肠起自降结肠，位于左下腹部；直肠起自乙状结肠，位于下腹部；肛管起自直肠，下为肛门。肠道平滑肌蠕动推动肠内容物向前运行。总的来说，肠蠕动使肠内容物运行的方向是升结肠、横结肠、降结肠、乙状结肠、直肠至肛门。腹部按摩的方法，可以按中医学的理论进行穴位按摩，也可以按大肠的肠蠕动方向自行按摩。自行腹部按摩的方向应与大肠蠕动的方向一致，即自腹部右下向右上，再向左，再从左上腹向左下腹。自行按摩者，可根据体质情况，选择按摩的方法。力度小一点的方法是用手掌缓慢揉动。力度大一点的方法是以一只手握成拳或手握毛巾卷，放于腹部，另一侧手掌放于拳上或毛巾卷上，通过上肢摆动，向下压腹壁，间接对肠管施予压力，促进肠内容物运行。降结肠和乙状结肠位于腹部左侧，按摩该部位，有更明显的推动肠内内容物向直肠、肛门运行和刺激便意的效果。按摩腹部之前应该先排尿，以避免膀胱受到腹腔压力影响而造成不适。如为年迈体弱，不能自行按摩者，可由护理者按前述方法按摩腹部。根据前述，为了更有效促进肠内容物运行，按摩腹部右侧(升结肠的部位)应有向上的力量,即上提的动作;按摩上腹部(横结肠的部位)应有向左的力量,即向左揉动的动作;按摩腹部左侧(降结肠和乙状结肠的部位)应有向下的力量,即下推的动作。归纳起来,腹部按摩的动作为“上提”“左揉”“下推”。

按摩腹部的作用一是物理作用,推动肠内容物向远端运行,另一作用是刺激肠道平滑肌收缩,使肠内容物向前运行。肠道平滑肌的收缩和舒张,是肠道运动的动力。肠道平滑肌为非随意肌,不能像肢体的肌肉一样随人体的意志收缩使肢体运动。消化道平滑肌对机械牵拉这种刺激敏感,引起平滑肌收缩和舒张。按摩腹部造成腹腔和肠管压力变化,可起到对肠管的刺激作用,引起肠管平滑肌舒缩和肠内容物运行。

对于便秘严重的患者,可以进行灌肠治疗。灌肠可增加对肠道的刺激,促进胃肠蠕动;又能湿润干结的粪便,减少摩擦,利于粪便排出。灌肠是一项医疗操作,但对于慢性便秘患者来说,每次灌肠都要去医院,十分不方便。在医务人员指导下,自己学会灌肠是一个可行的办法。灌肠用液体最好是温生理盐水。根据排便情况用50~200mL 生理盐水灌入。将肛管或者导尿管经肛门缓慢送入直肠及乙状结肠,插入长度约 20cm。可用护肤膏润滑肛门以减轻不适感。

关于灌肠用导管的选择。导管应光滑,以减轻与肛管及肠壁的摩擦。太粗会增加插入时的不适,太细容易打折,不易插入。医疗器材商店销售的灌肠导管,有些质地太硬,弹性较差,易导致肠道损伤;有些太粗,插入肛门时会感到疼痛等不适。导管应有一定韧性和弹性。导管材质以 PVC 较合适。单腔导尿管可作为灌肠导管使用,型号可选 12F、14F。总之,灌肠用的导管应谨慎选择。

便秘虽然在各年龄段都会发生,但部分特殊便秘人群需要个体化选择治疗和用药方案。

老年人慢性便秘的累积发病率更高(约为 20%)。盆底功能障碍常见于老年女性,特别是那些有肛门直肠或盆腔手术和其他盆底创伤的女性。表现为盆底顺应性下降,盆底肌肉反常收缩,或无法产生直肠所需的推力来完全排出粪便。所以,严重便秘在老年女性中更为常见。一般来说,纤维补充剂是一种合理的初始治疗方法。对纤维补充剂无效的患者提前服用渗透性泻药。刺激性泻药和促胃肠动力药应用于对纤维补充剂或渗透性泻药无效的患者。

妊娠期便秘是仅次于恶心的妊娠期常见的胃肠道症状。多达 40% 的女性会在妊娠期间的某个阶段出现便秘症状。大多数病例是由于激素和机械因素影响正常胃肠功能而导致的单纯性便秘。一些女性在妊娠前患有便秘,症状在妊娠期间更加严重。饮食因素和生活方式问题固然有影响,但激素和子宫的变化也很重要。便秘的发生率在妊娠的前6个月是最大的，在妊娠的7~9个月和出生后下降。应对孕期便秘的主要方法是保证充足的水分和膳食纤维摄入，孕早期适度锻炼。妊娠相关性便秘的药物治疗通常只针对症状较重的患者，治疗的目标是安全有效地缓解症状。对于孕妇来说，需要考虑一种有效的、非致畸的、不会在母乳中排泄、耐受性良好的泻药。蒽醌类泻药如丹曲酮与先天性畸形有关。蓖麻油可引发子宫收缩导致早产。刺激性泻药，如番泻叶，在妊娠期间也应谨慎使用，因为番泻叶可通过母乳排泄。聚乙二醇（PEG）在妊娠期间风险较低，是治疗孕妇慢性便秘的首选药物。PEG通过增加结肠内水分以润滑和软化粪便。乳果糖、甘油和山梨醇也是较安全的泻剂。

儿童便秘也较常见，多数病例是由功能性原因引起，器质性便秘原因很少见。对于儿童便秘的治疗，行为矫正是最有效的方法。首先要增加排便频率。父母需要让孩子每天定时排便，即使孩子感觉不到排便冲动。家长每次都要检查粪便，以评估粪便的数量和一致性。最好是布里斯托4型。如果粪便排出量不足，应让孩子继续排便。随着时间的推移，有助于孩子重新获得识别排便冲动的能力。排便的好时机是在饭后，因为餐后生理性的胃肠道反射活动更有利于排便。

我们归纳一下促进排便的因素：①在生活习惯方面，定时排便、多喝水、缓解工作压力；②在饮食方面，增加膳食纤维摄入量；③在生理学方面，一是选择早上排便。早上起床站立后的重力作用，促进肠内容物向前运行；早上时间充裕，不会因为工作紧张或环境不宜而影响排便。二是选择餐后排便。餐后的胃结肠反射常发生于早饭后一小时内的十二指肠结肠反射，其作用是加强肠蠕动和肠内容物运行；④从物理学方面，腹部按摩和灌肠既有物理作用也有生理作用。腹部按摩既有外力推动肠内容物向前运动的物理作用，又有刺激肠蠕动的生理作用。灌肠既可增加肠内容物水分，使粪便软化或形成稀便利于粪便排出，又可扩张肠管，刺激肠蠕动。

还有一个促进排便的物理方法是增加腹腔压力：屏气，膈肌和腹肌收缩。其中，增加膈肌、腹肌收缩力和持续时间的方法有：蹲便时，前臂和双手环抱于胸前，一只手用力拉对侧上臂，抱紧胸部，屏气、用力；或一只手用力拉另一侧上臂，被拉上臂一侧的手用力推对侧上臂，屏气、用力，使粪便排出。

慢性便秘患者，长期通过增加腹腔压力进行排便，可能引起痔、疝等疾病。若要减少腹压升高带来的相关病变，可进行生理盐水灌肠后排便。灌肠之后按摩腹部，使粪便松散变成糊状，减少粪便与直肠壁的摩擦，易于排出。这些措施可以减少过度增加腹压，有预防痔、疝等并发症的积极意义。

判断粪便排出过程中，是以肠道平滑肌收缩为主，将粪便“推”出肛门，还是以增加腹腔压力为主，将粪便“挤”出肛门，有利于合理使用促排便方法。肠道平滑肌收缩“推”出的粪便大致为圆形；靠增加腹压“挤”出的粪便大致为扁而窄的形状。

腹腔压力是正常生理性排便的动力之一。坚持进行仰卧起坐，可锻炼腹肌，增强腹肌收缩力，从而增加排便时的腹腔压力，有利于粪便排出。老年人腹肌收缩力下降，锻炼腹肌对于促进排便更有意义。

以上促进排便的方法，可单独应用，也可几种方法结合应用，即综合促排便法。

在临床诊疗中，根据不同情况，医生会选择结肠传输实验等方法进行诊断。对于一些上述非手术治疗无效的患者，可采取手术治疗。手术方式有全结肠切除、次全结肠切除等。

二、“拉”得“过分”的肠病：腹泻

腹泻是人生中几乎人人都要经历的疾病或其他疾病的肠道症状。一般情况下，每天排便次数超过 3 次即被认为是腹泻。实际上，除排便次数外，粪便性状更具有临床意义。如果排便次数多于 3 次，而粪便性状正常，没有黏液或脓血，不伴有其他疾病或不适，就不一定会对身体健康产生严重影响。根据持续时间，腹泻有急性和慢性之分，原因各不相同。

腹泻的原因有很多，可以是生物因素，如细菌（大肠埃希菌、耶尔森氏菌、金黄色葡萄球菌、霍乱弧菌等）、病毒（轮状病毒、诺如病毒、肠腺病毒、艾滋病病毒等）；可以是其他疾病，如内分泌及代谢性疾病（甲状腺功能亢进等）、溃疡性结肠炎、克罗恩病（Crohn disease，CD）、慢性胰腺炎、肠结核，也可能因应用抗生素或抗肿瘤药物而引起。

急性腹泻多由不洁饮食所致，多于餐后一天内发病。表现为水样便或糊状便，可伴有腹痛。排便次数为每天数次，可多达数十次。急性腹泻多为细菌、病毒引起，治疗多需服用抗感染药物，严重者需住院输液等治疗。

慢性腹泻的原因包括肠道疾病或其他器官疾病，粪便呈稀便，可有黏液、脓血等。下面简要介绍几种较为常见的慢性腹泻。

1. 溃疡性结肠炎

这是一种常见的疾病，属于炎症性肠病的一种，病变部位在结肠和直肠。本病常见于 20~40 岁的青壮年人，临床表现常有腹泻，粪便呈黏液便、脓血便，伴有腹痛、发热。病程超过 20 年者，有发生结肠癌的风险。结肠镜和钡灌肠 X 线检查是主要的诊断方法。治疗药物可用柳氮磺吡啶等氨基水杨酸类、泼尼松等糖皮质激素、硫唑嘌呤等免疫抑制剂。

2. 克罗恩病

本病也属于炎症性肠病。病理变化可能发生在全消化道，多见于回肠末端和相邻结肠。表现有腹痛、腹泻、腹部包块及发热、营养不良。治疗方法类似于溃疡性结肠炎。发生并发症如肠梗阻、肠穿孔时需要手术治疗。

3. 其他疾病

胰腺外分泌功能下降，影响食物消化，导致慢性腹泻。餐后可出现腹胀、腹部隐痛、腹泻。粪便中可有未消化食物，味较臭。治疗可用胰酶制剂进行替代治疗。另外一些疾病也可以引起慢性腹泻，如甲状腺功能亢进、肠结核等。以上可见，慢性腹泻多与严重疾病有关。如果有慢性腹泻现象，应及时就医。

腹泻也是婴儿常见病。在秋冬季发生的腹泻中，80% 由轮状病毒等微生物所致。

三、难言之隐的肛门病：痔

痔是肛管出现的类圆形结节，主要结构为血液淤滞的静脉丛。根据发病部位、病理解剖学和临床表现，分为内痔、外痔和混合痔。内痔主要表现为便后出血和痔核脱出于肛门外，便后出血表现为粪便带血、便后滴血或喷射状出血；轻者无痔核脱出，重者痔核脱出于肛门外。外痔表现为肛门潮湿、瘙痒，发生血栓形成时，出现肛门部位的剧烈疼痛。混合痔兼具内、外痔的病理变化和临床表现。

引起痔的原因多与生活因素相关，如不良排便习惯（长时间蹲厕所、排便时看书、看手机）、不良饮食习惯（低纤维饮食、辛辣食物、饮酒），其他原因还有便秘、妊娠、腹水等。

痔的生活性、营养性预防和治疗方法有：①增加膳食纤维含量、保持排便通畅；②不吃辛辣食物、不喝酒；③养成定时排便习惯，不在排便时看书、看手机等；④及时治疗相关疾病，如便秘、肝硬化引起的腹水等。

关于痔的治疗，遵循无症状不治疗、有症状重在减轻或消除症状、以非手术为主的原则。

排便时脱出肛门的痔核，应手法还纳；镶嵌于肛门外者，应及时就医。对于未脱出肛门的内痔，经常做提肛动作，有一定治疗作用。

通过生活性、营养性治疗效果不佳者，应到医院的结直肠肛门外科或中医肛肠科诊治。痔的治疗方法主要有硬化剂注射、胶圈套扎及手术治疗。

四、结直肠癌的突出症状是排便异常

人体的结肠和直肠均属于大肠，有较宽大的肠腔。结直肠癌不容易堵塞肠腔。因此，在肿瘤早期，不表现出明显的症状。另一方面，结肠癌和直肠癌有相同的大体形态、组织结构分类及肿瘤的临床病理分期。因此，我们把这两种肿瘤放在一起讨论。

一说到结直肠癌，很多朋友会谈之色变，因为最近结直肠癌在新闻媒体中的出镜率越来越高。结直肠癌在过去 10 年间新发病例数和死亡病例数均翻了一番，且还在以年均 4%~5% 的速度递增。2020 年《中国结直肠癌早诊早治专家共识》的统计数据显示：我国结直肠癌的发病率日渐增高，已跃居城市恶性肿瘤发病率第 2 位（33.17/10 万），死亡率第 4 位（15.98/10 万）。这样的数据表明，结直肠癌已经成为我国一种常见肿瘤，值得我们每个人去重视。

结直肠癌在我国属于高发疾病。年龄是结直肠癌的危险因素之一，结直肠癌的发病率随着年龄的增长而逐渐上升。不同年龄段的人群都存在患结直肠癌的可能，但是主要集中在 45 岁以上的人群中。30 岁以前发病的患者很少，而大约在 75 岁时达到最高峰。值得注意的是，无论是结直肠癌的发病率还是死亡率，城市地区都远高于农村地区。

结直肠癌早期症状不明显，肿瘤生长到一定大小时才出现临床症状。结肠癌表现为排便次数增多、腹泻便秘交替、黏液便、腹部肿块，还可出现全身症状如贫血、体重下降、低热等。直肠癌以排便习惯及粪便性状改变为主，如排便次数增多、排便不尽感、粪便带血、黏液脓血便。

如果能在早期发现结直肠癌，当肿瘤仅局限在黏膜内时，10 年生存率达 90%，预后较好。早期切除癌肿是唯一可以彻底治愈该病的方式。因此我们更应该加强早期筛查，以达到早诊断、早治疗的目的。

虽然结直肠癌的病因仍然不明确，但是，腺瘤性息肉是较明确的癌前病变，70% 的结肠癌与这种息肉有关。直肠癌的发生也多与腺瘤性息肉有关。另一方面，生活中一些风险因素会增加其可能的发病率。饮食结构和结直肠癌的关系已经得到了充分的论证，不良饮食是结直肠癌最主要的危险因素，过量红肉膳食就是其中的典型代表。红肉指的是所有来自哺乳动物的肉类，其中富含优质蛋白质、脂肪酸、维生素和矿物质，且具有较高的消化吸收率，对膳食营养状况改善有较大的贡献。不过过量食用红肉会带来相应的健康风险，世界卫生组织 2015 年开始将红肉和加工肉类列为 2A 类致癌物。每天食用约 100g 红肉或 50g 加工肉类会使结直肠癌的风险增加 15%~20%。根据我国的膳食指南，推荐每人每周的红肉摄入量为 300~500g，并少吃深加工食物。这样既保证了营养的摄入，也有效减少了肿瘤发生的风险。除了饮食外，运动也是结直肠癌的风险因素。和久坐不动的人相比，每天 30 分钟的适度运动可使结直肠癌减少 11%。该指南推荐每周应当进行 150 分钟中等强度的锻炼，可以有效降低各种慢性疾病的发生风险。吸烟和喝酒也是结肠癌重要的危险因素，特别是对于男性人群。吸烟和喝酒的量越多，持续时间越长，发生结直肠癌的风险就越高。及时戒烟戒酒会降低患结直肠癌的风险。

所以，在日常生活中，通过改善饮食，增加锻炼，少喝酒，不吸烟都有助于降低结直肠癌的发病风险。

通过上面的介绍，大家已经发现结直肠癌是一种早期症状不典型的疾病。这就提示我们，如果有办法可以早期发现结直肠癌的话，就能以很小的代价将它扼杀在摇篮里。定期体检是预防和发现结直肠癌最好的方式。根据国家癌症中心制订的中国结直肠癌筛查与早诊早治指南，符合以下标准的人群应该定期进行体检：①对于中低风险人群建议在 50 岁起接受结直肠癌筛查；②如 1 个及以上一级亲属罹患结直肠癌，推荐接受结直肠癌筛查的起始年龄为 40 岁；③对于 40 岁以上，并且出现包括排便习惯、粪便形状、粪便性状或者腹部固定位置疼痛持续 2 周以上的人群；④长期患有溃疡性结肠炎的患者；⑤其他患有遗传性大肠癌相关疾病，年龄大于 20 岁的患者。

在当前的研究和临床实践中，主要有 3 种方法用于筛查结直肠癌，包括结肠镜、CT 和粪便检查。其中结肠镜是结直肠癌筛查普遍应用的“金标准”。医师在可视镜头下可以完整地检视整个结直肠的情况，对于发现的可疑病变可以取组织活检，进一步明确病理诊断。除此之外，对于无法使用结肠镜检查的人群可以通过 CT 检查和粪便检查作为替代方法。CT 检查时，医生会使用一些造影剂，并且通过直肠充气，让结肠充盈起来。接下来就可以通过 CT 对结直肠进行检查，得到模拟结直肠镜的高清三维图像。粪便检查的原理是肿瘤破溃后会有少许血液和癌组织混入粪便中，通过检查粪便中的隐血（肉眼看不到的血液）和肿瘤 DNA，可以提示肿瘤的存在。

总的来说，结直肠癌是一个早期不具有典型症状的肿瘤。如果发现任何上述提及的临床表现，应前往医院普通外科/结直肠外科就诊。对于高风险人群，应该及时前往医院门诊进行早期筛查，并根据医嘱进行定期复查。

一旦确诊为结直肠癌，手术治疗是首选方法。随着微创外科技术的发展，现在结直肠癌多采用腹腔镜手术或者手术机器人手术治疗。

五、脂肪泻提示慢性胰腺炎

在慢性胰腺炎的临床表现中,脂肪泻较具特征性,即便池的水面上漂有油珠。与此相伴的,还有未消化的食物,如进食瘦肉后粪便中出现肌肉纤维。脂肪泻的原因在于胰腺分泌的脂肪酶减少,影响了脂肪的消化。

慢性胰腺炎因胰腺外分泌功能及内分泌功能下降而出现相应的症状。胰腺外分泌功能下降,胰酶分泌减少,影响食物的消化,发生腹痛、腹泻、体重下降;胰腺内分泌功能下降,胰岛素分泌减少,发生继发性糖尿病。

慢性胰腺炎的病因多为急性胰腺炎的反复发作,使胰腺外分泌组织因炎症、坏死、纤维化继而出现外分泌功能下降、胰管扩张、胰管结石、胰腺钙化等。其他病因包括长期饮酒、自身免疫性胰腺炎、病毒感染、高钙血症等。

针对慢性胰腺炎的生活干预与治疗,主要包括低脂饮食,适量补充蛋白质、维生素,戒烟酒。临床治疗方面,应补充胰酶制剂,餐中或餐后即服。继发糖尿病者,按糖尿病进行规范治疗。针对胰管狭窄或扩张、胰管结石,可进行内镜下治疗和手术治疗。

第六章 『撒』与健康

第一节　尿从何处来

尿液是人体新陈代谢所产生的“废水”，也是人体健康的一面镜子，一定程度上可以反映出人体的生理和健康状态。正常人每天都要排出 1 500mL 左右的尿液。如果不能正常生成和排出尿液，就提示可能存在泌尿系统或相关系统的疾病。

一、尿从何处来

尿液由泌尿系统产生并排出，维持人体的体液平衡。泌尿系统由肾、输尿管、膀胱和尿道所构成。肾脏产生尿液，膀胱储存尿液，输尿管和尿道是尿液流经的管道。

肾脏是人体最重要的脏器之一，是泌尿系统的“核心”脏器，通过尿的形成与排出来维持人体内部环境的稳定。肾脏位于腹腔后上部，脊椎两旁。人类的每个肾具有 80 万~100 万个肾单位，每个肾单位都有独立产生尿液的功能，是肾脏的最基本功能单元。肾单位是不能再生的。成年人 40 岁以后，所有功能性肾单位的总量每 10 年下降约 10%。但在一般情况下，剩余的肾单位足以满足正常的泌尿功能。

输尿管顾名思义，是重要的“输水通道”，连接肾脏与膀胱。成人输尿管总长为 25~35cm，较为纤细。管道中有三处较为狭窄，当人体产生泌尿系结石时，往往容易卡在这三个狭窄部位，引发剧烈疼痛。

膀胱是储存尿液的重要器官，把每时每刻生成的尿液储存在膀胱。尿液由肾脏产生后被输送到膀胱里暂时储存起来，等到储存到一定容积时可引发排尿感觉。一般成年人的膀胱容量为 350mL 左右，最大容量可达 800mL。

尿道是最终将尿液排出的管道。男性的尿道与女性的尿道结构不同，男性尿道细长，既管排尿，也可排精，有双重功能。而女性的尿道粗短，且无弯曲。正是因为男女尿道的结构差异，相比于男性，女性泌尿系统更容易受到外界细菌的侵袭。

二、“废水”如何生成

尿液的生成有三个基本过程。

第一个过程就是生成原尿。血液在肾小球毛细血管处滤过，形成原尿，包含葡萄糖、尿素、肌酐等物质。肾小球毛细血管有类似于筛子的功能，是一个极其精密的过滤器。当血液流经这个“筛子”时，血液中的水分子等小分子物质从筛子漏入肾小囊，形成肾小球超滤液也就是原尿。血细胞及蛋白质等较大的物质则不会被滤过，这也是正常人的尿液中不存在血细胞和蛋白质等物质的原因。

第二个过程就是原尿的重吸收。人体每天产生的原尿150L，但最后排出体外的尿液仅为1.5L左右，仅为原尿的百分之一。这是因为原尿被肾小管和集合管选择性地重吸收回到了血浆。当原尿流经肾小管和集合管时，原尿中的许多营养物质被重新吸收进入血液，小部分排泄物质形成终尿排出体外。

第三个过程是代谢产物的分泌。除了滤过和重吸收外，肾脏的肾小管和集合管上皮细胞还会主动地将代谢产物排入小管液中，主要包括分泌氢离子、钾离子等，还包括血浆中的肌酐等物质。另外，从外界摄入人体内的一些化学物质，如青霉素类药物和酚红等，也主要通过肾小管分泌，由尿液排出体外。

第二节　尿液的颜色与健康

一、黄色是正常尿液的颜色

一般情况下，人的尿液应为浅黄色、清亮。喝水过少，尿液浓缩，表现为深黄色。如果饮水过多，尿液颜色会更清淡。尿液除了黄色之外，出现其他色泽多为异常。

那么尿液为什么是黄色的呢？这都是因为尿中含有尿胆素原的缘故。体内新陈代谢形成的尿胆素原通过尿液排泄，被空气氧化而生成尿胆素，后者成为尿液色素的主要来源。血浆中正常红细胞的平均寿命约为120天，正常红细胞衰老后，在肝、脾等部位被吞噬并破坏。红细胞中的血红蛋白被分解代谢为球蛋白和血红素。前者可被分解为氨基酸并被人体重新利用，而后者则会被分解为胆红素。胆红素随血液运输到肝后，由肝脏转化成结合胆红素（直接胆红素），然后从胆道排泄。直接胆红素随胆汁进入胆道，在肠道菌群的作用下生成胆素原。大部分的胆素原经粪便排出体外，被空气氧化生成粪胆素，此即粪便中重要的色素来源。小部分胆素原被肠道重吸收。在被重吸收的胆素原中，90%又重新随胆汁排入肠道，10%的胆素原进入人体血液循环后随尿排泄，被空气氧化后生成尿胆素，成为尿液的重要色素。为何尿液的颜色与粪便的颜色相差这样大呢？因为大量的胆素原由粪便排泄，由尿液排泄的仅占一少部分。因此粪便颜色一般为深黄褐色，尿液颜色一般为浅黄色。

二、红色尿液多半是疾病的表现

如果尿液的颜色改变，表明体内泌尿系统或其他系统发生了问题。尿液颜色的变化，通常在排尿过程中就可以看到。因此，关注尿液的颜色变化，就是在关注自己的身体健康。

尿液的颜色异常中，红色的尿液最为常见。血尿是尿液变红的最常见的原因之一。正常情况下，尿液中没有红细胞。有种情况，尿液中出现了少量的红细胞，但是尿液颜色正常，肉眼不能发现颜色变化，仅在显微镜下能见到红细胞，这种情况医学上称之为镜下血尿。出血量继续增多，当肉眼也能观察到尿液变红时，则称为肉眼血尿。泌尿系统各个部位有损伤均可以导致血尿，全身性系统疾病如血液病，以及某些传染病也可以出现血尿。更应注意的是，肾脏、膀胱恶性肿瘤的患者，会出现肉眼血尿。间歇性无痛肉眼血尿是肾癌、输尿管癌和膀胱癌的最常见症状。当肌肉受到严重挤压时，或者肾脏损伤、大量失血时，尿液也可呈暗红色。

血尿只是一种症状，不能仅凭单一的症状而判断是什么疾病，还需要了解排尿时伴随的其他症状。除此之外，食用具有较多食物色素的食物，如甜菜、红心火龙果等，或者食用人工食物着色剂，这些都会使尿液呈红色。这些情况下出现尿液变红，则不用太过担心，在停止食用相关食品后，尿液颜色则会恢复正常。

三、“五颜六色”的尿液各有原因

喝水少了，排尿次数少了，尿液被浓缩，颜色就会变得深一些。另外，一些药物作用也会使尿液颜色加重，例如口服利福平后尿液会呈现橘红色等。值得一提的是，人们常服用的复合维生素制剂，因其含有维生素 B_2，服用后也会使尿液颜色变得鲜黄。而如果尿液颜色变得更深，呈现为酱油样的棕褐色时，常是因为尿液中含有胆红素。重度烧伤、溶血性贫血、输错血型或者急性肾炎、挤压伤等原因，会造成患者体内红细胞遭到大量破坏，并引起急性血管内溶血，产生胆红素并进入尿液，排出的尿液呈现出酱油颜色。尿液颜色甚至可以表现为黑色，通常可见于由先天性尿黑酸氧化酶缺乏所致的黑酸尿症、恶性疟疾等。奎宁等药物也会使尿液呈现黑色。黑色素瘤产生的色素也可以使尿液呈黑色。此外,尿液也可能会表现为奶样乳白色,叫做乳糜尿。通常是因为患者患有丝虫病,以及严重的泌尿系统化脓性感染引起的脓性尿。尿里如果有铜绿假单胞菌滋生时,尿液则会呈现为绿色。使用某些药物也会出现蓝色尿液,例如亚甲蓝、阿米替林、氨苯蝶啶、异丙酚等。

四、警惕“小便黄如浓茶,大便白如陶土”

在临床上,会见到这样的患者,他们的尿液颜色会变深如浓茶色,而粪便则变白如白陶土色,这是什么原因呢?这往往是胆道阻塞性疾病所致,如胆管癌、胰头癌、胆管结石等。这些疾病引起胆道阻塞,胆汁无法排入肠道,导致毛细胆管的压力明显增高。毛细胆管破裂后,结合胆红素(直接胆红素)反流入血,并经肾脏随尿排出,导致尿液呈浓茶色。另一方面,因排入肠道的结合胆红素少,胆素原生成减少,排出体外的粪便中粪胆素减少。粪胆素减少了,粪便颜色自然就变浅了,呈白陶土色。有些人患有严重的慢性肝病,肝脏的胆红素合成代谢功能受到影响,有时也会导致粪便呈白陶土色。

所以,当发现尿液黄如浓茶、粪便白如陶土的情况时,往往是重大疾病的迹象,应高度重视,及时就医。

关于尿液颜色改变与健康的关系,列表如下(表 6-1)。

表 6-1 尿液颜色改变与健康的关系

尿色改变	疾病类型
全程血尿	肾癌、膀胱癌、急性膀胱炎
终末血尿	肾结核、急性膀胱炎
镜下血尿	尿路感染、泌尿系结石、结核、肿瘤、息肉、全身性疾病、外伤、血液病
脓尿	肾结核、尿路感染、淋菌性尿道炎
滴白	慢性细菌性前列腺炎
乳糜尿	丝虫病
气尿	泌尿道-胃肠道瘘、产气细菌感染
尿色深黄或酱油色尿	胰头癌、胆管癌、胆管结石

注:红色尿不一定是血尿,可见于:①血型不相容性输血反应血红蛋白尿;②服用大黄、利福平、氨基比林等药物;③食用某些红色蔬菜、水果等。

第三节　尿量的“少”与“多”

正常成人24小时尿量约为1 500mL。24小时尿量少于400mL或者每小时尿量少于17mL,称为少尿;24小时尿量少于100mL,12小时完全无尿,称为无尿;24小时尿量超过2 500mL,称为多尿。

一、尿“少”

尿“少”的生活因素中,一是喝水少,二是出汗多。尿“少”不利于代谢废物的溶解和排出。因此,在日常生活中,应适量补充水分。这些水分包括饮食中的水、茶水、奶、咖啡等。天热出汗或运动后,都应及时补水。

因病导致少尿和无尿这一症状的原因有很多,在医学上可以把这些原因概括为肾前性、肾性和肾后性。

肾前性原因主要是进入肾脏的血流量不足。多种原因可导致供应肾脏的血液不足,包括外伤、出血、烧伤、大手术等各种疾病。各种原因所致的心功能不全,严重的心律失常,心肺复苏后体循环功能不稳定导致的心脏排血功能下降,导致血液不能被充分地“泵”入肾脏,肾血流量减少;还有各种肾血管病导致肾动脉这一血液入肾的通道狭窄,导致肾缺血,包括肾血管狭窄或炎症、肾病综合征、狼疮性肾炎、长期卧床不起所致的肾动脉栓塞或血栓形成、肾动脉持续痉挛等。

肾脏本身损伤可导致肾功能下降。具体病因主要有,各种急慢性肾炎以及药物或者各种毒物造成的肾脏损伤,这些疾病影响了尿液的产生。

肾脏产生的尿液无法顺利排出,既可引起肾盂积水,又可导致肾脏损伤。主要是各种原因导致的排尿通道的阻塞,如结石、血凝块等阻塞输尿管、膀胱出口或后尿道。肿瘤、前列腺肥大等原因也可从外部挤压尿道,使尿道阻塞,尿液难以排出,“憋”坏肾脏。

二、尿“多”

尿液过少表明身体出现了问题,尿液过多同样也是不正常的。

有些多尿被称为暂时性多尿,在消除产生的原因后可以恢复正常。短时间内,摄入过多的水分、饮料、酒类和含有水分过多的食品后,会短时间内产生大量的尿液;使用利尿药物后，可出现短时间多尿。而持续性多尿则代表着身体可能出现了问题。

肾脏本身疾病常会出现多尿，包括肾远曲小管和集合管存在先天或获得性缺陷，如慢性肾炎、慢性肾盂肾炎、肾小球硬化、肾小管酸中毒、药物、化学物品或重金属对肾小管的损伤、急性肾衰竭多尿期等。

人体水电解质处于平衡状态，这个平衡受到人体内分泌代谢的调控。当内分泌代谢出现障碍时，尿量可大大增加。患有垂体性尿崩症的患者，因下丘脑、垂体等控制人体水平衡的中枢出现了病变，会使一种叫做抗利尿激素的物质分泌减少，这会导致肾远曲小管重吸收水分的功能下降，使得尿量每天可达到 5 000mL 以上。除此之外，人体的尿量还受到多种人体激素的调节。原发性甲状旁腺功能亢进患者，血液中过多的钙和尿中高浓度磷，需要大量水分将其溶解后排出而形成多尿。原发性醛固酮增多症患者，引起血中钠离子浓度升高，刺激渗透压感受器，摄入水分增多，排尿增多。一些糖尿病的患者因为血液中血糖含量过高，引起一种溶质性利尿，尿量增多。此即糖尿病患者典型症状“三多一少”中的“尿多”现象。

第四节　膀胱刺激征——尿频、尿急、尿痛

一、何谓膀胱刺激征

在电视上治疗尿频、尿急、尿痛的药物广告里，患者的痛苦表现与生活中的表现差不多。通常情况下，一些患者会同时发生尿频、尿痛和尿急，医学上称之为膀胱刺激征。

尿频是指每日的排尿次数大于 8 次，而正常成人白天排尿 4~6 次。尿痛指患者排尿时会感觉膀胱有烧灼的疼痛感，尿道口会伴随刺痛。一些疾病可以出现耻骨上区、会阴部或尿道内疼痛。而尿急是指患者一有尿意即迫不及待需要排尿，难以控制。

二、引起膀胱刺激征的原因

引起膀胱刺激征的原因很多，大多数是由于泌尿系统本身的疾病引起。膀胱刺激征的常见原因包括：尿路感染、尿道综合征、输尿管结石、膀胱肿瘤、间质性膀胱炎、

出血性膀胱炎等。此外,泌尿系统结核也可能导致膀胱刺激征的发生。性传播疾病例如淋病等也可出现膀胱刺激征。

尿频、尿急、尿痛三者并不总是同时发生,有时还会伴有其他症状,这时我们需要仔细鉴别。尿频伴有尿急和尿痛见于膀胱炎和尿道炎。尿路感染是发生膀胱刺激征中最常见的原因。膀胱刺激征存在且伴有双侧腰痛见于肾盂肾炎;伴有会阴部、腹股沟和睾丸胀痛见于急性前列腺炎。尿频、尿急伴有血尿、午后低热、乏力盗汗见于膀胱结核。尿频伴有多饮多尿和口渴但不伴尿急和尿痛,见于精神性多饮、糖尿病和尿崩症等。尿频、尿急伴无痛性血尿见于膀胱癌。总之,膀胱刺激征需要高度重视并及时就诊。

在正常生活中,也会出现尿频现象。这些原因包括喝水太多,天气寒冷、妊娠晚期等这种生理性尿频,对此不必过于紧张。相关因素去除后,尿频现象即消失。

关于排尿习惯改变与疾病的关系,如表 6-2 所示。

表 6-2　排尿习惯改变与疾病

排尿习惯改变	疾病类型
膀胱刺激征（尿频、尿急、尿痛）	生理性尿频、炎症性尿频（膀胱炎、尿道炎、前列腺炎、尿道旁腺炎）、结石、肾结核、异物、膀胱癌、前列腺癌
排尿困难	膀胱肿瘤、结石、血块、异物、前列腺肥大、前列腺癌

第五节　与“撒”相关的常见病

一、中老年男性排尿不畅提示前列腺增生

“岁数大了,人就不中用了,白天尿尿困难,晚上又总起夜。”这是很多老年患者在泌尿外科诊室经常对医生说起的一个“主诉”。“排尿踌躇、排尿困难、间断排尿、夜尿增多、排尿不尽、尿后滴沥……”,这的确是很多前列腺增生人群的“难言之隐”。前列腺增生为什么“偏爱”中老年人？前列腺和排尿是什么样的关系？下面我们一起探讨前列腺增生的相关问题。

前列腺在人体解剖学的系统分类上属于男性生殖系统,是男性特有的一个腺体。前列腺分泌的液体有助于保持精子健康。男性在性交时射出的精液中,液体成分主

要由前列腺产生。前列腺位于膀胱和阴茎之间，呈前后稍扁的栗子形。其上端宽大邻接膀胱，下端尖细，后面平坦，中间有一纵行浅沟与直肠毗邻。此外，尿道和射精管在前列腺中穿过。

前列腺的大小并不是一成不变的，而是随着年龄的变化而变化。儿童时期的前列腺较小，青春期前列腺迅速生长发育成熟，中年以后腺部逐渐退化。随着腺部结缔组织增生，常会出现老年性前列腺增生肥大的情况。

至于为什么会出现前列腺增生，国内外学者进行了多年探讨，但是目前还没一个清晰且准确的结论。不过比较得到大家认可的学说认为，老龄和雄激素的持续刺激是前列腺增生发病的两个重要因素，两者缺一不可。同时，不良生活习惯如饮酒等也可以使前列腺充血、增生。男性从 40 岁开始，前列腺可有不同程度的增生；60 岁时，前列腺增生的发病率大于 50%；当 80 岁时，这一数字会高达 83%。排尿困难等症状比增生来的稍晚一些，但是也表现出随着年龄的增长，症状逐渐加重的趋势。另一个和前列腺增生相关的因素是雄激素。在《中国泌尿外科疾病诊断治疗指南》中有关良性前列腺增生的部分，国内学者曾对 26 名清朝太监进行调查，发现其中 21 人的前列腺已经完全不能摸到或者明显萎缩。这和太监的雄激素水平低，有着密不可分的关系。前列腺是性激素发挥生理反应的受体器官。性激素通过前列腺细胞雄/雌激素受体作用于前列腺细胞，影响其生长、增殖等。随着年龄增大，老年人体内性激素平衡失调以及雌、雄激素的协同效应，可能会造成前列腺增生。

前列腺增生引起的一系列症状是非常生活化的，比如“尿线细、射程短、用时长、尿不尽，夜尿增多，排尿踌躇……”。前列腺环绕在尿道周围，当发生增生时，前列腺向内挤压尿道，在前列腺中经过的尿道将会变得狭窄，于是出现排尿不畅的症状。发病早期最常见的表现是尿频，也就是排尿次数增多。主要是因为膀胱不能完全排空，所以会很快再次充盈，患者不得不增加排尿次数。此外，排尿时的流量和尿流的力量都明显减小，继而出现排尿踌躇、尿线细而无力、排尿间断，甚至在排尿末出现尿流滴沥。上了年纪的人时常有：尿滴裤子、鞋子的现象，即俗话说的“尿尿滴湿鞋”。

随着增生情况的加重，当尿流被完全堵塞时，会出现根本无法排尿的情况，这时会因膀胱高度充盈而极度疼痛。此时需要立即去看医生，建议就诊科室为泌尿外科或急诊外科。医生会采用导尿的方式缓解症状。也就是将导尿管穿过阴茎中的尿道进入膀胱，让尿液排出。然后根据前列腺增生情况采取进一步的诊断和治疗措施。

有时在一些非常规的情况下，会采用一些非常规措施。2019 年，在广州飞往纽约的一个国际航班上，有一位老人无法排尿，腹部疼痛难忍，大汗淋漓，坐卧不安。同行的两名医生判断老人为前列腺增生引起的尿潴留，并初步判断此时老人膀胱大致有1 000mL尿液，病情十分危急。由于飞机上缺少相关医疗设施，医生利用便携式氧气瓶面罩上的导管、注射器针头、瓶装牛奶吸管、胶布等自制穿刺吸尿装置，为老人排除潴留的尿液。万米高空“医生用嘴为患者吸尿”，体现了医务工作者救死扶伤、大爱无疆的职业精神和爱民情怀。这一幕赢得国内外公众的称赞。

除了根据生活中的一些现象自我判断外，医生是如何进行检查和确诊呢？医生问诊之后，如果高度怀疑是前列腺增生，一般会做一些体格检查来辅助诊断，比如直肠指检。医生将戴手套的手指插入直肠，用手指感觉前列腺的情况，如患有良性前列腺增生，医生会感觉到前列腺变大而且光滑，并且无触痛，与直肠毗邻的前列腺沟也会消失。医生还会采用超声检查，这种检查可清晰观察前列腺的大小、形态及结构等。

如果触摸到质地坚硬的结节，可能提示前列腺癌。医生会考虑进一步检查以鉴别前列腺增生和前列腺癌，可能需要通过检查彩超、磁共振、化验血液中的一种肿瘤标志物——PSA，也就是前列腺特异性抗原，以及对前列腺穿刺活检进行鉴别。

前列腺疾病不是一朝一夕产生的，良好的生活习惯是前列腺疾病最好的预防措施。由于年龄因素是不可抗力因素，我们能做的就是以良好的生活习惯减少对前列腺的刺激，减缓前列腺增生。在前列腺增生的任何阶段，可因气候变化、劳累、饮酒、便秘、久坐等因素，使前列腺突然充血，进而出现相关症状，比如排尿困难等。不久坐、不憋尿、注意保暖、少辛辣刺激的饮食、戒烟戒酒等良好生活习惯均对前列腺健康有益。2011年曾有研究者对2009年5月到2010年6月深圳市福田区第二人民医院783名男性出租车司机体检结果进行分析，结果发现前列腺增生位列出租车司机体检疾病前10，比痔的检出率还高出将近3个百分点。这一结果是出租车司机“久坐”“憋尿”等工作性质的特殊性决定的，也提示从事有类似工作的朋友要格外注意。

泌尿外科专家认为，前列腺增生的治疗重点在于提高生活质量。如果前列腺增生引起的排尿次数增加影响了生活质量，可以在睡前和出席重要场合前，限制饮水以减少频繁起夜对睡眠的影响和尿频对必要社交活动的影响。但是每天饮水量也不应低于1 500mL。另一个不容忽视的症状是排尿困难。对这种症状，有一种治疗思路是用药物治疗，也就是应用一些药物来降低前列腺平滑肌的张力，从而使尿道阻力下降，使尿液更容易排出。常用的药物有：特拉唑嗪、坦索罗辛、非那雄胺、度他雄胺等，要按专业医生的医嘱进行药物治疗，千万不可自行用药。

如果药物效果不理想，可能需要用手术的方法进行治疗。目前经常使用的手术是经尿道前列腺切除术。在此手术过程中，医生会从阴茎尿道口置入内镜，沿尿道一直到达前列腺部位。然后在内镜下使用器械或者激光切除部分前列腺。

如果出现了前列腺增生的症状，要做好日常病情的监测，可以写排尿日记，记录排尿次数、时间、每次尿量、饮水量、伴随排尿症状等，这样可以为医生制订治疗方案提供依据。

前列腺增生是老年男性的常见疾病之一，一定要增加对该病的重视程度。通过储备前列腺增生的相关知识、识别早期症状、定期体检，进而获得早期诊疗，取得更好疗效。

二、剧烈腰痛、血尿提示肾结石和输尿管结石

"肾结石"对正常人来说是简简单单的三个字，但是对时不时就剧烈疼痛发作的李先生来说，肾结石就像身体内有了一个"紧箍咒"，每次发作起来李先生都会疼得满地打滚。这一点毫不夸张，有研究者称，肾结石发作起来的疼痛程度和女性分娩时的疼痛不相上下。那么肾结石是如何来的？生活中如何才能预防肾结石呢？

所谓肾结石，就是肾脏里形成的较硬的"小石头"。有时候结石小如沙粒以至于无法看到，也可能大小超过 2.5cm。有时结石停留在肾脏内；有时结石离开肾脏并沿尿路下行，成为输尿管结石或者膀胱结石。原发于膀胱的结石多见于男孩。

说到肾结石的病因，最常见的是代谢异常。甲状旁腺功能亢进症引起高钙血症、高钙尿症，高尿酸血症患者的尿酸升高，过量维生素 C 摄入引起的高草酸尿症，以及尿液酸碱度的变化都是肾结石形成的原因。此外，尿路梗阻、尿路感染以及尿量减少也会引发肾结石。治疗 HIV 感染的药物（如茚地那韦）也会引起结石形成。

疼痛可以说是肾结石患者最难忘的症状，一旦疼起来常常难以忍受。疼痛程度取决于肾结石的大小和位置。结石比较大时，在肾内移动幅度比较小，痛感不明显，甚至没有痛感。小结石在肾内移动幅度比较大，常常引发的是肾绞痛。绞痛在词典中的定义是剧烈疼痛，像有东西在拧，足见肾结石发作时的疼痛程度。这种疼痛可持续数分钟至数小时，发作时患者精神恐惧、面色苍白、辗转不安（俗称"疼得打滚"），痛极时伴恶心、呕吐。

部分患者还会出现血尿的情况，一般多在疼痛后出现。在绞痛发作期间，血尿的出现可以为肾绞痛与其他急腹症（以腹痛为主要临床表现的一类急性疾病）相鉴别提供重要佐证。少数患者可发觉自行排出细小结石，俗称尿砂，是诊断尿石症的有力证据。肾绞痛是泌尿外科的常见急症，需要紧急处理。目前缓解肾绞痛的药物比较多，常见的有非甾体抗炎药和阿片类药物（如吗啡）。

结石离开肾脏后，若结石过小，可能随尿液排出。这种情况基本不会有特殊临床表现。如果结石稍大，甚至可以看到结石随尿液排出。当然，结石在尿路中穿行时，也有可能会导致疼痛和出血。不难想象，这是结石对尿路的“划伤”。如果结石被卡在尿路的某个部位，可能阻止尿液流动，尿路长时间堵塞，肾脏就会积水。肾积水后由于压力增大，会对肾脏造成损伤。

肾结石的治疗主要是排石。一般说来，除了多饮水外，常用方法分为药物排石和手术取石。药物可以减轻输尿管水肿，或者使输尿管下段平滑肌松弛，以利于结石排出。还可根据结石成份进行溶石治疗，尿酸结石用枸橼酸氢钾钠和碳酸氢钠等治疗，胱氨酸结石用 α-巯丙酰甘氨酸等治疗（以上所提及药物均需在专业医生指导下使用，不可自行用药）。手术取石的目的是直接取出结石，解除相关症状。方法包括体外冲击波碎石、经输尿管镜取石、经皮肾镜取石以及开放手术取石等。

在肾结石治疗后的 5 年内，大约三分之一的患者会复发。所以，合适的预防措施显得格外重要。预防肾结石，首先从良好的生活习惯开始，多喝水就是一个很好的习惯。除心脏和肾功能异常的患者外，饮水至每日排尿量至少 2L，可预防大部分结石。此外还要注意饮食，要维持饮食营养均衡，避免过度摄入某一种营养成分。根据结石成分，针对性避免高蛋白、高脂饮食、高嘌呤饮食，或者富含草酸食物。例如，结石成分以草酸盐结石为主要成分的患者，应少喝浓茶，少吃菠菜和番茄；高尿酸血症引发结石者应该少吃动物内脏，不喝啤酒，少吃高嘌呤食物。最后要适量运动，控制体重，防止肥胖。继发于甲状旁腺功能亢进者，应切除甲状旁腺瘤。

正如上文提到，离开肾脏的肾结石会沿着尿路下行，如果卡在输尿管，则为输尿管结石。输尿管结石最易停留或嵌顿的部位是输尿管的第三腰椎水平及其附近。

腰腹部绞痛伴血尿是输尿管结石的特征性表现。在绞痛发作静止期，患者可无任何症状，或仅有肾积水及肾周尿外渗引起的腰部胀痛。输尿管结石对肾功能的影响较大，而且经常引发肾绞痛，所以应该积极去急诊或者泌尿外科处理。

输尿管结石的预防和肾结石的预防基本一致，可参考肾结石部分内容。

三、尿流突然中断可能是膀胱结石

75 岁的李大爷因为膀胱结石备受折磨。要问患膀胱结石是什么体验，他感触最深：尿尿困难，而且还伴有疼痛；有时候千辛万苦酝酿出来的尿意，终于排出来了，但是又突然中断；改变一下体位，又能尿出来，好像碰到了某个“开关”。正如李大爷一样，膀胱结石患者会出现尿流突然中断，改变一下姿势又能顺利排尿的现象，这是由于结石在膀胱颈形成"球阀"样作用所致，即结石像"门栓"恰好堵住尿液的流出通道。可是，膀胱里的结石从哪里来的呢?

膀胱结石是指存在于膀胱内的结石，这些"石头"有可能是"生在膀胱"并"长在膀胱"的"土著"，这类被称作原发性结石；也可能是来自肾脏和输尿管的"非本地结石"，它们随尿液流至膀胱，并继续生长，这一类被称作继发性结石。两类相比较，继发性结石居多。原发性结石大多为儿童发病。部分经济落后的国家或地区，因为营养不良、脱水和低蛋白饮食，会出现儿童原发性膀胱结石。原发性膀胱结石在我国已非常少见，但在部分经济欠发达地区仍有一小部分儿童膀胱结石。

膀胱结石的主要症状是排尿疼痛、排尿困难和血尿。疼痛可以是在小肚子附近，或者会阴部。当结石梗阻尿道入口或者进入尿道时，患者可出现间断排尿、尿频(尤其夜尿频繁)的情况。有时会突然无法排尿，换个姿势后能继续排尿。有时会出现终末肉眼血尿，就是排尿快结束时尿液为红色。儿童患膀胱结石时，常因结石堵塞膀胱排尿的出口，导致剧烈疼痛，患儿会大声哭喊、大汗淋漓，并经常用手拉扯阴茎或者搔抓会阴部、变换各种体位试图缓解疼痛。

若膀胱结石较小且没有任何症状，可选择继续观察，日常生活中多喝水促进排石。若膀胱结石较大或发生排尿突然中断，伴下腹部或生殖器剧烈疼痛，应及时前往综合医院的泌尿外科就医。

膀胱结石在治疗上，并不仅仅是取出结石，更重要的是进行病因治疗，比如治疗肾和输尿管结石以及引起尿路梗阻的相关疾病等。取石常用的手术主要包括：经尿道取石术、体外冲击波碎石术、开放式手术等。具体术式的选择主要取决于患者的年龄、体质，结石的大小、硬度等。

对于膀胱结石的预防，与肾结石的预防方法基本一致。主要还是在生活方式上的预防，包括饮水和进食。多饮水是防治尿路结石简单而有效的方法，一是可以缩短"潜在的结石颗粒"在尿路中的平均滞留时间；二是可以促进较小结石自行排出；三是可以降低成石物质在尿液中的浓度，以阻止结石继续生长。目前公认，多饮水也有助于预防结石复发。如能持之以恒，可使结石复发率大约降低60%。每天摄水量的标准是将每日尿量保持在2 000mL以上，至尿液清亮无色或微黄为宜。

在进食方面也要多加注意，要结合患者自身结石性质，有针对性地避免一些食物。例如，菠菜、甜菜、茶、巧克力、草莓、麦麸和各种坚果(松子、核桃、板栗等)等食物多富含草酸。草酸是成石物质，对于含钙结石人群要限制这类食物的摄入。

四、无痛性全程肉眼血尿提示膀胱癌

55岁的秦师傅上厕所的次数较以前明显增多，一天需要去排尿十几次，他一直以为自己得了前列腺增生。最近秦师傅因为发现尿液变红才到医院检查，经B超发现膀胱三角区“实性高回声肿块”，最后确诊为膀胱癌。秦师傅之所以出现排尿次数增多，是因为肿瘤刺激了膀胱壁，让膀胱有一种收缩的反应，于是产生了尿意。膀胱肿瘤的生长速度过快时，血液会供应不上，于是肿瘤组织部分坏死。肿瘤组织坏死以后血管破裂出血，进入尿液后就导致秦师傅看到的尿液变红。

膀胱是泌尿系统的一部分，是贮存尿液的囊状器官。在外观上像一个有肌肉包裹的气球。肾脏产生的尿液从输尿管流入膀胱并在此积聚。随着尿液增多，膀胱会逐渐适应性地变大。当膀胱充盈时，神经信号送入大脑，传递排尿需求。当人排尿时，位于膀胱出口（膀胱与尿道连接处）的尿道括约肌开放，允许尿液排出。同时，膀胱自动收缩，产生压力推动尿液流入尿道。尿道是将尿液排出体外的细管道，在长度上男女有别，男性尿道细长，长约18cm（16~22cm）；女性尿道粗而短，长约5cm（3~5cm）。此外，膀胱收缩向外排尿时，膀胱壁上的输尿管开口会保持紧闭，防止尿液回流入输尿管及肾脏。

哪些人容易患膀胱癌呢？科学研究表明，吸烟人群发生膀胱癌的风险比不吸烟人群高出近3倍，且至少有半数的膀胱癌新发病例和吸烟有关系。吸烟是膀胱癌最强的独立危险因素，也是目前最为肯定的致病危险因素。

一份题目名为《美国癌症协会：膀胱癌的主要统计数据》的文章显示，美国癌症协会对2021年美国膀胱癌的估计如下：新增膀胱癌约83 730例，其中男性约64 280例，女性约19 450例。可见男性更容易患膀胱癌。一般来说，男性一生中患膀胱癌的概率约为1/27，女性为1/89。当然，男性的发病率高于女性这一现象，不能完全归因于男性的吸烟习惯，性激素方面的差异也可能是导致这一结果的重要原因。

虽然膀胱癌可能发生在任何年龄段，但是在年龄上体现了一定的差异性。膀胱癌主要发生在中老年人，大约每10个患膀胱癌患者中就有9个年龄在55岁以上，被诊断出患有膀胱癌的平均年龄是73岁。

此外，膀胱癌和人种也有一定的相关性。虽然两者之间的关系还有待于确定，但是目前的数据显示，美国白色人种被诊断为膀胱癌的风险比非洲裔美国人或西班牙裔美国人高。

除了上述的吸烟、年龄等因素，工作或生活中接触到的有害化学物质在尿液中积聚，也会增加膀胱癌的风险，如从事橡胶、皮革、纺织、制鞋、油漆、印刷业的人员。长期接触这些有机化学物质，一定要做好职业防护。所幸的是随着社会科技和人工智能的发展，暴露于这些化学物质的人越来越少。但是这类危险因素依然不容忽视。

尿液里出现红细胞，在医学上叫血尿。肉眼就能看到尿液变红被称为肉眼血尿，有些是显微镜才能检测到的被称为镜下血尿。就膀胱癌而言，最常见的表现就是血尿，大约 85% 的患者有间歇性无痛性全程肉眼血尿的现象。当出现血尿这一膀胱癌的信号时，切不能粗心大意，错过及早诊断和治疗的机会。

生活中要注意尿液颜色的改变，大多数膀胱癌患者会出现难以解释的尿中带血，一般为粉红色或深红色的尿液。这是最直观的表现，也是不容忽视的表现。其他比如排尿次数明显增多、反复有排尿意、排尿时有疼痛或者灼热感以及其他改变，也应该多加注意。除了血尿，膀胱癌进展到晚期会出现骨盆疼痛或腰骶部疼痛，还能触摸到盆腔肿块。

需要注意的是，当出现尿液变红或排尿习惯改变时，并不是说一定患有膀胱癌。正如前面章节所述，一些食物或者药物会使尿液短暂性变红。此时看到尿液颜色变红后，不必过分紧张。

即使出现血尿，也并不意味着一定是得了膀胱癌，因为血尿并不是膀胱癌的专属症状。若要想确诊膀胱癌，需要采用一些辅助检查方法，比如可以通过显微镜观察尿液中是否出现癌细胞。检查用的尿液可以是自然排尿获得，也可以是通过膀胱冲洗获得。这种检查在医学上称之为尿脱落细胞学检查，这一检查因为其简便、无创而成为诊断和随访的主要方法。医生更多采用膀胱镜进行活检确诊，这是目前最可靠的办法。进行此项检查时，医生会将一根细软的可视导管经尿道插入膀胱，摘除一小片组织样本，然后在显微镜下做病理学检查，以明确诊断。在这个过程中患者是清醒的，尿道被适度表面麻醉，因此没有太多的痛苦。

医生还会建议“拍个片儿”，做 CT、磁共振（MR）、X 线检查也是必要的，这有助于了解肿瘤的范围及是否发生转移。

对于膀胱癌的治疗，目前是以手术治疗为主。对于早期的肿瘤，在膀胱镜检查期间即可切除。对于浸润至膀胱肌层的肿瘤，需要切除膀胱的根治性手术。有时候医生还会切除膀胱邻近器官，比如会同时切除男性的前列腺和精囊，女性的卵巢、输卵管、子宫、子宫颈和一小部分阴道。这样的手术后，男性患者有可能出现性功能障碍，女性患者可能出现性生活不适等。

经过膀胱切除术后的患者是无膀胱的。那他们是如何排尿的呢？常用的方法是将尿液改道，经过腹壁上的开口，随后流入体外的尿袋中。很显然，此类体外尿袋会给患者的生活带来很多不方便。除了体外尿袋的方式，还有原位新膀胱术，也就是用患者的肠子造一个新膀胱来储存尿液。

除了手术治疗，膀胱癌也有采取放疗、化疗以及免疫疗法。放疗是用高能射线杀死癌细胞，放疗的方式为外照射。化疗是使用化学药物杀死癌细胞或阻止其生长。免疫疗法能够影响患者自身的免疫系统，从而更有效地识别和杀死癌细胞。

最后还要提及一下靶向药物，这类药物能够针对致癌突变进行治疗。目前膀胱癌中常用的靶向药为厄达替尼（erdafitinib），这是一种成纤维细胞生长因子受体（FGFR）的靶向药。FGFR 能促进癌细胞的增殖，通过抑制它，能起到抗癌效果。

膀胱癌存在复发的可能性，所以治疗后的随访非常重要。随访不仅能帮助医生了解疗效，还能及时发现复发。即便是已经治愈的患者，癌症也有可能复发。因此，患者一定要根据医生的建议，规律进行随访复查。膀胱癌患者的随访检查包括尿常规及影像学检查（彩超、X 线、CT、MR 等）及膀胱镜检查。

目前尚无有效方法预防膀胱癌。有些与膀胱癌相关的风险因素，大多是无法改变的，如性别、年龄、人种等，但吸烟等风险因素是个人可控的。规避膀胱癌的环境危险因素能在一定程度上起到预防作用，比如接触有害化学物质的从业人员要注意职业防护。最后还是建议要尽量做到定期体检，这样可以做到早发现、早治疗。

五、腰疼、无痛血尿要提防肾癌

从 2017 年开始，每年的 6 月 22 日被国际肾癌联盟（IKCC）确定为“世界肾癌认知日”，旨在提高公众对肾癌的认识。说到底，还是因为人们对肾癌的认识太缺乏。曾有这样一位患者——47 岁的王先生，半年前开始经常腰疼，买了一些膏药和止痛药自行治疗。有一天早上起来，王先生发现尿血了，才意识到问题的严重性。立刻到医院检查，确诊为左肾癌。还有一位 54 岁的患者，直到无意中触及左侧上腹部肿块才到医院就诊，最终诊断为左肾巨大肿瘤。这些例子都提示，了解肾癌的防治知识，重视肾癌对人体的危害，才能早发现、早诊断、早治疗，从而提高疗效。

肾癌的早期症状的确不明显，一半以上的患者是在体检时发现，或是因为其他疾病进行检查时意外发现。目前的数据显示肾癌的发病率较以往增高，无明显症状的肾癌日见增多。所以，对于肾癌这样一个“沉默”的杀手，我们一定要多加重视。下面，我们一起了解肾脏，认识肾癌。

肾脏有生成尿液、调控血压、分泌激素的功能，肾脏通过生成尿液来实现人体水和电解质平衡，排泄人体的代谢废物。肾脏能调控血压主要和肾脏分泌的肾素有关系，当血压低于正常水平时，肾脏会分泌肾素进入血流，肾素激活肾素-血管紧张素-醛固酮系统，从而使血压升高。

此外，肾脏还可以产生一种叫促红细胞生成素（EPO）的激素，这种激素可以促进红细胞的生成。促红细胞生成制剂可以用于治疗贫血。除了在临床上的应用，促红细胞生成素也曾在体育赛场“风光无限”——作为兴奋剂提高血液携氧、供氧能力，进而提高运动员成绩。鉴于这种情况，国际奥委会在1990年禁止了促红细胞生成素的使用。然而，当初的检测技术十分有限，并不能真正禁止促红细胞生成素在赛场上滥用。2000年后随着检测技术的提高，美国一位著名田径明星、一位连续7年蝉联环法自行车赛冠军赛车手、德国一位女子铁人三项运动员，均栽倒在违规使用促红细胞生成素上。

肾脏还具有调节钙和磷等矿物质的水平的功能。存在大部分食物中无活性的维生素D需要转化为有活性的维生素D(骨化三醇)才能在人体发挥作用，这也需要肾脏来实现。所以，健康骨骼的生长和维持也有赖于包括肾脏在内的多个器官的正常生理功能。

肾癌是肾细胞癌的简称，是指肾脏细胞不受控制地生长。在男性中略多见(男女比例大约为3∶2)，罹患年龄一般在50~70岁。引起肾癌的原因至今仍没有明确，但是越来越多的证据表明肾癌的发生和吸烟、肥胖、高血压、饮食、有害化学物质职业接触、遗传因素等有关。其中吸烟者发生肾癌的可能性约为非吸烟患者的2倍。

肾癌初期没有什么特殊症状，要到癌肿生长到一定大小后才会出现。肾癌最常见的症状是尿液中有血，一种情况可能会因为血量太少，只能通过显微镜检测到；另一种情况，尿液可能直接呈现肉眼可见的红色。正如本文开头提及的王先生，直到出现尿液变红才引起重视。当出现单侧腰痛的时候也应该给予足够的重视，尤其是在没有受伤的情况下出现的单侧腰痛。有些晚期患者还会出现腹部肿块，这些都是不容忽视的表现。血尿、腰痛、腹部肿块在医学上被称为“肾癌三联征”，不过三个症状俱全者不足10%，而且这类患者诊断时往往已为晚期。

需要说明的是，出现上述症状并不代表得了肾癌，需要及时到正规医院进行诊察。除了做血、尿检查外，医生还会采用彩超、CT扫描或磁共振（MR）等来辅助确诊。

由于“肾癌普遍发现较晚”这一令人不安的现状，全世界的医学家一直没有停止寻找一种相对简单的方法来实现肾癌早诊断早治疗。随着人们对这个疾病的认识以及医学的进步，“早发现早治疗”的愿景一定能够实现！

目前绝大多数肾癌是采用手术治疗，手术方式包括开腹手术、腹腔镜手术或者手术机器人手术。根据病情切除整个患病的肾脏或部分肾脏。除了手术治疗，也可采取其他治疗，比如靶向疗法。还有一种方法叫做肿瘤免疫治疗，由于其对肿瘤的有效性和创新性，在2013年被《科学》杂志评为年度最重要的科学突破。目前已经在包括肾癌在内的多个实体瘤的治疗中展现较好的抗肿瘤活性。

肾癌，重在预防。日常生活中，要戒烟、保持合适的体重，控制血压，避免接触有害物质。定期体检，如发现异常，要及时到泌尿外科诊治。这些均可以为早发现、早治疗及良好的预后争取一定的机会。另外，治疗后的随访也极为重要，有助于医生了解疗效，还能及时发现复发。

第七章 『睡』与健康

第一节 人类对睡眠过程的探索

一、古代对睡眠的认识

有史以来，睡眠与做梦一直都是大家津津乐道的话题。在古代，由于科学技术水平的限制，人们对睡眠及其相关生理活动缺乏认识，梦境往往被人们当作预测吉凶的提示，出现了诸如“周公解梦”等类似书籍。

二、现代对睡眠的探索

时间推进到20世纪初，得益于脑电技术的发展，1929年人类第一次记录到脑电波的存在，睡眠这一生理现象才被逐步揭开了它的神秘面纱。而到了20世纪中期，快速眼动睡眠和非快速眼动睡眠被发现，科学家由此提出了睡眠分期的概念。此时，人们对睡眠的研究进入了蓬勃发展的时期。而到了20世纪中后期，人们将睡眠过程中大脑、心脏、眼球、肌肉、阴茎等众多器官生理变化综合分析，并将结果命名为多导睡眠图。时至今日，多导睡眠图已经应用到睡眠研究的方方面面，成为人类进入神秘的睡眠领域的一大助力。

第二节 脑电图下的睡眠

睡眠是由大脑控制的，脑电图则是记录大脑活动的有效方法。脑电图下的睡眠又是怎么样的呢？

一、睡眠的不同分期

日常生活中，大家常常会有类似的困惑，“昨天晚上房子外面老是有动物在叫，我刚睡着就被吵醒了”“为什么有些人睡眠比较深，打雷都不会醒？”

以上问题就涉及了睡眠分期的概念。首先要知道的是，睡眠与觉醒主要是由大脑控制。1929 年,人们第一次记录到脑电波,并发现睡眠与清醒时,脑电波存在显著性差异。睡眠时脑电波并非单一不变,而是呈显著周期性变化。根据脑电图的不同特征,睡眠也被分为不同时期。

睡眠分为两种类型,非快速眼动睡眠(NREM)(又称正相睡眠或慢波睡眠)和快速眼动睡眠(REM)(又称异相睡眠或快波睡眠)。而根据睡眠深度的不同,非快速眼动睡眠又细分为 4 个时期,不同时期有着不同的特点(见表 7-1)。

表 7-1 非快速眼动睡眠分期

非快速眼动睡眠	特点
1 期	人对周围环境的注意力已经丧失,处于意识不清状态
2 期	全身肌张力降低,几乎无眼球运动
3 期	肌张力进一步受抑制,睡眠程度加深,不容易被唤醒
4 期	肌张力低下,受检者处于深度睡眠,难被唤醒

REM 睡眠即异相睡眠,其脑电活动与清醒的时候极为相似。它与觉醒时的区别点在于:此时期,人体的肌肉是完全舒张状态的,肌电活动显著下降甚至消失,而觉醒时肌肉是活动的。

二、浅睡眠与深睡眠

而关于浅睡眠与深睡眠,其实,每个人夜间睡眠时都会有浅睡眠和深睡眠的阶段。非快速眼动睡眠的 1 期、2 期被称为浅睡眠期,这个时候人已经睡着了,但容易被吵醒。3 期、4 期是深睡眠期,顾名思义,在此时期,人不容易被吵醒。这就很好地解释了第一个问题,刚睡着就被吵醒了,其实是因为刚睡着时,睡眠还属于浅睡眠阶段,所以容易被吵醒。

健康成年人每天平均睡眠 8 小时,深睡眠的时间不超过全夜睡眠时间的 15%~20%。其中绝大部分的深睡眠出现在上半夜,下半夜主要以浅睡眠为主。

回到第二个问题,为什么"有些人睡眠比较浅,一下就叫醒了;有的人则睡得很深,怎么都叫不醒?"睡眠被唤醒的难易程度可能与脑内睡眠纺锤波相关。这是大脑产生的一种对抗外界干扰的信号。有研究表明,不同人对于外界噪声的敏感性是不一样的。睡眠纺锤波频率更高的人更难被唤醒,他们在面对噪声干扰时有更强的睡眠保持能力。

三、睡眠的循环往复

通过上述内容，相信大家已经了解到，睡眠可以分为不同时期。那么在一整夜的睡眠过程中，这些时期是怎么分布的呢?

其实正常人整夜睡眠中 NREM 睡眠和 REM 睡眠是交替发生的。睡眠时，人首先由清醒状态进入 NREM 睡眠第 1 期。第 1 期时间较短，为 3~7 分钟，随后睡眠程度加深，进入 2 期。第 2 期时间稍长，为 10~25 分钟不等。接着睡眠程度进一步加深，进入 3~4 期深睡眠期，此期从几分钟到 1 小时不等。深睡眠期结束后睡眠又回到 2 期或 1 期。然后进入第一次 REM 睡眠，为 5~10 分钟，第一个睡眠周期结束。然后又顺序地进入下一个睡眠周期。正常成年人一个睡眠周期大约 90 分钟，婴儿约 60 分钟。正常成年人整夜有 4~6 个上述睡眠周期。

四、做梦的生理学

每个人都会有做梦的经历，有些梦中情景我们常常记得非常清楚，感觉身临其境，而有些梦我们却描述不清楚。这到底是怎么回事呢? 做梦通常是在睡觉的哪些时段出现呢?

许多研究结果证明，做梦大多在 REM 睡眠期即异相睡眠期。在此期被唤醒的睡眠者，有 70%~80% 人反映有做梦。而在 NREM 睡眠期被唤醒后，只有 10%~15% 人反映有做梦。在 NREM 睡眠各期被唤醒后，即使有做梦，反映的梦境也很平淡，生动性差。而噩梦或惊醒者多发生于 NREM 睡眠第 4 期，此时睡梦者醒后只能陈述恐惧感，不能叙述梦境的全部情节。

第三节　睡眠是人类生长发育及身心健康的重要保障

一、睡眠对健康至关重要

睡眠是人类不同年龄阶段重要的生理现象，从胎儿成熟期到老年期都存在睡眠与觉醒的相互交替过程。人的一生大约有 1/3 的时间是在睡眠中度过的，睡眠是人类最基本的生理需求，是人体缓解疲劳、恢复体力和巩固记忆的重要环节，是人体健康必不可少的组成部分，是人们正常工作、学习和生活的生理保障。

良好的睡眠有助于促进体力和精力的恢复，保护大脑，提高记忆力，增强机体抵抗力，调节情绪，促进儿童身体成长及大脑功能的发育，加快皮肤再生，预防皮肤衰老等。

睡眠对人类身心健康有着至关重要的影响，但普通民众对睡眠的认识大都处于比较初级的阶段。正确认识睡眠，科学理解睡眠相关知识，有助于提高大家的睡眠质量，维护身心健康。

二、睡眠与褪黑素

大家常常会有这样的生活经验，"小孩子晚上睡觉睡得多，白天还容易打瞌睡，而老年人晚上就只睡五六个小时，白天还精神矍铄"。为什么会有这种现象呢？

其实，这是正常的生理现象，因为褪黑素在调节睡眠时间中发挥了至关重要的作用。褪黑素是一种由脑松果体分泌的激素，在人体生长发育过程中，褪黑素的分泌是呈波动性的。

新生儿基本不分泌褪黑素，此时尚未形成规律的昼夜节律，每天要保证 16 个小时以上的睡眠时间。睡眠时间也不稳定，需悉心照顾。

褪黑素分泌随着生长发育的过程逐渐增加，到青春期达到顶峰，之后随着年龄增长和生长发育的停止，褪黑素分泌量逐步降低。青春期需要保证足够的睡眠时间 8 小时左右，以保证生长发育的需要。

60 岁以上老人，褪黑素分泌降至最低，每天只需睡眠 5~6 小时。并且老年人由于膀胱功能下降，睡眠时间也会下降，且睡眠周期中，深睡眠所占比例也会下降。

三、睡眠与生长发育

人们小时候常常会听到家长说类似"睡不好，长不高"的话语，这种说法是否正确呢？

睡眠时人体内分泌系统存在显著的变化。许多与生长发育息息相关的激素主要在睡眠时分泌，例如生长激素、甲状腺素与催乳素。了解相关生理规律，制订合理作息时间对青少年生长发育、成年人保持精力、老年人改善生活质量都具有重要意义。

生长激素是由腺垂体分泌的一种多肽类激素，能促进蛋白质合成，影响脂肪和矿物质代谢，与生长发育相关。正常成人 24 小时中腺垂体生长激素分泌高峰是在进入睡眠时出现的，睡眠起始阶段对人生长激素的分泌往往是一个主要的生理刺激。睡眠时约 70% 的生长激素波动发生在深睡眠期，并且在生长激素波动时的生长激素分泌量与慢波睡眠持续时间呈正相关。打断睡眠觉醒后，生长激素的分泌量立刻受到抑制。

促甲状腺激素也是由腺垂体分泌的一种激素，它的作用是刺激甲状腺细胞，促进甲状腺激素的合成和分泌，并通过促进甲状腺素的合成与分泌，调节新陈代谢，促进生长与发育，提高中枢神经系统兴奋性。在睡眠开始时，体内促甲状腺激素含量达到最高峰。随着睡眠的进行，含量逐步降低，在清晨清醒之后又快速回升。

腺垂体分泌的另外一种重要激素是催乳素。催乳素的生物作用很广泛，可促进乳腺发育、调节卵巢功能、促进前列腺及精囊腺的生长、促进男性性成熟、调节免疫功能等。睡眠具有刺激催乳素分泌的作用。正常情况下，催乳素水平在中午时达到最低，下午出现中度增加，在睡眠后很快出现明显上升，最后在睡眠中间阶段达到最高。

从睡眠与生长发育相关激素分泌的关系来看，睡眠与人的生长发育关系密切。

四、睡眠与性功能的生理变化

睡眠期性功能也会发生生理性的变化。睡眠中生殖系统的重要变化是睡眠相关性勃起。

男性阴茎勃起是 REM 睡眠的一个特征现象。人的睡眠相关性勃起间隔 85 分钟发生一次，每次持续约 25 分钟。睡眠时的勃起可能与 REM 睡眠有关，因为这两个现象的持续时间与周期十分相似。睡眠时周期性勃起发生在所有正常健康男性中，从婴儿到老年都存在。

REM 睡眠时，女性也出现类似的阴蒂周期勃起与阴道血流量增加。

以上这些性功能变化都是正常的生理性的变化，而非生理或心理异常。对此应有明确的认识，以免不必要的担心。

第四节　睡眠不足的危害

睡眠不足有害身心健康，是人们长久以来形成的生活经验，同样也被医学所证实。那么睡眠不足到底会带来哪些方面的危害呢?

一、睡眠不足对身体的危害

根据《中国睡眠研究报告2022》,全国目前有3.3亿人存在睡眠障碍,成人失眠率高达38.2%,青少年60%存在睡眠不足。睡眠不足会对身体健康、社交活动及工作生活产生重要影响。

睡眠不足对人体会产生或多或少的影响,从感冒到各种躯体疾病,睡眠不足都在其中发挥了重要作用。

感冒:每天睡眠时间≤5个小时的人是流行性感冒高发人群。睡眠不足容易导致身体的免疫力下降,不能抵御感冒病毒的侵袭,会更容易患上感冒。

肥胖:研究发现睡眠不足是诱发肥胖发生的潜在危险因素之一。长期睡眠不足或睡眠不规律可影响体内激素的变化,从而诱发食欲亢进,增加食物的摄入量从而导致肥胖。

糖尿病:人体睡眠减少时,会导致体内糖的利用障碍。研究表明,每天保持7~8小时睡眠时间者患糖尿病的风险是最低的。睡眠时间不足或超时都是导致糖尿病的风险因素。睡眠时间≤5小时和睡眠时间>8小时是造成糖尿病发生的独立危险因素。当睡眠时间不足6小时,患糖尿病的风险将上升30%。

心脏疾病:长期睡眠不足会影响心脏功能。有研究显示睡眠不足或睡眠障碍可增加心脏应激。睡眠不足的人血液中激素及炎性物质水平增加,心脑血管疾病风险增加。

猝死:常见于严重睡眠不足或伴有心血管原发疾病的人群。因为长期睡眠不足可造成过度劳累而引发心脏问题,导致猝死。

二、睡眠不足对生活和学习的影响

睡眠不足不仅危害身体,还对人正常生活产生巨大影响。睡眠不足会将负面情绪放大,使人情绪低落,或暴躁易怒。睡眠不足,也会使人对外界事物的反应变得迟钝,精细操作影响尤为严重。睡眠不足,也会增加犯错风险。同样,睡眠不足时,容易导致健忘。对于老年人,患认知障碍的风险也会增加。睡眠不足同样会增加车祸风险,驾驶员睡眠不足极易导致疲劳驾驶。全国各地因疲劳驾驶造成严重车祸事故的案件频频发生，疲劳驾驶是造成重大交通事故的主要原因。

睡眠不足也会降低学习能力。短期记忆是决定学习成效的关键因素之一。睡眠不足的人，短期记忆能力会减弱，影响学习效果。同样，睡眠不足时，注意力很难集中，学习效率也会大大降低。

第五节　如何改善睡眠

睡眠与人们生活息息相关，良好的睡眠对生长发育、学习、工作、生活及身心健康都具有重要意义。我们日常生活中如何改善自己的睡眠呢？

一、养成良好生活习惯

睡前泡个热水澡有助于睡眠。睡觉前一个小时泡个热水澡，既能让自己身心得到较好的放松，同时体温升高之后再下降的过程是促进睡眠的重要因素。

睡前不喝酒，不喝咖啡，不喝浓茶。虽然酒精会帮助快速入睡，深睡眠时间会增加，但清醒时间也会增加，睡眠质量下降。咖啡会延长入睡时间，减少深睡眠时间。茶叶中含有咖啡碱，能提神，使人头脑清醒，入睡前饮用则会导致失眠。

二、做好睡眠调节

1. 选择固定的时间入睡

固定睡眠时间，并且只有这个时间段才能到床上睡觉。比如晚上 11 点到早上 7 点，只有在这个时间段能睡觉，其他时间必须远离床。不能在床上玩手机等；醒来后马上起床，不要睡懒觉，不要睡回笼觉；其他时间禁止睡觉或打瞌睡，强制保持清醒。

2. 避免强光刺激

睡觉时尽量关掉所有光源，避免接触手机、电脑、电视等电子产品光源。因为电子产品产生的蓝光会刺激身体，抑制褪黑素的分泌，导致无法正常入睡。

3. 形成午睡习惯

对于需要长时间脑力劳动的人群来说，午睡尤为重要。理想的午睡时间是大约

30分钟。另外，上午7点到12点，晚上6点到8点不建议睡觉，否则会影响夜晚的睡眠。

4. 多参加户外运动，多晒太阳

适当的有氧运动促进身心健康，晒太阳能够促进褪黑素分泌。而且即使睡得少，有了光照和运动量，也不会在白天犯困。

5. 倒时差睡眠

需要倒时差时，可以在出发前通过调整进食时间来进行，到达目的地之后，以当地的生物钟就餐时间就餐。这样就能尽量避免时差产生的睡眠问题。

6. 放松肌肉

四肢及躯干肌肉的放松可以有效诱导大脑的放松，先有意识地让手、脚肌肉紧绷，然后开始放松。通过这种自然的放松，达到使大脑放松的效果，产生睡意。这也是为什么体力劳动者往往能拥有优质睡眠的原因。

第六节　睡眠的家庭评估

日常生活中，大家常常会遇到睡眠相关问题，尤其是失眠困扰。失眠到何种程度需要去医院治疗呢？大家可以参考以下两个测试表，对自身睡眠状况进行评估。

一、失眠严重程度指数量表

失眠严重程度指数量表（表7-2），可以用来评估人体失眠严重程度及失眠治疗效果，主要用于评估最近两周的睡眠情况。包括5个条目，7个问题，每项评分设：无（0）、轻度（1）、中度（2）、重度（3）和非常严重（4）五个等级，总分28分。评定标准：0~7分：无临床意义的失眠；8~14分：亚临床失眠；15~21分：临床失眠（中度）；22~28分：临床失眠（重度）。

表7-2　失眠严重程度指数量表

1）描述您最近失眠问题的严重程度：

	无	轻度	中度	重度	极重度
A 入睡困难	0	1	2	3	4
B 维持睡眠困难	0	1	2	3	4
C 早醒	0	1	2	3	4

续表

2）对您当前睡眠模式的满意程度：

很满意	满意	一般	不满意	很不满意
0	1	2	3	4

3）您认为您的睡眠问题在多大程度上干扰了您的日间功能（如：日间疲劳、处理工作和日常事务的能力、注意力、记忆力、情绪等）：

没有干扰	轻微	有些	较多	很多干扰
0	1	2	3	4

4）与其他人相比，您的失眠问题对您生活质量有多大程度的影响或损害：

没有	一点	有些	较多	很多
0	1	2	3	4

5）您对您当前睡眠问题有多大程度的担忧/沮丧：

没有	一点	有些	较多	很多
0	1	2	3	4

转载自 "Chronic insomnia." Morin, C. M., & Benca, R. (2012). Lancet (London, England), 379 (9821), 1129-1141.

二、Epworth 嗜睡量表

Epworth 嗜睡量表是让患者在不同环境下"打瞌睡"的欲望进行自我评价（表 7-3）。每项评分均为：无（0）、轻度（1）、中度（2）、重度（3）四个等级，总分 24 分。评定标准：>10 分为嗜睡。Epworth 嗜睡量表具有简单性和简短性，但难以反映一些短期的睡眠变化，因而在评估昼夜节律及其障碍对嗜睡的影响方面作用不大。

表 7-3　Epworth 嗜睡量表

情况	打瞌睡的可能			
坐着阅读书刊	0	1	2	3
看电视	0	1	2	3
在公共场所坐着不动（例如在剧场或开会）	0	1	2	3
作为乘客在汽车中坐 1 小时，中间不休息	0	1	2	3
在环境许可时，下午躺下休息	0	1	2	3
坐下与人谈话	0	1	2	3
午餐不喝酒，餐后安静地坐着	0	1	2	3
堵车遇上停车数分钟	0	1	2	3

转载自 "A new method for measuring daytime sleepiness: the Epworth sleepiness scale." Johns M. W. (1991). Sleep, 14 (6), 540-545.

三、睡眠日记

睡眠日记是记录睡眠状况的文档，记录内容包括：日常入睡时间及起床时间，是否喝含有酒精和咖啡因的饮品，是否使用催眠药物，疲劳程度和嗜睡情况等。这些内容可以反映患者未提及的睡眠行为模式和睡眠行为变化，可以引导患者注意一些容易被忽视的影响睡眠的行为，并且能够帮助识别睡眠时间和不良的睡眠卫生习惯，为诊断和治疗失眠提供依据。

第七节　睡眠与疾病

一、辗转反侧的睡眠：失眠症

我们每天都需要有足够的睡眠。正常的睡眠对身体有着非常积极的影响，可以消除疲劳、恢复体力与精力、巩固记忆和提高机体免疫力等。而失眠则是一种痛苦的体验，它会给生活、工作带来困扰。现在生活节奏更快，各行各业越来越"卷"。工作的紧张繁重、生活的柴米油盐、考试与毕业的焦虑、新冠疫情与自然灾害的突如其来，都使失眠的发生率在不断上升。但随着医学科学的发展，人类对失眠的认识也随之加深，逐步发现和完善了预防与治疗失眠的方法。那么失眠是什么？失眠对人体有何影响？如何预防和治疗失眠呢？

1. 什么是失眠

很多人都曾有过失眠的体验，即只要睡眠时长不够或睡眠质量差，就算只发生一个夜晚，第二天就感到疲惫、打瞌睡、注意力不集中等，工作和学习都会受到影响。根据《中国成人失眠诊断与治疗指南》（2017 版）定义：失眠是指尽管有合适的睡眠机会和睡眠环境，依然对睡眠时间和/或质量感到不满足，并且影响日间社会功能的一种主观体验。

由于个体的差异，因此在判断是否失眠时，重点关注的是自我对睡眠的满意度。有些人虽然睡眠时间较少，但是自我对睡眠很满足，白天的工作和生活也都正常，这种情况就不能判断为失眠。有些人可能睡得时间很长，但睡眠质量不佳，白天的生活和工作都受到影响，这种状况就应当判定为失眠。因此，白天的生活和工作是否正常、是否受到影响，是诊断失眠的核心。失眠后影响正常学习和工作是较为痛苦的事情，因此失眠者的主要诉求是能够恢复正常的生活和工作。

失眠的主要症状包括：入睡困难、睡眠维持障碍、早醒、睡眠质量下降和总睡眠时间减少，同时伴有日间功能障碍。入睡困难是指上床开始睡觉后，超过30分钟还不能进入睡眠。睡眠维持障碍是指睡眠期间醒来次数过多，睡眠的连续性被打断，一个完整睡眠醒来次数≥2次。早醒是指睡醒时间较往常提前，一般是提前30分钟以上，重点是醒来后不能再入睡，体验较为痛苦。睡眠质量下降是指出现进入睡眠状态缓慢，或睡眠状态浅、易惊醒，或晚上起夜次数多，或梦中惊醒或起床困难等睡眠体验不佳的表现。由于个体差异，每天需要的总睡眠时间不完全相同。因此，总睡眠时间减少是指较日常水平减少或睡眠时长不足以获得恢复感（通常少于6.5小时）。失眠引起的日间功能障碍主要包括疲劳、情绪低落或激惹、躯体不适、认知障碍等。

《中国成人失眠诊断与治疗指南》（2017版）强调：无论是“原发性”或“继发性”失眠，都需要针对失眠本身进行独立的临床干预，防止失眠症状迁延或反复，因此不再划分各种亚型。根据失眠病程长短可以分为短期失眠：病程<3个月；慢性失眠：病程≥3个月。

2. 失眠的原因

引起失眠的潜在原因和诱因多种多样，常见的有：社会心理、躯体疾病、精神、药物、饮食、遗传、睡眠-觉醒节律等因素。

随着社会发展，社会心理因素对人们的影响在逐渐增加。生活节奏变快以及工作和学习压力增大等都可导致情绪波动、抑郁、焦虑、孤独感、激动和愤怒等，最终会影响到睡眠。在日常生活中应注意排解压力，保持愉悦心态。睡前饥饿、过饱、过度疲劳或性兴奋等生理状态下容易失眠，生活中应注意调节。抑郁障碍、精神分裂症、焦虑障碍、强迫障碍、边缘性人格障碍等精神疾病可能伴发失眠症状。尤其是焦虑和抑郁。躯体疾病可能通过影响睡眠中枢结构、引起疼痛或不适，以及继发心理情绪变化促发失眠发生。例如：甲状腺功能亢进和帕金森病可导致失眠，晚期癌症及疼痛性疾病常由于疼痛引发失眠。精神疾病和躯体疾病治疗时应注意在临床医生指导下对失眠进行独立干预。药物依赖、药物戒断或某些治疗药物的不良反应都可导致失眠，例如：突然停用安眠药或使用兴奋中枢神经的药物（如苯丙胺）。因此，使用可能引起失眠的药物时，应充分咨询临床医生，尽可能避开夜间使用。酒精、咖啡因类或茶类等兴奋性饮料饮用时间不当或过量易导致失眠。睡前过量饮水易造成频繁起夜，进而可引起失眠发生。睡前应适量饮水，避免不适当饮用兴奋性饮料。白班和夜班频繁轮换，或跨时区旅行等易造成睡眠-觉醒节律紊乱，易导致失眠。日常工作中应积极维持生物节律稳定，避免频繁日夜倒班。白天休息过多、吸烟过多或睡前运动过多等不当生活行为，可能促发失眠，生活中应避免此类行为，以免对睡眠产生不利影响。

总之，生活中促发失眠的原因众多，良好的生活作息习惯可以帮助获得舒适的睡眠。

3. 失眠的诊断

为了更好地诊断和治疗失眠，我们先了解医生如何在临床工作中评估失眠。失眠的临床评估主要包括病史采集、睡眠日记、量表评估和客观评估等。临床医生首先会仔细询问病史，并进行体格检查和精神心理状态评估，来获取睡眠状况的具体情况。一般建议完成为期 2 周的睡眠日记，记录睡眠过程及日间功能表现。病史的收集主要源自患者的主观评估，临床医生主要会询问是否存在躯体疾病或精神障碍、妊娠或哺乳，有无滥用精神活性物质，以及过去 2~4 周内总体睡眠状况。另外，会借助量表工具评估日间功能，及筛查睡眠呼吸紊乱及其他睡眠障碍。部分失眠患者由于心理或认知的改变，不能正确地进行自我评估。这时临床医生会选择客观评估方法进行甄别诊断。常用客观评估方法包括：多导睡眠图（PSG）整夜监测、多次睡眠潜伏期试验、体动记录仪、神经功能影像分析等。同时，临床医生会根据个体具体情况选用合适的量表进行辅助失眠诊断与鉴别诊断。常用量表包括：匹兹堡睡眠质量指数、失眠严重程度指数、疲劳严重程度量表和生活质量综合评定问卷等。

失眠者应初步了解一些关于失眠的医学知识，加深对失眠的理解，尝试当一名诊断失眠的自我保健医生，以便更好地预防和治疗失眠。根据《中国成人失眠诊断与治疗指南》（2017 版）的诊断标准：首先根据失眠病程长短可以分为两类：短期失眠（病程 <3 个月），慢性失眠（病程≥3 个月）。如果失眠症状反复出现，应按照每次出现失眠持续的时间来判定是否属于慢性失眠。

其中慢性失眠的诊断标准（必须同时符合 6 项标准）。

第一项：存在以下一种或者多种睡眠异常症状：①入睡困难；②睡眠维持困难；③比期望的起床时间更早醒来；④在适当的时间不愿意上床睡觉。

第二项：存在以下一种或者多种与失眠相关的日间症状：①疲劳或全身不适感；②注意力不集中或记忆障碍；③社交、家庭、职业或学业等功能损害；④情绪易烦躁或易激动；⑤日间嗜睡；⑥行为问题（比如：多动、冲动或攻击性）；⑦精力和体力下降；⑧易发生错误与事故；⑨过度关注睡眠问题或对睡眠质量不满意。

第三项：睡眠异常症状和相关的日间症状不能单纯用没有合适的睡眠时间或不恰当的睡眠环境来解释。

第四项:睡眠异常症状和相关的日间症状至少每周出现 3 次。

第五项:睡眠异常症状和相关的日间症状持续至少 3 个月。

第六项:睡眠和觉醒困难不能被其他类型的睡眠障碍更好地解释。另外,短期失眠的诊断标准:符合慢性失眠第 1~3、6 项标准,但病程不足 3 个月和/或相关症状出现的频率未达到每周 3 次。

4. 失眠的治疗

正确应对失眠,才能保证良好的睡眠。失眠常常带来痛苦和不良情绪,影响正常的生活和学习。遇到失眠时,要正确认知,合理应对。

首先,积极寻找促发失眠的原因,并尽力消除这些原因。然后通过正确认知睡眠及纠正各种影响睡眠的行为等,建立良好睡眠习惯来摆脱失眠的困扰。但是,当自我调适不能改善失眠症状时,应重视避免短期失眠转化成慢性失眠。此时应积极寻求临床医生的帮助,到正规的医疗机构就诊治疗。一般包括药物治疗、心理治疗、物理治疗和中医治疗。药物治疗能快速消除失眠症状,但失眠者必须在临床医生的指导下遵医嘱用药。心理治疗主要是睡眠卫生教育和认知行为治疗,由专业临床医师的参与,通过改变患者的信念系统,发挥自我效能,改善失眠。物理治疗一般作为可选择的补充治疗方式,包括:饮食、按摩、芳香、光照、生物反馈和经颅微电流刺激等疗法。中医药治疗失眠历史久远,但失眠者应到正规中医药机构就诊及购药。妊娠或哺乳期妇女、老年人和精神障碍患者等特殊类型人群发生失眠,需咨询医生谨慎应对。

科学的睡眠习惯有助于消除失眠。部分失眠者存在不良睡眠习惯,导致睡眠模式的紊乱,从而促发失眠。在临床工作中,失眠治疗手段应以良好睡眠习惯为基础。科学的睡眠教育能够帮助失眠者认识正确的睡眠习惯,塑造有助于睡眠的行为习惯。科学睡眠的主要内容包括:卧室环境应安静与舒适,床铺应干净、柔软适中,光线及温度适宜;准时上床,准时起床,保持规律的作息时间;存在失眠时尽量不要午睡;规律的体育锻炼,但睡前应避免剧烈运动;傍晚以后不要使用兴奋性物质(咖啡类、茶类、烟类或酒精类等);睡前避免大吃大喝或进食不易消化的食物,不要大量饮水;不要在床上打游戏、读书和观看影视节目,尤其不要看惊险、恐怖和令人悲伤的文学作品、网络故事和影视作品;睡前不回忆白天经历的不愉快事情,不思考复杂的学习和工作难题;如果上床 20 分钟后仍然睡不着,可起来做些单调无味的事情,等有睡意时再上床睡觉;睡眠中醒来时不看钟表。心理行为治疗无效者,加用药物治疗。艾司唑仑、褪黑素等可用于失眠症的治疗,但镇静催眠药的使用应该严格按照医嘱进行。

二、引起全身缺氧的睡眠呼吸暂停低通气综合征

有位“睡觉打呼噜”的刘先生因睡眠不佳前往医院就诊，被医生诊断为“睡眠呼吸暂停低通气综合征”，他大惑不解，担心自己患了什么重症。

说到睡眠呼吸暂停低通气综合征，人们会觉得这个名词很长、很专业、很难记。如果我们把它拆开来看，就容易理解了。“睡眠”指在睡觉时出现的现象；“呼吸暂停”说明睡觉时呼吸暂时停止了，或“憋住不出气了”；“低通气”说明呼吸的气体量减少了，不够身体用了；“综合征”指的夜间打鼾伴有的呼吸暂停、低通气导致身体缺氧和夜间微觉醒引起的白天头痛、嗜睡、血压升高、糖代谢异常、性功能减退等。可见，睡眠呼吸暂停低通气综合征可引起人体多器官、系统损害，应当引起人们高度重视，而不能认为仅仅是“睡觉打呼噜”那么简单。

引起睡眠呼吸暂停的原因/类型有很多，我们主要讨论最常见的一个类型，即阻塞性睡眠呼吸暂停低通气综合征（OSAHS）。

我们再回顾一下这个病例。刘先生就诊时有如下叙述：“最近睡不好觉，早晨起来时感觉头疼，白天老是止不住地打瞌睡，还有经常在晚上睡着时憋醒。”刘先生的老伴补充说道：“他睡觉时打鼾像打雷一样，而且时不时憋住一会儿不出气，然后继续打鼾。白天有几次坐在凳子上说着话都会睡着。家里人都比较担心，害怕白天出门万一睡着了出啥事，赶紧来医院看看。”经过医生对刘先生全面问诊、体格检查、评估睡眠质量及完善睡眠检测等，最后诊断为阻塞性睡眠呼吸暂停低通气综合征。不规则间断性打鼾、呼吸暂停、因缺氧引起头痛、白天嗜睡等都是睡眠呼吸暂停低通气综合征的典型表现。哪些人容易得这个病？该病如何治疗？生活中如何预防和应对？让我们来一起认识阻塞性睡眠呼吸暂停低通气综合征。

阻塞性睡眠呼吸暂停低通气综合征（OSAHS）可对生活和健康带来很大影响，简单的讲就是“晚上打呼噜，白天打瞌睡”。从医学上来讲，就是因低通气和缺氧等，引起的心脑血管疾病、神经系统疾病和内分泌代谢障碍。夜间睡眠过程中，打鼾且鼾声不规律，呼吸及睡眠节律紊乱，自觉憋气，反复出现呼吸暂停及觉醒，夜尿增多。晨起头痛、头晕、乏力、口干，难以抑制的白天嗜睡，注意力减退，记忆力下降。还表现有性欲减退、性格变化。严重者出现心理、智能、行为异常等。

睡眠呼吸暂停低通气综合征，现在认为是一种全身性疾病，有全身器官损害的表现。部分患者以心血管系统异常表现为首发症状和体征，是高血压、冠心病的独立危

险因素。可诱发呼吸衰竭、加重哮喘，还可引起难治性慢性咳嗽等呼吸系统疾病，可伴随胸部不适感，窒息感。可能出现夜尿增多、成人性欲下降等泌尿生殖系统疾病。还可能出现反酸、肝功能受损等消化系统疾病。还可能出现注意力、认知能力下降、焦虑、抑郁等情绪状态和神经及精神系统疾病。也可出现胰岛素抵抗、糖代谢异常、代谢综合征等内分泌系统疾病。

鼾声是怎么来的呢？我们都知道声音是由振动产生的。由于睡眠呼吸暂停低通气综合征患者的上呼吸道狭窄或塌陷，气流在通过狭窄的气道时会出现气流加速、出现紊流或涡流，从而振动咽喉部周围软组织产生鼾声。正常的睡眠期呼吸应该是均匀的、无声的。打鼾是睡眠呼吸不畅的信号，提示上呼吸道发生了狭窄。

为什么会白天打瞌睡呢？有的患者每天晚上睡眠时间都在 8 小时以上，白天还是止不住地打瞌睡。这是由于夜晚睡眠虽然时间很长，但睡眠质量下降，反复因为憋气惊醒而处于半清醒状态。同时，呼吸暂停会引起缺氧，缺氧会对全身器官造成损害。这样有效睡眠时间不足，白天就会疲倦、乏力，出现打瞌睡。同时，由于一睡觉就会有打鼾憋气，所以用打瞌睡来补偿也是无济于事的。另外，打鼾憋气可能会引起脑缺氧或脑动脉硬化，进一步加重症状。

睡眠呼吸暂停低通气综合征还可引起晨起头痛、记忆力减退、性功能障碍等。晨起头痛的原因可能是由于夜间睡眠时因呼吸暂停出现低氧血症和高碳酸血症，尤其是高碳酸血症可引起脑血管扩张而出现晨起头痛；夜间低氧、脑组织受损，使血压增高而致晨间头痛；夜间有效睡眠减少，神经功能紊乱可导致神经性头痛。记忆力减退，其发生原因可能是夜间低氧血症对大脑功能的损害。呼吸暂停时脑血流、脑供氧均降低。还可出现注意力不集中，反应能力差，认知功能障碍等。性功能障碍的可能原因是打鼾憋气，引起低氧血症和高碳酸血症，使大脑功能受损，中枢兴奋性降低，性活动受抑制。上述情况引起的结果使患者反应能力、注意力、观察力都下降，性交时其性交欲很快下降，难以得到高潮和持续。

引起睡眠呼吸暂停低通气综合征的高危因素众多。

1. 肥胖

睡眠呼吸暂停综合征的患者约 70% 是肥胖或超重，正常体重的患者占比较少。肥胖人群中患该病的比例高达 31%，远远高于正常体重人群。BMI 增长 10%，患病风险可增加 4 倍左右。总的来说，肥胖的人更容易患睡眠呼吸暂停低通气综合征，可见于 BMI≥25kg/m^2 者，尤其颈粗短的人群。肥胖导致睡眠呼吸暂停综合征的机制迄今尚未完全明确，目前认为主要与上呼吸道局部解剖发生病理改变，导致咽腔塌陷性增加、肺容积减小和气道扩张肌肌张力调节机制障碍等有关。

2. 上气道解剖结构异常

睡眠呼吸暂停低通气综合征发病是解剖和功能因素共同作用的结果。包括软组织异常，如扁桃体肥大、悬雍垂肥大和腺样体肥大。鼻部异常，如鼻中隔偏曲。结构性骨异常，如小下颌、下颌后缩。

3. 性别

流行病学资料显示，男性的患病率明显高于女性。男女性的患病比例为（2~3）：1。男性在增重时更倾向于向心性分布，更容易对肺容积造成影响。而且，男性气道一般较女性更长，更不稳定。

4. 年龄

老年人相对于年轻人更易患睡眠呼吸暂停低通气综合征。随着年龄的增长，肺膨胀对气道的牵张作用会逐渐减弱。另外由于老年人胶原减少，气道壁塌陷的可能性增加。

5. 仰卧位及高枕睡眠

睡眠体位可以通过影响上呼吸道的结构和/或重力对气道结构的作用方向，进而影响气道阻力及塌陷性。仰卧位时舌体由于重力作用向后移位，造成舌后气道变窄，从而增加气道的阻力，使其易于塌陷阻塞，发生呼吸暂停或低通气。侧位或俯卧时，舌体向前移位而对其后的气道影响较小，可以显著减少气道塌陷阻塞的机会。生活中应减少或避免高枕睡眠，选择低枕或去枕睡眠。因为低枕或去枕时，头部后仰可使颈过度伸展，使气管向头侧移位，其拉长气道的效应可使上气道纵向张力增加，从而显著减少上气道的塌陷性。

6. 酗酒与吸烟

吸烟与睡眠呼吸暂停低通气综合征有关，但具体机制尚不完全明确。睡眠呼吸暂停低通气综合征患者饮酒后使呼吸暂停次数及持续时间增加，低氧血症程度加重，可能与酒精降低舌肌的张力有关。

7. 服用特殊药物或患有特殊疾病

某些特殊药物的使用可能降低气道扩张肌反应性，因而增加气道塌陷的可能性，如镇静催眠药物、镇痛药物等。某些特殊疾病可能诱发睡眠呼吸暂停低通气综合征，包括内分泌系统疾病、慢性心功能不全、颅面发育畸形、遗传综合征、脑卒中、神经肌肉疾病、头颈部肿瘤等。

8. 家族史

大量的研究证实,睡眠呼吸暂停低通气综合征有遗传倾向性,主要表现就是家族聚集现象。如果一个家族里父母辈和祖辈里都有人患病,那么这个家族的后代患病风险就很大。目前遗传因素对该病的作用还不完全清楚。与该病相关的多个危险因素具有遗传性(遗传性颌面疾病、肥胖、脂肪分布特征、上气道扩张肌活动调节、通气驱动、化学感受器敏感性及上呼吸道解剖特征)。

是不是所有打呼噜的人都患了睡眠呼吸暂停低通气综合征?答案是否定的,诊断该病有一定的标准。多导睡眠监测(PSG)是诊断睡眠呼吸疾病的“金标准”,根据其检测结果可以判断疾病的严重程度和临床分型。诊断标准是经多导睡眠监测提示,每夜 7 小时睡眠中呼吸暂停及低通气反复发作在 30 次以上,或睡眠呼吸暂停低通气指数(AHI)大于等于每小时 5 次。根据睡眠呼吸暂停低通气指数(AHI)和夜间血氧饱和度可以分为轻、中、重度。以 AHI 作为主要判断标准。睡眠呼吸暂停低通气综合征的治疗需正规医疗机构的专科医生进行治疗。在医生的指导下进行生活治疗,生活中采取有助于预防、应对或减轻睡眠呼吸暂停低通气综合征对生活的影响和对身体的损害的正确措施。增强体育锻炼,合理作息,保持良好的饮食、睡眠等生活习惯。避免酗酒,减少吸烟,最好能戒烟戒酒,尤其是避免睡前饮酒。肥胖者应积极减轻体重。谨慎使用镇静及镇痛类药物,尤其避免睡前使用。重视血压、血氧监测,遵医嘱给予治疗。减少或避免驾驶车辆以避免交通事故。采取侧位睡眠的睡姿,尤以右侧卧位为宜。可在背部靠一个枕头或其他类似物,以助于强制性保持侧卧位睡眠。合理膳食,保证营养全面而均衡,忌辛辣刺激性食物。

无创气道正压通气治疗是目前全世界最推崇的治疗方法,是一种家庭治疗方法,有助于消除睡眠期低氧,纠正睡眠结构紊乱,提高睡眠质量和生活质量,降低相关并发症的发生率和病死率。无创气道正压通气治疗需要在专业医务人员指导下,根据具体情况选择适合的通气模式来实施。优点是:无创,不需要进行手术,效果好。缺点是:要戴上呼吸机,有些患者不能接受每天睡觉都要戴面罩。临床上部分患者需要氧疗,以纠正低氧血症,改善睡眠质量。

对于中重度患者,应采用无创气道正压通气治疗,患者睡眠时佩戴家庭用呼吸机。佩戴家庭用呼吸机可纠正睡眠中的呼吸暂停,预防低氧通气造成的缺氧,具有较好的治疗作用。使用呼吸机之前,应先到医院的呼吸睡眠科进行诊断和睡眠呼吸监测,了解呼吸暂停情况、血氧饱和度、脑电图、心电图等相关指标,从而确定是否需佩戴呼吸机。如需佩戴呼吸机，要在配备有专门监测设备的病房中，佩戴呼吸机入睡，监测相关生理指标改善情况。根据生理指标来确定呼吸机应使用的面罩、压力及湿度等参数，达到既能纠正呼吸暂停、改善缺氧状态，又能舒适入眠的效果。

佩戴呼吸机需注意的问题主要有：①不应因为怕麻烦而拒绝佩戴；②消除因停电导致呼吸机停机被“憋死”的误解。万一停电，患者会被“憋醒”而不会被“憋死”；③提前准备好呼吸机湿化用水，建议使用灭菌注射用水。如储水盒放在冰箱中冷藏，应提早取出。水温过低，进入呼吸道的气体温度会降低，刺激呼吸道引起咳嗽，影响睡眠。在冬季，可以使用具有自动加温功能的呼吸管路，这种管路壁中加有细铜丝；④根据入睡时在床上躺的位置，确定呼吸机摆放的位置，呼吸管路游离段不能太长，也不能太短。太长有可能缠绕颈部；太短造成牵拉，面罩漏气，影响睡眠。可把呼吸管路置于床头挡板与枕头之间，既有固定呼吸机管路的作用，又能调节其长度。如果夜间要起床排尿，最好在床旁完成。同时，要把呼吸管路与身体的相对位置保持不变，以免躺到床上时造成呼吸管路缠绕颈部或造成牵拉。出现上述问题时，常需开灯照明下处理。光线刺激和过多的操作易引起失眠；⑤根据不同季节及气候，调节卧室温度至 23℃以上。温度过低，呼吸管路和面罩会有冷凝水。当气体通过时，会发出噪声，影响睡眠。冬季可使用带有加温功能的呼吸管路，呼吸管路的温度设定于 23℃左右。这样可减轻冷空气对呼吸道的刺激；⑥呼吸机作为患者生活的必备用品，建议学会调节呼吸机的湿度、压力等参数。否则，万一夜晚发生呼吸机参数异常问题，不便咨询医生或呼吸机生产商，将会影响睡眠。大多数情况下使用的是单水平全自动呼吸机，呼吸机的压力可设定在 10~15cmH_2O 之间，大多数患者压力不超过 18cmH_2O。温度设于 23℃左右。湿度可根据季节及个人舒适度调整，冬季室内干燥明显时建议湿化开到最大挡；⑦呼吸管路和面罩有较大的湿度，应定期清洗，以免滋生霉菌；⑧佩戴呼吸机面罩前，应手动启动呼吸机开关，使之通气，以便排出呼吸管路中的残气。因为呼吸管路中有一定湿度，有可能存在致病性微生物。另外，呼吸管路中的残气有异味，吸入后会感觉不适；⑨呼吸机面罩和呼吸管路应一周左右清洗一次。用温和中性洗涤液浸泡并冲洗管腔，清水冲洗，避免洗涤剂残留；⑩进气口过滤空气的海绵片应根据吸附灰尘情况及时更换。

此外，手术治疗主要是用于鼻腔、扁桃体、悬雍垂、舌根舌骨等存在结构异常的患者。临床医生根据患者的结构异常部位及具体情况，来选择合适的手术方式。例如，悬雍垂肥大或过长、扁桃体肥大或腭部狭窄等发生口咽部阻塞的患者，可以采取悬雍垂腭咽成形术。但是，应注意对于语音要求高的患者，如演员、歌唱家等应慎行手术治疗。目前临床尚无有效的治疗药物，谨防虚假宣传、上当受骗。

三、形形色色的梦(说梦话、梦游、梦魇、“鬼压身”)

睡眠是人们不进行体力和脑力活动、身心放松的休息状态。少数情况下，睡眠时可发生非自主性躯体行为等异常情况，包括说梦话、梦游、梦魇、“鬼压身”等异常现象。

1. 说梦话

说梦话，又称梦呓，是在睡眠过程中出现说话或唱歌，有时是表述清楚的完整句子，有时是发音不清的只字片语的现象。而且通常清醒后本人记不得自己说过话。这种现象多发生在慢波睡眠时期。说梦话最常发生于儿童时期，随年龄增加逐渐减少，女性稍多于男性。目前梦话的发生机制还不明确，可能与睡眠过程中语言中枢兴奋有关。

在一些偶像电视剧中有这样的剧情，男或女主人公在对方睡着的时候，听到了对方表白的梦话，从而相守在一起。这样的情节科学吗？曾有人做过梦话研究表明，说梦话时人很少会将心中的秘密说出来。因此偶像剧中的情节发生的可能性是较小的。

梦话与梦的内容往往是一致的，比如一个人在梦中大声喊出“救命”，通常是梦境中遇到了危险。说梦话是生活中一个常见的现象，不少人也都经历过，并不是病态，而且梦话对睡眠并没有影响。但反复地出现讲梦话的情况可能会影响自己或身边人的睡眠体验。平时可以通过以下一些小技巧避免说梦话：①改善睡眠环境，用窗帘保持房间黑暗；②房间温度适宜；③睡床要舒适；④减少咖啡和茶的饮用量，尤其是晚上；⑤避免吃过多刺激性食物，如辣椒等；⑥养成规律运动的习惯，但应避免在睡觉前剧烈运动；⑦避免睡前进行大量的体力活动和精神活动，留出放松的时间，以免大脑神经过度兴奋而导致晚上说梦话。但如果反复出现说梦话的现象，同时影响正常睡眠和生活或伴随精神异常，则考虑是否身体出现异常，应及时去医院咨询。

2. 梦游

大多数人睡觉时都是安安静静地躺在床上，平稳地呼吸，偶尔会有几句梦话。但有的人在睡着的时候起身活动，事后却不记得，这就是梦游。梦游这个现象让人好奇，也让人觉得神秘。

梦游的人似乎只活在自己的世界中，与他人隔绝。梦游者有时表现出情绪波动大，说一大堆胡话，别人很难听懂；有时表情呆板麻木，对他人的刺激没有反应，很难被强行唤醒。梦游者意识虽然模糊，但动作却有目的性，似乎在从事一项很有意义的工作，做完后多能自动回到床上继续睡觉。

为什么会梦游呢？梦游一般出现在睡眠的前 1/3 段的深睡眠期，第二天睡醒后不能回忆起昨晚发生的事情。其实，梦游与做梦原理一致。做梦时，一部分脑神经细胞已经“醒”来，还有一部分脑神经细胞没“醒”过来。梦游是在人快要醒来的时候，负责肌肉活动的运动神经细胞先“醒”了，那么这部分神经就会控制人的身体进行一系列的肌肉活动。

梦游的人为什么能绕开障碍物行走呢？梦游的人虽然意识不清醒，但常常认得路。这是因为梦游者平时经常走那些路线，对路径已经非常熟悉，即使当时意识迷迷糊糊也会按照熟悉的路径活动。有些时候，梦游者可得到视觉、听觉、触觉器官的帮助。细心观察可以发现，梦游者从来不去走从未走过的路，干从未干过的事。

梦游人群多为儿童，年龄多在 6~13 岁。儿童梦游时，家长不必惊慌，避免给孩子造成过大的心理负担。如梦游次数不多，一般无须治疗。为了防止意外事故的发生，在孩子梦游时进行必要的看护是十分重要的。一般情况下，随着孩子年龄的增长，梦游会逐渐减少，最终将不再发作。必要时可以向心理医生或睡眠专家寻求帮助。

3. 梦魇

梦魇，即“噩梦”，指在睡眠时被噩梦突然惊醒，对梦境中的恐怖场景能清晰回忆，并心存余悸。有些梦境中，人被妖魔鬼怪恐吓，陷于血盆大口之内；或被恶人、猛兽穷追不舍；或是亲朋好友陷入某种灾难……想喊叫时，自己的喉咙仿佛被堵住，喊不出来；想逃时，自己的两腿仿佛被拴住而动弹不得，透不过气来，几近窒息。在将醒未醒临界之时，常常感到身体难以动弹，仿佛被捆住了手脚一般，几经周折才终于清醒过来。

梦魇的发生原因既有外界的生理刺激，也有内在的心理创伤。就外因而言，梦魇多半是睡觉时被子盖住了嘴巴和鼻子，使人体吸入过量二氧化碳导致脑部缺氧引起；也可因睡觉姿势不当，即睡眠时胸部朝下，使心脏受到较大压力，影响血液循环。就内因而言，可能是由于精神上曾经受到刺激，从而留下了难以痊愈的心理创伤，当个体进入睡眠状态，意识被弱化，被压抑在潜意识中的心理创伤便通过噩梦淋漓尽致地“表现”出来。

心理学家认为，人们之所以做噩梦，通常是和梦者童年时所害怕的一些事物有关，这大致可以追溯到无力自助的孩提时期。3~7 岁的小孩子最容易做噩梦。成年人一旦感到自己的安全没有保障或是想起昔日某些令人恐惧不安的事情，也可能做噩梦。

梦魇通常不必进行治疗，若存在环境或躯体因素时，应改善环境和消除不良因素。当儿童梦魇发生时，可轻声将其唤醒，给予解释、安慰，待情绪好转再让其入睡。也可进行“意象复述术”，就梦魇者经常出现的噩梦内容，经过回忆，让他描述出来，然后和他进行讨论，为他分析和解释，增加其对梦魇的认识，最终减少梦魇者对梦魇的恐惧和焦虑感。对于频繁发作者可求助心理咨询专家或心理医生。

4. “鬼压身”

在寂静的深夜里，突然从睡眠中清醒过来，发觉自己完全不能动弹，想要求救发不出声音，也无法睁开眼睛。这种现象称为“鬼压身”。

“鬼压身”现象在睡眠医学上称为睡眠麻痹。出现睡眠麻痹主要由于提早进入快速眼动睡眠。当睡眠神经麻痹时，大脑却从睡眠休息中苏醒过来，来不及和身体重新连接，使人处于半睡半醒状态，梦境与现实互相交错，导致身体与大脑不协调。此时全身肌肉仍处于睡眠状态，张力最低，所以会出现自己想要起来，却起不来；想用力，却使不出力的情况。一般而言，压力过大、极度疲惫、睡眠不足，或有时差问题的情况下，会出现睡眠麻痹现象。此现象任何年龄阶段的人都会发生，大多发生在青少年时期。据美国研究报告，有 40%~50% 的人，在一生中至少经历一次睡眠麻痹。

对于偶尔发生的睡眠麻痹，一般无须治疗。不要对其感到过分恐惧，也不要因为产生了幻觉而有心理阴影。养成良好的睡眠习惯，有益于预防睡眠麻痹的发生。如反复出现睡眠麻痹，可到医院神经内科或精神心理科就诊。

第八章　『性』与健康

第一节 自古就有的性学

性作为生活中不可或缺的一部分，理应是健康的、自然的、美好的。上海交通大学科学史教授江晓原曾说过："性与我们日常生活的密切相关，以及性横跨科学与人文两大领域的特殊性，注定了我们永远都会谈论性这件事情。"但是不知从什么时候开始，性变得不可言说，变成羞于启齿的话题。很大一部分原因可能是人们总习惯性地把性和性传播疾病、嫖娼、性犯罪等联系在一起。随着时代的变迁，虽然人们对性的认识逐渐理性和健康，但现阶段仍然存在诸多问题。下面让我们一起走进性学的发展史，看能否找寻到问题的答案。

一、西方性学——建立、摧毁又重建的转变

关于西方性学的记载可能要追溯到数千年以前。在古希腊、古罗马时期，苏格拉底、柏拉图和亚里士多德等哲学家都曾对性活动进行过描述和研究。到文艺复兴时期，著名的艺术家达·芬奇则绘制了许多关于人体性器官和性交的解剖手稿。到了启蒙运动时期，以卢梭为代表的思想家已经有了关于性关系与恰当的社会地位的讨论。

19 世纪后期，德国著名的精神病学家克拉夫特·埃宾基于自己的精神病学背景，对性学进行了相关研究，并于 1886 年出版了性学著作《性精神病态》。书中通过许多病例分析和对法医学、心理病理学等相关内容的讨论，为随后性学的建立奠定了重要基础。

说起性学的建立，不得不提到德国著名皮肤性病学家伊万·布洛赫，也正是他首次创造了德文词汇 Sexual wissenschaft——"性的科学"，即性学。而西格蒙德·弗洛伊德，作为一名奥地利精神病医师，于 1905 年出版的《性学三论》中则首次提出了"婴儿性欲"的概念，婴儿天生的吮吸习惯即为性欲的表现。他的工作也使性学真正成为了一门学科。同时代的艾尔伯特·摩尔则针对同性恋及幼儿性欲先后出版了《相反的性感受》《儿童的性生活》等书籍。而真正让性学能在研究者之间互相交流与讨论，则离不开赫什菲尔德所作出的贡献，他在 1919 年成立了世界上第一个性学研究所。同时，该研究所也为人们提供临床服务（包括婚前指导）。

西方建立的性学研究本该迎来的蓬勃发展，却因德国纳粹的掌权成为了泡影。纳粹暴徒捣毁并查封了性学研究所，大量珍贵的性学相关论文、图片和书籍被焚烧，

并迫使一批犹太性科学家不得不四处流亡。随后第二次世界大战的爆发，对西方性学研究更是雪上加霜。

战争的原因，西方性科学研究的中心被迫转移到了英、美两国。虽然战争期间部分调查及临床研究仍在继续，但真正意义上性学研究的复苏是从 20 世纪 40 年代阿尔弗雷德·金赛的工作开始算起的。

金赛博士本是美国印第安纳大学生物学教授，机缘巧合下他开设了一门婚姻课程班，随后转行研究起了人类性行为相关的问题。他与合作者共同收集了美国各地不同种族 16 000 份性史资料，这些珍贵资料时至今日仍是性行为研究最综合、最系统的信息来源。他创建的性研究所同时对性犯罪和同性恋者也做了广泛的调查研究。金赛博士的工作报告很大程度上推动了性知识的普及，开阔了人们闭塞已久的眼界。

性学研究从会谈调查到观察研究的关键性转折，则是由美国著名的性学家马斯特斯和他的助手约翰逊共同完成的。1966 年他们出版了《人类性反应》一书。通过对性活动试验观察，他们对性反应进行了分期，并彻底否认了自慰有害理论。马斯特斯和约翰逊随后对性功能失调的治疗和研究总结撰写了《人类性功能障碍》一书，也正是这本书，推动性学研究进入了性治疗的新纪元。

二、中国性学——朝代更迭下的性学浮沉

相比较于西方的性学发展史，有着悠久历史的中国，其性学的研究同样源远流长、著述众多。许多现代性学的基本思想，在中国古代的文化中都能找到其踪影。

从远古时代祭祀神灵开始，中国古人类已开始了对性交的赞美和颂扬。据古书记载，黄帝时期，已出现了涉及性学研究的书籍。商周时期，也有不少对“性”的探索和表达。春秋战国时期已有了关于人类性发育、生殖、性养生和性疾病相关理论与诊治概要的记录。毫无疑问，这些系统的认识为中医性学的开拓和发展奠定了重要的基础。

到了秦汉时期，包括“房中术”在内的性学研究在社会上开始真正盛行，中国性学研究就此进入了黄金时代。待到隋唐时期，对性疾病的相关治疗则有了更深的认识。

似乎事物的发展进步总要经历挫折。同西方的性学发展史相似，到了两宋时期，因为理学“存天理，灭人欲”思想的盛行，中国的性学发展受到了严重的压抑和排斥。当时几乎再难看到性学相关著作。

因为古代性学常被社会误解为淫秽邪说而遭到歧视与排斥，导致许多优秀文学

著作被视为禁书。得益于中医学的全面发展,在一定程度上推动了性学的发展,如明代著名医学家张介宾提出了有关房事和谐、优生优育的重要观点。

近代中国,封建纲常伦理仍使人们对两性生活缄口不言,性学的发展依旧处于低潮期。五四运动的开始才使其从低谷中真正走出来。1926 年张竞生先生出版《性史第一集》,其中收录了许多真实的性经历,反映了当时人们的性观念。随之,潘光旦先生翻译了霭理士的《性心理学》,这对中国性学发展发挥了积极作用。

纵观中国和西方性学发展史,它相较其他生命科学还很滞后。或因其特殊性,或因历史文化因素导致性学研究的诸多方面仍有待发展。获得正确的性生理卫生知识,重视性教育的作用,积极应对性相关疾病,消除对同性恋的歧视,抵制性犯罪,应该在我们生活中积极践行。希望通过对本章的阅读,让我们能够少一些疑惑,多一份坦然。更希望大家能更加从容与健康地了解和谈论“性”这一自然、美好的学科。

第二节　被忽视的性健康教育

一、忽视性健康教育将影响性健康

在思想逐渐开明的今天,人们对“性”却仍羞于谈论,在观念里习惯性地隐藏“性”。性教育相关的书籍教材,更被长期误解。儿童在好奇自己从哪里来的时候,父母亲大多含含糊糊地用玩笑敷衍了事;当孩子好奇男女身体差异的时候,得到的答案却是一句“等你长大了就会懂了”的托词。孩子对“性”的好奇不能从家庭教育中获得答案,更没有系统规范的性学教材可供参考。在网络信息大爆炸的当下,孩子想要获取性方面的信息变得异常容易。可是,孩子们自己明显没有正确的分辨能力,从网络中获得的未经筛选的泛滥信息很可能是片面、扭曲、不健康的。在这样的情况下,孩子们有可能形成歪曲的性观念,甚者造成性犯罪。

我国某地区对艾滋病传播途径的统计发现,血液传播已得到有效遏制,而性传播成为了近年来人群最主要的艾滋病传播方式。中国疾病预防控制中心最新的数据显示,近年来学生人群报告艾滋病病毒感染者人数显著增加;我国每年有 3 000 例左右青年学生感染艾滋病病毒。在个别大中城市,学生的艾滋病病毒感染比例已超过总发病人数的 10%。2019 年联合国网站引用的联合国妇女署数据指出:近 1/4 的美国女大学生表示曾遭到过性侵害或性骚扰；青少年早恋、未婚先孕等问题更是日益严重。毫无疑问，造成如此结果的重要原因，就是性教育的迟缓或缺乏。

在 2020 年修订的《中华人民共和国未成年人保护法》中，关于 “学校保护” 部分指出：“学校、幼儿园应当对未成年人开展适合其年龄的性教育，提高未成年人防范性侵害、性骚扰的自我保护意识和能力。对遭受性侵害、性骚扰的未成年人，学校、幼儿园应当及时采取相关的保护措施。” 这体现了我国对于学校性教育重视程度已提高到了法律层面。

二、不同年龄阶段都应接受性健康教育

性教育的重要性不仅在儿童和青少年阶段，实际上性健康关乎人的一生。不同年龄段人群，均应接受有针对性的性健康教育。儿童对性别还没有确切的认识，此时的教育重点是教育孩子建立正确的性别角色，以便待到成年后他的心理性别与生理性别保持一致。青少年是性教育的关键时期，青春懵懂，月经初潮，性冲动频繁。掌握健康的性知识，了解避孕，预防性传播疾病应该是青少年的必修课。作为成年人，不能陷入不需要性教育的误区。一是因为建立幸福和谐的性生活，进行月经期、妊娠期及围绝经期等特殊时期的性生活指导很有必要；二是因为无师自通的性行为未必都是卫生、健康、符合生理的。学会如何对子女进行性健康教育，家长既要让孩子学习文化知识去服务社会，也应让孩子了解性知识而达到性心理、性生理健康。性并不是年轻人的专属品，老年人仍然有性欲和性反应的能力，规律的性生活是有助于健康的。因此，在人生的不同阶段我们都需要性教育，它包括性知识、性心理、性道德、性法学等，下面会对这些问题进行讨论。

第三节　伴随终生的性知识

“结婚多年不孕，女方仍是处女” 这样看似荒唐的事，却曾实实在在发生在周边的人群中。“性器官” 作为人体重要的组成部分，本该像其他器官系统一样被人们所熟知。然而，因学校缺乏相关课程，或老师羞于教、学生羞于学，导致人们对性学知识缺乏正确认识。性是生活中必不可少又纯洁美好的部分，应该正确地看待和认识才能散发它独特的魅力。要有和谐的性生活，满满的性幸福，了解性知识具有其必要性和重要性。

一、“他”的生殖系统

人体的生殖系统起到繁衍后代和形成并保持第二性征的作用。男性生殖系统由内、外生殖器两部分组成。男性内生殖器，顾名思义，存在于人体内部，无法从会阴部看到的生殖器官，主要包括睾丸、附睾、输精管、射精管、男性尿道、精囊腺、前列腺和尿道球腺。男性外生殖器主要包括阴茎和阴囊。下面为大家简单地介绍这些器官的结构和生理功能。

睾丸，作为主要性器官，能产生精子和分泌雄激素。男性青春期时睾丸会迅速发育，每天可以产生 1 亿多个精子。而一般情况下，受精时只有一个健康的精子会与卵细胞结合而形成受精卵，最终孕育成生命。一个生命的诞生，可谓是“亿中挑一”。研究证实，精子在女性体内和体温环境下活性可以保持 24~48 小时。而经过严格的冷冻程序后，精子可在零下 198℃的液氮中保存很多年，这也是目前“精子银行”得以实现的基础。

除了产生精子，睾丸的间质细胞可以分泌雄性激素，其中分泌量最多的就是睾酮。在人体不同年龄段，睾酮分泌量会有波动。在胎儿期影响性别分化，且促进男性第二性征发育。在前列腺癌的患者中，部分需要激素疗法，而其中最有效、副作用最小的一种方法就是“睾丸切除术”，正是因为雄激素会促进前列腺癌细胞的增殖。目前也有使用抗雄激素药物（如恩杂鲁胺）来代替手术治疗的方法。

附睾与睾丸相连，能够暂时储存睾丸产生的精子，且能够分泌附睾液来营养精子，以促进精子的进一步成熟。经尿道器械操作、频繁导尿或长时间留置尿管等医疗操作可能引发附睾炎症。

输精管是附睾管的延续，作为精子的排出管道，结扎将阻断精子的输出路径而实现永久性避孕。与输精管伴行的精索内动脉、蔓状静脉丛、淋巴管、神经和包绕其周的精索被膜共同构成了精索。蔓状静脉丛如异常扩张、伸长和迂曲，可导致疼痛不适及进行性睾丸功能减退，也就是常说的精索静脉曲张。症状不重的静索静脉曲张者可用阴囊托带或穿有弹性紧身内裤的方法减轻下坠感及疼痛；症状较重者，需行精索静脉结扎术。

射精管是输精管与精囊输出管汇合后延续到尿道内的一段肌性管道，管壁有平滑肌纤维，能够有力收缩，帮助精液射出。

精囊又称精囊腺，分泌的液体参与精液组成。精囊并不产生精子，但其发生炎症时却可能引起男性不育。这是因为精囊分泌许多营养精子的成分，当精囊发生炎症时，细菌毒素和代谢产物会排泄在精囊中。同时细菌也会吞噬精囊中的营养成分，抢夺氧气。处于炎症环境的精子活力和功能势必受到影响，从而造成男性生育力下降。

前列腺由腺组织和平滑肌组织构成，紧靠膀胱，包裹尿道根部。因为部分尿道穿行其中，所以前列腺增生时会出现排尿困难，严重时甚至发生尿潴留。

尿道球腺是一对球形腺体，输出管开口于尿道球部，其分泌物参与精液组成。

男性外生殖器包括阴茎和阴囊。阴茎是男性性交器官，分为阴茎头、阴茎体和阴茎根部，其内部含三条阴茎海绵体。海绵体由许多海绵体小梁组成，其中空腔与血管相通。当海绵体腔隙充血时，阴茎变粗变硬而勃起；如果充血障碍，会造成勃起功能障碍、插入障碍。

阴茎前方皮肤形成双层游离环形皱襞包绕阴茎头，即为包皮。包皮过长、包茎等发育异常，可以外科手术治疗。

阴囊是位于阴茎下方的皮肤囊袋，由皮肤和肉膜组成。阴囊被阴囊中隔分成两个腔，容纳有睾丸、附睾及精索等。阴囊温度在 34~35℃，是确保精子发生的重要条件。阴囊的皮肤对温度变化有很强的自我调节能力，外界温度低的时候，阴囊会刺激内部的肌肉收缩，提高阴囊内睾丸的位置。同时皮肤皱缩，面积缩小，防止过多散热，有助于保温。而当外界温度升高时，阴囊会促使内部肌肉松弛，睾丸下降。同时，阴囊皮肤舒展，面积扩大，利于散热。幼儿发育时睾丸未如期下降至阴囊（隐睾症），后期则会影响精子活力，导致不育，需尽早处理。

二、“她”的生殖系统

女性内生殖器包括卵巢、输卵管、子宫、阴道和子宫颈。外生殖器包括阴阜、大阴唇、小阴唇、阴道前庭、前庭大腺、阴蒂、前庭球、尿道口、阴道口和阴道瓣。

卵巢作为女性主要性器官，基本结构和功能单位是卵泡，具有产生卵子及内分泌功能。胎龄 5~6 周时，形成卵原细胞；在出生 6 个月时，转变成初级卵母细胞；青春期后，经过减数分裂形成次级卵母细胞；受精发生时，次级卵母细胞才完成第二次减数分裂，形成成熟卵泡。卵子生成是一个历时很长，经过两次停滞，并由多种激素调节的复杂过程。如果没有受精，卵细胞最终会死亡、溶解。女性一生中仅有 400~500 个卵泡最后发育成熟。

卵巢主要分泌雌激素、孕激素，也能合成少量雄激素。雌激素不仅对生殖系统，对其他系统都有广泛影响。孕激素与雌激素共同影响靶器官和组织的结构与功能，主要靶器官包括：子宫、乳腺、下丘脑等。

输卵管是输送卵子的肌性管道，一般情况下，卵子会和精子在输卵管相遇而完成受精过程。人们常说的“宫外孕”（受精卵在子宫腔以外着床发育的异位妊娠）就最常发生在输卵管。多因炎症导致输卵管腔不通畅，进而阻碍受精卵向宫腔移动，使其停留在输卵管腔内。当女性有绝育要求时，通过结扎输卵管能实现永久性避孕。

子宫是一个壁厚、腔小的肌性器官，具有孕育生命和产生月经的功能。育龄女性卵巢的卵泡生长、排卵和黄体形成，雌、孕激素分泌，会引起子宫内膜周期性剥脱、出血，这就是月经。有关月经的内容将会在后面的“女性月经”部分讨论。

阴道连接子宫和外生殖器（性交器官），是月经排出和胎儿娩出的通道。未发生过性行为的年轻女性，阴道口会存在一层环状黏膜皱襞，即处女膜。当第一次性行为，或因外伤，处女膜会破裂，可能有轻微疼痛和少许出血。

前庭大腺位于大阴唇后部，其导管向内侧开口于阴道前庭，分泌液有润滑阴道作用。

女阴主要包括阴阜、大阴唇、小阴唇、阴道前庭、阴蒂和前庭球等。现今对性的研究认为女性除了通过阴道达到高潮外，也可通过刺激阴蒂实现阴蒂高潮，两种高潮的体验是有区别的。对女性性高潮有正确认识，才能让夫妻性生活更加协调。

除了前述女性生殖系统的器官，女性还有两个与“性”相关器官，即乳房。乳房位于胸前，青春期开始发育，哺乳期分泌乳汁、哺育婴儿。乳房发育是女性第二性征主要表现。乳房与“性”有关系，是因为刺激乳房，尤其是乳头，可以引起性兴奋，属于广义性行为范畴。

三、女性月经

学校军训时请假早早离开的女孩儿，“无缘无故”和男朋友吵架的女青年，每月总有那么几天乳房胀痛的家庭主妇，或许她们都只是遇到了每一个月都要经历的事情——月经期。育龄期女性每个月总有那么几天，“大姨妈”会来家里做客，这时她们可能会出现下腹胀痛、腰酸、乳房胀痛、腹泻或便秘等症状，并容易出现疲倦、嗜睡、畏寒，情绪自然也变得不稳定。那么到底什么是月经？它的“来去”又和谁有关？带着这些问题，让我们一起来具体认识一下女性月经。

月经作为一种正常生理现象，简单说就是育龄期女性子宫内膜周期性脱落及出血。月经出血通常持续 2~7 天，规律月经是女性生殖功能成熟的标志。月经初潮通常在12~15岁,在45~55岁更年期时则会出现停经。卵巢在形成和排出卵子时产生雌、孕激素,会周期性影响子宫内膜的增厚、水肿、坏死、脱落和出血,从而形成月经。因此,月经周期与卵巢周期时长相一致,一般21~30天为一个周期。只要有规律,都可以认为是正常月经。

12~13岁,正值女孩儿青春期,如果家长或学校没有很好教育和指导,月经初潮的女孩儿很可能不知所措,如无法正确处理则会对自身生理和心理造成伤害。家长应该更加关注正值青春期的女儿,在合适时间,告诉她生理卫生相关知识,例如如何正确使用卫生巾,如何缓解痛经等不适,如何正确清洗外阴等。家长和学校要科普女孩儿月经是正常、自然的生理现象,无须难为情或羞耻,更不应有心理负担或困扰。

部分女性在经期会出现乳房胀痛,是因此时分泌的大量雌激素和孕激素会导致乳腺肿胀和腺小管水肿,属于常见生理现象,不需要特别注意。而在经期外,如出现乳房肿胀疼痛,则建议去医院检查。月经过多是一种异常情况,子宫肌瘤、子宫内膜息肉、子宫内膜异位症等均可引起,有些女性甚至可能因继发缺铁性贫血而就诊。出现月经失调,如月经过少、月经过多、经间期出血、闭经等症状时,切勿盲目恐慌或自行处理,应到正规医疗机构进行专科诊治。

永久性停止月经,即女性绝经,主要是卵巢内的卵泡耗竭或剩余的卵泡对激素刺激没反应引起。不难想象,在绝经过渡期,因为雌激素水平降低,女性可能会出现一系列症状,如潮热、出汗、不安、抑郁、烦躁、失眠等。大部分女性可通过自身调节适应这种变化。当然,如果症状明显,影响生活,也可在专科医生指导下补充雌激素以缓解症状。

月经期保健历来有许多不同观点,但是从现代医学提倡的卫生保健观点来看,保持卫生一定没有错。女性要做到保持外阴清洁,每日清洗;换卫生巾前后要洗手。同时,注意避免受凉,不吃生冷食物和冷饮,注意保暖。姜片糖水、暖水袋对缓解经期不适可能有一定效果。

四、男性勃起

当男性受到性刺激,雄激素水平发生变化,导致阴茎动脉扩张充血,阴茎静脉因受到海绵体压迫而出现回流受阻并且自身也会收缩,血液"进的多,出的少",就出现了阴茎膨胀变硬即为男性勃起现象。

男性勃起是男性的一种生理本能,从一两岁小孩到年迈老人,都会出现阴茎勃起。青少年处在青春发育期,阴茎勃起更为频繁。通常情况下,在受到各种与性相关的刺激时,男性就会出现阴茎勃起。但很多男性在早晨起床时也会出现,即晨勃。目前晨勃原因还不很清楚,可以确定的是,晨勃是一种正常的生理现象,但并不是说,没有晨勃,男性性功能就有问题,而应该综合多方面因素考虑。

勃起时阴茎硬度决定是否能够完成性生活,以及能否给对方带来好的性生活体验。阴茎硬度受多种因素影响,比如年龄、生活方式、躯体疾病等。如果阴茎硬度不能完成性行为,那么很可能存在勃起功能障碍。

五、正确认识手淫

从广义上讲,任何方式自我或性伴侣间的抚摸刺激性器官及其敏感部位,以求性快感和性满足的行为都视为手淫。手淫是性成熟男女常见的一种性行为方式,俗称"自慰"。

手淫行为是个体在性冲动时自我发泄性欲的举动,常伴有意念集中、性幻想、呼吸心率加快、节律的躯体运动、肌肉紧张等。有时能获得性高潮,而有时仅获得一种类似性高潮后的松弛和满足的状态。

手淫是一种正常生理需求,完全没有必要感到羞耻或自我怀疑。但是手淫确实也不能过度。一般来说,偶尔手淫或未婚男女每月手淫 1~2 次,不会影响健康。但过度手淫可能会对身体和性功能造成一定负面影响。未婚女性对阴道刺激的动作可能会破坏处女膜,为保持处女膜完整的女性,不适宜阴道手淫。

手淫成瘾多出现在青少年人群,没有很好的自制力。手淫,如果到了影响自身生活的程度,应该适时戒除。第一个建议,注意会阴部清洁,因为污垢可能引起男性包皮龟头炎,出现发痒、刺激感,容易诱导手淫。第二,就是尽量避免穿太紧的衣裤,因为太紧的衣裤,可能因内裤压迫,刺激阴茎,引起阴茎勃起,进而导致手淫。第三个建议是转移注意力,例如参加运动健身、专心学习等,从而减少手淫频率。第四,避免接触色情书籍、影像制品。

六、性欲

性欲在《现代汉语大词典》中的解释是"极想产生性行为的欲望和冲动"。性欲是一个复杂、多层次、多含义的概念,受到生物因素、心理因素、社会因素和宗教文化等共同影响。作为一种人类本能，性欲受到性刺激激发，体现为一种希望释放性张力的欲望。

性刺激可以是非条件性的感官刺激，如触觉（爱抚、拥抱、接吻等）、视觉（欣赏对方身体等）、听觉（情话等）、嗅觉（对方身体散发的气味等）及味觉（亲吻等）等，也可以是建立在复杂思维活动之上的条件刺激，包括性幻想、性意识、性知识、性经验等。例如青少年往往会把自己曾经接触的电影、电视、杂志、小说中的爱情镜头和片段重新组合，虚构出自己和爱慕的异性在一起的情景。这种性幻想带来的性刺激，会给予其自我安慰，部分可能会导致性兴奋，释放性欲。

目前性欲主要分为接触欲和胀满释放欲。接触欲主要指双方身体接近、身体接触、互相爱抚和刺激性器官等；胀满释放欲则指将身体产生的精子、阴道分泌物及女性阴道液排出的生理需求，或是将体内积聚的性冲动能量释放的心理需求。女性主要表现为性器官充血、阴道分泌液体、要求抚摸和阴道容纳的欲望；男性则是性器官充血、勃起、射精，有时还伴随手淫出现。性欲自青春期开始，会逐渐增强并成熟，到了绝经期后又会逐渐减退，但会终身保有。

七、性行为

很多人认为只有阴茎阴道性交才算是性行为，但实际上，它只是狭义性行为，最常采用的方式。手淫、接吻、拥抱、触摸、性幻想、性梦和接受各种外部性刺激也都是广义的性行为。伴侣双方互诉情话，甚至观看色情影像制品、书籍等都在广义性行为的范畴内。性行为的方式种类繁多，但是真正能达到繁衍后代目的的方式却只有无避孕措施下的阴道性交，其余的任何方式多以满足性欲为目的。

在广义的性行为范畴内，依据是否接触生殖器官而将其分成两类：①生殖器接触方式：主要包括接触阴茎、阴道、阴蒂的各种性行为方式；②非生殖器接触方式：主要包括接吻、拥抱、触摸、性幻想、性梦、观看色情影像制品、书籍等。

由于性传播疾病因性行为而感染，且严重危害身体健康，我们在这里特意将性行为方式分成了不易感染性传播疾病的性行为方式（下文简称“不易感方式”）和易感染性传播疾病的方式（下文简称“易感方式”）。不易感方式最主要的就是佩戴安全套了，因为它能够很好地物理隔绝有传染性的血液、精液、阴道分泌物进入对方体内，预防感染。所以不易感方式主要包括：佩戴安全套的阴道性交、手淫。接吻、拥抱、触摸等非生殖器接触方式的广义性行为也属于不易感方式。易感方式主要包括：无安全套状态下的肛交、阴道性交；没有采取保护措施的口交（口对阴茎、口对肛门、口对阴道接触)。如果患者有口腔溃疡、牙周炎等情况,接吻亦存在感染的可能性。对于有性传播疾病者,更应注意安全,在治疗期间,不建议进行性行为。

毫无疑问,佩戴安全套是最主要的预防性传播疾病的方式,而正确地佩戴安全套同样有多个注意事项:①佩戴前一定要查看是否在有效期内;②安全套的正反面要分清楚,且应该在阴茎勃起时佩戴;③在佩戴的时候要提前排出安全套头部小囊内的空气,以避免阴茎在射精的时候精液外溢;④要在阴茎还没有疲软的时候从阴道退出并及时去除安全套,同时在丢弃安全套前将其系起来,防止里面的精液漏出。

八、性生活的生理卫生

性生活是伴侣双方密切接触的一个过程,因此注意个人卫生非常有必要。每次性行为前都要注意个人卫生,比如洗脸、洗脚、刷牙、洗外生殖器。如果条件允许,可以事先洗个热水澡。沐浴后可以使夫妻双方精神焕发,心情愉悦,增加欲望。另外,洗个热水澡可以促进血液循环,给身体带来良性的刺激,有利于夫妻的性生活。

因为双方的会阴部会出现多量的分泌物,性交前后要仔细清洁会阴,以减少泌尿系统和生殖器感染风险。而在清洁时应避免使用强碱性肥皂或沐浴露,因为强碱性物质会对皮肤、黏膜有强烈刺激,尤其会阴部皮肤和黏膜。女性阴道内部有自我清洁功能,其中分泌的乳酸液可以有效地保护阴道黏膜,同时可以抑制有害细菌滋生,所以切勿用清水清洗阴道的内部。

正常情况下,女性的月经可持续3~5天。在此期间,子宫内膜脱落,会有破裂的小血管存在,如果发生性行为,细菌很可能进入破裂的血管内而引起感染,很可能会引起盆腔炎、子宫内膜炎和附件炎症等,甚至可能因输卵管炎引起输卵管粘连或堵塞,导致女性不孕症。因此,月经期间应禁止性生活。在让女方为难的情况下发生性行为,也是对女性的一种伤害,性行为本是体现愉悦的生理行为,但要避免"乐极生悲"的意外损伤。性行为中男方如果用力过大,可造成女性外阴部、阴道、子宫颈损伤出血;也可因阴茎撞击女方耻骨联合部位或床垫而发生阴茎海绵体折断。一旦发生上述情况,应急诊就医。

九、性生活的心理卫生

人对性的需求是一种本能,与"吃""喝""拉""撒"一样,同样应该得到一定的满足，不应该因为对方有性的要求而厌恶、反感或恐惧，也不要因为自身欲望而感到内疚或羞愧。尤其是女性，应该消除在性生活中的被动态度和自卑感，正视性生活，对其应有健康的认识，这也是防治性心理障碍和性功能障碍的重要方面。

男女性反应存在明显差异。男性性反应模式较为固定，而女性性反应不一，很不规律。在不同个体之间，在个体的不同时间、不同条件下性反应模式都变化不一：如体力好、情绪佳、性欲强时，会出现完整的兴奋期、持续期、高潮期和消退期；如体力弱、情绪差，处于无性欲状态时，则虽表现有性兴奋状态，但缺乏性高潮，甚至不出现性兴奋，而出现负反应，如厌烦、反感或拒绝等。实际上，性生活当中应该多给予女方关爱，不能一味追求达到女性性高潮。和谐的性生活是一种健康的精神享受，不应走向极端。

在性生活前，对双方身体的抚摸、视觉和嗅觉的良性刺激、爱的语言等都有利于增进良性的性心理状态。同时，避免讨论不愉快的事情和影响感情的语言。

十、孕前保健

做好孕前保健，对优生优育及孕妇健康十分重要。首先，备孕本身就是一个理智选择，我国也一直提倡计划妊娠。最佳健康状态，不仅是对自己负责，同时也是对自己未来的宝宝负责。一般建议在受孕前 3~6 个月进行孕前健康检查。评估既往慢性疾病史、家族史、遗传史，同时积极治疗可能对妊娠有影响的疾病，例如肝炎、糖尿病、心脏病等。戒烟、戒酒、避免接触有毒物质和放射线；同时应在孕前 3 个月补充叶酸或含叶酸的复合维生素，以降低胎儿神经管畸形、先天性心血管疾病等风险。如果以往有不良孕产史，则应在受孕前积极向专科医师咨询，减少高危情况出现。孕前应积极防治病毒感染，如肝炎病毒、艾滋病病毒、风疹病毒、巨细胞病毒，以免对孕妇和胎儿造成不良影响，例如风疹病毒可致胎儿畸形、巨细胞病毒可致死胎或先天性疾病。对于患有其他慢性疾病（如甲状腺功能亢进症、慢性胆囊炎等）者，也应在备孕期咨询妇产科及相关专科医生，进行风险评估，科学、合理安排孕育。

十一、受孕

正常情况下，性生活之后，精子在女性体内生命力最旺盛的阶段是性生活后的前 48 小时。月经规律的女性，从下次月经时间点向前推 14 天即为排卵日，而在女性排卵日的前2天及排卵日当天是最佳受孕日期。生育年龄的女性，平素月经规律，有正常性生活，一旦月经过期10天以上，首先应想到可能怀孕了。妊娠时间的计算主要以最后一次月经的第一天作为妊娠时间的开始，但实际上真正怀孕的时间应该从排卵日算起，不过以末次月经算起早已约定俗成。计算好孕周，才能更好地规划好孕期保健。

多数受孕的女性在停经一个半月左右会出现头晕、乏力、畏寒、嗜睡、食欲缺乏、不同程度的恶心和偏食等现象，这就是早孕反应。这个时候，孕妇多喜欢吃酸的食物，而厌恶油腻的食物，闻到油腻的气味可能就会恶心、呕吐。早孕反应是因体内激素变化引起的，多持续一个半月，在妊娠3个月时会自行消失。

在妊娠6~7周以后，乳房常会有轻微胀痛、增大，皮下血管变得清晰可见，乳头也变大且十分敏感，乳晕扩散并变为深褐色。在这个时期，由于子宫增大，孕妇常会有小腹发胀的感觉。在孕早期，增大的子宫压迫膀胱，会引起排尿次数增多；而在孕12周后，子宫体进入腹腔不再压迫膀胱，尿频现象会逐渐消失。

在孕期，孕妇的面颊上可能出现对称的褐色斑纹(妊娠斑)，在下腹部也会出现明显纵行的色素沉着线(妊娠纹)。出现这样的现象主要是因为妊娠期间，体内雌孕激素和雄激素水平失衡，导致促黑素分泌增加，进而导致色素沉着。

十二、做好避孕，避免意外妊娠

目前应用最为普遍的男用避孕工具是安全套。女性避孕工具是阴道避孕海绵，呈圆形，可以盖住子宫颈口。以上均利用工具进行避孕，能完成一次性生活的避孕。

药物避孕法主要包括口服避孕药、避孕针、避孕贴片、皮下埋植剂等。建议在正规医疗机构专科医生指导下，结合自身情况与生活规律，选用合适的避孕药。

当需要长期避孕时，女性多数会选择使用宫内节育器。它是一种放置于子宫腔内的器具，种类很多，可逆性强，取出节育器后能立即恢复生育功能。当然，也存在永久性避孕方法，就是我们常说的绝育术，包括女性的输卵管结扎术和男性的输精管结扎术。既然是永久性绝育，患者本人一定要深思熟虑，因为输卵管或输精管的复通需要再次进行手术。

还有一类避孕方法，就是自然避孕法，主要依据女性自身正常生理变化而进行的避孕方法，包括安全期避孕法、哺乳期避孕法等。在排卵前后4~5天为易受孕期，易受孕期以外的时间为安全期。然而，因人体生理功能受多种因素影响，排卵期可能提前或推后。鉴于上述情况,安全期避孕效果不能肯定。其他自然避孕法则存在更大避孕失败可能性。对于男性而言,体外排精避孕法、会阴尿道压迫避孕法,仍存在精液进入阴道的可能,避孕效果不可靠。

如果避孕失败,人工流产则是其补救措施。人工流产主要包括手术流产和药物流产。手术流产主要包括负压吸引和钳刮术。药物流产多适用于早期妊娠终止。终止妊娠势必会对健康产生不良的影响。

人工流产的近期并发症包括出血、子宫穿孔、人工流产综合反应、漏吸或空吸、吸宫不全、感染、羊水栓塞等;远期并发症包括宫颈粘连、宫腔粘连、慢性盆腔炎、月经失调、继发性不孕等。妇产科专家有一个关于意外妊娠的忠告:一次流产可能导致终生不孕!鉴于终止妊娠对健康产生的不良后果,应避免计划外妊娠。

为便于了解意外妊娠对健康的危害,提高对于避免意外妊娠重要性的认识,将"人工流产术并发症"列表于表8-1。

表8-1 人工流产术并发症

近期并发症	远期并发症
出血	宫颈粘连
子宫穿孔	宫腔粘连
人工流产综合反应	慢性盆腔炎
漏吸或空吸	月经失调
吸宫不全	继发性不孕
子宫内膜炎、盆腔炎等	
羊水栓塞	

十三、妊娠期保健

妊娠期作为女性生命中的一个特殊时期,尤其初产妇,有必要学习相关的保健常识。

首先,妊娠期要讲究个人卫生。在此期间,孕妇易出汗,阴道分泌物也会增加。孕妇应勤洗澡,勤更换内衣;每天都应该清洁外阴部,使其保持清洁。洗浴时,采用淋浴,避免使用盆浴。

妊娠期间,不仅仅孕妇有营养需求,宝宝也需要营养供给,尽力做到饮食多样化,营养均衡。在妊娠早期,胎儿生长较为缓慢,此时对孕妇的营养没有特殊要求;到妊娠中期,胎儿生长速度加快,孕妇的各种营养素及热能需要也会明显增加;而到妊娠末期，尤其在32~38周，应特别重视孕妇的营养补充。需要注意的是，孕期营养应在围产保健医生指导下，制订个性化营养方案。不能简单理解为，怀了一个胎儿，就要增加一倍的饭量，营养过剩会增加妊娠糖尿病和产出巨大儿的风险。

妊娠期间应戒烟、戒酒，适量运动。吸烟不仅影响孕妇健康，同时影响胎儿发育。孕妇饮酒后，酒精会随着血液进入胎盘，导致流产、死胎及小于胎龄儿发生率增加。孕妇需要适量运动，但要更加注意安全。

因为产后紧接着就要哺乳，所以在妊娠期要做好乳房护理。穿戴宽松的纯棉胸罩，经常使用清水清洗乳头都很有必要。少数孕妇可能会出现乳头内陷，发现后应及时纠正。对于乳头扁平或陷入较浅者可以自行纠正，一手的拇指和示指按住乳晕的两侧，另一只手提拉乳头，每日数十次，多可以得到纠正；乳头内陷严重者，应前往正规医疗机构接受专科医生诊治。

十四、妊娠期、产后的性生活

妊娠期性生活与未孕时期有明显不同。在孕早期（孕14周以前）应禁止性生活，因为此时胎盘和母体子宫壁的连接还不紧密，如果这时进行性生活，可能导致流产。待到孕中期（孕14~27周）可适当进行性生活。但是孕期性生活有几点注意事项：注意个人卫生，避免引发细菌感染；选择不压迫腹部的体位，准爸爸动作要温柔；前戏不要过于激烈；如果感到疼痛要暂时中断。孕晚期（孕28周以后）要避免性生活，此时是胎儿发育的最后关键阶段，子宫增大明显，性行为有引起早产可能。

产后6周需暂停性生活，因为分娩过程中，宫颈口张开，产后需要较长时间才能闭合。如果进行性生活，带入的细菌很可能引起子宫内膜炎、输卵管炎。至于剖宫产者，子宫及腹壁均有手术切口，一般需在产后3个月才能开始性生活。

第四节　性功能障碍

一、男性性功能障碍

男性性功能障碍可能由器质性疾病引发，也可由于焦虑、紧张、抑郁以及夫妻之间感情不和睦等精神因素导致。男性性功能障碍最常见的有勃起功能障碍、早泄、性欲障碍、插入障碍等。下面简要介绍其中较常见的两种:勃起功能障碍和早泄。

1. 勃起功能障碍

生活中、影视作品中偶然会听到带有贬义色彩的字眼,如“阳痿”“性无能”;抑或是在发生性行为之前男性吃下“小药丸”等。这些实际上都和一种疾病相关,也就是勃起功能障碍(erectile dysfunction,ED)。据统计,中国勃起功能障碍总患病率28.33%,其中40~70岁男性半数以上患有不同程度的勃起功能障碍,完全不能勃起者达10%。

那么,到底什么是勃起功能障碍?当男性持续或反复不能达到或维持足够阴茎勃起,以完成满意性生活,即称为勃起功能障碍。

如何诊断勃起功能障碍?专科医生可通过了解性生活史、既往病史及心理社会史来做出初步诊断;通过国际勃起功能评分(表8-2)可以提示疾病严重程度;通过多项实验检查可进一步明确病因。

表8-2 国际勃起功能评分表(IIEF-5)

请根据您过去6个月的性生活实际情况回答以下问题,选择适当的编号标记

	0	1	2	3	4	5	得分
1. 对阴茎勃起及维持勃起有多少信心?		很低	低	中等	高	很高	
2. 受到性刺激后有多少次阴茎能够坚挺地插入阴道?	无性活动	几乎没有或完全没有	只有几次	有时或大约一半时候	大多数时候	几乎每次或每次	
3. 性交时有多少次能在进入阴道后维持阴茎勃起?	没有尝试性交	几乎没有或完全没有	只有几次	有时或大约一半时候	大多数时候	几乎每次或每次	
4. 性交时保持勃起至性交完毕有多大的困难?	没有尝试性交	非常困难	很困难	有困难	有点困难	不困难	
5. 尝试性交时是否感到满足?	没有尝试性交	几乎没有或完全没有	只有几次	有时或大约一半时候	大多数时候	几乎每次或每次	
IIEF-5评分:							

一般而言,IIEF-5评分小于7分为重度勃起功能障碍,8~11分为中度勃起功能障碍,12~21分为轻度勃起功能障碍。

关于勃起功能障碍的治疗,主要包括生活中的自我调节和治疗(家庭治疗)以及医院就诊。

生活中，对于偶尔出现的勃起功能障碍，可在家治疗，无须去医院。治疗过程中应考虑伴侣意见。家庭治疗的方法包括夫妻双方了解性知识、保持平稳的情绪、积极防治相关疾病、了解生理波动。

（1）夫妻双方了解性知识：学习并掌握正确的性知识，防止将正常情况误解为勃起功能障碍。夫妻间应积极交流沟通，相互关心和鼓励；尤其要消除丈夫心理压力，抛弃精神负担，树立信心。

（2）保持平稳的情绪：生活要有规律，保持愉快心情，节制性生活。

（3）积极防治相关疾病：各种可能引起勃起功能障碍的疾病，如泌尿生殖系统、内分泌系统的有关病变。

（4）了解生理波动：男性在发热、过度疲劳、情绪不佳时，可能会出现一时的或一个阶段的勃起功能障碍。这多半是一种正常的抑制，属生理的波动，不必有思想负担。克服心理压力、避免身心疲惫、保持愉快心情、营造浪漫氛围，可起到良好的家庭治疗效果。

当勃起功能障碍问题持续且造成严重困扰时，应该及时就医，不要羞于向医生咨询。引起该病的病因复杂多样，专科医生会先寻找病因。常见的病因主要包括不良的生活方式、社会心理因素、缺乏相关的性技巧和性知识、服用引起勃起功能障碍的药物（如某些降血压药等）、存在器质性疾病。去除病因是治疗勃起功能障碍最有效的方式。

关于药物治疗，根据用药途径的不同，主要包括口服药物、局部外敷药物。口服药物为选择性 5 型磷酸二酯酶抑制剂，主要包括：西地那非、伐地那非、阿伐那非和他达拉非。该类药的主要作用是松弛阴茎海绵体平滑肌，促使血液流入海绵体，实现阴茎勃起。药效在 2~4 小时。但因为该药存在心血管系统不良反应，所以需要在专科医生指导下服用，切不可盲目服用。

当然在多种措施都达不到理想效果时，勃起功能障碍还可以采用手术治疗。手术治疗主要包括阴茎血管重建术、阴茎静脉阻断术和可膨胀性阴茎假体植入术等。

不论哪种治疗，都要在专科医生的指导下进行规范的个体化治疗。

2. 早泄

早泄也是一种常见的男性性功能障碍。

在介绍早泄这个疾病之前，我们先来看一个病例。患者李某某，男，30 岁，保险公司职员。新婚之夜出现射精过快，无晨勃，性生活不满意。原本洞房花烛夜，是春宵一刻值千金的美好时光，可是因为早泄，让婚姻的开端变得不那么完美。那么究竟什么是早泄？早泄常见吗？我们该如何应对呢？

目前对于早泄的定义尚存在争议，国际性医学会以循证医学为基础的定义：男性从初次性交开始，射精往往或总是在插入阴道前或插入阴道后大约一分钟以内发生（原发性早泄）；或者射精潜伏时间显著缩短，通常小于3分钟（继发性早泄）；此外，总是或几乎总是不能控制射精或延迟射精，且容易产生消极身心影响，如苦恼、忧虑、沮丧和躲避性生活的一类疾病。

早泄在男性人群中还算常见，有25%~30%的成年男性存在不同程度早泄现象。引起早泄的原因主要包括精神心理因素、阴茎过于敏感和外生殖器及前列腺疾病等。心理方面，抑郁、不安、敌对心理等都易引起早泄；阴茎感觉过于敏感或周围感觉神经兴奋性增高时也会导致早泄；再有就是存在器质性疾病，如包皮炎、龟头炎、前列腺炎，也会对男性产生影响。

发生早泄时如何应对？生活中，当患者进行性生活时，可用安全套包住龟头、佩戴双层安全套或者转移注意力。注意在未经医师指导下，切勿擅自服用药物。建议就诊科室为男科、泌尿科或精神心理科。

早泄是一种慢性疾病，无须紧急救治，可根据病因，进行个体化治疗。早泄的治疗方法主要包括以下几种。

（1）感觉集中训练法：主要是通过增加阴茎感觉的分辨能力，适用于因负罪感、不安感、丧失性生活的自信心等精神心理原因引起的早泄。

（2）阴茎挤捏疗法：提高阴茎的感觉阈值，适用于阴茎感觉过敏者。

（3）局部表皮涂药：药膏主要涂于龟头上，副作用轻微。所用药物为具有表面麻醉作用的局麻药，例如复方利多卡因乳膏等。这类药物可降低阴茎的敏感性，从而延长射精潜伏期。

（4）口服药物治疗：是一种临时的治疗方法，存在一定的副作用，需要权衡利弊。中医辨证治疗也是一种可尝试的治疗方法。

二、女性性功能障碍

在传统观念中，当女性遇到性相关的问题和困惑时，大都选择避而不谈，默默忍受。这势必严重影响并伤害女性的生活质量和尊严。其实女性性功能障碍患者并不少见，有30%~50%的女性会在一生中某个时期经历过性功能方面的问题。电影《非诚勿扰》中有一个情节，男主角和一女孩儿相亲时，说性生活“一年一次”足够。这或许就是女方对性兴趣缺乏所造成的。

随着现代医学的不断发展，女性性相关知识的普及，女性性保健已逐渐受到越来越多人的重视。

阴道是由黏膜、肌层和外膜组成的肌性管道，富有伸展性，不仅是排出月经血和娩出胎儿的管道，同时也是女性的性交器官。当女性受到性刺激后，身体就会出现可感觉到、观察到并测量到的变化，即性反应。性反应变化不仅发生在阴道，也发生在身体其他部位。美国学者 Masters 和 Johnson 于 1966 年针对性反应的规律性变化，首先提出了性反应周期概念，人为将女性性反应周期划分成 4 期：兴奋期、平台期、高潮期和消退期（人类性反应模型）。

与人体其他的生理活动相类似，性反应的完成同样也依赖于神经及内分泌系统调控。参与性反应的各级神经中枢基本是反射性调控。在内分泌系统的调控中，最重要的性激素是雄激素，它不仅可以激活中枢多巴胺敏感中心，也可引起阴道血管平滑肌松弛，血流量增加。

而女性性功能障碍是指女性性反应周期的一个或几个环节发生障碍，或出现与性交有关的疼痛。

由于评判标准、研究人群及方法的不同，世界各地报道的女性性功能障碍发生率差异很大。国外报道，根据来源不同，女性性功能障碍的发生率在 25.8% 至 91.0% 之间。国内的相关研究并不多，南京市妇幼保健院的一份问卷调查中，各年龄组总的女性性功能障碍发生率为 56.8%。

目前国际上较普遍采用美国精神病协会的《精神病诊断与统计手册（第 5 版）》（DSM-5）的分类方法对女性性功能障碍进行分类。女性性功能障碍包括以下三类：性兴趣或性唤起障碍、性高潮障碍、生殖道盆腔痛或插入障碍。性兴趣或性唤起障碍，顾名思义，指性兴趣或性唤起缺乏或明显降低，主要表现为在性活动中，兴趣、幻想、主动发起的缺乏，或是在性暗示、性接触中性兴奋或性愉悦的低下。性高潮障碍则主要指性高潮的延迟、缺乏或感觉强度的明显降低。生殖道盆腔痛或插入障碍主要指在性交预期发生或进行过程中，出现的插入困难、疼痛、焦虑等精神和心理上的不适。

如何诊断女性性功能障碍？根据病史、性功能评估及体格检查可进行诊断。病史主要通过自我评定的方式进行；性功能评估则需要涵盖 4 周内性交次数、性欲强度、性高潮次数与强度、性交不适感等内容；而最后盆腔检查也是必需的，它对发育及器质性病变的鉴别有重要意义。

相较于其他的器质性疾病，女性性功能障碍的表现多依靠患者自身主观感受，物理测定的临床意义有限。在诊断过程中，患者可能碍于面子或维护尊严而不愿意向医生陈述相关症状。这就要求医生既能通过注意问诊技巧来与患者建立积极有效的沟通，又能考虑多方因素（文化、宗教、社会习俗等），从而做出正确判断。

如何治疗女性性功能障碍？在生活中，当女性遇到此类问题时，如果因阴道干涩引起性交疼痛时，可考虑使用润滑剂起到辅助润滑作用。工作或生活压力大，或存在不良情绪，可通过主动调节达到改善目的。当然，女性性功能障碍绝不是女方单独的事，需要夫妻双方配合，可通过感情集中训练的方式进行治疗。

如上述做法不能有效改善，就需到医院诊疗。考虑到女性性反应的复杂性和主观感受，女性性功能障碍的治疗不能单纯地依据客观的生理指标，而是应遵循综合个体化治疗的原则。具体治疗主要包括：心理治疗、一般治疗、行为治疗、药物治疗和原发病治疗。如需心理治疗，鼓励性伴侣同时接受治疗，以达到较好的效果。

在日常工作生活中，应注意抽出时间调节身心状态。夫妻双方可定时制造一些小浪漫、小惊喜增进夫妻感情。平时在性交感觉阴道干涩时，应主动使用润滑剂。工作压力大的女性，在工作之余应注意休闲娱乐、放松心情，定期与爱人外出旅游，增加互动。

女性性功能障碍作为一种并不少见的女性疾病，患者不应讳疾忌医，要相信医务人员的专业性和对患者隐私的保护。建议到正规医院妇科或心理咨询中心就诊，并积极配合治疗。

需要强调的是，女性性功能障碍有很好的治疗效果。只要放下思想包袱，维持良好身体状态，夫妻双方配合，必要时主动到医院进行诊治，就能得到好的治疗效果。

第五节　性心理障碍

性心理障碍，泛指两性行为的心理和行为明显偏离正常，并以此作为性兴奋、性满足的主要或唯一方式为主要特征的一组精神障碍。除了正常的性活动受到破坏以外，患者一般无其他方面的精神活动异常。

一、性身份障碍

在讨论性心理障碍前要说一说曾经定义为疾病而如今不被认为是疾病的一个情况——性身份障碍。简单地说，性身份障碍就是不认同自我的自然性别，最常见的类型是易性症。美国精神病学协会发布的《精神疾病诊断与统计手册》第 5 版（DSM-5）称其称为性别烦躁，指患者对自己解剖生理上的性别特征呈持续厌恶的态度，并有改变本身性别的解剖生理特征以达到转换性别的强烈愿望。

易性症最早在 19 世纪 30 年代被报道，过往一直被认为是一种精神疾病，导致易性症者遭受了长期的不平等、不公正的待遇。有许多易性症者因为社会的错误认知而不得不压抑自己的性别认同，恐遭歧视、不公对待。直到 2018 年 6 月，世界卫生组织发布《国际疾病和有关健康问题统计分类》（第 11 版）（ICD-11），才将易性症从精神和行为障碍列表中删除，正式去病化。自此，易性症被认为既不是病，也不是罪，而是一种正常的心理现象。

关于引起易性症的原因，研究表明这种心理现象的产生可能与遗传、生理、心理、环境等因素有关。

什么情况是易性症？主要是性别表达与生理性别之间显著地不一致，持续至少 6 个月，并出现其他具体表现。需前往规范机构进行咨询。

在生活中，一般情况下无须特殊对待，但当出现无法控制的性冲动、异常的性行为而影响到自身生活，出现伤害到他人的情况，或出现社会退缩、无法融入社会等情况时，可以寻求专业的帮助。

一些常见的专业帮助主要包括以下几个方面。

（1）心理疏导：易性症者的性别烦躁及其他的负面的情绪长期压抑，需要通过专业的医务人员进行疏导，而不是强行地去改变易性症者的性别认同。

（2）跨性别激素治疗：是指透过外源性内分泌制剂使易性症者的第二性征与其性别认同相符，促成男性化或女性化的改变。

（3）性别重置手术：旧称变性手术，目的则是使手术对象的生理性别与其心理性别相符。

二、性偏好障碍

下面我们重点介绍性偏好障碍。DSM-5 将性偏好障碍命名为性欲倒错障碍，指多种形式的性偏好和性行为障碍的一类疾病，主要包括以下 7 种类型（见表 8-3）。

关于性偏好障碍该如何治疗？在生活中，一般情况下无需立即就医。当患者无法控制异常的性冲动而造成自己紧张、焦虑、抑郁，或无法控制的异常性行为，并可能危害到他人时，需要及时就医；或者出现社会退缩，无法融入社会，或已经出现伤人行

表 8-3 性偏好障碍分类

疾病类型	主要表现
恋物症（fetishism）	在强烈的性欲望和性兴奋的驱使下反复收集异性所使用的物品，所恋物品均为直接与异性身体接触的东西
异装症（transvestism）	是恋物症的一种特殊形式，表现为对异性衣着特别喜爱，反复出现穿戴异性服饰的强烈欲望并付诸行动，由此引起性兴奋
露阴症（exhibitionism）	反复多次在陌生异性毫无准备的情况下暴露自己的生殖器以达到性兴奋的目的，有的继以手淫，但无进一步性侵犯行为施加于对方
窥阴症（voyeurism）	一种反复多次地窥视他人性活动或亲昵行为或异性裸体作为自己性兴奋的偏爱方式。有的在窥视当时手淫，有的事后通过回忆与手淫，达到性的满足，他们对窥视有强烈追求
摩擦症（frotteurism）	指男性在拥挤的场合或乘对方不备，伺机以身体的某一部分（常为阴茎）摩擦和触摸女性的身体的某一部分以达到性兴奋之目的
性施虐症（sadism）和性受虐症（masochism）	在性生活中，对性对象同时施加肉体上或精神上的痛苦，作为达到性满足的惯用和偏爱方式者为性施虐症。相反，在性生活的同时，要求对方施加肉体上或精神上的痛苦，作为达到性满足的惯用与偏爱方式者为性受虐症
恋童症（pedophilia）	指性偏好指向儿童，通常为青春期前或青春初期的孩子，患者通常为男性

为时，应及时就医。

临床治疗方面，以厌恶疗法为主。把需要戒除的目标行为与不愉快的或者惩罚性的刺激结合起来，通过厌恶性条件反射，以消退目标行为对患者的吸引力，使症状消退。

在儿童性教育方面，父母们应该高度重视自己的一言一行，在孩子不小心问到或者接触到有关性的话题或东西时，家长要坦然地用孩子能明白的话告诉他，避免使孩子产生好奇心或者罪恶感，影响孩子性心理的健康发展。青春期是性意识和情感形成的关键阶段，父母和学校应该科学地教育和引导，让青少年能顺利地度过青春期，形成健康的性心理。成年人一样也要提防淫秽、色情物品的毒害。如遇心理问题，应该及时前往正规医疗机构就诊。患者需正视疾病，积极面对，配合接受正规治疗。

第六节 性传播疾病

性传播疾病（简称性病），最初称为“花柳病”，是因为古人认为这是寻“花”问“柳”之病，自然与娼妓、乱交有很大关系。性传播疾病主要通过性接触或间接性接触传染，不仅会有生殖器官病变，还可通过淋巴系统侵犯淋巴结，通过血行播散到其他器官。性病对个人、家庭及社会都会带来极大危害。患者多羞于言说，讳疾忌医，更易造成更大的危害。

按照我国传染病防治相关规定中性传播疾病的分类，下面对相关主要性传播疾病做简要讨论。主要性传播疾病包括：梅毒、淋病、尖锐湿疣、生殖道衣原体感染、生殖器疱疹、软下疳、性病性淋巴肉芽肿、艾滋病、腹股沟肉芽肿、滴虫阴道炎、细菌性阴道病、阴虱病等。

艾滋病作为一种严重危害人类生命健康的性传播疾病，将在本章第七节重点讨论。

一、可侵害全身的性传播疾病：梅毒

在性传播疾病中，就侵害的部位和器官而言，梅毒最为广泛。其侵害的部位除外生殖器外，还包括淋巴结、皮肤、毛囊、黏膜、骨关节、眼、神经系统、肝脏、胆管、肾脏、胃肠道、心血管等组织器官。

梅毒是由梅毒螺旋体引起的一种慢性传染病，主要因性行为而传播，也可经垂直传播（母婴传播）、血液传播。在梅毒患者的皮肤、血液、精液、乳汁和唾液中均存在梅毒螺旋体。

临床上将梅毒分成获得性梅毒、先天性梅毒和潜伏梅毒。获得性梅毒即后天梅毒，为常见类型。下面我们结合获得性梅毒的临床表现，进一步了解梅毒。

根据病情变化将梅毒分成三个时期：①一期梅毒：主要表现为阴茎头、子宫颈及阴唇的质地硬、边缘耸起的溃疡，即硬下疳；好发于腹股沟附近的淋巴结炎；②二期梅毒：当病情加重，播散全身时，可出现梅毒疹、扁平湿疣的皮肤损害。梅毒螺旋体甚至可侵犯骨关节、神经、内脏、眼球等器官；③三期梅毒：如早期梅毒未经治疗或治疗不充分，大多经过3~4年后，部分患者则发展至三期梅毒。此阶段会出现更为严重的皮肤损害（梅毒性树胶肿）。

梅毒因在不同的病程阶段临床表现及实验室检查结果有差异，因此只有结合病史、体格检查和反复的实验室检查结果才能做出正确诊断。如有上述临床表现，应前往正规医疗机就诊。

在生活中，以预防为主，防治结合。若出现以下情况，应及时就医：在生殖器、肛周或身体的任何部位，出现了可能由性病感染引起的溃疡、肿块、水疱或疣时。建议的就诊科室包括：皮肤性病科、妇产科、泌尿外科、男科。

梅毒是一种不能自愈的传染病,必须通过治疗才能得到控制。主要的治疗原则包括以下两点:及早、足量、规范治疗,尽可能避免并发症的发生;驱梅治疗药物首选青霉素类,头孢曲松钠、四环素类抗生素和大环内酯类抗生素也常作为替代治疗药物。

有关的保健建议,主要包括以下几点:①提高防护意识,避免不洁性行为;②梅毒患者应加强营养和注意休息,禁止性行为;③勤洗澡,保持会阴部清洁;④治疗后如要恢复性行为,一定要佩戴安全套。

二、以尿道、生殖道化脓性感染为主的性传播疾病:淋病

淋病是以尿道、生殖道化脓性淋球菌感染为主的性传播疾病,也可播散至眼、咽、直肠等。

淋病被《中华人民共和国母婴保健法》列为婚前医学检查的传染病。该法规定,对淋病患者在传染期内的,医师应当提出医学意见;准备结婚的男女双方应当暂缓结婚。那么什么是淋病?为什么准备结婚的双方应该暂缓结婚?淋病有哪些表现?应该如何应对淋病?下面我们逐一讨论。

淋病是由淋病奈瑟球菌感染引起的,主要感染泌尿系统,也可导致眼、咽、直肠感染。淋病奈瑟球菌感染的潜伏期短、传染性强。患者应及早进行抗菌治疗,否则可能出现多种并发症和后遗症。

淋病多发于青、中年。潜伏期一般为2~10天,潜伏期同样有传染性。

男性淋病病变从前尿道开始,可逆行蔓延到后尿道,表现为尿频、尿急、尿痛,尿道口红肿,有稀薄黏液流出。随着病情加重,分泌物转成黄色脓性,且量增多。当病情进一步加重时,化脓性炎症会波及前列腺、精囊和附睾等器官,出现相应并发症。

女性病变主要累及外阴、阴道腺体及宫颈。如引发宫颈炎,分泌物初期为黏液性,后为脓性,体检可见宫颈口红肿、触痛;尿道炎时主要表现为尿道口红肿、压痛及脓性分泌物;侵犯阴道腺体时可形成脓肿。

在生活中,若出现上述症状,患者应及时去医院就诊。上述症状也可能是其他疾病所致,需要去往医院进行鉴别诊断。务必去正规医院接受治疗,切勿听信街边小广告,或去无牌无证的"黑诊所"。误诊误治导致不孕不育等严重后果,将悔恨终生。

正规医疗机构救治,主要是规范的头孢曲松钠等抗生素应用。治疗结束后的2周内,无症状及体征不再反复,且淋球菌复查阴性,即可认为已治愈。

日常生活中的保健建议,主要包括以下几点:①日常注意个人卫生,避免不洁性

行为；②一旦发现自己患有淋病，要连同自己配偶一同前往正规医疗机构全面检查；③淋病并非疑难杂症，要有正确观念，切不要因为尴尬不接受诊断和治疗；④治疗期间要停止性生活，夫妻双方都要接受治疗；⑤治疗期间养成良好的卫生习惯，如仔细清洗会阴部，衣物也要认真清洗。

三、外生殖器及肛周长肉赘的性传播疾病：尖锐湿疣

尖锐湿疣的主要表现是外生殖器及肛周长出赘肉，医学上称之为“疣”。

首先，我们先来看一则病例，患者，赵某某，女，31 岁，因“性交痛伴有外阴赘生物 5 天”就诊。患者于 5 天前性生活时感觉疼痛等不适症状，自行检查发现有赘生物，在家未进行治疗，遂来医院诊察。既往史：有不洁性生活史。妇科检查，外阴红，发现多个大小不等的赘生物。后确诊为“外阴尖锐湿疣”。那么到底什么是尖锐湿疣？那些赘生物又是什么？我们该如何应对？带着上述问题，让我们来认识尖锐湿疣。

尖锐湿疣是由人类乳头瘤病毒所致的性传播疾病。目前人乳头瘤病毒（HPV）有 100 多种亚型，最常引起尖锐湿疣的是 6、11 型，人是其唯一宿主。值得一提的是其中的 HPV-13 型、HPV-14 型、HPV-15 型是诱发宫颈癌的高危类型。

本病好发于青、中年。潜伏期一般为 1~8 个月。好发部位主要是外生殖器及肛门周围皮肤黏膜湿润区。皮损病变表面凹凸不平，成疣状颗粒的赘生物，质软、淡红色，或相互融合形成菜花状、乳头状或鸡冠状等。少数患者疣体过度增生，部分可能发生恶变。

1. 生活中的治疗

在不洁性行为后出现生殖器部位外生性疣状皮损，形成乳头状、菜花状、鸡冠状的赘生物，应考虑本病的可能性。生活中预防本病的方法，重点在于避免不洁性行为。一旦确诊，应停止性行为，保持会阴部清洁，夫妻双方一起到医院诊治。

2. 临床治疗

主要的治疗原则包括以下两点：①以局部去除疣体为主，辅以抗病毒和提高免疫功能的药物；②物理治疗（激光、冷冻、电灼、微波等）、光动力治疗。

经正规治疗后，大多数患者可痊愈。不正规治疗会反复复发，或发生恶变。因此，发现后建议尽早治疗消除疣体和周围感染，减少复发。

HPV 疫苗能够预防感染高危型人乳头瘤病毒，从而预防宫颈癌、阴茎癌的发生，建议在性生活开始之前的年龄就及时接种，以保护宫颈免受病毒的侵害。

3. 保健建议

日常注意个人卫生，避免不洁性行为和乱交；患者要坚持早发觉、早诊断、早治疗。

四、其他性传播疾病

除了上述重点讨论的流行广泛的梅毒、淋病、尖锐湿疣等性传播疾病，还有一些性传播疾病也对人体造成伤害，这些疾病包括：生殖道沙眼衣原体感染、生殖器疱疹、性病性淋巴肉芽肿、软下疳、腹股沟肉芽肿、滴虫阴道炎、细菌性阴道病、阴虱病。下面我们对其进行简要介绍。

1. 与淋病相似的另一性传播疾病：生殖道沙眼衣原体感染

生殖道沙眼衣原体感染是由生殖生物型 D~K 血清型沙眼衣原体引发的生殖道炎症。其临床表现与淋病相似，典型表现为男性尿道炎和女性宫颈炎，表现有分泌物增多和疼痛等。目前约有一半淋病患者合并生殖道沙眼衣原体感染。依据临床表现及实验室检查沙眼衣原体即可确诊。治疗原则包括：①抗感染治疗，可选用阿奇霉素等；②早发现、早治疗；③性伴侣需同时治疗。日常生活中，应当注意个人卫生，避免不洁性行为和乱交；如有相关症状，尽早前往正规医院治疗。

2. 易复发的疱疹性性传播疾病：生殖器疱疹

生殖器疱疹是由单纯疱疹病毒（HSV）感染泌尿生殖器及肛周皮肤黏膜而引起的易复发的性传播疾病。该病好发于性活跃期的男女。起初为散在或聚集的小水疱，2~4 天后破溃成溃疡，后结痂自愈。常伴有全身症状，如发热、头痛、乏力等。通过典型的临床表现和实验检测可进行确诊。主要采用抗病毒治疗，首选阿昔洛韦等药物；同时对症处理，缓解症状，减轻疼痛，预防继发感染。患者要坚持早发觉、早诊断、早治疗；治疗期间禁止性行为。

3. 以淋巴结炎为主要表现的性传播疾病：性病性淋巴肉芽肿

性病性淋巴肉芽肿是以淋巴结炎为主要表现的性传播疾病。该病由 LGV 生物型沙眼衣原体引起。早期，外生殖器可见针尖大小的丘疹和脓疱，后迅速形成浅表糜烂或溃疡；后期，可出现腹股沟淋巴结化脓、破溃；晚期出现生殖器象皮肿和直肠狭窄。有效药物有多西环素、米诺环素、红霉素等。同时局部对症处理。预防措施包括加强性健康意识，避免不安全性行为；坚持和正确使用安全套。

4. 以外生殖器多发疼痛性溃疡为主要表现的性传播疾病：软下疳

软下疳是以外生殖器多发疼痛性溃疡为主要表现的性传播疾病。该病由杜克雷嗜血杆菌引起。皮损起初形成炎性小丘疹,周围有红晕,后迅速转为小脓疱,而后破溃成边缘不整齐的圆形或椭圆形溃疡。溃疡基底质软,易出血,上覆有灰黄色脓性分泌物,伴恶臭。临床上以头孢曲松钠、阿奇霉素、环丙沙星等药物治疗为主。拒绝"商业性行为"、多性恋;尽量不去公共浴室洗盆浴,使用公厕马桶时注意卫生,使用一次性马桶纸垫等,都是预防该病的有效措施。

5. 外生殖器和腹股沟肉芽肿形成的性传播疾病:腹股沟肉芽肿

腹股沟肉芽肿是以外生殖器和腹股沟肉芽肿形成伴剧痒为主要表现的性传播疾病。该病由肉芽肿荚膜杆菌引起,主要表现为生殖器部位的丘疹、水疱、脓疱,可伴剧痒。经搔破或自己破溃形成的溃疡,相互融合成块状,而其底部组织增生,会形成肉芽隆起。医院就诊时,以药物治疗为主,四环素类和链霉素类抗生素治疗有效。患者要正视疾病,积极面对,无须心理负担,积极接受治疗。预防在于避免不洁的性行为,保持良好的生活习惯。

6. 阴道泡沫状分泌物伴外阴瘙痒的性传播疾病:滴虫阴道炎

滴虫阴道炎是由阴道毛滴虫引起的常见的性传播疾病,主要症状为阴道泡沫状脓性分泌物及外阴瘙痒,或可出现灼热、疼痛、性交痛。分泌物稀薄脓性,气泡状,有异味。60% 的患者同时合并细菌性阴道病。滴虫也可寄生于男性的包皮褶皱、尿道或前列腺中。治疗多需全身用药,主要药物为硝基咪唑类(甲硝唑、替硝唑等)。患者要每日清洗外阴,勤换内裤,治疗期间避免性行为;外阴瘙痒时,切勿搔抓,可用外阴冲洗剂坐浴。避免不洁性生活,保持良好的生活习惯,可有效预防本病发生。

7. 阴道分泌物带有鱼腥臭味的性传播疾病:细菌性阴道病

细菌性阴道病是阴道内菌群失调所致的内源性混合感染,临床特点为带有鱼腥臭味的稀薄阴道分泌物增多,伴外阴瘙痒或烧灼感,性交后症状加重。可选择甲硝唑、替硝唑、克林霉素等抗厌氧菌治疗。治疗后,细菌性阴道病通常会在几天内消退,但易复发。如果经常复发,需要使用抗生素几周或几个月。

第七节　最凶险的性传播疾病:艾滋病

获得性免疫缺陷综合征(acquired immune deficiency syndrome,AIDS)人们往往简称为"艾滋病"。

近年来，艾滋病的发病率及死亡率不断攀升，严重危害人类生命健康。艾滋病是全球范围内的传染病，同时也是亟须解决的公共卫生安全问题。1981 年人类在美国洛杉矶发现了历史上首例艾滋病患者。同年 6 月，美国在《发病率与死亡率周刊》杂志上报道了全球 5 例艾滋病患者感染情况。1982 年，该疾病被正式命名为“艾滋病”。随后，艾滋病在多个国家迅速蔓延，传播日益迅猛，严重威胁着人类健康。1985 年我国报告全国首例艾滋病病例。中国疾病预防控制中心的数据表明，截至 2020 年底，我国累计报告艾滋病病毒感染者及患者 105.3 万例。每一个感染者背后还有自己的家庭成员包括配偶、孩子、父母、祖父母、外祖父母，这些感染者的亲人同样会遭受身心创伤。近年来，青年学生感染情况日益严重。在我国，每年约有 3 000 名青年学生确诊感染艾滋病病毒。这是一个惊人的数字，这是 3 000 个青年学子的身心创伤！同时，我们国家建设也会因这些青年的感染受到影响。

艾滋病是一种性传播疾病，从其主要传播方式来说，艾滋病是可以避免的病。艾滋病离我们有多远？如果能了解艾滋病防治知识，洁身自好，采取安全性行为，艾滋病离我们很远；否则艾滋病离我们很近。为了有效预防艾滋病，我们首先要了解艾滋病病毒和艾滋病。

一、“聪明多变”的艾滋病病毒与危害严重的艾滋病

艾滋病是一种全球广泛流行且危害严重的传染病。它主要由艾滋病病毒侵入人体后破坏人体免疫系统，攻击人体 $CD4^{+}T$ 淋巴细胞，使艾滋病病毒感染者免疫细胞发挥抵抗病菌入侵的能力下降，逐渐丧失免疫应答能力，诱发严重的机会性感染或恶性肿瘤。1989 年我国颁布的《中华人民共和国传染病防治法》，艾滋病被列为乙类传染病。

病毒属于一种非细胞型生物，具有简单的结构和极其微小的体积。它主要由遗传物质及蛋白质组成，其中遗传物质保证病毒不断复制扩增，蛋白质组成病毒的“保护性”外壳。由于病毒缺乏自身代谢能力，大部分病毒的生存对周围环境要求严格，呈现出专性寄生性，需要在宿主活细胞中不断扩增。也就是说，艾滋病病毒需要在人体细胞内复制。

艾滋病是由一种叫人类免疫缺陷病毒（HIV）引起的，这种病毒属于单链 RNA 病毒的一种，其形态为直径 100~120nm 的三维对称球形颗粒。艾滋病病毒主要由核心和包膜两部分组成，且球形颗粒的表面存在针状糖蛋白结构。艾滋病病毒主要分为

两型:HIV-1 与 HIV-2。HIV-1 型有 13 个亚型,HIV-2 型有 7 个亚型。HIV 的变异性很强。这种多亚型、高变异性导致了针对 HIV 的疫苗研制及抗 HIV 药物研发更加困难。目前艾滋病病毒感染主要是由于 HIV-1 型病毒感染造成的,具有较长的潜伏期。病毒感染后超过 90% 患者经过一定的无症状期,最终发展成为艾滋病。而 HIV-2 型病毒感染后往往无明显的临床症状。艾滋病病毒最早起源于 1920 年代的非洲,由非洲中西部的黑猩猩传播给人类,继而蔓延全球。艾滋病病毒对外界抵抗力低,对热敏感。100℃、20 分钟可将艾滋病病毒完全灭活。还能被 75% 乙醇、0.2% 次氯酸钠溶液及漂白粉灭活。艾滋病病毒侵入人体可刺激产生抗体,但并非中和抗体,血清抗体阳性的 HIV 感染者仍有传染性。

值得注意的是,HIV 与 AIDS 虽常常被一同提及,但两者是不同的概念。HIV 是病毒名,AIDS 是 HIV 感染引发的疾病名。

虽然美国在 1981 年首次报道了艾滋病,但 20 世纪 80 年代世界各国对于艾滋病的传播情况缺乏足够的认识。1985 年 6 月,一名美籍阿根廷男性来中国旅游,因肺孢子菌肺炎离世并最终确诊为艾滋病,这是我国发现的首例艾滋病患者。1988 年《临床与实验病理学杂志》刊载首位中国籍 HIV 抗体阳性患者死亡病例。20 世纪 80 年代末,艾滋病流行情况在中国整体上处于散发状态,发病者多集中在沿海城市,且多为外籍或有外出留学、工作的人士。

20 世纪 80 年代末至 90 年代初,中国艾滋病的流行因注射吸毒和血液制品传播先后导致两次人数较多的流行。1990 年至 2000 年初,艾滋病的流行呈现快速增长态势,艾滋病的传播逐步扩散。

联合国艾滋病规划署发布的 2020 年全球艾滋病报告显示,当今世界仍有艾滋病病毒感染者 3 800 万。在 3 800 万艾滋病病毒感染者中年轻人占很大一部分。2020 年死于艾滋病病毒相关原因的人数约 68 万。根据国家卫生健康委员会的数据显示,截至 2020 年 10 月底,我国报告现存艾滋病感染者 104.5 万例。2020 年全国因艾滋病死亡的人数约 1.9 万人。总之,艾滋病危害严重,仍然是当今世界亟待解决的传染性疾病之一。

二、哪些人群容易患艾滋病

性传播疾病主要是通过性接触及间接性接触而引发传播的一类传染性疾病。艾滋病属于性传播疾病中常见的一种。对于艾滋病病毒,人群普遍易感。感染艾滋病病毒的高危人群主要包括:男男同性恋者、静脉注射毒品依赖者、与HIV/AIDS患者有性接触者人群、多性伴人群、存在商业性行为人群、性传播疾病感染人群等。

其他性病的存在可以促进艾滋病的传播,增加感染艾滋病病毒的可能性。大量流行病学和生物学研究表明,生殖器破溃糜烂性性病和非破溃糜烂性性病都能增加感染HIV概率。如果患有其他性病往往会造成生殖器皮肤、黏膜的破损,并一定程度破坏机体的免疫系统,这可以为HIV的加速复制提供条件。同时,艾滋病患者也更易罹患其他性病。

通常,感染HIV后会经过短暂的急性期、数年的潜伏期,然后进入艾滋病期。据中国疾病预防控制中心数据表明,2021年1月至10月份我国报告的新发感染者是11.1万人,其中异性性传播占71%,同性性传播占26%。性传播已成为我国目前艾滋病最主要的传播途径。截至2020年底,异性性传播和同性性传播的比例分别从2009年的48.3%和9.1%,上升到2020年的74.2%和23.3%。而注射吸毒者传播艾滋病病毒的比例从2009年的25.2%大幅下降到2020年的2.5%以下。目前,我国经母婴及注射吸毒传播降至最低水平。此外,发生同性性行为者感染艾滋病病毒风险极高。国家检测数据表明,发生男性同性性行为者感染艾滋病病毒的风险约8%,即每100人(男同性恋)中约有8人感染艾滋病病毒。这些数据表明,性传播是高风险传播途径,男男同性性行为值得警惕;避免同高危人群发生性行为可极大地降低被感染的风险。

三、艾滋病病毒如何传播

众所周知,性接触传播(同性性传播和异性性传播)、血液传播(输血、血液制品和静脉吸毒等)、垂直传播(孕期感染、围产期感染和哺乳感染等),被称为艾滋病三大传播途径。我国艾滋病传播形式也逐渐变化,目前在我国性传播为最主要的传播途径,而血液传播及母婴传播已被有效控制。其中,异性性传播比例最高,同性性传播的比例在特定人群中显著上升。不同传播方式具有不同的传染概率(见表8-4)。

表8-4 艾滋病不同传播方式的传染概率

	传播方式	传染概率
经血传播	静脉注射吸毒	0.67%
	接受血液或血制品	90%~100%
	医源性感染	0.3%~0.5%

续表

传播方式		传染概率
经性接触传播	男性同性恋	5%~10%
	男性传给女性	0.1%~0.2%
	女性传给男性	0.03%~0.1%
垂直传播		30%

引自：安徽省疾病预防控制中心数据

1. 性传播

性传播是我国目前艾滋病最主要的传播方式，是因为感染者的精液、阴道分泌物等是艾滋病病毒“富集地”。这些含有艾滋病病毒的物质通过阴茎阴道性交或肛门性交的方式均可进入人体，诱发感染。艾滋病性传播主要是由不安全性行为造成。生活中常见的不安全性行为主要包括：无保护措施的男男同性性行为、非固定性伴性行为、商业性行为等。

阴茎阴道性交：异性之间经阴茎阴道性交是最普遍的经性传播艾滋病病毒的方式。在阴茎阴道性交的过程中，阴道壁、龟头、尿道等如存在黏膜破损或伤口，尤其在反复强烈的运动下，病毒可沿破损处进入人体，导致艾滋病病毒的传播。

肛门性交：肛门性交传播艾滋病病毒的危险性最大。肛门的内部结构比较薄弱，直肠壁较阴道壁更易破损，肛交可直接造成直肠或肛门部的损伤。人体体液中包含的艾滋病病毒就可能通过这些易发生破损或存在伤口部位，进入体内。

2. 血液传播

输血传播：如果血液中含有艾滋病病毒，接触这类血液（如输血）将极可能感染艾滋病。有些患者因病情需要注射血液成分的生物制品，如果该制品含有艾滋病病毒，接受该生物制品的未感染者就可能因此被感染。

共用针具传播：被污染的不洁针具可传播病毒，造成艾滋病病毒感染，例如静脉吸毒者共用针具。

其他血液传播途径：使用被艾滋病病毒污染而又未经严格消毒的器械（如针灸针、刮胡刀、拔牙器具等），也是造成艾滋病病毒传播的潜在途径。

3. 垂直传播

垂直传播（母婴传播）也是一种艾滋病传播方式。艾滋病病毒可通过母亲妊娠、分娩或者哺乳的过程传播至下一代，造成艾滋病病毒感染。目前该传播途径已得到有效控制，在我国 HIV 垂直传播率已经明显下降。

4. 其他传播途径

除上述常见的血液传播方式外，还存在一些其他少见的传播方式，例如交叉感染相关传播和器官移植相关传播等。2017 年初，浙江省某医院一名医师因违规操作，致 5 名在院治疗者感染艾滋病病毒。该医师在一次性吸管不够的情况下，反复使用同一根吸管交叉吸取、搅拌、提取所操作批次人员的淋巴细胞，严重违反“一人一管一抛弃”的规定，最终致使 5 名女性感染艾滋病病毒。2011 年 8 月，台湾某医院器官移植团队造成一起艾滋病病毒传播医疗事故。相关医务人员在对器官捐献者的血液检查报告中的艾滋病病毒检验项目进行口述过程中记录错误，负责医师未尽到再次确认的责任，故未发现捐献者曾罹患艾滋病，导致 5 名接受移植的患者感染艾滋病病毒。严格意义上来讲上述“其他传播途径”也可归类于三大主要传播途径中。

毫无疑问，除了我们熟知的性传播，血液传播（吸毒、输血）、母婴传播也是艾滋病的传播方式。总之，熟悉以上艾滋病传播方式，我们就可以有针对性地做好各种防范措施，例如做到洁身自好，坚持使用安全套，孕前艾滋病病毒检测及阻断治疗，不使用未经消毒的针具。让艾滋病远离我们，保护自己的健康，爱护自己的家人。

四、性传播已成为艾滋病的主要感染途径

中国疾病预防控制中心的数据表明，艾滋病无论是异性性传播还是同性性传播均有显著上升。从 2009 年至 2020 年，艾滋病异性性传播感染者占总新发感染者比例从 48.3% 升至 74.2%，同性性传播感染者占总新发感染者比例从 9.1% 升至 23.3%。值得注意的是近年来我国艾滋病流行存在着青少年及中老年病例增多和性传播比例不断升高的现状。我国每年约 3 000 名青年学生感染艾滋病。老年人艾滋病占艾滋病总人群的比例日益升高，艾滋病人群老龄化趋势日益显现。50 岁及以上的男性是增长最快的艾滋病感染风险人群之一。

1. 中国艾滋病流行趋势

2014—2021 年，中国艾滋病年发病人数大致呈增长趋势，2021 年达 6.10 万人。艾滋病年死亡人数逐年增加，2021 年达 1.96 万人。以某地区为例，2021 年新报告艾滋病流行情况，该地区新发现 HIV/AIDS 共 4 881 例（其中 HIV 感染者 3 270 例，AIDS 患者 1 611 例）。值得注意地是，性传播病例共 4 849 例，占全年报告病例总数的 99.4%。其中异性性传播 2 858 例，同性性传播 1 991 例，分别占全年报告病例总数的 58.6% 和 40.8%。同性性传播较 2020 年（1 731 例）增加了 15.0%。同全国流行趋势

一致,在该地区性传播成为近年来艾滋病传播的主要途径。

2. 中国青少年艾滋病发病特点

近年来,我国新增艾滋病感染者中青少年群体感染人数众多,逐渐成为危害青年学生健康的重大传染病之一。根据国家卫生健康委员会数据,2021 年我国约 3 000 青年学生感染艾滋病病毒。2020 年 15~24 岁青年学生新发艾滋病感染病例中,男性同性性传播风险高达 8%,即每 100 人中约有 8 人感染艾滋病病毒。在青年学生病例中,性别以男性为主,传播途径以同性性传播为主。2011—2021 年某地区报告青年学生病例的男女比例显著增加,由 2011 年的 2.8∶1 增长至 2021 年的 22.5∶1。青年学生男男同性性行为传播艾滋病的现象值得社会关注。

3. 中国老年人艾滋病发病特点

根据中国疾病预防控制中心公布的数据,我国每年新报告的艾滋病病毒感染者及患者中,50 岁及以上患者占比上升非常明显,从 2011 年的 22% 上升到 2020 年的 44%。此外,60 岁以上的老年男性人群新发艾滋病感染者由 2012 年的 8 391 例增长为 2018 年的 24 465 例。老年人感染艾滋病病毒的总体基数庞大。鉴于老年人感染艾滋病比例不断上升,社会应关注该特殊群体,关心他们的情感生活、家庭环境,做好"防艾"宣传教育。

五、男男性行为者为什么更容易患艾滋病

男男性行为者是感染艾滋病病毒的高风险群体。男男性行为者更易患艾滋病的主要原因如下。

1. 肛交性行为方式

男男性行为人群在性行为中主要采取肛交的方式,肛门性交传播艾滋病病毒的危险性较大。这主要与人体的生理结构有关,直肠黏膜由单层柱状上皮构成,其肠壁较薄弱,弹性较差。在男男肛交的过程中,直肠黏膜就容易发生破损。病毒就可以通过黏膜破损处进入人体,从而造成艾滋病病毒的传播。

2. 多个性伴侣行为

男男性行为者可能存在多个性伴侣的现象,多个性伴侣会提高感染艾滋病及其他性病的机会。

3. 安全套不合理使用

男男同性恋人群合理使用安全套比率较低。不正确或未使用安全套发生性行为

易造成艾滋病病毒传播。

4. 自检率低,无预防传播措施

目前全球已经证实,暴露于 HIV 后可以在 72 小时内服用有效药物,阻断 HIV 传播,包括职业暴露或非职业暴露,或者在高危行为前服用药物预防感染 HIV。

2007 年,《国际疾病与相关问题统计分类(第 10 版)》(ICD-10)把同性爱、双性爱、异性爱定位成平等状态。这也正式认定:偏爱同性属于少数人的生理和心理现象,而非疾病。同性爱者只是在无法良好地认识和接纳自我并建立良好的性交往关系时,才被认定为心理疾病。

目前社会对同性性行为的包容性不断提升。我们要正确认识和对待不同性取向的群体,多给予人文关怀,注重健康教育,包括性健康教育。这些措施可以有效预防艾滋病的发生。

六、艾滋病有哪些表现和危害

艾滋病对人类健康有着较大危害。一般而言从艾滋病病毒感染到典型艾滋病期存在较长的时间。它具有较长的无症状期。随着疾病的不断进展,艾滋病的临床症状也日益严重。根据我国有关艾滋病的诊疗标准和指南,在临床上一般将艾滋病分为三个时期:急性期、无症状期和艾滋病期。

1. 急性期

多在初次感染后 2~4 周内出现发热、乏力、恶心、呕吐、腹泻、皮疹等表现,症状一般较轻微,1~3 周后可缓解。

2. 无症状期

往往没有任何症状,持续时间为 8~10 年。

3. 艾滋病期

在此时期机体的免疫系统遭到严重的破坏,濒临崩溃,机体常常会发生各种严重机会性感染,如严重肺部感染、肺孢子菌肺炎,最终导致死亡。同时,此时期可发生恶性肿瘤,如卡波西肉瘤、淋巴瘤。此外,并发结核病已成为艾滋病死亡的重要原因之一。

总之,大多数未治疗的感染者在感染后 8~10 年内会进入艾滋病期。早期、规范治疗可推迟或阻止病情进展,并阻断传播。少数 HIV 感染者病情发展很快,如果未经治疗,可在几年内发展成艾滋病。艾滋病作为一种致死性疾病,对个人,家庭和社会的危害主要体现在以下方面:①艾滋病对个人的危害:心理压力、病痛折磨、丧失生命；②艾滋病对家庭的危害：心理压力、家庭破裂、经济负担、艾滋病婴儿；③艾滋病对社会的危害：社会资源消耗、社会经济损失、人均寿命降低。

七、阻断艾滋病——预防第一

目前艾滋病仍无治愈的方法。做到早发现、早治疗，提高患者的生活质量与预期寿命很重要；积极预防、不被感染更重要。

艾滋病与正在流行的新冠病毒感染不一样，新冠病毒感染主要是经呼吸道传播，防不胜防。而艾滋病主要是性传播，从这个传播方式来说，是本可避免的病。我们说健康是一份责任，“防艾”是一份责任，宣传“防艾”知识也是一份责任。从传播途径来说，性传播是艾滋病传播的重要途径。因此，遵守性道德、洁身自好，也是一份责任。如果每个人都承担起对健康的责任，对预防艾滋病的责任，那离有效控制艾滋病就不远了。

艾滋病重在预防。通过健康的生活方式可以有效减少，甚至避免感染艾滋病病毒。危险性行为是感染艾滋病病毒的高危因素，发生性行为时正确使用安全套可以有效降低感染艾滋病病毒的风险。一旦发生不安全性行为，应立即在医生评估和指导下于72小时内尽早使用抗病毒药物进行阻断。

目前，我国已经批准上市的艾滋病尿液自检试剂可以在家进行自我检测。如果艾滋病病毒检测结果呈阳性，一定要及时去医疗机构或疾病预防控制中心进行确诊并接受相关咨询和治疗。

了解由中国疾病预防控制中心提出的艾滋病防治十条建议，对于预防艾滋病具有重要意义：①目前艾滋病尚无有效疫苗和治愈药物，但已有较好的治疗方法，可以延长生命，改善生活质量；②艾滋病通过性接触、血液和母婴三种途径传播；与艾滋病病毒感染者或患者的日常生活和工作接触不会被感染；③洁身自爱、遵守性道德是预防经性接触感染艾滋病的根本措施；④正确使用质量合格的安全套、及早治疗并治愈性病可大大减少艾滋病感染和传播的危险；⑤共用注射器静脉吸毒是感染和传播艾滋病的高危险行为，珍爱生命，远离毒品；⑥避免不必要的注射、输血和使用血液制品；⑦对感染艾滋病病毒的孕产妇，及时采取抗病毒药物干预、减少产时损伤性操作、避免母乳喂养等预防措施，可大大降低胎、婴儿被感染的可能性；⑧艾滋病自愿咨询检测是及早发现感染者和患者的重要防治措施；⑨关心、帮助、不歧视艾滋病病毒感染者和患者，鼓励他们参与艾滋病防治工作是控制艾滋病传播的重要措施；⑩艾滋病不仅是医疗卫生问题，更是一个社会问题。它威胁着每一个人和每一个家庭。因此，积极预防艾滋病是全社会的责任。

八、切勿讳疾忌医，尽早正规诊治

主动检测、提高自检率对防治艾滋病具有重要意义。通过体检检测，如果了解患者病毒感染状态是艾滋病病毒阳性，则可在出现症状之前获得治疗、关怀和支持，提高疗效。如果已知感染了艾滋病病毒，则可采取预防措施防止传染他人。体检科的常规体检不包括艾滋病化验项目，检测 HIV 需医生另开具化验单。若在检查中发现艾滋病的检测可疑阳性，需到疾病预防控制中心进行确诊试验。

目前尚无治愈艾滋病的特效药物，预防感染至关重要。若一旦感染艾滋病病毒，要及时就医并应用抗病毒治疗，抑制病毒的复制，延缓疾病的进展。如发生艾滋病危险暴露，抗病毒阻断药应在发生暴露后 24 小时内，并尽可能在 2 小时内为宜，且不晚于 72 小时。同时，须规范全程服药并检测血生化等指标。服药期间应避免再次发生高危性行为。值得注意的是，艾滋病“阻断药”并非“后悔药”，它具有不同程度的副作用；仅限于作为一种应急补救措施，不应无指征滥用。防范高危性行为仍是预防艾滋病的最佳措施。目前国际上常见的抗反转录病毒制剂包括六大类：核苷类反转录酶抑制剂、非核苷类反转录酶抑制剂、蛋白酶抑制剂、融合抑制剂、整合酶抑制剂、CCR5 抑制剂。

药物治疗：及早开始高效抗逆转录病毒疗法治疗，不仅有助于改善患者身体状况，而且能更早抑制病毒的复制，降低 HIV 传播的风险。

需要强调的是，如果存在艾滋病暴露风险，应及时咨询和检测；如果 HIV 检测阳性，应及时进行治疗；千万不能因爱面子而不检测、不治疗；千万不能因害怕家人、朋友知道而到非正规医疗机构检查治疗，以免耽误诊治。

九、生活中常见“防艾”小知识

前面我们从相对较专业的角度探讨了性行为与艾滋病的关系，而了解一些生活中的“防艾”小知识，对于防治艾滋病也具有积极意义。

1. 蚊虫不会传染艾滋病病毒

蚊子在叮咬的过程中，只会将其唾液注入人体的皮肤里，而不是将其吸到的血液再注入第二个人身上。蚊虫不是适宜的艾滋病病毒的宿主，艾滋病病毒在蚊虫体内存在时间很短，不会在蚊虫体内不断复制。因此，蚊虫叮咬不会传染艾滋病。

2. 男男同性性行为最易感染艾滋病病毒

男性感染者产生的精液、前列腺液，女性感染者产生的前庭腺液中都含有较多的艾滋病病毒。接触这些体液，都有可能被感染。因为直肠肠壁黏膜薄弱，易发生破损，男男性行为者的肛交最易造成艾滋病病毒的传播。男男同性性行为艾滋病传播风险 > 男女异性性行为艾滋病传播风险 > 女女同性性行为艾滋病传播风险。

3. 口交也会传播艾滋病

相较于阴道性交和肛交来说，口交传播艾滋病风险低于前者。但如口腔或者性器官局部有黏膜破损，也有可能造成彼此感染。

4. 接吻存在传播艾滋病的可能性

严格来说，唾液中是没有艾滋病病毒存在的。一般情况下，接吻不会传播。但口腔中的情况可能无法被正确评估，比如口腔溃疡、牙周炎症。这些疾病的存在可导致口腔局部黏膜破损，且有局部出血的可能性，而感染者的血液中是含有艾滋病病毒的。这种情况下，接吻存在艾滋病传播的可能性。

5. 艾滋病的窗口期

艾滋病窗口期是人体感染艾滋病病毒后，一定时间内无法检测到相关抗体。虽然在窗口期内无法检测到艾滋病病毒抗体，但仍具有传染性。若存在感染艾滋病病毒风险且在“窗口期”内检测结果为阴性，建议要及时复查，进一步明确诊断。

6. 故意传播艾滋病要承担法律责任

感染艾滋病病毒后要避免传播他人。故意传播艾滋病将要承担法律责任。《艾滋病防治条例》第三十八条规定，艾滋病病毒感染者和艾滋病患者应当将感染或者发病的事实及时告知与其有性关系者，采取必要的防护措施，防止感染他人；不得以任何方式故意传播艾滋病。《艾滋病防治条例》第六十二条规定，故意传播艾滋病的，依法承担民事赔偿责任；构成犯罪的，依法追究刑事责任。

7. 联合抗 HIV 治疗（鸡尾酒疗法）对艾滋病有一定疗效

HIV 是一种逆转录病毒，其基因组具有高复制、高变异和高重组性等特点，单独用一种药物治疗无法彻底清除感染者体内的病毒，且容易产生耐药性。选用高效联合抗病毒治疗，即同时用 3 种抗病毒药的药物治疗，能够最大限度地抑制患者体内病毒复制，使免疫系统功能得到一定程度恢复，减少耐药性，从而大大降低艾滋病的病死率。

8. 安全套是预防艾滋病的有效方法

艾滋病传播主要依赖于性传播途径。使用安全套，能物理阻断精液、阴道分泌物等体液与对方生殖器的直接接触。因此，正确使用安全套可达到 90% 的有效性，防止体液中的 HIV 病毒传给对方。

总之，日常生活中一般的接触并不会传染艾滋病，如握手、拥抱、共餐等都不会传染艾滋病。但是，除了节欲，对于性传播没有任何预防措施是百分百有效的。要有效预防艾滋病，就要确保能够防止自身及性伴侣的血液、精液或阴道分泌物，进入彼此的体内。对于未婚人群尤其男性，自慰不失为一种安全的性行为方式，既解决了自身生理需求，又避免可能含有病毒的体液的相互传播。

第八节　性违法行为对受害者的身心健康危害

一、性违法行为危害受害者身心健康

性违法行为对受害者来说，往往会造成心理或身体健康损害，本节将简述其危害及何如应对。

2020 年 4 月，一起“四川男教师猥亵多名男生”的案件引发社会广泛关注。该案件中犯罪者是成都某校一知名教师，他曾多次对多名学生进行性骚扰甚至侵害。这名男教师已构成了刑事犯罪。这也更加让我们认识到，不仅仅女孩子可能存在被性骚扰甚至侵害的风险，男孩儿也一样，同样应该受到社会的关注和重视。

性权利作为一项最基本的人权，任何人都不能侵犯。它不仅受到法律保护，当然也受到法律的约束。《中华人民共和国刑法》《中华人民共和国未成年人保护法》《中华人民共和国民法典》《中华人民共和国妇女权益保护法》等法律都对其有相关的规定。广义上，性违法是指包括性犯罪在内的一切违反有关性行为和性关系法律规范的行为。而狭义上，性违法则指除性犯罪以外的其他性违法行为，主要包括民事违法和行政违法与违纪。

二、如何防范性违法行为

性骚扰就属民事违法行为，定义为通过言行和暗示行为，为满足自己的私欲，在违背他人意志的情况下，传递出单向的性意念，最终给他人造成不愉快或是厌恶的心

理体验,从而使他人身心遭受损害的不良后果。2020 年 5 月 28 日,“性骚扰”也被正式列入《中华人民共和国民法典》。在日常生活中存在多种形式性骚扰,例如:身体接触、语言、短信或电子邮件、性索贿或性要挟、自我暴露骚扰、偷窥骚扰、公开挑逗等。开展相关的性教育,提高防范意识和自我保护能力尤为重要。与此同时,对相关违法犯罪行为,学校不得隐瞒。对遭受性侵害、性骚扰的学生,相关单位和部门也应当保护其隐私。

不仅仅是青少年学生,职场中的女性也是遭受性骚扰的主要群体。2021 年 12 月 20 日,《中华人民共和国妇女权益保障法》迎来大修。针对用人单位就有新要求,为了预防和制止对女性的性骚扰,要求用人单位制定禁止性骚扰的规章制度,明确负责机构或者人员,开展预防和制止性骚扰的教育培训活动,采取必要的安全保卫措施,设置投诉电话、信箱等,畅通投诉渠道,建立和完善调查处置程序,及时处置纠纷并保护当事人隐私。

当然,面对性骚扰,防患于未然最好。建立防范性骚扰的意识,提高警惕性;避免衣着暴露;避免到易遭受性骚扰的场所(人员密集处、偏僻场所和道路),减少夜间外出;发现陌生人有性骚扰倾向,或熟人曾经进行过性骚扰,应防范和回避;如果遇到性骚扰,要采取必要的防卫手段,冷静、机智、勇敢地进行斗争;遇到自己不能制止的性骚扰时,要及时报警。

行政违法与违纪主要包括卖淫和嫖娼,均有明确的处罚规定。而更为严重的性犯罪行为,如强奸妇女罪与奸淫幼女罪等,则触犯了刑法,性质更为严重。根据我国刑法犯罪的概念,一切危害公民的性自由和性权利,破坏社会管理秩序,有伤社会风化,以及其他涉及男女两性关系危害社会的行为,依照刑法应当受到刑法处罚的行为,都是性犯罪。2018 年浙江某地发生的网约车司机强奸并杀害女乘客的新闻,震惊全国,随后一系列的网约车安全管理整改措施得以公布。但出门在外,我们仍应该学会保护自己,防患于未然。例如在单独乘车时,不与司机过多攀谈,不暴露个人信息,注意观察司机行车路线,必要时使用导航查看路线;可通过录音,拍照等方式留存司机及车辆信息。如出现问题,立即报警。

遭遇性犯罪行为,受害者不应独自承担身体和精神上的创伤,家人和社会应该给予更多的关怀和帮助。如有必要,应接受心理咨询与治疗。对于施暴者疑似患有传染病者,受害者要保持冷静,积极配合,接受传染病的阻断或预防治疗。

第九章 『动』与健康

第一节　认识运动系统

一、运动系统的构成

人体犹如一台复杂而精密的机器，当我们生活和工作时，需要让这台机器动起来。运动系统就是驱动身体动起来的主要结构。那么，运动系统包括哪些“零件”？运动系统的“零件”可以分为三个大类，即骨、骨连结和骨骼肌。

1. 骨

无骨而不立，这句话体现了骨骼在人体中承担负重与支持的重要作用。除此之外，保护、运动、造血和贮藏等也是骨骼的作用。骨骼中具有丰富的血管和神经，能不断进行新陈代谢和生长发育。在发生骨折时，由于这些神经和血管的损伤，会造成剧烈疼痛和出血。骨骼还具有改建、修复和再生的能力。正因如此，骨折才可以愈合。骨骼的内部结构并不是均匀分布的，不同区域的疏密并不相同。总体来说骨骼表层致密坚固，内部疏松多孔隙。骨的结构在解剖学上分为骨质、骨髓和骨膜。骨质以含钙的矿物质为主要成分，依据密度不同，分为骨密质和骨松质。骨密质分布靠近表层，密度较高且坚硬，具有较强的抗压抗扭曲特性，是支撑人体的重要结构。内层的骨松质为骨小梁相互连接排列成疏松的海绵状，其内部腔隙相互连通，骨髓就填充在这些空隙中。骨膜依据其分布位置不同，分为骨外膜和骨内膜。骨内膜主要分布于髓腔内和骨松质的骨小梁表面。骨外膜分布于除关节面之外的骨表面，具有丰富的血管、淋巴管和神经，对骨骼的血液与营养供应发挥了重要作用。在股骨颈骨折时，由于骨外膜中向股骨头供血的血管损伤，导致股骨头血供不足，容易发生股骨头坏死。

2. 骨连结

人体的骨骼多达206块，而骨与骨之间是如何连接的呢？骨与骨连接的方式有直接连结和间接连结两种。

直接连结是指骨与骨之间借纤维结缔组织或软骨及骨直接相连，其连结之间无间隙，运动范围极小或完全不能活动，例如颅骨之间的连结。

间接连结就是通过关节来连结，关节的结构更为复杂精密，具有活动性，对身体的运动功能至关重要。关节的主要结构有关节面、关节囊和关节腔。关节面顾名思义就是骨的接触面，关节软骨覆盖于相对骨端表面。关节软骨呈乳白色、半透明状，表面光滑富有光泽，主要发挥传递负重、缓冲、减少摩擦等作用。但其中没有血管和淋巴管，其营养供应主要来源于关节液的弥散。关节囊是由致密结缔组织构成，附于关节面周围的骨面并与骨膜融合，将关节包裹并连结。关节囊外层为纤维膜，内层为滑膜。关节囊中的空隙称为关节腔，关节腔内呈负压并有少量滑液。当关节受到创伤、感染或者炎症影响时，可导致关节腔内积液，造成关节疼痛、红肿和活动障碍等症状。

3. 骨骼肌

骨骼让人体能够站立起来，关节让骨骼与骨骼之间具有活动性，这时候再加上肌肉（骨骼肌）的收缩能力，人体就具有了运动的能力。肌纤维（又称肌细胞）具有收缩与舒张的能力，就像是可以主动收缩的弹簧，是肌肉的基本结构和功能单位，是驱动身体运动的动力来源。每块肌肉由大量成束的肌纤维纵行排列构成，它们两端都与结缔组织融合，这部分的结缔组织称为肌腱。肌腱一端连接肌纤维，另一端连接在骨骼上。肌腱本身不具备收缩能力，但其具有弹性好、韧性强的特点，在关节运动中发挥重要作用。在日常生活中，人们把肌腱俗称为“筋”，手腕部肌腱和跟腱较为容易触摸到。当运动不当或者外伤导致肌腱受力过大时，有可能发生肌腱断裂，常见的有跟腱断裂、髌腱断裂、肱二头肌腱断裂和手指肌腱断裂等。

这里介绍一个肌腱损伤的病例，帮助大家了解肌腱的作用。王女士在家中整理物品时，书架上的物品不慎掉落。掉落的物品恰巧砸到了拇指指尖，导致拇指过度弯曲，随后受伤的手指便无法活动。经医生检查，王女士拇指肌腱由于过度牵拉造成断裂，经过手术修补，王女士的手指肌腱又恢复了功能。肌肉的收缩功能主要是依赖于肌纤维中粗细肌丝的相对滑动完成。肌肉收缩时，起止点距离缩短，拉动关节两端的骨骼运动，使关节具有了屈伸的能力。

二、运动系统的运动、支持与保护作用

运动系统最主要的功能就是运动。身体不同部位的肌肉，在神经系统的支配与协调下精准收缩，带动躯体部位进行精确动作。例如，我们在做屈肘运动时，由大脑发出信号，通过脊髓和外周神经将这个信号传导给肱二头肌。肱二头肌接收到信号后，肌纤维收缩产生拉力。肌纤维收缩时的拉力拉动前臂的桡骨以肘关节为支点运动，同时与之对抗的肱三头肌舒张，才能完成屈肘的动作。股四头肌在人行走过程中发挥重要作用，当它在神经系统的支配下收缩时，可以拉动股骨以髋关节为支点运

动，使大腿抬高。在运动时，肢体中的感受器将肌肉的收缩状态和肢体的空间位置通过神经反馈给大脑，以便大脑感知运动的状态并作出调控的反应。身体不同部位在神经系统的调控下，相互配合就可以完成不同的动作。各种动作相互协调统一，人体可以完成更加复杂和精细的动作，从而完成日常生活与工作中的各种活动。

运动系统的第二个重要功能是支持作用。支持作用不仅由骨骼承担，也离不开骨连结和肌肉的密切配合。在人体直立状态下，神经系统反射性地维持肌肉的紧张度，作用方向相反的肌群相互对抗以保持平衡。背肌和腹肌的协同收缩，使人体保持站立姿势。在生活中，长时间保持一个姿势站立不动，我们也会感到腿部和腰背部的肌肉酸痛，这就是由于这些部位的肌肉长时间收缩导致的。

运动系统的第三个功能是保护。例如颅骨保护颅腔内的大脑，脊柱、肋骨和胸骨保护和支持着胸腔内的重要脏器（如心、肺和大血管等）。肌肉也发挥了保护作用，如腹、胸壁、四肢等部位。肌肉可以通过自身的韧性减缓外力冲击，起到保护重要脏器和组织的作用。

第二节　生命在于运动

常言道，“生命在于运动”。关于运动与健康的关系，我国传统医学很早之前就有了较为明确的认识。两千多年前的《黄帝内经》中已经有利用呼吸体操及按摩治疗伤病的描述。东汉末年，华佗创编了“五禽戏”这种健身锻炼的方法。他认为，人经常运动，有利于保持血脉通畅，可以预防疾病的发生。隋唐时期的《诸病源候论》《外台秘要》等医学书籍中也有体育锻炼与健康的记载。宋朝之后，八段锦等体操在民间广泛流传，至今仍经久不衰。

不仅中国传统医学对运动与健康有着清晰的理解，在古印度、古希腊和古罗马文明中也有类似的认知。古希腊著名医学家希波克拉底认为，运动对维持身体健康、增强体力、治疗伤病具有较好的作用。

随着现代医学技术的飞速发展，科学家们对运动与健康有了更加深刻的理解与认识。研究表明，长期缺乏锻炼的生活方式可导致身体素质显著下降、抵抗能力降低以及患疾病的风险显著增高。2007 年美国运动医学学会和美国医学会共同发起了“运动是良医”全球项目，提倡每周 3~5 天，每天累计至少 30 分钟的中高强度运动，以增加适当运动，促进健康，降低患病率和死亡率。

目前，许多研究人员认为，运动缺乏是高血压、肥胖症、2 型糖尿病、心脑血管疾病、骨质疏松、恶性肿瘤、焦虑与抑郁等疾病的重要危险因素。规律的体力活动或运动能明显改善机体的健康状况，对机体带来的益处主要表现在以下几个方面。

一、强身健体、预防疾病

合理、科学的体育运动可以增强运动系统功能。长期、系统、科学的运动会对骨的形态、结构产生明显的影响，这些影响主要表现在形态学的适应性变化。骨的外形及其内部孔隙度、矿物质含量、结构排列等经常在应力作用下改变。长期接受运动刺激的骨骼，其骨径变粗、密质增厚，肌肉附着处凸起，骨密度增加，骨小梁的排列按张力和压力的变化更加清晰、规律，从而在形态结构上产生良好的适应性变化。随着形态结构的改进，骨骼承受外力的能力增强。而长期制动则引起骨钙磷流失，骨强度下降。此外，运动可以通过改善血液循环，加快骨的新陈代谢，使骨变得更加坚固。长期在太空微重力环境中生活的航天员，由于骨骼受力明显降低，会导致骨密度下降、骨质流失。他们每天都需要借助特殊的锻炼器材进行锻炼来预防这种情况的发生。在中央电视台的新闻报道中，我们时常可以看到我国航天员在空间站中使用太空跑步机、太空自行车进行体育锻炼的画面。这种现象体现了运动在预防身体结构出现慢性损伤方面的重要性。

经常运动也有利于关节软骨的营养。运动时关节软骨受到挤压，促进关节液渗入关节软骨内。但如果关节长期制动，关节液中的营养成分进入关节软骨减少，可导致关节软骨营养缺乏性损伤。另外，缺乏运动可导致体重超标，关节软骨承重过大，也会造成关节损伤。

运动对肌肉也有较大的影响。首先，运动可以导致肌纤维增粗增大，增加肌纤维收缩蛋白的含量，导致肌肉体积增大，即人们俗称的“肌肉发达”。同时，长期的体育锻炼可以改变肌肉中的酶活性状态和线粒体数目，提高肌肉中代谢酶的活性以及肌肉对能量的利用效率。此外，长期的运动锻炼可以使骨骼肌内毛细血管数目显著增加，改善肌肉的血液供应，提高肌肉的运动能力。

运动对于心肺健康也有益处。规律的运动可改善身体对于运动的耐受能力，提高心肌供氧量、降低心肌氧耗量，降低运动时心率和血压上升的幅度，减少运动时心肌缺血现象的出现，保持动脉弹性。

体育运动可以让心脏容积增大，心肌收缩力增强，心脏的泵血功能提高。泵血功能更强的心脏，在同样强度的运动时，较低频率的心脏搏动即可满足身体需要。在每一个心脏搏动周期中，心肌在收缩期强烈收缩将血液泵至全身，此时心肌本身没有血液供应。只有在舒张期，血液才可以通过冠状动脉进入心肌内部对心肌供血供氧。心脏收缩期的时长相对固定，舒张期的时间随机体需求变化的范围较大。因此，较低的心率可以使心肌得到更长的供血时间和更多的氧气供应。综合来讲，规律的体育运动可以增加冠状动脉的血流量，促进冠状动脉侧支循环的形成，改善心肌血供，减少心肌梗死时心肌缺血坏死的面积。通过体育运动，可以使血液中的儿茶酚胺浓度降低，动脉紧张度下降，从而降低血压，减轻心脏后负荷。

长期的体育锻炼还可以改善肺功能。运动可减缓或推迟肺换气功能随年龄增长而下降的趋势。而耐力运动项目则是哮喘、慢阻肺等慢性呼吸系统疾病治疗与康复的重要方法之一。比如，游泳对改善哮喘有较好的作用。这里介绍一个运动锻炼改善心肺功能的例子。小王以前长期缺乏锻炼，搬一桶纯净水上楼都得休息两次，还累得气喘吁吁。在专业教练的指导下，经过 4 周的有氧训练（慢跑、游泳等）后，体力得到明显改善。相同重量的重物可以一口气搬上楼，这就是心肺训练带来的好处。

运动还可以改善人体的代谢功能。长期、规律的运动对人体的内分泌系统同样有着较大的益处。例如，耐力运动可以降低血糖并改善胰岛素抵抗，对糖尿病的防治起着重要作用。我国隋朝《诸病源候论》中已经提出了运动治疗糖尿病的观点，“消渴病”应“先行一百二百步，多者千之，然后食之”。其中的原理是什么呢？这要从运动时糖类的代谢说起。糖作为肌肉活动的主要能量来源，平时身体内的糖以糖原的形式储存在肝脏中。运动时，胰高血糖素分泌增加，胰岛素分泌减少。在这两种激素的配合下，肝糖原迅速分解为葡萄糖进入血液，在胰岛素的帮助下进入肌肉细胞中合成肌糖原，随后在肌肉中分解供能。由于运动大量消耗了能量，造成体内的糖总量减少，使总体血糖降低。同时，由于运动时胰岛素水平降低，但肌肉合成糖原的需求增加。为了满足肌肉的能量需求，此时肌肉细胞膜上胰岛素受体的结合能力增强，胰岛素敏感性得到改善。可见，经常性的体育锻炼，对于 2 型糖尿病的防治有很大的帮助。

与此同时，体育锻炼还可以增加体内脂肪消耗，降低血脂、胆固醇，有助于预防由肥胖引起的相关疾病。在规律运动 3~6 周时，运动对血脂代谢条件的正面作用即可出现。中等强度的运动能够增加机体的能量消耗，提高肌肉脂蛋白酶活性，使脂肪的氧化能力显著增加，从而达到减肥、降血脂的作用。

例如，张先生自从过了 40 岁，身体开始发福，慢慢地身体各项指标都上来了，特别是血糖也超过了正常值。在医生的建议下，张先生请专业的运动教练制订了训练计划与饮食计划。经过 1 年多的努力锻炼，张先生身上的肥肉少了、肌肉多了，血糖也稳定了，各项指标也趋于正常，整个人的状态都焕然一新。张先生的例子告诉我们，规律科学的体育锻炼，对改善人体的代谢状态很有帮助。

运动可以双向调节免疫功能。免疫系统作为人体抵御疾病的关键防线，其功能也会受到体育运动的影响。而这些影响与运动的强度、持续时间等因素密切相关。简单来说，短时间的运动能够提高机体的免疫力，而长时间的高强度超负荷运动则会导致免疫功能降低。

研究表明，短时间的较大强度的运动后，淋巴细胞和中性粒细胞的数量和活性均会在短时间内显著升高。而长时间的耐力运动则会导致淋巴细胞和中性粒细胞数量及活性均显著降低，这种状态会持续数小时至数天不等。在生活中，我们也能观察到类似的现象。在长时间高强度的运动后，容易受凉感冒。这种现象的产生就与运动后免疫功能下降有关。

由于运动对免疫系统的作用具有双向性，所以我们应当选择正确的运动方式和适度的运动强度。从科学的角度来说，建议采用较短时间的中等强度运动，避免长时间高强度运动。这样可以达到增强免疫、预防疾病的目的。

二、活跃大脑、增强协调性

运动能够对中枢神经系统的生理活动产生影响。有研究表明，运动能够改变海马区基因表达水平。长期运动可以提高中枢神经系统的兴奋性或抑制能力，提高人体的反应速度及精确动作的控制能力。

在运动时，特别是进行技巧性运动时，大脑皮质指挥协调不同肌肉在准确的时间和空间内精确收缩，人体按照精确的力量、速度及严格的时间次序完成所需要的动作。完成这些复杂动作的能力也称为运动技能。运动技能的学习过程，需要经历泛化、分化、巩固与自如这三个阶段。在学习过程中，本质是条件反射的形成。外界条件刺激与视、听、触和本体感觉多次结合，形成简单的运动条件反射。这些简单的运动条件反射按照一定的顺序综合起来共同组合形成一个复杂的、连锁的、本体感受性的运动条件反射，就称为运动技能的形成。掌握的运动技能越多，大脑皮层的技能灵活性也就越高，更有利于新的运动技能的学习与提高。

三、促进心理健康

规律的运动锻炼不仅有助于改善躯体的健康状态，也有利于促进人的精神健康。有德国学者汇总了近 30 年来运动对精神障碍治疗作用的临床研究结果。结果发现，每周 3 次、每次约 30 分钟的运动锻炼，如跑步、骑车等，持续进行 8~12 周，可对多种精神障碍具有改善作用。特别是运动对轻度认知障碍、阿尔茨海默病、酒精依赖、烟草依赖、药物滥用、精神分裂症、单相抑郁、焦虑症、创伤后应激障碍等具有明显的改善作用。由此可见，运动对维持身心健康有着不可替代的作用。

小李是一名高中生，最近一段时间学习压力较大，他总觉得自己情绪低落，注意力也总是不集中，学习效率不高。在老师和家人的建议下，小李每周抽出一些时间进行体育锻炼，与同学一起打篮球、跑步。经过了几周的体育锻炼，小李感觉自己的情绪有了明显的好转，学习效率也提高了，整个人的精神面貌有了很大改观。

第三节　科学合理的运动计划

运动可以给我们的健康带来许多益处，但是这些益处是建立在科学合理的运动计划之上的。运动计划应该包括运动的方式、强度、持续时间、频度和生理监测这几个部分。

一、科学锻炼——选择合适的运动方式

首先我们来谈一谈运动方式。按照运动时能量代谢的特点分类，可将常见的运动方式分为无氧运动、有氧运动和混合型运动。有氧运动时的代谢方式以有氧氧化为主要供能方式，常见于中低强度的运动方式，如慢跑、步行、骑自行车、游泳等。无氧运动是指在短时间大强度运动时，肌肉的氧气严重供应不足，肌肉能量供应以无氧代谢为主。常见的无氧运动有百米冲刺、举重、摔跤等。混合型运动顾名思义就是以上两种代谢方式均有体现。

下面介绍一些常见的运动健身方式。

1. 步行

步行具有运动损伤小、易于控制运动量和强度的优点，是最简便易行的运动方式。缓慢步行与快速步行所达到的运动强度差异明显，运动者可以根据自己的身体情况控制运动强度。缺点是运动过程相对枯燥单调。如果在步行时随身携带手机、收音机等电子设备，播放一些音乐或者新闻节目，可以使心情更加放松。

2. 慢跑

慢跑是目前最流行的有氧代谢运动。慢跑是指长时间、慢速度、较长距离的跑步。它具有运动强度大、健身效果明显等优点。同时慢跑受场地和器材的限制较少，但对下肢关节、肌肉和韧带的负荷较大，不适用于患有骨关节疾病的人群。

3. 骑自行车

骑自行车可以分为室内和室外两种。室内主要是采用固定功率自行车训练器，运动负荷可以根据需要调节，运动时不受气候和环境影响，也便于运动时进行健康监测。缺点是对设备要求较高，同时也较为枯燥乏味。室外骑车的优点是趣味性强，但容易受到外界环境影响，容易发生安全意外。同时室外骑车的运动负荷较低，若需要更高强度的训练，则需要增加负重。骑车锻炼踏板转速为 40~60 转/分时，肌肉训练效果最好。

4. 游泳

游泳是一种适用于各类人群的全身性运动。游泳具有许多优点。在游泳时，关节和脊柱承重较小，不易发生运动损伤。游泳换气时需要控制呼吸，同时水对胸腔也有一定的压力，这些都对于心肺功能的增强有正面作用。由于人在水中游动时受到水的阻力较大，消耗热量较多，同时水中的散热效率要高于陆上运动，所以游泳对于肥胖者消耗热量、减轻体重具有较好的效果。游泳时水对肌肉和皮肤的压力对身体塑形也有一定的帮助。但是游泳也有缺点，首先是游泳具有一定的安全风险，其次是游泳对场地要求较高，不利于广泛普及。

二、量力而行——合适的运动强度

运动强度与运动的效果和安全性直接相关。运动强度过低达不到运动效果，而运动强度过高则增加了受伤和心血管意外的发生风险。运动强度主要取决于运动的速度和负荷。

运动强度的评估主要有心率计算法、主观用力等级法、摄氧量和代谢当量这 4 种方式。下面让我们一起了解一下适宜在生活中简便评估运动强度的两种方法。

一种是心率计算法，随着可穿戴式电子产品特别是电子手环和智能手表的普及，在运动中监测心率已经不再是专业运动员才能享受到的待遇，普通人也可以进行心率监测。运动者在锻炼中应当达到和保持的心率称为目标心率，而运动者极限强度运动时的心率称为最大心率。普通人一般采用最大心率的 70%~85% 作为目标心率。我们可以以“220-年龄”来粗略计算最大心率。例如一位 40 岁的健康人，最大心率估算为 180 次/分，目标心率为 126~153 次/分。这种算法为简便算法，仅考虑了年龄的因素，如需更加精确地计算，需要请专业医师进行评估。

还有一种评估方法为主观用力等级（rating of perceived exertion，RPE），也是一种较为简便的评估方法。它于 1970 年代被瑞典生理学家提出。主观用力等级表从 6~20 共 15 个级别，每个级别的分数乘以 10 即约等于此时的心率。具体评分详见表 9-1。例如运动者运动时感觉在略吃力到吃力之间，那么他的等级评分对应为 14~15，此时他的心率为 140~150 次/分。此心率可以作为其运动强度的评判依据。

表 9-1 主观用力等级表

等级	自觉用力程度
6	完全没有感觉用力
7	非常非常轻松
8	
9	非常轻松
10	
11	轻松
12	
13	略有吃力
14	
15	吃力
16	
17	非常吃力
18	
19	非常非常吃力
20	体力极限

Perkins R，Williams MH. Effect of caffeine upon maximal musucular endurance of females. Med Sci Sports. 1975 Fall；7（3）：221-4.

在运动过程中，当主观运动感觉与心率发生矛盾时，如运动时心率正常但自我感觉吃力，应当根据主观运动感觉进行运动量调整。主观运动感觉的变化常早于心率的变化。

三、细水长流——运动持续时间和频度

运动持续时间也是影响运动效果的重要因素，如果持续时间过短则运动效果不理想，而持续时间过长则有可能造成疲劳甚至损伤。有氧运动时，达到最大心率的70%~85% 状态下持续 20~30 分钟，即可达到健身、控制体重和提高心肺功能的目的。对于运动者来说，高强度的运动可相对缩短持续时间，低强度运动应适当延长持续时间。低强度、长时间的运动更加适合初学者与不经常锻炼的人群。在锻炼初期，应循序渐进，从短时间、小强度开始锻炼，待身体逐渐适应后，可以适当增大运动强度和持续时间。

运动频度常以周为单位，合理安排运动频度可以减轻疲劳及损伤。运动频度取决于运动强度和每次持续时间。美国运动医学会推荐普通人每周可锻炼 3~5 次，运动强度达到最大心率的 70%~85%，建议采用隔日锻炼一次的方式进行锻炼。

四、确保安全——运动中的生理监测

在运动中实施生理监测，是保证运动安全的重要措施。健康状况良好的运动者，可进行自我监测，而患有心血管疾病、呼吸系统疾病或具有健康风险人群，应当在有医疗监测的条件下运动。

健康人群可以自我监测。一般健康人在运动锻炼时，可在运动中注意观察自身的身体状况。主要观察内容有主观感觉和客观检查两大部分。主观感觉主要包括一般感觉、心情、睡眠、食欲、不良感觉、出汗情况等。一般而言运动后达到全身稍微出汗、肌肉略有酸痛、全身略有疲劳感、身心舒畅、精神愉悦、食欲与睡眠良好、次日精力充沛、有继续锻炼的欲望的状态时，提示运动量较为合适。而运动后感觉到胸闷气喘、头晕眼花、大汗淋漓、疲惫不堪、肌肉酸软、睡眠欠佳、食欲减退、情绪抵触等不适感时，提示运动量过大。

客观检查指标一般包括脉搏（晨脉、运动中脉搏、运动后脉搏）、呼吸频率、血压和体重等。晨脉是指清晨起床前清醒状态下，卧位的脉搏数，一般可认为等同于基础心

率，通常较为稳定。随着锻炼年限增加和身体状况改善，晨脉会在一定范围内降低。若基础心率短时间内变化较大，则提示可能存在过度疲劳或疾病。运动中心率会随着运动水平的提高而降低。如果在某一时期内，完成同样负荷运动心率明显加快，提示机体处于疲劳状态或疾病，应及时调整运动负荷并查明原因。运动后心率恢复正常的速度可以反映身体的疲劳程度，心率恢复减慢，提示身体处于疲劳状态或运动负荷过大。参与锻炼后，体重一般会经历三个变化阶段。刚参加运动时，由于脂肪消耗和水分丢失，体重可下降 2~3kg。经过一段时间的锻炼，体重保持稳定，运动后减轻的体重恢复。长期坚持锻炼的人，由于肌肉增加，体重呈现先升高后保持稳定的变化趋势。一般每周称体重 1~2 次即可，若体重出现“进行性下降”且伴有其他症状时，应考虑运动过度或慢性疾病。

具有健康风险的人群应接受医疗监测。患者或有高风险的人群运动时，需在医生指导下进行，同时进行医疗监督。运动时常用的医学监测指标有心率、血压和心电图等，特殊疾病及风险人群应当增加相应的监测指标。如心脏疾病患者，运动时应具有心电监测条件和抢救条件。糖尿病患者运动前后应当监测血糖以及糖尿病相关并发症情况。

第四节　单次运动的合理安排

在制订完善的运动计划后，每一次运动都应进行合理的安排。通常来说，每次锻炼都应该包括准备活动、基本活动和放松活动三个部分。

一、准备活动

准备活动的目的是使身体尽快进入运动状态。准备活动可以提高中枢神经系统和肌肉的兴奋性、调动心肺功能、增加肌肉供血供氧、升高体温、降低肌肉黏滞性，同时在心理上做好运动准备。准备活动时建议采用步行、慢跑、伸展体操等低强度有氧运动。准备活动的时间在运动早期通常为 10~15 分钟，以达到身体各部位和关节舒展、略微出汗的状态。在规律锻炼一段时间后，准备时间可缩短至 5~10 分钟。

小李酷爱打篮球，但每次打球前都因为懒、图省事不做准备活动，这导致他每次打球都要很长时间才能进入兴奋状态，场上发挥总是不尽如人意。小李这种情况，不仅自己容易受伤，也影响了队友的兴致，时间久了，大家就不愿意和他一起打球了。

二、基本运动

基本运动是运动锻炼的主要内容，应按照运动计划中的项目、时间和强度进行训练。一般采用持续训练法和循环训练法。持续训练法是指持续时间较长且不间断的低强度训练方法。该方法运动强度易控制，主要用于提高心肺功能和有氧代谢能力，适用于健身和康复锻炼的所有人群，包括老年、体弱、无运动习惯和慢性疾病康复期等人群。循环训练法是指利用有氧运动、力量训练、体操练习等交替进行的训练方法，各项训练之间有 15~20 秒的短暂休息。循环训练是一种综合的训练方法，例如将跑步、自行车等项目组合起来，每项 5 分钟，循环训练。

三、放松活动

运动结束后，我们还需要进行一些低强度的放松活动，使身体逐渐过渡至相对平静的状态。主要目的在于避免运动突然停止时心血管系统、呼吸系统、自主神经系统出现不适症状，如头晕、恶心，甚至“重力性休克”。运动突然停止时，下肢毛细血管和静脉失去肌肉收缩时的节律性挤压，静脉血液向心回流的动力减弱；同时，由于重力的作用导致血液大量积聚在下肢血管中，造成回心血量和心搏出量减少。循环血量下降导致脑供血不足，造成晕厥，这种现象称为“重力性休克”。除此之外，放松活动也可以促进乳酸代谢，有助于减少肌肉酸痛和疲劳感。休整活动一般时间为 5~10 分钟，可采用散步、放松体操、拉伸运动和按摩等方式。

赵先生喜欢跑步，但是每次跑完都不做拉伸活动。有一天他跑步后感觉腰部肌肉疼痛，休息之后也不缓解。运动康复科的治疗师评估后发现是肌肉紧张导致，最后通过拉伸缓解了疼痛。可见，运动后的放松活动对缓解运动后不适很有必要。

第五节　运动锻炼的注意事项

尽管体育锻炼带来了很多好处，但是我们也要注意预防不良事件的发生。以下这些注意事项需要特别留意。

一、充分了解、量力而行

贾先生没有系统性训练的经验，最近为了相亲，在健身房疯狂训练了两周。最终他在一次锻炼时晕倒，送医后被诊断为“横纹肌溶解”。由于他的盲目蛮干，导致了悲剧的发生。这个故事告诉我们，运动前应充分了解所从事的运动项目对身体状况的要求和潜在的健康风险，掌握正确的锻炼方法，制订科学合理的运动方案。切不可盲目自信，从事自身不熟悉的运动或超量运动，以免运动时受伤或诱发疾病。

二、穿着合适

王女士第一次去健身房，感觉十分新鲜。不顾自己穿着高跟鞋，非要亲身体验一下。在教练再三劝阻下，她还是坚持要试一下，结果不幸扭伤了脚。这个案例提醒我们，运动时应穿着合适的运动服装和鞋，不宜穿着过紧或过松的衣物，以免运动时受伤。过紧的服装可能会限制肢体活动；过松的衣物，存在运动中被绊倒或者衣物绞入训练器材的风险。

三、运动前认真检查场地及设备

张先生喜爱打羽毛球，这天训练时发现羽毛球场旁边有点漏水。张先生很相信自己的技术，觉得问题不大，就和球友切磋了起来。非常不巧的是，老张在奋力接球瞬间，脚踩到了水的边缘，一下子滑倒了，把腿摔伤了。这个例子告诉我们，运动前应检查活动场地、训练器材的安全情况，避免受到意外伤害。训练场地应当平整、开阔、光照充足。应当检查训练器械工作状态是否良好、部件运转是否正常、有无松动。户外运动时应当在专用场地内进行，避免在公路上及其他不安全场所运动。游泳运动时应当选择在配有专业救生人员的游泳场馆内进行，切勿在野外水域游泳，以免发生意外。夏季户外运动时，应当关注高温天气带来的中暑风险。当户外气温超过 27℃，湿度超过 75% 时，应避免在户外进行运动，以免中暑。

四、运动前后的健康注意事项

在体校训练的刘同学，训练之前觉得很饿，赶紧吃了一大碗馄饨，之后匆匆忙忙赶到训练场开始变速跑训练。结果训练不到十分钟，刘同学感觉胃特别难受，把刚吃的食物全吐出来了。这个例子告诉我们，训练前不应吃得过饱，以免造成胃肠道压力过大。运动前进食以高热量碳水化合物食物为主，进食时间在运动前 3~4 小时为佳。同时，运动前 4 小时可以饮用 300~500mL 水或运动饮料，预防运动中脱水，尤其是夏季运动时应当特别注意补充水分。运动前做好准备活动，避免由于热身不充分导致受伤。在运动过程中，可以少量多次补充水分，每次间隔 10~15 分钟，每次补充 100~150mL 水分。可以选择饮用含有电解质成分的运动饮料，以预防水、电解质紊乱。运动后应进行放松活动，不要立即坐、卧，避免引起"重力性休克"。锻炼后不宜立即吃生冷食物，避免由于胃肠道刺激引发不适。

运动后可以适当补充运动中丢失的水和电解质，可以适度饮水和含有电解质的运动饮料。运动中体重每下降 0.5kg，可补充液体约 500mL。运动后适度进食一些咸味食物也有助于补充电解质。运动后不宜立即洗澡，冷水浴可引起全身血管剧烈收缩，导致血压急剧升高；而热水浴会导致全身血管舒张，血液分布在外周而回心血量不足、血压降低，导致心慌、头晕甚至晕厥等症状。无论是洗冷水澡或热水澡都有可能造成血压剧烈波动而引发相关疾病。

五、注意运动强度、关注自身健康状况

50 多岁的王先生是一名羽毛球爱好者，一天在球场遇到了一个实力强劲的对手。王先生的斗志也被激发了起来，经过了一段时间的苦战，终于战胜了对手。王先生还没来得及庆祝，就感到心慌、胸闷，赶紧让周围的人联系急救车把他送到医院，才避免了一场悲剧的发生。这个案例提示我们，运动时强度不宜过大，应注意心率不应超过目标心率（一般为最大心率的 70%~85%）。特别是有慢性疾病的患者，运动时应格外注意自身疾病状态，一旦出现不适，应立即停止运动并及时就医。心脑血管疾病、老年人或其他健康状况欠佳的人群不宜独自锻炼，以免突发疾病时无法及时救治。高血压患者应避免做静力性练习和憋气，避免血压急剧升高。糖尿病患者应注意血糖水平变化，谨防低血糖晕倒。

六、定期评估、调整计划

由于每个人的身体状态并不是一成不变的，因此要定期评估个人耐受范围，根据自身情况变化调整运动方案，避免运动过度或不足。如自己不能确定运动方案的合理性，应咨询运动医学专业人士。

第六节　特殊人群的运动锻炼

一、心血管疾病风险人群的运动锻炼

科学合理的运动对心血管疾病的防治有着积极而正面的作用。但心血管疾病也是运动时发生意外的高危因素，因此需要格外注意以下问题。

首先是运动前的健康风险评估。有心血管疾病或者有心血管疾病风险的人群，在制订运动计划之前，应当进行专业的医学检查，特别是心血管系统的专科检查，如心电图、血压、心脏超声、24 小时动态血压检测、24 小时动态心电图检测等。专科医师根据患者的检查结果，在保证安全的前提下，有针对性地制订运动方案。

对于心血管疾病风险的人群来说，运动方式的选择也很重要。心血管疾病风险人群在运动时，不宜选择大强度的运动方式。建议选择中低强度的有氧运动为主要运动方式，如步行、慢跑、太极拳、室内自行车、划船机等。选择运动方式时应当选择柔和、连贯、缓慢、均匀且有节奏性的活动，以全身性大肌群活动为佳，以增加能量消耗，改善身体耐受性。心血管疾病风险人群不宜选高强度运动，不宜做长时间憋气的动作，以免使心血管疾病突然加重。

对于心血管疾病风险的人群来说，应采用适当的运动强度、时间和频率。心血管疾病风险人群在进行体育锻炼时，应当以小运动量和低强度运动开始，根据自身情况循序渐进。有氧运动时一般采用中、低运动强度，即 60% 最大心率或者主观运动感觉评分 11~13 分（轻松~略有吃力）。运动时以微微出汗为宜，不宜大汗淋漓。每次运动持续时间一般为 20~30 分钟。运动能力较差者可以采用间隔锻炼，每次时间约 10 分钟，每日累计 30 分钟。运动频率一般为每周 3~5 次，每次运动间隔不宜超过 2 天。

运动者应根据自身的身体状态，及时调整运动计划。若运动时出现胸痛、胸闷、头晕等不适症状，应立即停止运动，及时就医。

心血管疾病风险人群在运动时，应当把安全放在首要位置。除了运动的一般注意事项外，还应特别注意：运动前需由专业医师进行健康风险评估；运动时应当具备医务监督和抢救的条件；运动时应当从低强度开始，逐渐增加运动量，同时做好准备活动和休整活动。

二、糖尿病患者的运动锻炼

运动干预对于防治 2 型糖尿病是有效且重要的手段，在疾病预防和治疗中不可或缺。经常运动可增强肌肉胰岛素受体功能，提高胰岛素敏感性，对 2 型糖尿病的治疗具有积极意义。但是，运动也会对病情较重或伴有并发症患者带来一定的风险。这些风险主要有运动后高血糖、运动后低血糖、迟发性低血糖和糖尿病并发症加重等风险。因此对于糖尿病患者，制订运动方案时应当遵循安全合理的原则。

运动方式的选择对糖尿病患者十分重要，糖尿病患者建议选择有氧运动、柔韧性训练和力量训练相结合的运动方式。全身大肌群参与的节奏性、持续性运动有利于葡萄糖消耗和增强胰岛素敏感性。在此基础上，运动者可以根据个人爱好选择适合的运动方式。可供选择的运动方式有走路、慢跑、游泳、骑车、太极拳、八段锦等。而力量训练主要采取阻抗运动，侧重于力量耐力练习。可借助哑铃、健身器械等，在不损伤自身关节和韧带的基础上进行。

选择合适的运动强度、运动时间和频率是糖尿病患者运动前必须重视的问题。糖尿病患者运动时也应当遵循循序渐进的原则。特别是之前没有运动习惯的人群，不宜从较大强度的运动开始锻炼，可以通过中低强度运动并适当延长运动时间来达到运动效果。随着身体逐渐适应后，可适当增加运动强度。一般中低强度的运动时心率控制在 40%~60% 最大心率，或者以主观用力感觉评分 11~13 分（轻松~略有吃力）。糖尿病患者不建议进行高强度运动，避免造成运动后高血糖。

对于 2 型糖尿病患者来说，为达到控制血糖的效果，每次运动时间应适当延长，以 30~50 分钟为宜，每周累计运动时间应达到 150 分钟以上。如患者身体较弱，每次运动不能坚持 30 分钟，可以采用分次或间歇运动，以达到每天 30~50 分钟，每周 150 分钟的目标。每周 3~7 次的 30 分钟以上中等强度运动对控制血糖有较为明显的效果。运动后胰岛素敏感度增强的状态一般可维持 12~24 小时。如运动间隔超过 2 天，则运动对胰岛素抵抗的改善作用明显减弱。因此，美国运动医学会提倡应尽可能每天进行锻炼。

糖尿病患者运动时存在安全风险，必须予以重视。低血糖是糖尿病患者运动时面临的最严重风险。运动引起低血糖的主要原因是运动时糖的大量消耗以及糖尿病患者血糖调节功能不佳。特别是应用胰岛素的糖尿病患者，在胰岛素和运动的双重作用下，造成血糖下降过多过快，可导致低血糖。运动时和运动后均有可能出现低血糖现象。低血糖的主要表现为无力、眩晕、颤抖、冷汗、视物模糊等症状，严重者可能出现意识丧失甚至死亡。根据低血糖出现的时间可分为运动中的急性血糖降低、运动后低血糖和迟发性低血糖。其中迟发性低血糖有可能出现在运动后 6~15 小时（最长甚至 30 小时），应用胰岛素的糖尿病患者甚至可能在 1~2 天后才出现低血糖反应。

为了将运动相关低血糖对身体的损害降到最低，最重要的就是预防。其中运动前和运动后的血糖监测至关重要，专科医师在此基础上为糖尿病患者制订个性化运动方案、碳水化合物摄入量和药物应用方案。糖尿病患者在运动时，需随身携带糖块、饼干或含糖饮料，以便在低血糖发生时及时补充血糖。需要特别注意的是，糖尿病患者的运动需要在医师指导下进行，必要时应在具有医疗监测和抢救条件的地点进行，以免发生意外。

除此之外，糖尿病患者运动后还有可能出现高血糖，其中 2 型糖尿病患者出现的风险更高。糖尿病患者由于胰岛素分泌不足或胰岛素敏感性下降，即使血糖在较高水平，但血糖无法进入肌肉供能。此时机体仍大量分泌胰高血糖素和儿茶酚胺类激素，以增加肝糖原分解入血，升高血糖，最终导致血糖过度增高。预防措施是以监测血糖为主。一旦发生需及时就医，并调整运动、膳食和用药方案。

盲目和不科学的运动会加重糖尿病相关并发症，因此有并发症的糖尿病患者应当特别注意。例如糖尿病肾病患者不宜进行剧烈运动，因为剧烈运动会导致肾脏血流急剧减少而加重肾脏损伤；2 型糖尿病患者心血管疾病风险比健康人高 4 倍以上，运动时应当注意心血管疾病相关风险并采取预防措施，具体可参考“心血管疾病风险人群的运动”部分；由于高血糖时可引起多尿导致脱水，因此糖尿病患者在运动时应当根据身体情况和环境变化适当补水；糖尿病伴视网膜病变患者应避免高强度运动和力量训练，这是因为高强度运动和屏气用力时可导致血压迅速升高，增加了视网膜脱落和玻璃体积血的危险；糖尿病伴自主神经病变患者会出现血压调节迟钝、摄氧量调整能力减弱和无汗症等症状，应采取正确的足部保护措施，预防足部溃疡。因此在运动时应当注意血压变化、低血糖反应、心肌缺血症状和体温调节障碍等情况，如有异常应及时就医。总体而言，糖尿病患者的血糖调节能力下降，糖尿病的并发症涉及全身多器官且种类复杂，在运动前应当由专科医师制订科学合理的运动计划、膳食方案和用药方案，并在具有医疗条件的场地进行锻炼，避免危险及意外事件发生。

第七节　日常锻炼与常见运动损伤
——在健身中保护自我

一、运动损伤知多少

运动损伤较常见，应引起足够重视。下面我们将通过了解运动损伤的概念、分类、诱因及易发因素来增加对运动损伤的认识。

1. 了解概念——什么是运动损伤

运动损伤是指在体育运动过程中所发生的各种损伤。运动损伤的诱发因素多种多样，安全意识不足、缺乏合理的准备运动、运动技术掌握不全、运动负荷过大、身体及心理状态不佳、动作粗鲁或违反运动规则、运动场地存在隐患等多种原因均可能引起相应的运动损伤。而运动损伤发生时机体往往处于一种高负荷状态，一系列的叠加因素所导致的后果往往是严重的，轻则导致无法继续参加正常的活动锻炼及训练，严重者将大大地缩短人们的运动寿命甚至导致残疾及死亡。

2. 分门别类——运动损伤的分类

不同的运动损伤往往具备不同的损伤特点，而明确运动损伤的类型是后续进行正确诊治、康复锻炼及判知预后的先决条件。在日常生活中碰到运动损伤时，该如何正确地进行损伤分类呢？以下是几种较为简便的分类方法。

按照损伤后皮肤、黏膜完整性分类：我们在评估开放性或闭合性损伤时依据的主要标准是皮肤、黏膜完整性是否受到破坏。常见的开放性损伤包括擦伤、刺伤、切割伤以及开放性骨折等。而日常生活中常见的软组织挫伤、肌肉韧带拉伤、关节脱位及闭合性骨折等则可以归类于闭合性损伤。

小王爱骑摩托车，这天和好友约了出门去野炊，骑到半路时出了车祸，碰破了小腿的皮肤，流了很多的血，着实可怕。

小李爱打球，但是每次打球前都不热身，这天打球还没开始多久，便崴脚了，脚肿痛得非常明显。

那么小王和小李哪个是开放性损伤？哪个是闭合性损伤呢？小李虽然崴脚但是没有出血，也没有出现皮肤破损，而是受了“内伤”，这便是闭合性损伤。而小王出现了皮肤破损并流了很多血，则属于开放性损伤。

按照损伤组织结构分类：可分为皮肤损伤、肌肉与肌腱损伤、关节软骨损伤、神经损伤、血管损伤、骨损伤及内脏器官损伤等。

按照损伤病程分类：如肌肉拉伤、关节韧带扭伤、骨折等发病急、病程短的损伤一般为急性损伤，这种类型的损伤一般都是身体在瞬间遭受暴力造成的。而像劳损、陈旧性损伤等发病缓、病程长、症状渐起的损伤则可以归类于慢性损伤，这类损伤一般都是因为局部负荷较大或长久微小损伤累积而成的。

王太太今年 65 岁，坚持慢跑锻炼身体。近几月左小腿近脚踝处疼痛、水肿。她没有很在意，自己贴了膏药来治疗。一周来疼痛和水肿加重，到医院骨科就诊，磁共振检查后诊断为腓骨远侧骨折。医生还告诉她，这属于疲劳骨折。经过固定、休息等治疗，得以康复。那么，王太太所患腓骨远侧骨折即为慢性损伤。而前面提到的小李，突然崴脚就属于急性损伤。

3. 抽丝剥茧——探究运动损伤的诱因

准备活动或放松活动不充分。运动前充分的准备活动可以使身体的神经系统、运动系统及相关的各个组织脏器功能得以充分调动起来，从而使身体以更加良好的状态进入到正式运动中。如果在正式运动前未进行充分的准备活动，则可能因为身体功能未被调动起来进入最佳状态而导致损伤。但是如果正式运动前准备活动量过大或准备运动与正式运动衔接不好也可能诱发运动损伤。运动后的放松活动或整理运动可以有效地使身体得到一个缓冲、整理的过程，这也可以有效地减少运动损伤的发生。所以，正式运动前后的准备活动和放松活动都是非常重要的环节。

训练水平的不足。运动者训练水平不足或运动技能掌握不全面也易诱发运动损伤。良好身体素质的缺失、运动要领掌握得不全面、运动技巧的缺乏以及心理素质的薄弱均会影响运动锻炼的效果，并且可能诱发运动损伤。

大学生小周，身体素质一般，但酷爱打篮球，爱从网上学一些超出自己身体承受范围的动作，例如不减速变向，时不时挂一下篮筐。这天和朋友打球过程中，突然扭伤了膝盖，最后到医院检查发现前十字韧带撕裂。原因是膝关节稳定性不足、下肢肌力不够，在剧烈运动时很容易引发损伤。这就是训练水平不足所带来的严重后果。

训练、竞赛组织不当。运动锻炼是一项非常讲究科学性的实践性活动，在运动过程中必须遵循相应的客观规律。我们需要结合运动参与者的实际情况及运动性质，科学地安排运动计划、训练的方法及强度。同时，在运动过程中特别是一些极限运动中，医务监督及支持也是非常必要的。另外我们在运动时也要注意自我防护，例如在进行滑道下滑时注意屈颈抱头，在重心不稳时低头蜷身、肩背着地，避免手臂支撑。同时我们还要学会各种护具的使用方法。

小陈是个足球爱好者，每周都要踢一场球，但是他曾经膝关节十字韧带断裂过，经过手术治疗才得以康复。据他回忆，在一次和对手争抢时腿绊在了一起，因为没有顺势倒下去，而是硬碰硬，直接躺在了地上。自从那次受伤后，在运动中稍微有反关节的动作，小陈便顺势倒下去，这样就大大降低了再次受伤的风险。

运动员自身状态不良。良好的生理及心理状态可以有效地保证运动效果并且可以很大程度上避免运动损伤的发生。

小王和小李是田径运动员，主项是短跑。在训练时，两人旗鼓相当。但是每次比赛，都是小王赢下小李，且小王的成绩都好于训练成绩，小李的成绩则低于平均水平。由此案例我们来分析，小李是典型的训练型选手，而小王则是比赛型选手。这说明比赛取胜的因素中，既要有良好的身体素质和生理状态，还要有良好的心理状态。

环境场地因素欠佳。运动环境如气温过高或过低、光线昏暗、雨雪湿滑等外界环境均有可能诱发相应的运动损伤。气温过高时运动，可能会引起大量水分及体内盐分的丢失而诱发中暑；气温过低时运动则可能导致机体运动能力、肢体协调能力的下降，甚至出现黄河石林马拉松越野赛中众多运动员发生“失温症”那样的悲剧。运动场地安全设施不达标，运动装备不配套也有可能诱发运动损伤。

在 2021 年甘肃山地马拉松长跑比赛过程中，出现了冰雹冻雨等极端天气，最终导致 21 人死亡的惨剧。那么究其原因，保暖设备不足是导致选手失温的直接原因，且事发路段的区域是“无人区”，救援车辆根本无法进入。环境场地综合因素，酿成了此次事故。

4. 高危人群——哪些人容易出现运动损伤

专业运动员。专业运动员由于其参与运动的专业性及难度要求均较高，长时间高负荷的运动训练也使得专业运动员较普通人群更易发生运动损伤。

平时运动较少的人。长期运动量较少的人在参加运动时，常会因为运动方式不正确、缺乏有效的热身运动、强度超过身体负荷等原因诱发运动损伤。

青少年及老年人。青少年尤其是儿童以及老年人由于其本身身体素质偏差，在参加运动时也容易出现运动损伤，所以在参加运动项目时应结合自身情况制订运动计划。

对于以上易发生运动损伤人群，对所要参加的运动项目要有充分的了解，做好相应准备工作，避免运动损伤。

二、常见运动损伤的处理方法

1. 擦伤

即皮肤被摩擦和/或撕破导致的损伤。小面积及较浅的擦伤一般单纯应用生理盐水冲洗就可以，创面周边可以用一些消毒药品进行消毒而无需做特殊包扎。需要注意的是，额面部擦伤一般不要选用含有色素成分的药品以防止出现皮肤色素沉着。对于出血比较严重的擦伤还要进行止血处理。

2. 撕裂伤

撕裂伤是指人体软组织遭受暴力时发生组织断裂，其中头面部是最常见的损伤部位。对抗比较剧烈的运动，比如篮球运动就可能会出现因肘击导致的头面部撕裂伤。在进行消毒后，较小的创口可以直接应用无菌材料对拢黏合。较大的创面，为了促进伤口愈合则需要进行止血缝合。如果创面遭受比较严重的污染，还需要进行彻底清创，创口较深时还需要注射破伤风抗毒素。这些治疗需要在医院进行。

3. 刺伤与切割伤

多发生于需要应用一些锐器的运动中，比如像击剑、滑冰等。在遇到刺伤或切割伤，处理时首先要进行创面的消毒处理，后续再应用无菌敷料进行覆盖包扎。较深并且遭受污染的创面，处理原则可以参照撕裂伤处理。若出现创面大量出血，应在进行临时止血措施的基础上，及时转运至医院进行后续治疗。

4. 出血

正常成年人体内血液含量为 4 500~5 000mL，如果短时间内出血量超过全身血量20%，就会出现头晕、心慌、口渴、面色苍白、全身湿冷等休克症状。出血可以分为内出血及外出血，其中内出血（如脾破裂）常因体表无明显出血点而漏诊，从而导致严重的后果。一般内出血主要在医院进行治疗，外出血则可以先在现场进行一些止血措施。

5. 软组织挫伤

多见于扭伤、挫伤、跌扑伤或撞击伤。一般是指发生在局部软组织的挫伤或裂伤，例如皮肤、皮下组织、肌肉等，其中包含有神经、血管和淋巴组织的挫伤或裂伤。伤后可出现局部疼痛、肿胀、活动不便、牵拉疼痛、相关肢体活动障碍等。软组织挫伤时要先制动，立即停止运动及与扭伤关节相关的运动，不要让受伤的关节承受重量。

同时减少伤处活动，用软枕或软垫子把受伤的脚垫高，可有效减轻局部肿胀和疼痛。在受伤后的不同时段其治疗方法也是迥然不同的。在早期24小时内，一般建议进行局部冰敷，使血管收缩，减少组织血供，减轻局部水肿；24小时之后则可更改为热敷，促进血管扩张，有效改善组织循环，促进恢复。恢复期间忌用较重的手法按摩，以免加重软组织的损伤，可以外用一些外用喷剂及擦剂。休息几日后，若患处仍旧疼痛且活动不便，需及时到医院就医。

6. 肌肉、肌腱拉伤

主要由于运动过量或热身运动不足造成。在运动时，运动肌群会出现剧烈的收缩，如果超过肌肉所能承受的范围则可能会诱发拉伤。肌腹或肌腱交界的附着处是肌肉组织形态的移行处，也是肌肉拉伤常发部位。肌肉拉伤时一般都会表现为局部疼痛、肿胀、拒按、压痛、肢体活动障碍。同时，因人体的自我保护作用，会自我限制伤肢活动。在处理这类情况时，肌肉如果没有发生断裂，可以先进行局部冰敷，减轻水肿，同时也可以有效减轻疼痛。后续应限制伤侧肢体活动。而肌肉一旦发生断裂，则需现场固定伤侧肢体后尽快送往医院手术治疗。

7. 关节韧带扭伤

为关节在遭受外力作用下发生超过正常范围的活动而造成的损伤。轻型扭伤可能会导致部分纤维韧带的断裂，韧带全部断裂时则是比较严重的类型。扭伤时还可能会合并相关关节的脱位及周边软组织损伤。扭伤时会因组织受损出现疼痛、肿胀，合并出血时则可能会有皮肤青紫。同时相关关节也会因机体保护出现活动障碍。关节韧带扭伤一般处置方法也是肢体制动及理疗等对症治疗。

8. 脱臼

即关节脱位，是指组成骨端的关节面脱离正常的解剖位置进而发生关节功能障碍。关节脱位后一般可出现明显的局部疼痛、压痛、肿胀、关节活动功能障碍或关节畸形等。一旦脱臼发生，因关节面失去了正常的解剖对合关系，应保持肢体制动，防止错位进一步进展。常见的关节脱位如肩关节脱位，应嘱伤者将患侧肢体肘关节弯曲，用三角巾托起肘部及前臂并固定于前胸壁，挂在颈部，之后尽快送往医院行手法复位。如果出现髋关节脱位，应立即送往医院救治。此类关节脱位往往由严重暴力伤所致，发生骨折及血管、神经损伤等并发症风险较高。

9. 运动型中暑

长时间暴露于高温、高湿、无风环境中进行运动锻炼则可能引起运动型中暑。轻度中暑时因机体自身代偿保护机制，可能只会出现单纯皮肤潮红、体温升高、头晕、胸闷等不适。此时我们只要离开高温环境并停止运动,同时注意物理降温并及时补充水及电解质,如饮用含氯化钠饮料生理盐水等,一般都可以很快恢复。而一旦出现恶心、呕吐等消化道反应及脉搏细快、血压降低等循环功能障碍,则提示为重度中暑。遇到这类情况,应在临时处置后尽快送往医院治疗。

10. 骨折

骨折也是运动中一种常见的损伤。首先我们要对不同类型的骨折进行分类:对于骨折断端没有突破皮肤等软组织而未与外界相通的称之为闭合性骨折;而一旦骨折断端穿透皮肤暴露在外界则称之为开放性骨折。两种不同类型的骨折其处理原则也是不尽相同的。开放性骨折因为骨断面暴露在外界,因骨质及其中的骨髓都对无菌要求非常高,所以我们切记不能用手还纳以免出现感染。在现场紧急处理此类情况时,可先用消毒纱布进行初步的包扎、止血,然后再固定骨折断端及相近关节,防止二次损伤。脊柱损伤容易诱发脊髓损伤。所以当怀疑脊柱骨折时,在现场处置时应将伤者妥善固定于平板或担架上,防止椎体移位造成脊髓损伤,发生截瘫。对于合并昏迷的伤者,因为有呕吐诱发误吸性肺炎甚至窒息的风险,此类伤者应在仰卧的基础上将头向一侧偏转。以上均为现场紧急处置方法,应尽快送往医院治疗。

2022 年北京冬奥会期间,日本单板滑雪运动员在训练时高空坠落,导致了胸椎多发骨折,伤者经现场简单处理后直接转运至冬奥会医疗保障救治医院。负责医疗保障的北京大学第三医院专家经过线上多学科会诊,制订了包括术前准备、麻醉保障、术中操作及术后康复等在内的详细治疗计划。经过医疗保障团队专业高效优质的医疗服务,患者得到了快速有效的恢复,也向世界再一次展示了中国医疗团队的集体风采与业务水平。

三、不同部位的运动损伤及其处理方法

1. 手部与腕关节损伤

腕关节由尺桡骨的远端及腕骨组成,它可以控制腕部 3 个方向的运动,大大地增强了我们手部的灵活性。在平时的运动锻炼或工作劳动中可能会产生以下损伤。

弹响指。屈指肌腱与跨越腕关节的腱鞘反复摩擦,产生慢性无菌性炎症,导致局部渗出、纤维化,进而引起腱鞘僵硬变厚。肌腱在该处活动时发出弹拨动作及响声,故也称作“扳机指”及“弹响指”。弹响指常患于拇指,弯曲手指时会出现障碍而卡顿于手指半弯曲位,被扳动时可产生弹响并且后续可继续活动。症轻者可以应用消炎

镇痛药、理疗、限制患指活动，同时还可以采用局部封闭疗法。非手术治疗无效或腱鞘已狭窄者可考虑手术，手术目的在于切开腱鞘松解肌腱周边粘连。

手部肌腱损伤。手部肌腱损伤常见于直接创伤（如切割伤、挫伤）、间接创伤（如负荷过度）。一般肌腱损伤只要情况允许均应行早期一期缝合，缝合修复后应用石膏固定 4~6 周。肌腱愈合后解除固定，可进行功能锻炼。早期适量的活动可以有效地预防肌腱粘连，同时锻炼时应注意发生肌腱缝合处再次断裂。

腕管综合征。为正中神经在腕管部受压，引起手指麻木乏力为主的一系列症状及体征，常见于厨师、家庭主妇及程序员等手腕活动较多的人员。主要表现为正中神经受压后腕部以下神经支配区域感觉障碍（包括手指疼痛、麻木及感觉异常）、运动功能障碍及神经营养障碍引发的手部肌群萎缩等。早期腕管综合征多采用保守治疗，应及时停止训练，使关节得到充分休息，必要时可以局部封闭治疗。当怀疑有新生物并出现神经压迫症状时应考虑手术治疗，松解神经压迫。

小王是个程序员，每天操作电脑时间在 10 小时以上，手腕隐隐作痛，但是没在意。某天小王突然出现右手手腕酸困并手指麻木、活动受限，经过一段时间的关节揉搓及手腕下甩才得以缓解。经检查诊断为腕管综合征。在工作和生活中我们要避免长时间过度使用腕关节，预防腕管综合征的发生。

2. 肘关节损伤

网球肘：网球肘是一种发生于肱骨外上髁处、伸肌总腱起点附近的慢性损伤性炎症，又称为肱骨外上髁炎。该病表现为肘关节外侧疼痛，伸腕或用力握手时明显，影响扫地、拧毛巾等动作。顾名思义，网球肘常发于网球、羽毛球及乒乓球等运动员、爱好者。其受累结构仅包括骨膜、肌腱、关节滑膜等，而骨质并无实质性损害。肱骨外上髁炎是肘关节最常见的过度使用性损伤，大多数的网球肘患者可以通过保守治疗缓解症状，如休息、口服或外用消炎镇痛药物。治疗效果欠佳时可考虑局部封闭治疗。当保守治疗 6 个月以上效果不佳时可考虑手术治疗。术后需注意避免过度使用相关肌群，保证休息及营养。

高尔夫球肘：肱骨内上髁是前臂屈肌总腱的起始部，长期过度的劳损、牵拉容易造成该处软组织的慢性炎症，即为肱骨内上髁炎，又称为“高尔夫球肘”。该病表现为肘关节内侧疼痛，在屈腕、前臂旋前时疼痛明显。多见于高尔夫运动员及青壮年体力劳动者，其发病率低于肱骨外上髁炎，但其病理特点及治疗方法都与肱骨外上髁炎大致相同，都属于肌腱止点末端病。肘部疼痛较轻，持续时间较短者，通过休息，避免活动，一般可以自愈。若一周未痊愈或有加重的趋势，需要及时就医。其治疗原则与网球肘一致。

肘关节不稳：常继发于急性骨折脱位或慢性运动损伤，导致肘关节半脱位或脱位，影响上肢活动功能。该病一般无须手术。在手法复位后应使用护具保护关节，通常可痊愈。期间可配合理疗、中药外用等治疗。后期需要注意避免外伤或慢性劳损造成的肘关节周围软组织损伤。

肘管综合征：任何原因引起的肘管形态结构异常或肘管内出血、组织水肿等导致的尺神经受到卡压引起的感觉或运动障碍称为肘管综合征。主要表现为肘屈刺痛或酸痛，手背尺侧和尺侧的小指和无名指的麻木。症状轻者可通过肘部垫托等保守治疗方法，保护尺神经免受进一步损伤。严重者需要进行手术治疗，手术治疗的目的在于充分松解尺神经压迫症状。同时也可考虑微波、红外线等温热疗法改善局部血液循环，促进神经再生。神经电刺激及针灸等方法也有一定的治疗效果。

3. 肩部损伤

肩关节是人体活动度最大的关节，较大的活动度也导致了它的稳定性偏低，易发生损伤。

肩袖损伤：指肩袖肌腱的损伤，常见于羽毛球、网球、标枪、铅球等需要肩部发力的运动。肩关节长久反复运动及超范围活动，容易导致肩关节周边肌腱不断受到挤压、摩擦。出现肩袖损伤后，最突出的表现就是肩部静息痛及上肢高举过顶时出现疼痛及弹响，同时还会出现肩关节活动受限等症状。肩袖损伤轻症主要以减轻炎症反应、消除疼痛为目标。早期应注意避免引起关节疼痛的活动，必要时可以加用消炎镇痛类药物及局部封闭治疗。

臂丛神经损伤：臂丛神经损伤常发生在足球、摔跤等对抗性比较强的运动中，多由牵拉伤所致。该病可引起上肢肌群弛缓性麻痹，全部关节自主活动丧失。大多数臂丛神经损伤可自行恢复。在恢复期间应禁止运动，上肢限制负重，并给予营养神经药物应用。中医针灸、推拿也有利于神经恢复，防止肌肉萎缩。少部分损伤可能会出现较为严重的后果，应根据情况行神经松解或神经修复等治疗。

4. 脊柱损伤

脊柱作为人体的中轴骨，发挥着支撑躯体构架、保护腹腔内脏，包含保护脊髓和驱动机体运动的功能。脊柱主要是由椎骨和椎间盘构成的。由于椎间盘的存在，脊柱具备一定的柔韧活动度。下面主要讨论腰椎间盘突出和截瘫。

腰椎间盘突出：在举重、体操、投掷类等负重较多的体育运动项目中较为多见。当出现腰椎间盘突出时，神经根受到压迫出现下肢放射痛及麻木感、肢体活动障碍等神经压迫症状。多数轻症者可经非手术治疗缓解或治愈。保守治疗主要包括卧床休息、应用消炎镇痛药物、营养神经药物、腰椎牵引、局部药物封闭及针灸推拿等，目的是迅速减轻腰椎间盘突出部分对水肿的神经根的压迫。如症状较重、非手术方法治疗效果欠佳，应考虑摘除髓核、腰椎融合等手术。

截瘫：指胸腰段脊髓损伤后，受伤脊髓平面以下双侧肢体感觉、运动、反射等消失和膀胱、肛门括约肌功能丧失的一种病症。颈椎脊髓损伤往往引起四肢瘫。因神经系统损伤后的不可逆性等特点，目前对于截瘫的治疗，整体上进展不大。目前少数治疗成功的病例是在多种治疗方法联合应用的基础上取得的效果。不过也有不少资料表明，针灸等穴位刺激方法，可能会对脊髓损伤及其引发的一系列并发症有一定的促进恢复的作用。我们期待更多的研究来证明中医学在治疗此类损伤方面的效果。

5. 髋关节损伤

髋关节为杵臼关节，由髋臼与股骨头构成。髋关节的关节囊整体被周边的肌肉包裹，并且周边有髂股韧带、坐股韧带、耻股韧带以及股骨头韧带等附着，可以在直立状态时承受体重的压力。常见损伤分述如下。

髋关节脱位：是指髋关节在遭受外力暴力因素时出现的股骨头从髋臼脱出的病征，常见于暴力撞击所致损伤。主要表现为疼痛、关节畸形、活动障碍，可导致坐骨神经损伤、股骨头坏死、骨化性肌炎等并发症。目前主要通过手法复位和手术治疗，故怀疑髋关节脱位应及时送医诊治。

弹响髋：是指髋关节在做某些动作时，可感到或听到一些闷响，一般是由于股骨头在髋臼内自发性移位或关节周边肌腱韧带滑动引发的。大多数人只有弹响而无疼痛不适，可予以心理疏导或理疗等对症治疗，症状重者可考虑手术治疗。

小王是名大学生，也不怎么爱好运动，但是髋关节在做某个动作时就会发出闷响。后来评估查体发现，是髋关节位置异常导致。询问病史得知，其平时爱跷二郎腿。异常的姿势、习惯，导致了股骨头和髋关节的位置发生偏移，因此出现响声。遇见此类问题，需要到骨科或运动医学科就诊，调整生物力学及动作模式即可。

6. 膝关节损伤

膝关节是人体最大最复杂的关节，有 4 条重要的韧带，包括前交叉韧带、后交叉韧带、内侧副韧带及外侧副韧带。关节内有一种纤维软骨叫做半月板，垫在股骨与胫骨关节间隙内，有助于保持膝关节的稳定性，同时也可以有效地吸收行走时发生的震荡，协同整个关节运动。常见损伤如下。

韧带损伤：是常见的膝关节损伤之一。韧带损伤后常出现膝关节不稳定，有些继发于半月板损伤或软骨损伤，多见于篮球、足球、滑雪等高危运动。损伤后膝关节明显疼痛，活动受限，大腿肌肉呈保护性痉挛，有些人可能会在受伤时感到膝关节内撕裂感或响声。韧带损伤的基础治疗包括消炎镇痛、护具支护。应早期进行肌力及关节的功能锻炼。对于年轻患者，手术重建是非常有必要的，通过手术可以防止膝关节的继发损伤及减少退行性病变的发生概率。值得注意的是，无论哪种治疗方法，肌力及关节的活动必须得到有效的恢复。

半月板损伤：半月板处于膝关节内部。因血供较差特别是中央部分无血液供应，营养完全依靠关节腔内滑液，损伤后愈合能力很差。半月板损伤一般分为撕裂性损伤及研磨性损伤两种。半月板损伤后，可表现有患膝疼痛、肿胀、关节弹响（在活动时发出响声）、关节交锁（活动时出现膝关节不能伸屈，“卡住”不能活动）等。半月板损伤初始治疗可考虑减重、冰敷、应用非甾体类消炎镇痛药物等方法。如症状不缓解持续，疼痛、肿胀及下肢瘫软，则应考虑手术治疗，目前多采用关节镜手术进行半月板的修补整形。后期需要进行长时间的康复锻炼，以加强膝关节周边肌肉韧带强度，从而最大化手术效果及避免再次损伤。

四、运动抽筋怎么办

“我的脚抽筋了怎么办”，相信这是很多人在运动时经常会遇到的问题。一般抽筋容易在热身运动不充分或运动量过大时出现，其中又以游泳、打球、跑步时最为常见。我们常说的抽筋在医学上称之为肌肉痉挛，表现为肌肉自发强直性地收缩并伴有疼痛。在日常生活中预防抽筋时，除了必要的运动前热身以外，同时也要注意在运动过程中补充足够的水分及电解质以维持体内水、电解质平衡，因为水、电解质紊乱会诱发肌肉痉挛的发生。特别是在天气比较炎热以及运动时间比较长时，会更容易发生水、电解质紊乱。因此，建议在运动前 4 个小时可以补充 300~500mL 的含有糖、钠、钾等电解质的水分。在运动过程中，有条件的话应该少量多次补水，每隔 10~15 分钟补充 100~150mL。另外在运动结束后 1 小时以内也要适当补充水分以弥补运动过程中体液的丢失。另外良好的运动习惯也有利于减少抽筋的发生。

当发生抽筋时，需要立刻停止运动并休息。当腿抽筋时，我们需要将腿部伸直，同时向脚面方向扳动以对抗肌肉痉挛，另外还可以按摩患部让腿部肌肉松弛。

在日常生活中如何防范抽筋呢？可以在前面的热身运动及后面的放松运动中进行一些伸展运动，以充分舒展相应运动肌肉群。运动中注意补充水及电解质等无机盐也是非常重要的。另外，运动需要循序渐进地开展，过量过强的运动对身体都是不利的。

第十章　心理与健康

日常生活中，多动且坐不住的儿童、叛逆或沉迷网络游戏的少年、处在“婚姻危机”的中年人、无法适应退休生活的老年人，他们或许都面临着相关的心理健康问题。随着生活节奏的加快，人们从升学、毕业，到求职、职务升迁等过程中，压力不断增加，职业环境处处存在竞争，相关心理障碍的发生率也随之增加。2020 年新冠病毒感染在全球的大流行，对人们的生活、工作、健康造成了严重影响。同时，这又加重了人们心理方面的压力，使心理疾病发病率进一步升高。世界卫生组织（WHO）的统计显示，在新冠病毒感染的第一年，全球焦虑和抑郁的患病率增加了 25%。2021 年 12 月的一份研究报告提示，由于新冠病毒感染，全球预计将新增 5 320 万例严重抑郁障碍病例，较往年增加 27.6%，总患病率为每 10 万人口 3 152.9 例，约为 3.15%。同时，全球预计将新增 7 620 万例焦虑症，总患病率为每 10 万人口 4 802.4 例，约为 4.80%。据我国一份研究报告统计，新冠病毒感染住院患者中，45.9% 经历了抑郁，38.8% 经历了焦虑，54.1% 经历了失眠。有 30%~35% 的患者在出院后 1~3 个月仍存在焦虑和抑郁症状。

心理健康是健康的组成部分，心理健康问题存在于生活的方方面面，心理健康对生活的影响更为广泛。同时，对心理障碍的心理干预往往需要很长的周期。为了幸福地生活、愉快地工作，我们应重视心理健康。

第一节　容易被忽视的心理健康

一、心理健康的出现

健康是一个永恒的话题，生命诞生之初，健康的概念就一直与生命共存，不管是人类还是动物，对健康均十分关注，比如在动物界中雌性动物会挑选相对健康的雄性个体进行繁殖下一代。人类作为具有智慧的高级生命，对健康有着更深的理解与要求，在传统的概念当中，将健康定义为“机体处于正常运作状态，没有疾病”“人体各器官系统发育良好、功能正常、体质健壮、精力充沛并具有良好劳动效能的状态。通常用人体测量、体格检查和各种生理指标来衡量”。从以前的概念当中我们可以看出来，传统的健康仅仅指的躯体健康，对心理健康很少关注；并且由于以前生产力水平、经济、医疗、科技等均不发达，也限制了人们对心理疾病的了解，对疾病的关注也多以身体疾病为主,对心理健康有着本能的忽视。

随着社会的进步,人们对健康的要求越来越高。1948 年《世界卫生组织宪章》中首次提出健康的三维概念:“健康不仅仅是没有疾病和虚弱,而是一种包含心理、躯体、社会适应的完美状态”;1978 年 WHO 在召开的国际初级卫生保健大会上通过的《阿拉木图宣言》中重申了健康概念的内涵:“健康不仅仅是没有疾病和痛苦,而是包括身体、心理和社会功能各方面的完好状态”,将心理健康与身体健康提到了同等重要的地位,并指出“良好的健康是社会、经济和个人发展的重要资料”;心理健康是健康的重要组成部分。近年来,我国高度重视心理健康问题,明确提出加强心理健康服务。由此可见心理健康的重要性。

二、我们为什么容易忽视心理健康

虽然心理健康的概念已经提出了几十年了,目前心理健康仍非常容易被忽视,这有着多方面的原因:①在我们的认知当中,对心理健康有着一些误解,认为承认自己心理不健康就会等同于“心理有病”“神经病”等,会想当然地认为心理不健康是软弱、无能、不坚强的表现。不愿承认自己的心理处于不健康状态,也不愿与朋友、家人和医生探讨自己的心理健康问题,其实这些想法都是错误的。真正的坚强、心理强大是敢于面对自己、承认自己、接纳自己的不完美,对心理不健康的状态能够直视,而不是回避;②社会的重视程度不够。城市对心理健康的重视程度要高于农村,经济发达省份对心理健康的重视程度要高于经济欠发达地区,并且也与这些地区拥有较为丰富的心理卫生资源有关。我们也会发现各单位、企业提供给员工的体检项目多以身体体检为主,心理体检很少涉及;③医院能够提供的心理卫生资源有限,精神、心理卫生医护人员短缺。在很多医院我们都能够进行身体体检,但能够提供心理健康体检的医院较少;④对心理健康的标准不清楚,像血压、血脂、血糖等身体指标,我们都能看懂经过仪器测量的结果,能理解哪些指标不正常。但对心理健康就很少有人能说清楚标准,也没有仪器能直接对心理健康进行检测,因此不容易意识到自己哪些状况是心理不健康的表现。多种原因造成了人们对心理健康的忽视。

三、什么样的状态才是心理健康

什么是心理健康?心理健康到底是什么样的?我们达到什么样的状态才是心

理健康？可能很多人都回答不了这几个问题。WHO 关于心理健康的定义为“在身体、智能以及在情感上与他人心理不相矛盾的范围内，将个人的心理发展到最佳的状态”。中国心理卫生协会及我国学者蔡焯基等曾将心理健康的标准总结为以下 5 个方面的内容：①认识自我，感受安全：包括能客观评价和要求自己，了解自己的动机和目的，能对自己的能力作出客观评价，自尊、自信、自我接纳。能够适度地自我批评，不过分夸耀自己也不过分苛责自己。能主观体验安全感与幸福感，对自我的成就有价值感；②自我学习，生活自立：包括有积极向上的人生目标，在日常生活中有适度的主动性，能够自主处理大部分的日常活动，不断总结经验，提高自己解决问题的能力；③情绪稳定，反应适度：包括心境愉悦，能够以积极的情绪面对生活。情绪的绝对稳定是不存在的，情绪可有适当起伏，但总体稳定、向上。面对悲、忧、哀、愁等消极情绪能够主动调控自己情绪的变化，做到喜不狂、忧不绝、胜不骄、败不馁；④人际和谐，接纳他人：包括人际关系协调，具有一定的社会交往能力。在交往中有情感体验，具有同情心和爱心。在正常的交往中能够接纳别人、允许别人与自己的不同；⑤适应环境，应对挫折：包括适应周围环境，行为、思想与现实相符合，不脱离现实。既要能根据环境改变自己，也要能不完全被环境所左右。面对挫折，要理智、现实、客观，能容忍生活中的挫折与打击。

我们掌握了心理健康的标准，在日常生活中可以针对自己的心理状态进行对比、调整，以便更好地提高自己的心理健康水平；心理健康的标准并不是一成不变的，它可以随着社会及个体发展的变化不断调整。

四、心理健康与身体健康同等重要

心理健康是健康的重要组成部分。心理健康与生理健康关系密切，比如生活压力大、节奏快的人群患高血压、偏头痛、冠心病等疾病的概率要大于压力小、节奏慢的人。生理健康是心理健康的基础，长期生病、身体不好的人很难有好的精神状态。心理健康是家庭和谐、社会稳定的基础，心理障碍人群的离婚率、家庭不和率明显高于心理健康家庭。只有心理健康，我们才能精力充沛地投入工作、学习和生活中。心理健康是事业成功、生活幸福的保障，是个人充分发展的基础。

第二节　生活中如何识别与医学相关的异常心理现象

人的心理非常复杂，心理现象是心理活动的表现形式。心理活动是脑功能的一种反应，而神经系统是心理活动的物质基础。在医学领域，心理活动和精神活动在某些情况下是相同的，所以有时候会统称为精神心理活动。

心理活动包括认知活动、情感活动和意志行为活动三方面。人们在认识客观世界时，通过感觉器官来认识各种事物的个别属性称为感觉，比如认识香蕉的颜色、气味、形状等；将各种感觉综合起来形成对事物的整体印象称为知觉，比如对香蕉的整体印象，黄色、弯形、甜等组合成香蕉的整体属性；将事物的印象储存在脑内供以后回忆和再认识称为记忆，比如在桌上放个香蕉，看到后知道这叫香蕉；对感知的各种事物进行分析、综合、判断和推理，从而反映事物的本质特征，总结其中的规律，这一系列心理过程称作思维；这些心理活动是认识客观世界的基础，称为认识活动。人们认识客观世界的时候，会产生相应的内心感受，比如看到美好的事物、遇到好事情，会觉得开心、愉悦，这一心理现象称为情绪；人类作为高级生命，在认识客观世界的同时，出于一定的动机，就会确定目标、制订计划、付诸行动去达到目标，这一心理过程称为意志行为活动。因此，异常的心理现象也可概括为感知、思维、记忆、注意、智能、情感、意志行为、人格等方面的异常，这些异常的日常表现就是医学上的精神症状。心理活动没有仪器可以直接测量，主要靠外在的观察与交流，通过表现出的心理现象判断心理活动。对于普通大众来说，因为缺乏专业知识，很难通过外在观察判断哪些心理现象属于异常。特别是一些异常的心理现象提示目前精神心理活动处于一种疾病状态。因此，识别与医学相关的异常心理现象有着重要的意义。那么，这些异常心理现象在生活中的表现是什么样的呢？如何发现呢？通过下面的阅读能够解开我们心中的疑惑。

一、“善于观察”——认识感知觉异常

感知觉异常包括感觉异常、知觉异常和感知综合障碍。认识生活中的感知觉异常，需要我们善于观察人们的言行举止、内心感受，从中发现感知觉异常的线索。

1. 感觉过敏

李女士今年48岁，月经开始不规律，正步入更年期。经常让爱人关门声音小一

些。每次听到爱人关门声音稍微大一些，就觉得像打雷声一样。这其实就是感觉过敏的一种，指对外界的一般刺激反应增强，比如生活中轻微地触摸皮肤感到疼痛难忍、稍微用偏凉些的水就觉得“寒气刺骨”。在生活中我们可能会将其误解为“娇气”等，这时要考虑是否存在感觉过敏。

2. 感觉减退

小张最近两个月因感情受挫、心情不好，出现别人喊自己很大声才能听到；别人用力拍打自己，自己才能有感觉。小张出现的症状就是感觉减退，指对外界刺激的感受性降低，比如一些意识不清楚的患者，要很大的刺激才有反应。如果生活中出现感觉减退的现象，并且相关检查未见异常，要考虑是不是因为抑郁等导致的感觉减退。

3. 内感性不适

老王近5年来一直感觉腹部不舒服，这种不舒服的感觉自己也不好描述清楚，并且在腹部来回游走，做过多项检查未见异常。老王的这种不舒服感觉就属于内感性不适。比如我们有时候会感觉喉咙部位像塞了团棉花一样、嗓子经常觉得痒、头部说不清楚的难受等，但检查无异常，均属于此类。生活中我们或身边的人如果因为这些症状反复检查、就医，这时候就要仔细评估一下我们的心情有没有出问题。

4. 错觉

大家都知道“杯弓蛇影”这个成语吧，说的是晋朝有一个叫乐广的人，与朋友喝酒时突然看到酒杯中有条蛇，但碍于面子，还是喝下去了。但回家后感到恶心、害怕，担心自己把蛇喝下去了。朋友听说后再次将乐广邀请到家，再次出现蛇影，朋友把墙上的弓拿走后，蛇影消失。乐广看到的蛇其实是弓的倒影，属于错觉，指个体将客观事物错误地感知成另一个事物。

错觉在日常生活当中非常常见，比如学生上课走神时，老师喊同桌的名字，会突然间觉得像喊自己名字一样；突然看到迎面而来的人像自己熟悉的朋友，仔细一看又不是等，属于错觉。生活中偶尔出现的错觉可以不用太在意的，如果经常出现就要去医院看看了。

5. 幻觉

大学生小陈最近出现行为异常，经常对空谩骂，说听到有人骂自己。没人的时候听到有个声音不停地和自己说话，自己与这个声音进行对话。邻居也经常看到小陈自言自语。小陈的经历就是属于幻听，幻听是幻觉的一种。幻觉指个体在没有现实刺激时，出现的一种知觉体验；凭空看到有东西属于幻视；在日常生活中我们如果发现一个人经常自言自语或自笑，有可能此人出现了幻听，在与幻听对话；幻视就比较好判断，别人都看不到，但患者说能看到，就可能是幻视；我们有时在睡觉前、似睡非睡时会听到有人喊自己名字、看到人影等，这是入睡前幻觉，影响不大的话不用特别处理。

6. 感知综合障碍

小孙今年20岁，最近每天照镜子，都觉得自己的脸变形了，变得左右不对称，去医院经医生检查后并无异常。但她仍感觉自己的脸左边变得比右边大很多，多次去医院要求医生为其整形。小孙的这种感觉就是属于感知综合障碍，指对客观事物的个别属性产生错误的认识；我们在生活中还会见到一些神经性厌食的女孩，体重明显低于标准体重。经常是皮包骨头，但仍觉得自己非常胖，这是对自己体象的感知综合障碍，这些情况都建议其及时就医。

二、“用心聆听”——发现思维异常

思维异常包括思维形式、思维内容等的异常。思维异常很多是通过语言的形式、内容等表现出来。只要我们用心聆听，就会发现生活中存在的思维异常现象。下面我们逐一讨论思维异常现象。

1. 思维奔逸

小其是一位公司职员，近来家人发现小其明显变得话非常多，每天不停地说、难以打断，说自己能力变强了、脑子变灵活了。睡眠也减少了，每天忙碌着学习，要学习完世界上所有的知识。小其的话多、脑子灵活就是属于思维奔逸的表现，指联想速度加快，数量增多。我们在生活中遇到有人诉说“自己大脑反应太快了，概念一个接着一个来”，还有兴奋、话多、说大话等现象的出现，要警惕其是不是出现了思维奔逸。

2. 思维迟缓

大学生小茜近来因家庭问题出现心情不好的状况，每天都不高兴，经常与同学诉说自己的脑子变笨了、转不动了，像生锈了一样，无法思考问题。小茜的这种脑子变笨的感觉就是属于思维迟缓，指联想的速度变慢，数量减少。在生活中会观察到此类人群语言变少，交流中反应慢，回答问题时反应时间长等。

3. 思维贫乏

老孙近些年觉得自己脑子经常空空的，没有什么东西。问老孙一些问题，经常回答“不知道”“没什么可想的”。老孙的回答简单就是属于思维贫乏，指联想的数量减少，概念贫乏。我们在日常生活可见此类患者表现为话少，觉得脑子里面没有什么可想的，不知道说什么。如果生活中话少，但大脑中有想法，不愿表达，这种情况是不属于思维贫乏的。

4. 思维散漫

小李今年 32 岁，家人发现自从 3 年前小李开始变得说话经常抓不住中心，经常跑偏。说一些简单的问题还行，但一些深入的交流就变得困难。说话游离于主题之外，令家人难以了解其内心世界。小李的这种情况就是出现了思维散漫，指联想松散，缺乏主题和联系。我们在日常生活中与人交流时，对方说的每一句话均完整正确，但总体没有中心思想，交谈时经常跑题，不能深入交流，要考虑是否出现了思维散漫。

5. 思维不连贯

老张喜欢喝酒，每次还容易喝多。喝多的时候还喜欢说话，但说话经常说不清楚自己要表达的意思，半句话或者几个词地说。老张醉酒后表达不清楚就是思维不连贯的现象。日常生活中表现为说话时没有结构完整的独立句子，概念与概念之间没有联系，表达缺乏逻辑。

6. 被害妄想

小学教师小帆最近一个月变得经常不出门，说有人在害自己。出去后感觉一直有人在跟踪、监视自己。也不敢用手机，自己的手机也被监控了。但现实中并没有这些情况。小帆的情况就是出现了被害妄想。我们在生活中见到某人认为有人害自己，并无事实根据，但对此坚信不疑，分析、解释均不能打消其想法，其可能就是出现了被害妄想。

7. 影响妄想

一位中年女性，最近每天都要找邻居的事情，称邻居使用电磁波、无线电等手段影响、控制自己的想法，多次与邻居发生矛盾。经解释、保证没有这些手段，结果仍无效。此女性的感觉就是影响妄想，又称被控制感，患者坚信有外界的力量控制自己的内心活动与行为。我们在生活中会见到此类人群诉说“自己的想法受外界的控制，外界用电磁波、先进科技或自己也不清楚的手段来干扰自己”等内容。

8. 被窃妄想

张奶奶在 3 年前因记忆力下降，医院诊断为阿尔茨海默病（“老年痴呆症”）。最近两个月开始出现与家人争吵，说儿子把自己的钱都偷走了，要儿子还钱。然而儿子从未拿其钱财，而张奶奶也从来没有拥有自己所说被偷的钱。张奶奶的这种被偷钱的想法属于被窃妄想，坚信自己的财产被别人偷走或损失。随着人类生命的延长，“老年痴呆”的患病率也增加，很多“老年痴呆”患者会出现被窃妄想。我们在生活中会见到患者诉说自己的家人把自己的钱都拿走了，或者大门紧闭、不敢开门，解释说有人要偷自己的东西。

9. 嫉妒妄想

小格最近2年出现经常说自己的爱人有外遇，每天查爱人的手机，跟踪爱人；爱人即使去楼下取个快递，也认为爱人趁机与自己的闺蜜约会，经过双方解释仍不相信，经常逼问爱人外遇的情况。小格的这种情况就是属于嫉妒妄想，指患者坚信配偶有外遇，生活中此类患者会采取各种方式寻找证据，比如录音、跟踪、检查手机、身体等，更有甚者打骂配偶，经人解释及保证均无用。日常生活中我们也会存在怀疑配偶的情况，但一般是有依据的合理怀疑。经合理的解释后怀疑会消失，这是不属于嫉妒妄想的。

10. 夸大妄想

曾经看到一个电视节目，一位小伙子每天就想着挣大钱，投资大项目，觉得自己能力超群。通过投资，可以让全人类摆脱贫困。把所有的信用卡都刷爆了也无所谓，因为自己有巨额的财富要继承。真实情况是小伙子及家人均为普通的工薪阶层。这个小伙子的情况就是夸大妄想。生活中还会见到认为自己的能力强大、位高权重、财富无限、外貌出众、非同一般等，但与现实不相符。如果身边的人诉说自己能力超群、能统治全世界、是贵族后裔、财富取之不尽等与现实情况明显不相符的话，这时候要警惕是否存在夸大妄想。

11. 疑病妄想

一位中年男性，近2年经常去医院检查身体，见到大夫就说自己患有癌症，并且癌细胞已经扩散全身，要求大夫给自己开检查单。虽然检查结果都是正常的，但他仍不相信，认为检查不够先进，无法消除其患癌的想法。此中年男性患癌的想法就是属于疑病妄想，指患者坚信自己患有某种躯体疾病，一般为比较重的躯体疾病。生活中此类患者四处检查、就医，检查结果阴性，医生的解释均不能打消患病的想法。

三、“深入交流”——判断记忆异常

记忆异常在日常生活中非常常见，经常听到“我老忘事”“经常记不住东西”等，这些均属于我们很熟悉的记忆减退。这一部分将着重介绍两种生活中很常见，但我们可能说不出名字的记忆异常——错构与虚构。生活中要判断一个人是否存在错构与虚构，我们要深入交流、反复核实才能判断。

1. 错构

一位外伤后的患者，说自己是10年前结的婚，在某地举办的婚礼，请了多少客人，说得很详细。但其家人说他是20年前结的婚，婚礼地点、人物等其他事项是对的，时间不对。患者仍坚信自己是10年前结的婚。很多人可能会认为此患者说谎，但此患者的情况并不是说谎，而是出现了错构，指对过去所经历过的事情，在时间、地点或情况的回忆出现了错误。此事情确实发生过，不了解情况的人可能无法分辨出错构。

2. 虚构

老李喝酒有10余年了，每天至少喝500mL白酒。今天突然间和家人说，昨天自己的老朋友来看他了。详细讲述了经过，还说给自己带了两条烟。问家人把烟放哪了，家人核实后根本就没有这事。这个朋友在外地，根本就没有回来。老李出现的记忆错误就是虚构，指患者以幻想性、并未发生的事情弥补记忆中的缺失。生活中见到一个人经常说着没有的事情，并且本人异常坚信，我们要向其身边的人进行核实是否存在虚构。

四、“关注行动”——了解意志异常

意志异常主要表现在两个方面。

1. 意志减退

小向最近心情不好，做事情动力不足，对自己未来规划不明；有时会制订个目标，但很快就半途而废；工作中也不主动进取，自制力差。小向目前的状态就是属于意志减退，指意志活动减少、意志力减退。生活中我们如果见到一个以前很努力的人，变得不思进取、无所事事、松散懒惰、没有目标等，这个人可能就是出现了意志减退现象。

2. 意志缺乏

我们有时会在邻居的闲聊中听到，谁家的孩子每天不出门，也不出去工作、不与人交流，也不主动料理个人卫生，除了吃饭、睡眠，没有其他要求。所描述的表现就是意志缺乏，指意志活动的缺乏或极度减少，意志力极度减退，日常生活中我们可能误解其为“懒”，会认为其懒到了极致，其实有可能是意志缺乏。

异常的心理现象在日常生活中非常常见，但异常的心理现象发生的时候本人可能并不会觉察到，身边的人可能会感到其异常心理现象，并不能说清楚这种异常属于什么情况。希望通过这部分内容，能帮助读者更多地理解异常心理活动、察觉异常心理现象。如出现上述生活中与医学相关的异常心理现象，建议要及时去医院就诊，促进心理健康。

第三节　正确认识抑郁与焦虑

一、“察言观色”——识别生活中的抑郁与焦虑

抑郁与焦虑是我们日常生活中常见的精神心理问题。随着生活节奏的加快、社会压力的增加，抑郁与焦虑的发病率逐年上升，成为近些年备受关注的一个公共卫生问题。得益于国家和社会对心理问题重视程度的增加，以及精神心理卫生知识的普及，我们对抑郁和焦虑的识别率也大幅增加，对抑郁与焦虑有了一定的认识。但也有一定的局限性，许多人认为抑郁就是心情不好，焦虑就是紧张、担心。其实抑郁与焦虑的表现远不止这些。了解什么样的言行举止是属于抑郁与焦虑的表现，才能在生活中“察言观色”，识别出抑郁与焦虑。

1. 抑郁

抑郁的表现主要分为三类，包括核心症状、心理症状和躯体症状。其中，躯体症状是最不容易识别的症状群。

抑郁的核心症状：①心境或情绪低落。主要表现为感受到或外在表现出显著而持久的情感低落；我们在生活中会听到其诉说“高兴不起来”“感到没有精神”“心里面难受”等。还可见到面容额头紧锁、愁眉苦脸、忧心忡忡、郁郁寡欢、感到痛不欲生或者悲观绝望，并持续存在。此种情况可能是出现了情绪低落；②兴趣减退。主要是指对以前喜欢的事情或东西兴趣下降或缺乏；在生活中如果身边的人经常诉说“对什么事情都提不起兴趣”“以前喜欢做的事情也不想做”“什么都不想干”等，就可能是出现了兴趣减退；③快感缺失。指的是患者体验快乐的能力没有了，感受不到快乐。在生活中如果身边的人出现“做自己以前喜欢的事情时也不高兴”“工作中遇到开心的事情也不高兴”“彩票中了大奖也不愉快”等情况，就可能是出现了快感缺失。

抑郁的心理症状：①焦虑。表现为担心、心烦、紧张等。担心不好的事情发生等。可因焦虑出现一些躯体症状，比如心慌、尿频、尿急、出汗等；生活中会听到经历者描

述“看到什么都觉得烦”“觉得心里面静不下来”“坐立不安”等;②思维迟缓。表现为思维联想变慢,反应迟钝、难以思考问题,做出决定变得困难。生活中经历者常描述为“感到脑子像浆糊一样”“觉得脑子转不动了,像机器生了锈一样”等。外表可观察到说话变少、语速变慢、回答问题容易停顿或无法与人正常交流等;③认知症状。表现为记忆力、思维能力、注意力等均下降,出现负性认知;生活中经历者会觉得未来不可能再变好了,对所有的事情均只看到消极的一面,言行举止表现出无用、无助与无望等;④自罪自责。表现为对自己的评价过分贬低,对一些过去小的错误无限放大;生活中经历者会描述“我以前曾犯过错误,犯了大罪,要去坐牢”“警察会来抓我的”“自己连累了家人和社会”等,而现实中这些错误可能微不足道;⑤自杀。严重抑郁的患者会出现自杀的意念和行为,生活中经历者会描述为“觉得生活没有意思,还不如死了的好”“认为自己活在世上是多余的”“脑子中反复出现自杀的念头”等,部分会出现自杀行为;⑥精神运动性迟滞或激越。迟滞患者经常表现为行动缓慢、生活被动,生活中常见患者经常躺在床上不动,或经常呆坐一旁,重者会出现不打理个人卫生、蓬头垢面;激越者行为上表现为烦躁不安、紧张,生活中常出现易发脾气、坐立不安等;⑦精神病性症状。严重的抑郁症患者可出现幻觉或妄想。生活中经历者会描述为“经常在没有人的时候听到有人和自己说话,内容多为谴责自己的内容”“觉得自己罪大恶极”等;⑧自知力不完整。有些抑郁症患者能够主动去医院就诊,并正确描述自己的症状、寻求帮助,这是自知力完整的一种表现;而有些患者则不愿去医院看病,认为看了也没有用,或者不承认自己有这方面的问题等。这是自知力不完整的表现。生活中我们可以从上述对待抑郁的态度来判断是否存在自知力。一般来说抑郁越重,自知力缺乏越明显。

抑郁的躯体症状:①睡眠障碍。睡眠障碍是抑郁症最常见的问题。生活中经历者会描述“入睡困难(比平时延时半个小时以上)、睡眠浅、多梦或者早醒(比平时早醒2~3小时)并且醒后难以再入睡”等。个别会表现为晚上能够睡眠一宿,但第二天醒后觉得自己一夜没有睡。没有睡眠感、白天觉得困、想睡,这些均属于睡眠障碍;②食欲改变。最常见为食欲下降,生活中经历者常描述为“不想吃饭”“没有胃口”“食之无味”“消化不动”等;但并不是所有的抑郁都是这样,一些不典型的抑郁症患者,会出现食欲增加,体重增加的现象;③精神疲乏。表现为没有精神、疲乏无力、懒动等,生活中经历者常描述为“不想动”“浑身没劲”“一动就累”等;④性功能障碍。生活中经历者常出现性欲减退、丧失或其他性功能障碍。女性会出现月经紊乱、闭经等;⑤其他非特异的躯体症状,比如口干、胸闷、恶心、胃部难受、腹胀、腹痛等。

2. 焦虑

焦虑是一种紧张不安、担心不好的事情要发生，一种不愉快的内心体验。焦虑的表现主要分为两大类，即精神症状和躯体症状。精神症状主要包括心放不下、害怕、忧虑、紧张不安的内心体验；躯体症状是由焦虑情绪伴发的自主神经功能亢进症状，包括胸闷、心慌、口干、气短、出汗、震颤、手抖等，但相关医学检查可能并没有异常。我们每个人都会经历焦虑情绪，并不是所有的焦虑情绪都是有害的。适度的焦虑使我们身体的各个系统反应加强，充分调动身体各脏器的功能，提高大脑的反应速度，使反应更敏捷，思维更灵活，警觉性更高，能够更好地处理和应对周围的危险。这在远古时代对人类的生存有着重大的意义；在日常生活中适度的焦虑使学生在考试中发挥得更好，使工人在工作中效率更高，使领导在公众面前讲话更加流畅，使动作演员的动作更迅速灵活等，具有积极的作用。我们所要关注的是病理性焦虑，它是指持续的担心或紧张不安，感到危险或不好的事情要发生。但并无具体原因或现实中并无真正的危险状况。经常伴有痛苦感、躯体不适、坐立不安，影响社交、工作、学习等社会功能。

生活中如何判断病理性焦虑，可以从以下几个方面入手：①焦虑的情绪与现实的状况不成正比、不相符，通俗地说即对现实的事情过分担心了。比如一位焦虑的母亲可能会这样描述“我每天都感到很担心、害怕，担心孩子不好好学习，未来没有前途；担心做的饭营养搭配不合理，影响孩子生长发育；担心老公工作不上进，被单位炒鱿鱼”。现实中孩子很健康、老公工作也很顺利等；②焦虑情绪影响了社会功能。因焦虑使工作、学习效率下降，社交不能等。生活中一位焦虑的白领可能会有这些问题：“我每天去单位，担心自己的工作做不好，越担心工作中越出错。明天要汇报的方案，总是注意力不集中、记不住；与同事交流时，担心说错话，经常见到同事紧张得说不出话来”等。这就是焦虑影响了社会功能并导致了痛苦；③焦虑持续时间长。比如一位学生在考试前紧张、担心考不好；考完结束后担心成绩不理想，成绩出来后担心下次学习成绩下滑。焦虑情绪并没有随着现实问题的解决而消失，一直持续存在；④因焦虑情绪出现了一系列的自主神经系统症状，像心慌、胸闷、恶心、口干、出汗、气短、颤抖、尿频、尿急等。感觉情绪紧张的时候更容易出现，但检查结果并无异常；⑤内心感到非常痛苦。自己并不想这样，但控制不住，生活中经历者常诉说“我每天都感到非常难受，但我不知道怎么办，不知道怎么才能摆脱这种状态”等。在生活中我们可以对照上面五个方面，来判断自己的焦虑是否属于病理性焦虑，符合得越多，病理性焦虑的可能性越大。

二、生活中如何判断自己是否有抑郁症和焦虑症

生活中我们常常会有这样的疑问，“一生中，是不是所有的人都会经历抑郁症？”其实不是这样的。我们的一生中都会经历抑郁和焦虑情绪，但大部分的抑郁和焦虑情绪持续时间短、程度轻，很快情绪恢复正常。这些是不需要进行治疗的，也不属于抑郁症或焦虑症。比如初中生小陈期末考试没有考好，觉得心里面难受、不高兴、感到愧对父母，也不想吃饭，2 天后与好朋友进行了交流，就恢复了正常。这其实就是一种抑郁情绪，而不是抑郁症。再比如某单位领导老张 2 天后要在全体员工大会上讲话，并有上级领导在场。在讲话前 2 天老张每天背诵演讲稿，反复思考讲话中的每一个细节，担心会不会出错。会议结束后老张很快恢复了正常。生活中这些现象非常常见，这是一种焦虑情绪，而不是焦虑症。只有一部分人是属于抑郁症或焦虑症，这部分人群是需要就医的。那在生活中我们如何判断自己是否存在抑郁症或焦虑症呢？我们可以从以下这些方面进行对照。

抑郁症属于抑郁障碍的一种，是主要以情绪低落为主要表现的一类疾病，同时可有认知功能、意志行为等方面的变化。在生活中我们可以从以下四个方面判断自己是否患有抑郁症：①同时存在上节提到的多种抑郁的表现；②因这些抑郁症状导致了明显的痛苦感，社会功能受到影响，包括工作、生活和学习等方面。比如以前努力工作的自己变得不想去工作、不能胜任工作。以前喜欢学习的学生变得学不进去、不愿去上学，以前勤劳做家务的自己变得不能正常打扫卫生和做饭、不能照顾自己和家人等；③上述①和②两条持续存在 2 周以上；④不是由于精神活性物质或器质性疾病所致的抑郁。比如某些毒品类物质也会导致使用者出现抑郁的症状，甲状腺功能减退的患者也有部分会出现类似抑郁的表现。这种情况是不能诊断为抑郁症的。

如果在生活中出现了同时符合上述四个方面的情况，此时就有可能患上了抑郁症，要及时去医院就诊咨询。

我们通俗说的“焦虑症”从广义的内容来说是“焦虑障碍”。焦虑障碍是一大类焦虑相关疾病的统称，常见的有惊恐障碍、广泛性焦虑障碍、恐怖性焦虑障碍等。

惊恐障碍：是一种急性焦虑发作，患者出现反复、不可预料的焦虑、紧张或恐惧。发作会突然间出现、没有明显诱因、现实中没有真正的危险。常有明显的心血管和呼吸系统症状，如心慌、胸闷、上不来气等，严重者可有濒死体验或担心失控、发疯、晕倒或死亡，让人极度痛苦。一般持续数分钟或更久，不发作时正常，但可能会出现担心、

害怕再次发作，不敢一个人出门、不敢一个人在家等。在生活中，发作时我们最开始会想到是不是得了“心脏病”，于是会经常去看急诊。但大部分可能在去急诊的路上或者急诊还没有诊治时已经缓解，并且相关检查无明显异常。此时要考虑惊恐发作的可能。

广泛性焦虑障碍：主要表现是大部分时间对生活中许多事情、情况感到过分的担忧，包括日常生活中的小事也过度焦虑，并且与周围现实环境并不相符。比如过度担心自己或家人患病、发生意外，过分担心金钱问题，异常担心工作或社会能力。同时不自觉会伴有运动不安、肌肉紧张、颤抖，以及出汗、口干等自主神经症状。症状持续存在 6 个月以上，影响工作、生活和学习等，这是需要去医院就诊的。

恐怖性焦虑障碍：是指面对某种事物、场景，出现的一种异常的害怕与不安，并导致出现心慌、出汗、呼吸急促或晕厥等症状。我们内心清楚现实中这些事物、场景并无真正危险，但遇到这些场合时仍控制不住出现恐惧的感觉。在生活中会回避这些场合。恐怖性焦虑障碍可分为：①特定恐惧症：比如动物恐惧症表现为害怕特定的动物，像猫、狗、蛇等，生活中有这些动物的地方就不敢去。还包括血液恐惧症、恐高症等；②广场恐惧症：表现为在难以迅速逃离的地方或场合时出现过度恐惧、害怕。生活中一般在人多拥挤、开放的空间、密闭的空间、独处离家或在家时、使用交通工具时等，感到异常的焦虑不安。因此回避这些场合；③社交恐惧症：表现为持续害怕一些社交场合，一旦面临这种情景就感到极度的担心、紧张，生活中可表现为与陌生人讲话、当众讲话、与异性接触时等，立即感到尴尬、焦虑、紧张。很清楚这种反应是过分和不合理的，但无法控制，从而尽力回避各种社交场合。明显地影响了个人的生活、职业和社会功能。

三、如何预防和治疗抑郁症、焦虑症

1. 生活中人们对抑郁症和焦虑症诊治存在一些误区

抑郁症和焦虑症属于精神心理疾病，在人体生物学方面是存在着改变的，也是需要进行治疗的。目前人们对抑郁症和焦虑症的诊治仍存在很多误区：①对此类疾病的病耻感。即使知道自己目前患此类疾病，也不愿就医、不愿承认此类疾病的诊断，害怕家人、朋友、同事等会歧视自己。认为得了这类疾病是一件丢人的事情，是自己意志不坚强、性格不好才会这样；②身边的人对此疾病不理解。认为患者此前性格开朗、家庭幸福、事业顺利，不可能患有此病，不支持患者就医；③对此疾病的治疗不理解。虽然承认目前存在抑郁症或者焦虑症，但归因于只是压力大或者想不开等引起来的，认为放松一下或者出去旅游一趟就会好的，不认为这是需要治疗的疾病；④很多抑郁症和焦虑症的表现以躯体症状为主，情绪症状不明显，患者或非精神心理科医生不容易发现，导致目前抑郁症和焦虑症的就诊率、诊断率、治疗率较低。

对待抑郁症和焦虑症要有正确的态度。抑郁症和焦虑症目前病因并不清楚，并不是因为自己性格不好、意志不坚强所致；每个人都可能会得此类疾病，不分贫富贵贱；出去旅游或放松一下，也不能从根本上解决抑郁和焦虑的问题，还是需要治疗的；在关注躯体症状的同时，也要关注自己情绪的变化。可以与自己正常时候的情绪进行比较，及时识别躯体症状背后的情绪问题。

2. 抑郁症和焦虑症在医院如何治疗

很多人会好奇，医院里面是怎么治疗抑郁症和焦虑症的，是每天把他们关在房间里面吗？会不会打骂他们？下面的介绍将为大家解开谜团。

治疗环境：常规精神心理科的病房大致分为三大类：一是开放病房，和我们平时见到的内外科病房差不多，是可以出入的；二是半开放病房，平时病房大门会关闭，但在家属的陪同下患者是可以出入的；三是封闭病房，没有医护人员的陪同，患者是不能出入病房的。很多家属会担心在封闭病房患者病情会加重、害怕患者在里面受打骂。其实这些担心完全是多余的，住封闭病房主要是为了患者的安全着想，防止出现自伤、自杀或伤人行为，利大于弊；封闭病房内一般都会有监控，医护人员殴打精神疾病患者是犯法的行为，不用担心此类情况的出现；在封闭病房内患者可以自由活动，医院会提供必要的娱乐活动。

药物治疗：目前针对抑郁症和焦虑症的治疗药物主要为抗抑郁和抗焦虑药物，市场上的药物大多为新型药物，有着不错的疗效、较少的副作用，是目前治疗抑郁和焦虑的主流药物。常用的有舍曲林、氟西汀、马来酸氟伏沙明、西酞普兰、草酸艾司西酞普兰、帕罗西汀、盐酸文拉法辛、度洛西汀、米氮平、盐酸米那普伦、丁螺环酮、枸橼酸坦度螺酮等。这类药物主要的副作用有：恶心、腹泻、便秘、震颤、多汗、口干、失眠等。在用药期间，如有明显副作用，应咨询医生。

但部分人对药物治疗存在误解。首先，认为此类药物会刺激大脑，让人变笨、迟钝，服用药物后人会受药物控制等。抗抑郁和焦虑药物主要作用是增加、平衡大脑神经突触内神经递质，从而改善情绪。人们认为服药后的迟钝、变笨等其实只是错觉，这些大部分是疾病的症状，而不是药物的副反应。其次，认为服用精神科药物会上瘾、形成依赖。要明白什么是依赖。依赖是一组认知、行为和生理症状群。使用者尽管明白使用成瘾物质会带来问题，但还在继续使用，导致了耐受性增加、戒断症状和强制性觅药行为，需要药物用量越来越大。而抗抑郁药物的使用并不具有这些特点，也就不会形成依赖。再次，关于药物起效的问题，此类药物使用后一般 2 周左右开始起效，在服用前期可能看不到药物效果，部分患者还会出现副作用，会想当然地认为服药后更重了，因而在药物起效之前就过早地停药了。正确的做法应该是坚持服用下去，等待药物起效。即使服药前期出现副作用，一般副作用都比较轻微，随着服药时间的延长大部分会自行消失。最后，关于服药时间的问题，在临床当中很多焦虑和抑郁的复发与停药过早有关。患者服药一段时间后，抑郁和焦虑症状会慢慢消失，当患者恢复正常后觉得自己已经痊愈，就不太愿意再服用药物。然而自行停药可能导致抑郁和焦虑的复发。药物的治疗分为急性期、巩固期和维持期的服药，不是症状消失后就可以停药。急性期治疗症状消失后还需要巩固期、维持期服药。具体每个人的服药时间有多长，需要让医生根据每个人的症状特点、治疗经历、治疗效果来进行个体化判断，不要私自停药。

心理治疗：对一些抑郁和焦虑的患者可以配合进行心理治疗，常用的心理治疗方法分为：支持性心理治疗、认知行为治疗、精神动力学治疗、人际心理治疗、婚姻家庭治疗、团体心理治疗等。这些心理治疗需要专业人员实施。具体选用哪种方法，治疗师会根据患者的症状、自己擅长的方法以及患者的意愿来进行选择。

物理治疗：是指使用物理手段等非药物性方法改善情绪、治疗疾病的一类方法，主要包括以下三种方法。

电休克治疗。目前主要是使用改良电休克治疗，在麻醉及肌松剂的作用下，给予大脑适量的电流刺激，诱发全身抽搐发作，从而治疗精神症状。许多患者及家属对电休克治疗比较恐惧，害怕将人“做傻”，其实完全不用担心。经过几十年的发展与观察，电休克治疗是一种非常安全的治疗手段，改良电休克将患者的不适感降到最低。

重复经颅磁刺激治疗。电流通过线圈，产生特定强度和方向的磁场，磁场透过颅骨在大脑内相关区域产生感应电流，使情绪改善。

深部脑刺激。在大脑内的特定部位通过外科手术的方式植入电极，发放脉冲，刺激脑内相关核团，改善抑郁症状。

3. 生活中改善抑郁和焦虑有哪些“简易方法”

除了上述专业的治疗方法，生活中还有一些简易、实用的方法来缓解抑郁和焦虑，但这些方法需要坚持：①有氧运动。有氧运动不仅可以增强体质，运动时还会增加体内多巴胺的分泌。多巴胺是一种神经递质，作用于大脑，使我们感到快乐，从而缓解抑郁和焦虑情绪。但运动要坚持；②适当增加户外光照时间。抑郁症目前的发病机制认为是由于5-羟色胺功能不足所致，光照可以增加大脑神经突触中5-羟色胺的浓度，从而改善抑郁和焦虑情绪；③多吃新鲜蔬菜、水果，补充B族维生素。5-羟色胺等单胺类神经递质的产生与B族维生素有关。多补充B族维生素有助于此类神经递质的合成，从而改善情绪；④多听一些舒缓的音乐，能让我们感受到内心的宁静，放松我们的压力。同时在聆听音乐的时候进行冥想，主动屏蔽自己的抑郁、焦虑等负性情绪，促进负性情绪消失，增加正性情绪；⑤放松训练。安静地躺在床上，缓慢呼吸，感受“呼气”和“吸气”。同时从脚开始往上逐渐放松身体的肌肉，进行反复训练，每次可进行5~15分钟，缓解压力；⑥学会在生活中求助。当我们抑郁或焦虑的时候，可以求助于家人或朋友等，得到家人或朋友的支持，帮助自己度过困难的时期；⑦理解身边人的抑郁和焦虑。当身边的人患有抑郁症或焦虑症向我们求助时，我们要理解他们。这种感觉没有经历过的人很难体会。我们要给予他们心理支持，理解他们的感受，给予其鼓励。

生活中改善抑郁和焦虑的方法非常多，并没有哪一种方法能适合所有的人。每个人的方法可能都不一样，我们可以根据自己的情况，在日常实践中摸索适合自己的方法。

4. 生活中预防抑郁和焦虑的“小建议”

抑郁和焦虑的预防涉及公共精神卫生的一级预防，指使用合适的方法来预防疾病的发生。而抑郁和焦虑的预防需要社会、家庭和个人共同参与，贯穿我们的一生。从出生前到生命结束，预防一直伴随。由于精神心理疾病的病因、发病机制不明，因此一级预防比较困难。但是，如果我们从以下能够容易做到的几个方面着手，对降低抑郁和焦虑的发生有着积极意义。

备孕期，父母要养成良好的生活习惯，去除不良的行为，比如要戒酒、戒烟、生活规律、不熬夜、营养均衡。避免高血压、高血脂、高血糖及营养过剩等，为怀孕创造良好的身体条件。

妊娠期间，要定期产检，补充必要的营养素，继续保持良好的生活习惯，维持心情愉悦，预防出生缺陷。

孩子出生后，有条件者尽量母乳喂养。根据婴幼儿的心理特点，帮助孩子探索世界，给予孩子充分的安全感，使孩子的人格、智能、情绪等能够充分发展，为以后的心理健康打下基础。

学龄期，帮助孩子正确面对学习中的压力、生活中的挫折。培养孩子广泛的兴趣爱好，调动学习的积极性，鼓励孩子与同龄人交往，使孩子自尊、自信。给予孩子完整的家庭结构、和睦的家庭氛围，促进孩子心身健康。

成年后，积极适应现实环境、适应工作，在工作中寻找自我价值。单位、企业注意改善工作环境、灵活工作时间、减轻工作压力、促进员工交流。为员工提供必要的福利，提高员工的归属感。这些方法也能降低抑郁和焦虑的发生。

老年期，要积极接触社会、参与社会活动，培养老年的兴趣爱好。根据自己的能力和爱好，在力所能及的范围内做一些对社会、家庭有意义的事情。积极学习新事物，避免与社会脱节，从而预防精神心理疾病的发生。

第四节　生活中无处不在的强迫症状

说到“强迫”这个词，我们可能并不陌生，在日常生活中很多人都曾经历过，比如反复洗手、检查水龙头、煤气开关有没有关、工作结束离开工作场所时反复检查有没有东西遗漏等。在日常朋友、家人的谈论话题中也经常会听到“我是不是有强迫症啊？”可见强迫症状在生活中无处不在。强迫症状都需要治疗吗？很多人并不清楚。其实生活中很多强迫症状是不需要治疗的，那么生活中有哪些强迫症状需要治疗、怎么治疗、如何自我调整？下面的介绍，能够解答上述问题。

一、生活中令人“眼花缭乱”的强迫症状

强迫症状的定义为：明知没有必要但又无法摆脱的无意义的思想、冲动、行为等表现。强迫症状在不同的人群、不同的领域会有不同的表现，令人“眼花缭乱”。比如一个学生在上课时脑子中总是控制不住地反复回想听过的歌词，自己也不想回想，但控制不住；一个白领出门后担心自己的门没有锁好，到楼下后再次上楼检查，确定已经锁好。但在去单位的路上仍反复想自己有没有锁好门。自己也不愿这样想，感到难受；一个正常成年人在上楼梯时必须每次迈两个台阶，如果打乱节奏就会觉得心里面不舒服，严重时会下楼重新走一次楼梯，……，这些均属于强迫症状。

强迫症状在生活中的表现虽然多种多样，但主要分为以下几大类。

1. 强迫思维

强迫思维是指脑海中反复出现的一些自己不愿意想的想法、表象等。自己明知

没有必要，但控制不住，感到非常痛苦。常见的强迫思维包括：①强迫表象：在大脑中反复出现过去听到的、看到的或经历过的东西，比如我们在街上走路时脑中不断出现路边看到的广告语、工作或学习时反复浮现过去听到的歌词、反复回想看到的数字或者脑海中反复回想看到的电影画面。控制不住，非常苦恼；②强迫联想：反复联想一系列不好的事件会发生，自己控制不住，感到痛苦万分。比如一位先生每次看到高楼会反复想“楼会不会倒下，楼倒下了会不会砸伤自己”。联想楼倒下后的惨状，因此感到痛苦、紧张；③强迫怀疑：对自己已经做好的事情不放心，反复怀疑有没有做好、反复检查，比如我们离开家时反复怀疑自己有没有关好门窗、煤气有没有关好、水龙头有没有关好，反复数次回去检查；学生在考试后反复怀疑自己是不是没有涂答题卡等；④强迫性穷思竭虑：控制不住地反复思考一些没有意义的“问题”，并会对身边的人进行反复询问。自己也清楚这些问题并没有什么意义，但控制不住。比如生活中反复思考“是先有鸡还是先有蛋”“为什么一年是 4 季”“为什么 1 加 1 等于 2，而不等于 3”等；⑤强迫对立思维：当想到一些词语或看到一些词句时，脑海中控制不住地紧接着出现一个相反的词语或概念，感到痛苦，比如想到“和平”，立即想到“战争”，想到“白天”脑海中立即出现“黑夜”等。

2. 强迫行为

强迫行为是指为了缓解强迫思维带来的焦虑，而反复进行的一些行为或动作，常见的强迫行为包括：①强迫洗涤：由于怕脏或害怕染上疾病等，反复进行清洗的行为。通常所说的“洁癖”就是指此行为。有的人不仅自己反复清洗，而且要求与他一同生活的人，也必须反复清洗；②强迫检查：对已经完成的事情不放心，而进行反复检查，如出门时反复检查门窗是否锁好、考试时反复检查题有没有做完、医生对开过的医嘱反复核对有没有错误等；③强迫计数：控制不住地对日常的行为、事物等进行没有必要的计数，比如上一层楼必须走 10 步、看到路边电线杆就想数多少个、看到牙签盒子里面的牙签就想数多少根等；④强迫性注视：控制不住地看一些自己认为不应该看的事物，例如与人交往时控制不住注视别人的隐私部位，还有控制不住注视眼睛余光中出现的人物或物品等；⑤强迫仪式动作：在日常做事情中，必须按自己的程序进行的一系列动作，比如一位初中生每次坐到座位之前必须先往前走 3 步，再后退 3 步，然后必须右转进入座位，抬一下右手后再坐下。步骤、顺序都不能错，不然就会重新进行一次，感到痛苦。

3. 强迫意向

强迫意向是指出现自己明知不会、不愿做的事情，但脑海中控制不住想做这个事情的冲动，痛苦难受。如一位员工看到部门主管时，会突然间产生扇主管耳光的想法，自己也知道不会做，但因这种冲动而担心紧张；看到剪刀等物品时，就会出现想扎人的冲动，担心自己万一做了怎么办，因此害怕恐惧；站在高楼上时，会有想跳下去的冲动，明知不会做，但因这种冲动而担心。

二、强迫症状都需要治疗吗

不是所有强迫症状都需要治疗。比如一位成人锁门后必须检查 2~3 下才行，一位爱干净的女士回家后必须洗 2 次手，一位医生下班前会核对患者医嘱 2 次才放心等，这些对生活、工作并不影响，这可能只能描述为强迫症状或强迫现象。正常人也会存在强迫症状的，但这些症状都比较轻微、不持续存在、对社会功能几乎不产生影响，这些是不需要治疗的。

如果强迫症状包括强迫思维或强迫行为，导致我们的社会功能受损，如因反复想事导致学习难以进行、因强迫症状引起工作效率明显下降、因强迫行为每天浪费了大量的时间、因强迫症状带来了明显的痛苦感或者强迫症状明显影响、干扰了其他人，此时的强迫症状就需要治疗了。当这些症状存在并对我们造成影响，持续达到 3 个月以上，此时可以诊断为“强迫症”。所以在日常生活中很多人是属于存在强迫症状，但并不是强迫症。仅存在强迫症状，程度不重，对日常生活、工作影响不大，痛苦感不强的话，是可以不用特别治疗的，尽量别在意、顺其自然。

三、强迫症在医院如何治疗

强迫症在医院的治疗方法有如下几种。

1. 药物治疗

目前临床常用的治疗强迫症的药物为 5-羟色胺再摄取抑制剂类药物，像舍曲林、氟伏沙明、帕罗西汀等。大多数患者应用药物后可能需要 4~6 周才会有症状改善，部分患者可能需要 12 周左右才会出现症状改善。好多人会有疑问，“我得了强迫症，是心理疾病，为什么要吃药呢？吃药是否管用呢？”其实，强迫症不仅仅是心理疾病，也是有一定的生物学基础的，和我们脑内神经递质的不平衡有着很大的关系。因此药物治疗是有效的。

2. 心理治疗

强迫症的心理治疗方法非常多，一般根据患者的症状特点以及治疗师的擅长方法选择合适的方法，其中认知行为治疗是强迫症的一线心理治疗方法；还包括支持性心理治疗、精神分析疗法、森田疗法、厌恶疗法、家庭疗法、认识领悟疗法、催眠治疗、正念疗法、内观疗法、集体治疗等均可用于强迫症的治疗。具体选择哪种方法，由治疗师和患者进行协商决定。

四、生活中摆脱强迫症状的“小窍门”

如果一个患者符合强迫症的诊断标准，但是症状不重的话，我们在生活是否也可以寻找一些方法进行改变呢？答案是可以的。可以尝试通过自我调整的一些“小窍门”来摆脱强迫症状。

1. 改变个性

目前认为强迫症的发病与个性特点存在着关系。强迫症的个性可能存在着过分认真、严谨、犹豫、要求完美、刻板等特点。虽然个性改变比较困难，毕竟个性还是属于自我能控的因素，只要认清楚自己个性中的不足，通过努力、坚持，总会改变的。个性改变后，对待强迫症状的态度也会变化，慢慢会使强迫症状消失。

2. 森田疗法

森田疗法是日本教授森田正马发明的方法，可用于强迫症治疗，其核心思想为“顺其自然，为所当为”。在生活中很多东西包括我们的情绪可能并不能完全由自己的力量所左右，就像是强迫症状可能无法控制，就顺其自然；我们能控制的事情就是“为所当为”。接受强迫症状的出现，同时去做自己应该做的事情，反复训练；要理解森田疗法的中心思想，在生活中实施、并不断领悟、改进，慢慢战胜强迫症状。

3. 厌恶疗法

这种方法是当强迫症状出现的时候，使用一些轻微惩罚自己的方法来消除强迫症状。比如在工作、学习中控制不住地出现想没有必要的事情的时候，可以使用橡皮筋弹自己几下，来抑制强迫症状，回归正常学习、工作。通过反复训练，形成一种条件反射，来消除和纠正强迫症状。

4. 转移注意力

当强迫症状出现的时候，比如当脑海中反复回想歌词、反复计数、反复思考无意义的问题等不能停止的时候，可以做一些自己喜欢的活动，比如写字、画画、听音乐、运动、看视频等方法，转移自己的注意力。通过反复的学习、训练，从而慢慢使强迫症状消失。

强迫症的自我调节方法非常多，没有哪个方法能适合所有的人。个人要根据自己的症状特点、现实环境以及个性特点，选择、摸索适合自己的调节方法。如果自我调节不好，就要寻求专业人员的帮助。

第五节　儿童期的心理特点与“毛病”

一、“不断变化的”儿童期心理

婴儿自出生后心理活动就开始慢慢出现、发展，经历从简单到复杂、从低级到高级、从不完善到完善的过程。不同年龄阶段的儿童心理有着不同的发展水平与特点，儿童的心理处于不断的成长、变化之中。

婴儿期。从婴儿出生到 1 岁。此时婴儿已经出现了心理活动、开始探索外部世界，比如开始变得慢慢能够抬头、翻身、独坐，并会用眼睛追踪物品，用哭泣来表达饥饿、不舒服、恐惧等内心体验。对一些特定的颜色感兴趣，能够听懂自己的名字，对喜欢的事情、高兴时会露出微笑，能够与大人进行简单的游戏互动。此时父母要保证孩子的营养需要，给予孩子以安全感，学会从孩子简单的表情中理解孩子的需要。

幼儿期。指幼儿 1~3 岁的时期。此时幼儿动作、语言、社交活动等迅速发展，对外界充满了好奇，开始学会走路，并在走路时喜欢快跑。对能够拿到的东西很想去抓，但不能够分辨拿的东西是否危险。对空间有了基本的一些概念。也开始学会说一些简单的词语，比如“爸爸”“好”“不”等，慢慢会说出一些自己认识的物体名字。同时情感也更丰富，会表达同情、愤怒、嫉妒、自豪等，并会根据父母的情绪来调整自己的行为，比如父母不高兴时会变得安静等。喜欢与同性小朋友游戏，对“好与坏”有了基本的判断。此时父母可以多与孩子说话，帮助孩子更快地掌握语言。鼓励孩子与小朋友接触，教育孩子哪些是危险的情况、哪些行为是好与坏等，避免孩子出现意外。

学前期。指儿童 4~6 岁的阶段。此时儿童更加倾向独立行动，对父母的依赖减少。喜欢尝试新的事情，比如奔跑、爬高等。还会做一些动作以吸引父母、同伴的关注。同时能够分辨更多的颜色、方向，掌握的词语量也迅速增多，能够说出完整的句子与外界交流。情感表达也更加丰富,可以根据现实情景来调整自己的情绪,会控制自己的情绪。开始学会通过自己的努力去达到目标,克制自己欲望的能力增加。此时父母要鼓励孩子探索外界事物,多活动、使身体运动能够充分发展。由于此时孩子是非观不强,要告诉孩子“对与错”。

学龄期。指儿童6~12岁的阶段。此阶段的儿童开始进入小学学习阶段,开始学习读写能力。此时孩子的自制能力逐步提高,思维也进一步发展,能够对事物进行概括、总结,对外界事物会形成自己的看法。也学会了阅读、书写,在社会交往中会有意识地管理自己的情绪,对各种复杂情绪也有了一定的理解。能够遵守学习纪律和社会规范,通过坚持努力达到自己的目标。此阶段父母要培养孩子独立自主、热爱学习、团结同学,教会孩子如何应对学习、生活中的挫折,增强抗压能力、提高自信心。同时尊重孩子,让孩子学习认识基本的社会规范和道德观,使孩子能够心身健康地成长。

理解儿童各个阶段的心理发展特点,能够使父母们更好地理解孩子的行为,从而去帮助、鼓励孩子探索外界,使儿童的心理与能力能够充分发展,为将来的人生发展打下坚实的基础。

二、常被误会的儿童期“毛病”

在儿童期的孩子经常会出现不符合父母要求的行为,并且父母也纠正不了这些行为,会对这些行为产生误会,认为是孩子的“毛病”。其实有些“毛病”是疾病的表现,孩子并不能控制。父母要对这些情况进行识别,以免盲目地纠正,加重孩子的心理负担及疾病。

1.“挤眉弄眼”的孩子

小红家的孩子今年5岁。小红最近半年因为孩子的问题费尽心思,孩子不知道什么时候出现经常眨眼、吸鼻子。带孩子去眼科、鼻科就诊未见异常,小红就认为这是孩子的“毛病”。在孩子出现这些行为的时候大声呵斥,但越呵斥这些行为越多。

小红认为孩子的问题是一种“毛病”的想法是错误的。孩子其实是患上了抽动障碍,也就是平常所说的抽动症。有些孩子还会表现为不停地清嗓子、耸肩、手臂的抽动等,有时会当成咽炎、感冒、结膜炎进行治疗。对于这些行为,父母应该理解这是一种疾病,并不是孩子故意这样做。生活中应该给孩子以安慰,缓解孩子因此症状带来的心理压力。如果抽动症状一次持续很长时间,要帮助孩子通过转移注意力,比如做一些孩子喜欢的事情，促进症状的消失；过分地限制、责备会加重孩子的症状。要让专业医生来判断抽动的程度以及治疗方法。

2. “坐不住”的孩子

小明今年 7 岁半，开始上小学二年级。老师向家长反映小明经常在课堂上坐不住，与同学说话，左顾右盼，不注意听课，注意力不集中。经常完不成作业，跟不上学习进度。其母亲反映，小明上幼儿园也好动，不好好学习，经常与小朋友争吵。父母认为小明是年龄小，家里面溺爱惯出来的“毛病”。也没少教育小明，但都不改正，认为等年龄大一些、懂事了就会改正。

小明父母的想法也是不对的。小明这并不是一种“毛病”，而是属于注意缺陷多动障碍。这种疾病的患病率高达 3%~5%，男孩患病率明显高于女孩。生活、学习中主要表现有过度的活动、注意力不集中、易发脾气、学习困难、冲动等。父母也经常因为这些问题而责备孩子，孩子心里面反抗，导致亲子关系紧张。正确的做法是父母和老师要理解孩子的多动不是有意的，是自己不能控制的，尽量别太在意一些小的多动动作。因此类孩子容易受周围环境影响而分散注意力，应提供安静的学习环境。允许孩子完成作业的中间有一定的休息活动时间。多发现此类孩子的优点，并及时进行表扬，以强化其长处，增强孩子自尊、自信。父母多学习管理此类孩子的技能，同时让专业医生对孩子的状态进行评估，之后决定是否进行药物治疗或者其他特殊训练等。

第六节　青春期的“心理困惑”

青春期是人的生理和心理发展的重要阶段，一般指 12~18 岁的阶段。此时期身体快速生长、性成熟开始，第二性征逐渐出现，独立自主意识高涨，思维的逻辑性增加，逐渐形成自己的价值观和人生观。学习自主性、目的性更强，不再像小学生那样需要经常“耳提面命”。但社会经验不丰富、经济不能独立、人格不成熟，处理各种冲突的能力不完善，对未来充满了憧憬，容易以理想、完美的标准要求自己。学习压力下容易出现各种“心理困惑”，比如“我为什么要听大人的话”“我为什么老是心里不高兴”“凭什么你们大人想做什么就做什么，而我们玩玩网络游戏你们就要管”等一系列的困惑。其实这些心理困惑背后是心理问题在作怪。

一、“不愿听话的孩子”——青少年逆反心理

很多父母发现青春期的孩子突然间变得难管了，你说东，他往西。你不让他干什么，他偏要干。和父母对着干，总认为父母说得不正确。这些孩子是怎么了？其实这种情况是因为孩子出现了逆反心理。为什么孩子出现这种情况呢，有着多方面的原因，总体可概括为以下三个方面：①家庭教育方面：专制型的家庭教育容易导致孩子出现逆反心理。由于青春期孩子自主意识增强，对事情有了自己的看法，要求大人尊重自己的意愿强烈。而专制型的家庭教育容易忽略孩子的自尊，对孩子的管教过于严厉，导致孩子逐渐不满对父母的言听计从，与外界对抗，以确立自我；②学校因素：学校里面注重分数，根据分数将学生分为“优生”和“差生”，忽视学生的其他能力。并且老师要管理一个班级，可能做不到面面俱到，处理问题时无法顾及每个学生的心理，容易导致学生产生不满情绪。认为受到了不公正的待遇，产生与老师对着干的心理；③社会不良现象的影响：青少年正处于社会化的过程，由于性格不成熟、社会经验少，对社会上的一些不良现象、不良信息的分辨能力不够。特别是网络的发达，影视作品中的一些黄色、暴力、享乐主义容易影响青少年。学生会不加分析地接受，容易导致对社会正面形象进行否定，以标新立异为荣。

青少年逆反心理的预防和解决也要从上述三个方面着手：①改变家庭教养方式。不能为了维护父母的权威用命令、训斥、强制和粗暴的方式管理孩子。父母要对孩子多进行感情投入，积极关注、了解孩子的内心感受。有问题时多与孩子进行沟通，尊重和理解孩子，与孩子像朋友一样进行交流，营造和谐的家庭氛围，用感情化解孩子的逆反心理；②学校教育者要树立正确的教育观，不能对“优生”优待，“差生”忽视粗暴，做到一碗水端平、公平公正、一视同仁，不放弃每一个孩子。老师还要掌握青少年的心理发展规律，维护学生的自尊心，选择合适的方式和场合对学生进行教育，打造平等、民主的校园环境；③加强社会文化的正确引导，规范社会秩序和环境，依法加强打击、取缔影响青少年心身健康的非法网站、书籍、报刊等。加强社会公德教育，营造良好的社会风尚，促进青少年的心理健康成长。

二、“高兴不起来的孩子”——青少年抑郁

随着社会节奏增快、学习压力增大，青少年出现情绪抑郁的现象逐渐增多，得到

了国家层面的重视。我国教育部明确提出，将抑郁症筛查纳入学生健康体检内容，建立学生心理健康档案，建立全过程青少年抑郁症防治服务、评估体系。这也从侧面说明抑郁影响了越来越多的青少年。青少年由于心智并不成熟，出现抑郁的时候可能不像成人那样能表达清楚，有时候也不能识别自己出现的抑郁情绪，只是感觉心里面不高兴；家长由于缺乏专业知识，也容易忽视青少年的抑郁问题，会认为孩子是“娇气”“不能吃苦”“故意找事”“不想上学找借口”等，忽略了孩子的情绪问题。

青少年抑郁在生活中的表现常有如下特点：①青少年有时不会表述情绪问题，容易出现躯体症状，比如头晕、头痛、不想吃饭、睡不着觉、胸闷等不舒服；②青少年本身情绪就处于不稳定时期，抑郁时会容易发脾气、心烦，与父母、老师对抗等，更有甚者离家出走；③青少年的主要任务是学习，在抑郁的时候会出现成绩明显下滑，学习学不进去。在学校时感到难受、不想去学校，出现逃课、逃学，甚至辍学；④沉迷网络。青少年应对抑郁情绪的途径较少，在玩游戏时会感到暂时的放松。但控制力不如成人，变得逐渐沉迷于网络甚至成瘾；⑤不良行为。青少年由于社会经验有限，抑郁时对外界的分辨能力下降，更容易受社会不良现象的影响，出现酗酒、不安全性行为、吸毒、暴力、鲁莽行为等现象；⑥自杀自伤行为。抑郁本身会出现自杀观念。由于父母忽视青少年的抑郁，容易出现自杀自伤行为。部分青少年自杀行为可能仅仅是为了“获得关注”。部分青少年由于心里面难受，会使用刀片将手臂划伤、流血。看到流血会觉得不那么难受，划的时候才会感到自己的存在。经常会见到抑郁的青少年手臂“伤痕累累”。在生活中孩子如果出现上述现象，父母要警惕孩子是否出现了抑郁，要及时进行沟通，寻求医生等专业人员的帮助。出现问题要早发现、早治疗。

青少年抑郁的预防是一项系统工程，需要各方面的努力。生活中我们可以从以下几方面着手：①营造和谐、完整的家庭环境。父母整天争吵、酗酒、婚姻关系不和等均会导致青少年抑郁；②鼓励青少年多交流。保持良好的人际关系，多与同伴参加有益的活动，可使青少年获得安全和归属感，更好地应对压力；③学校加强管理，避免校园暴力的出现。老师也要重视学生的心理健康；④养成良好的生活习惯。饮食、作息有规律，培养广泛的兴趣爱好。多参加体育锻炼，保持身体健康。

三、“沉迷网络游戏的孩子”——青少年网络游戏成瘾

随着互联网的普及，大大提高了人们生活的便捷性，人们生活中的很多事情可以在网络上完成，比如购物、转账、工作、学习、娱乐等都能够在互联网上完成。但也带

来了一些问题，比如在网络娱乐过程中出现了网络游戏成瘾的问题，特别是在青少年中比例更大。2019 年世界卫生组织正式提出“游戏障碍”这一名称，将其认为是精神心理疾病的一种。出现此问题的青少年会过度地使用游戏，整个生活以游戏为中心，使用游戏的时间和花费越来越多。部分青少年能意识到自己因为游戏出现精神心理问题，想控制但失败。忘记时间、忽略学习，强制不让玩游戏时会出现愤怒、抑郁、紧张甚至不吃不喝的现象，导致荒废学业。

网络游戏成瘾对青少年的全方位危害需要我们警惕。

网络游戏成瘾对青少年危害巨大：①影响身体健康。导致视力下降、睡眠节律紊乱、饮食不规律、身体免疫力下降、内分泌紊乱等；②影响心理健康。由于青少年沉迷于网络游戏中无法自拔，经常不与同龄人交往，影响青少年的人际交往。因父母的管教，与父母关系紧张。沉溺于虚拟人物，对亲人冷淡。缺乏现实的刺激，容易迷失自我；③影响学业。沉迷于网络游戏，无法投入精力进行学业，对学习兴趣下降，导致成绩下滑或辍学；④诱发青少年违法犯罪。目前大部分的网络游戏是需要付费才能使用，越往后面玩，需要付费越多。而青少年大多无独立的经济来源，会为游戏付费出现说谎、借钱，严重者会出现偷盗、抢劫等问题；⑤人格改变。由于长时间沉迷于网络游戏，与现实世界接触少，人际关系紧张，青少年容易出现敏感、自卑、低自尊、喜欢独处、不愿与人接触等，导致人格不健全。

生活中要及时发现、干预青少年网络游戏成瘾。

父母要早发现、早干预青少年的网络游戏成瘾，对网络游戏成瘾的成功戒除有非常重要的意义。由于许多孩子害怕父母知道自己长时间玩网络游戏，就会非常注意避免被父母、老师发现。在生活中发现孩子出现以下现象时，要警惕孩子是否网络游戏成瘾：①索要的钱财越来越多，可能有很多理由；②视力、学习成绩迅速下降；③晚上经常熬夜，白天打瞌睡；④使用手机或网络的时间明显变长，使用时会忘记其他事情，包括作业等；⑤当不让使用手机时，会变得情绪不稳定、烦躁不安等；⑥除对手机或网络有兴趣外，对其他外界事物兴趣明显下降。我们要从日常孩子不起眼的变化中及时识别孩子是否有网络游戏成瘾的症状，便于早期干预。

在网络游戏成瘾的早期还是比较容易纠正的。生活中我们可以使用以下方法帮助孩子戒除网络游戏成瘾：①父母或老师要给孩子讲解网络游戏成瘾的危害，使孩子能够认识到网络游戏对成长的不利作用。但讲解的时候要心平气和，避免居高临下的指责；②孩子认识到危害性后，下一步是制订计划，逐渐减少玩游戏的时间。在孩子减少使用时间的过程中，要不断给孩子以鼓励，强化孩子的进步；③在孩子不能玩网络游戏感到很焦虑的时候，陪伴孩子转移注意力，比如可以去运动、绘画等。培养健康的生活方式，逐步到停止不恰当地使用网络游戏；④社会方面，建议在初中、高中健康教育课程中加强对网络游戏成瘾危害性的宣传，从而更好地预防网络游戏成瘾的出现。但对于确定网络游戏成瘾的青少年，建议及时带孩子去医院进行评估和治疗。

四、“满身伤痕的孩子”——青少年非自杀性自伤行为

小向是一名中年女性，有着一个可爱的女儿，在上初三。一天上午小向突然间接到学校班主任的电话，班主任告诉小向说她的女儿在学校里面用刀片划伤自己的手臂。经常这样做，整个前臂布满伤痕，有老伤口、新伤口。孩子说划的时候并不感觉疼。其实小向女儿的这种行为就是青少年的非自杀性自伤行为。

非自杀性自伤是指个体不以结束生命为目的伤害自己的行为，方式多为用刀划伤、咬伤、用头撞墙、用烟头烫等，且故意、多次重复这种行为。据调查，20% 以上的青少年有这种行为，并且呈现日益增多的趋势。

为什么青少年会出现这些行为呢，原因大概如下：①个性特点。一些内向、自卑、低自尊心、做事容易冲动的孩子容易出现此行为。这些孩子遇到挫折、不良情绪不会应对，做事冲动、不考虑后果，用此方式发泄情绪；②缓解负性情绪。特别是焦虑抑郁的青少年更容易出现自伤行为。当做出自伤行为时，会感到不良情绪得到缓解或消除；③童年期的虐待，包括身体上的虐待、情感上的虐待与忽视等，导致步入青春期的少年容易用自伤行为避免其陷入过去痛苦的回忆；④网络和同伴的影响。在网络信息上经常会看到一些青少年上传自己自伤行为的照片，并分享自伤行为后的感觉。在学校里面看到同伴的自伤行为，使青少年效仿；⑤不良的家庭环境。过于严厉的家庭容易使孩子出现叛逆心理，增加孩子出现自伤行为的概率。过度溺爱、家庭暴力、家庭不和睦、父母离异，均会成为自伤行为的诱因；⑥得到关注、满足需求。有些孩子由于父母的忽视，用自伤行为来获得家人的关注。青少年自伤行为的原因非常多，有些孩子使用自伤行为让父母满足自己的要求，不满足时就伤害自己。还有学习压力、校园欺凌等。当孩子出现非自杀性自伤行为时，建议父母及时带孩子到精神心理科就诊，以避免意外的发生。

作为父母要注意培养孩子健全的人格，使青少年有更强的适应能力、遇到问题能更积极地应对；采取合适的家庭教养方式，营造和睦的家庭氛围；避免孩子孤单、空

虑，并使其获得愉快感、满足感、感受自己的存在。避免网络对青少年非自杀性自伤行为的诱导，全面地给青少年安全感。采用综合措施，预防青少年非自杀性自伤行为的出现。

第七节　中年人的心理健康与“危机”

中年是知识积累丰富、社会经历多、能力强的阶段。此时的个体一般性格稳定、心理成熟。经过挫折、生活的磨难，世界观、人生观、价值观已经形成，有较强的独立解决问题的能力，心理调节能力不断增强，适应环境和现实的能力进一步提高，也是家庭的顶梁柱。但此阶段身体机能却逐渐下降，社会地位不断演变、起起伏伏；家庭角色不断转变，变成了既是父母的孩子，也是孩子的父母；上要照顾老人、下要养育孩子、中间还要兼顾爱人；要处理各种家庭和外界的关系，心理疲劳严重；职场中如果工作不如意、不成功，想要改变，没有了年轻时的勇气和魄力。想要“躺平”，但时刻要面对来自年轻人的竞争，心理冲突与困扰增多；到了这个阶段，无论做什么事情都要考虑很多东西、会患得患失，容易对生活失去热情和信心，导致此阶段出现各种“危机”。面对危机，我们要积极处理和预防。

一、度过“职业危机”

由于生理机能下降，包括反应、思维、记忆能力均处于下降阶段。职场中虽然已经轻车熟路、经验丰富，但也面临着剧烈的竞争。与年轻人相比，精力和体力均不占优势，担心在竞争中失去工作，出现职业危机感。职业危机感让中年人充满了焦虑情绪。面对职业危机感，建议参考以下度过危机的方法：①正确定位自我，对自己目前的状态、能力、梦想等进行了解，认清自己生命中最重要的东西，客观评价自己的长处与短处。接纳自己的短处，发挥自己的长处；②工作中加强与年轻人的沟通。在工作中应该主动接触年轻人，了解年轻人的新知识，让年轻人的热情、活力感染自己，避免自己“落伍”；③不断提高自己的能力。工作中要不断加强学习，学习新理论、新方法、新技能，努力提高自己的综合实力与素质。不断创新、不断成长，才能在竞争中立于不败之地；④正确看待职业生涯，重新审视自己的职业，提高自己工作的乐趣。回想工作中的成就感和快乐，避免职业倦怠；⑤职业危机感是许多中年人会出现的一种现象，与其每天担心、焦虑，倒不如学会顺其自然，学会与不安全感相处，接纳自己的不安全感。

二、预防"婚姻危机"

步入中年后，许多人的婚姻会归于平淡。不再有最初的浪漫，每日为柴米油盐奔波；夫妻双方各自忙于事业，沟通交流变少；审美疲劳，夫妻双方对性需要出现差异；加上中年人事业成功，容易受到外界的诱惑出现"婚外情"等，多种原因导致婚姻危机的出现。我们可以从如下几个方面来预防婚姻危机：①夫妻间要相互信任，不能相互猜疑。要信任两人之间的感情，毕竟经历多年的风风雨雨，之间还是有感情基础的；②适时地赞美和鼓励。夫妻双方要对对方的优点进行适当的赞美，美好的语言能够增加双方的吸引力。对方倾诉工作、生活中的挫折时要鼓励，不能摆出一副不耐烦的样子；③加强沟通。沟通很重要，但是沟通时要真诚。想说的话要直接说出来，不要暗示或者觉得对方应该知道，让对方猜自己的意思。更不要相互埋怨对方、说一些气话；④宽容谅解。每个人都有自己的不足，要接纳对方的不足，宽容对方做得不够的一些地方，不要揭对方过去的"伤疤"；⑤尊重对方的兴趣和爱好。夫妻双方不可能各方面的兴趣、爱好都一样，对对方的爱好要尊重，不随意评价、指责对方的爱好；⑥适当为对方创造一些小的惊喜，比如可以给对方送个小礼物、小卡片等；⑦规律的亲密接触。性在中国传统文化当中是大家羞于谈论的话题，但性生活也是维持婚姻的重要因素。夫妻双方要适当地创造激情、增加新鲜感。

三、避免"健康危机"

中年人要面临家庭、工作、社会各方面的压力，同时身体机能也在走下坡路，容易出现健康危机。新闻报道中经常出现中年人"猝死""过劳死"的现象。为避免出现健康危机，中年人要做到：①保持乐观心态，勇于面对挫折与失败。促进心理健康，正确面对身体素质的"下行"；②培养健康的生活方式。饮食规律、营养搭配合理、按时作息、加强体育锻炼、适当控制体重；③避免不良习惯，比如吸烟、喝酒、久坐等；④培养兴趣爱好，工作、生活中做到劳逸结合；⑤定期体检。

中年也是人生的一个重要阶段。中年人的心理健康有着重要的意义，是家庭和睦、孩子健康成长、社会稳定发展、老人生活幸福的保障。中年人要保持乐观心态、顺应自然、学会感恩、宽以待人、承担责任；在欲望与追求之间，所得与所失之间，保持一种平衡；坚守自己的信念，继续成长发展，保持心身健康。

第八节　老年人的心态特点与“无奈”

步入老年以后，人的生活会发生明显的变化，从全职工作到退休后的休闲，从工作时的“前簇后拥”到退休后的“门前冷落鞍马稀”，身体状况从以前的充满精力到逐渐衰老。由此会带来退休后的失落、对身体状况的担忧、对未来的信心不足。但总体上老年人的情感更加成熟，情绪更加稳定、更少起伏，很少会再有大喜大悲。更容易感到快乐、满足。特别是与朋友、家人在一起时，更容易感到幸福。生活中的事情更容易受积极方面的影响。

老年人回想自己的前半生，辛苦了大半辈子，对社会、家庭做出了巨大贡献，也会对前半生进行思考："年轻时的理想有没有实现、对孩子的照顾有没有到位、对朋友的承诺有没有完成、对爱人的誓言有没有遵守”等。但人生不能重来，即使没有做到，对过去的东西只能感到“遗憾和无奈”。老年人要正确面对现实、保持心身健康，使自己的老年生活更加幸福。

一、正确面对自然衰老

生老病死是一种自然规律，是我们每个人都要面对的、经历的事情。老年人要面对自己身体衰老的事实，不能抱怨“别人为什么身体比自己好”、不能责怪“家人没有把自己照顾好，身体才不好”、不能后悔“年轻时没有好好珍惜身体，老了老了一身病”。要接纳自己身体衰退的现实，同时积极锻炼，保持良好的生活习惯和行为，延缓身体衰老的速度。

二、适应退休后的生活

许多老人退休后，会出现不适应的现象，觉得自己突然间变得没有用了、不能再做贡献了，感到了没有价值感。要换个角度思考，退休是自己免除社会责任和工作压力的福利，是自己年轻时奋斗得来的；同时，退休后有更多的时间去做自己喜欢的事情，让自己的人生更加精彩。由于退休后收入的下降，同时子女也已成人，家庭中一些事情的决定权慢慢转移到子女身上，失去了做家长的感觉。老年人会感到消沉，觉得自己无法掌控全局，导致对生活失去信心，甚至产生家庭矛盾。这时老人要转变思想，要认识到家庭也是不断变化之中的，子女已经成人，要相信他们青出于蓝胜于蓝，会做得更好。

三、保持学习的心态

许多人认为老年人思维、记忆能力下降，学习不了新事物。其实不然，老年人一样可以学习新事物。如果不主动学习，就享受不到新事物对生活带来的乐趣，比如不会使用智能手机就享受不到生活的便捷和丰富多彩。老年人也要主动、积极学习新事物。

四、积极与外界接触

一些老年人退休后会将自己封闭在家，不愿与外界接触，这是不对的。积极与外界接触，可以丰富自己的精神世界。同时，不断地接触现实，才能不断地调整自己，适应现实。许多老年人不知道如何与外界接触。其实也简单，可以利用自己的长处、兴趣、爱好继续回报社会，比如有书法特长的可以帮人免费写春联、题字，有运动特长的可以指导同龄人进行正确运动。在帮人的过程中自己收获快乐。

老年人要接受自己、接受现实。主动去体验幸福，对该放弃的东西学会放弃。对自己要有正确的评价和认识。积极主动维护人际关系，避免孤独，避免与社会隔离，才能提高自我价值感。人的能力是有限的。在需要的时候，也要积极寻求帮助，不能为了面子而不愿求助。老年人也要不断保持心理健康，为安享晚年幸福生活打下基础。

第九节　容易走错科室的精神心理疾病

精神心理科有一些疾病，情绪、精神症状表现不突出，而是以躯体症状为主要表现。或者躯体症状掩盖了精神症状，症状比较奇怪，不知道去哪里看，导致患者容易去其他科室就诊。哪些精神心理疾病容易让患者走错科室呢？

一、“很像心脏病的精神心理疾病”——惊恐障碍

小锦今年32岁，事业有成、家庭幸福。最近3个月小锦经常出现突然间心慌、胸闷。发作时感到一种濒死感、想晕倒。每次持续数分钟后消失，发作后觉得无力。发作也没有规律，有时一天一次，有时三四天一次。发作前也没有什么诱因、征兆。因此，小锦感到非常担心、害怕。不发作时害怕再次发作，担心自己出现意外，变得也不敢出门、不敢一个人独处。起初小锦害怕是心脏病，在家人的陪同下去了心血管内科，检查未见异常，后又去呼吸科、内分泌科、中医科就诊。身体检查均没有发现异常，服用了一些药物也不见效果。因为身体检查没有发现问题，小锦不知道应该去哪个科室看病了。后在朋友的建议下去了精神心理科，经治疗后恢复正常。

其实小锦的疾病就是属于精神心理科的疾病，叫做“惊恐障碍”。此疾病最容易走错科室，因为此疾病发作时多以躯体症状为主，可以表现为突然间的心慌、胸闷、胸痛、呼吸困难、出汗、震颤、手指麻木、四肢不能动弹、身体像过电一样、头晕或透不过气来等症状，部分会伴有濒死感。这些症状导致患者正常时也害怕再次发作；也因为躯体症状比较突出，所以患者很难第一时间想到会是精神心理疾病，容易去其他科室就诊。

二、“捉摸不透的疼痛”——持续性躯体形式疼痛障碍

小帆今年35岁，最近2年他得了一种“怪病”，经常感到躯体疼痛，有时是上肢，有时是下肢，有时候是关节，有时候是会阴部疼痛等。疼痛部位经常来回变，感到非常痛苦。曾去骨科、神经内科、泌尿外科、康复科等多个科室就诊，均未发现异常，多方治疗效果不明显。好多时候医生开的药物服用头几天有效，后就没有了效果。后经推荐到精神心理科就诊，诊断为“持续性躯体形式疼痛障碍”，给予正规治疗后症状消失。

持续性躯体形式疼痛障碍的主要表现为躯体的疼痛症状，并且相关检查一般无异常。疼痛症状容易误导患者，哪个部位疼痛就去相应部位的科室就诊。久治不愈，使患者捉摸不定；当大夫建议前往精神心理科就诊时，部分患者可能还不理解，会有“难道大夫认为我是精神病”“难道大家认为我的疼痛是自己想象出来的吗”等类似

的疑问,不太愿意前往精神心理科就诊。其实大家对精神心理科不太了解,精神心理科是一个大的学科,不仅诊治大家通俗理解的“精神疾病”,还诊治“持续性躯体形式疼痛障碍”这一类的神经症。不是前往精神心理科就诊就是得了所谓的“精神病”;特别澄清一下,这种疼痛是客观存在,和患者想不想没有关系。想与不想这种感觉均会出现,生活中我们要理解此类患者的感受。

三、“查不出原因的晕倒”——癔症

小依最近半年因与家人吵架后出现突然间晕倒,躺到地上、双目紧闭、呼之不应,没有大小便失禁,赶紧送医院急诊科。检查生命体征均稳定,持续 1~2 个小时自行恢复正常。正常后诉说自己发作时很清楚,周围人说话、发生的事情也知道,但就是四肢不能动、眼睛睁不开。在医院住院半月检查未见异常,也未再有发作,就出院了。出院后小依一生气或遇到不顺心的事情就会出现上述症状。家里人平时和小依说话也变得小心翼翼,身边也不敢离人,害怕她万一发作时出现意外。此后家人也多次带其就诊,去神经内科、内分泌科、神经外科、心内科等科室就诊,均未见异常。还使用迷信的办法也未见效果。后到精神心理科就诊,给予药物配合心理治疗后痊愈。

小依的这种发作就是属于癔症。癔症又叫歇斯底里,发病前一般会有社会心理因素,比如生气吵架、家庭不和、长期压抑等,可以表现为突然间的无力或瘫痪、异常动作、言语异常、抽搐、感觉上的异常(包括视觉、听力、嗅觉、味觉、触觉等)、情感暴发或“鬼神附体”等。因症状表现多样,也是容易导致患者看错科室的精神心理疾病,但相关科室的仪器检查可能都发现不了问题。

四、“躲在躯体不适背后的情绪”——抑郁焦虑症的躯体症状

抑郁和焦虑情绪会带来很多躯体症状。因这些症状表现往往不典型,躯体不舒服容易掩盖背后的抑郁和焦虑情绪,误导患者去其他科室就诊。如抑郁焦虑患者出现不想吃饭、恶心、腹胀、体重下降等症状,就去消化内科就诊;出现疲乏无力、虚弱、出汗等症状,会到内分泌、中医科等就诊;出现胸闷、心慌等症状,会去心内科就诊;出现口干、喉部堵塞感、耳鸣等,就前往耳鼻喉科就诊;出现头晕、头痛等,就找神经内科诊治;出现尿频、尿急,就去泌尿外科就诊。

抑郁症和焦虑症的躯体症状具有以下特点：①身体症状描述模糊，很难具体化；②症状常有波动，部位不固定；③描述的症状主观、情绪色彩浓厚；④躯体症状带来痛苦；⑤常规体检或必要的检查未发现异常，或者结果存在的异常与患者的症状不相符；⑥患者反复就医，病程迁延。要警惕患者的症状是否由抑郁和焦虑引起的。符合的特点越多，抑郁和焦虑的可能性越大；日常生活中出现这些症状时，我们就要多询问关于情绪的一些问题，在就诊时建议去精神心理科就诊。

第十节　人们不熟悉的心理治疗与心理咨询

心理治疗很多人都听说过，但对其治疗场景、模式的了解大多来源于影视作品。在电影中心理治疗师随手一挥或说几句话就将人催眠，进入其内心世界。被治疗者对治疗师言听计从，充满了神秘感，观众对治疗师也充满了崇拜。现实中心理治疗并不是这样的，人们对心理治疗的了解还存在着很大的差距。

一、什么是心理治疗

心理治疗是通过治疗师和被治疗者的相互作用、影响，使用一定的理论、技术、方法来帮助患者解决困惑、问题，充分发展潜能，帮助消除精神心理症状。心理治疗的方法主要有精神分析及心理动力学治疗、行为治疗及认知行为治疗、家庭治疗与系统式治疗等。很多人将心理治疗等同于生活中的谈心、说教、聊天，其实这是错误的。心理治疗是需要专业人士才能进行的，不仅需要心理学的知识，还需要医学、人文学科等多方面的知识。

二、什么是心理咨询

心理咨询指的是经过特别培训、学习的人员，利用咨询关系来帮助来访者解决生活中、工作中、个人充分发展中的困境等心理困惑的一个过程。比如学习不得方法的中学生、不知如何与人交往的大学生、不知如何相处的年轻夫妻、与孩子关系紧张的中年父母、不适应退休生活的老人等，均可以求助于心理咨询。

三、心理治疗与心理咨询的区别

心理治疗更注重于疾病状态的矫正和临床症状的消除，心理咨询注重于支持、理解、安慰、帮助来访者解决生活、工作、个人发展中遇到的问题。可以理解为心理咨询处理的心理问题要轻一些，而心理治疗处理的心理问题要偏重一些；心理咨询一般时程较短，可在社会、个人开办的诊所或咨询场所、学校、医院等场所进行，而心理治疗一般是在医院或诊所内，时程往往较长。心理咨询师一般通过人力资源和社会保障部组织的考试取得咨询师证书。2017 年国家停止了心理咨询师的考试。心理治疗师则要通过国家心理治疗师考试，医学或心理学相关专业人员才能参加此类考试。

四、是去社会机构还是去医院进行心理咨询

人们可能会注意到在上一个问题的介绍中，心理咨询可以在社会机构做，也可以在医疗机构做，是去哪个地方好呢？这其实是没有固定标准的。建议先去医疗机构精神心理门诊进行咨询，让专业大夫判断自己想要解决的心理问题通过心理咨询能不能解决。如果能够通过心理咨询解决，此时可以根据自己进行咨询的便捷程度、对咨询师的信任情况等，选择自己的咨询地点。在医院我们经常会见到一些父母来帮助孩子进行咨询的，孩子死活不愿意来医院。这时作为折中的办法可以先去社会机构进行心理咨询。心理咨询师也有精神心理障碍识别和诊断的知识，他们也会判断心理咨询能不能帮助孩子解决问题。假如解决不了，他们会推荐去医院治疗。

五、什么样的人需要心理治疗

目前国内很多人认为去做心理治疗就是心理有病、心理软弱的人。这样理解是错误的。我们每个人不可能完全了解自己，都可能有需要心理医生的时候。在国外有心理医生的家庭达到了 70% 以上。心理治疗的对象可以是精神障碍、神经症、抑郁症等患有精神疾病的人群，还可以是健康的人群，比如婚姻出现危机、家庭不和睦、学习困难的孩子、职场中处理不好人际关系等。以上问题都是可以求助于心理治疗师的。心理治疗不仅可以解决心理疾病的痛苦，还能帮助人们健全人格、挖掘自身潜能，完善人的社会功能。

六、心理治疗与心理咨询为什么要收费

首先，我们要知道心理治疗与咨询是一种职业性的助人行为，治疗师和咨询师的学习、培训、成长、督导是需要耗费大量学费和时间的。其次，不收费会干扰正常的治疗过程。应收费而不收费会使来访者产生愧疚情绪，对治疗产生不利影响。第三，不收费，部分来访者会不重视治疗过程，在治疗中自我改变的动力不足。最后，合理收费也是促进心理治疗行业发展所必需的，治疗师和咨询师也应有合法的收入。

七、一次心理治疗与咨询的时间为什么都是设定在 1 小时以内

在很多心理治疗与咨询中，治疗师或咨询师会将一次治疗时间设定为 30~50 分钟，原则上不超过 1 小时。为什么不能时间更长一些，这样效果不是更好吗？其实不是时间越长效果就会越好，因为治疗师、咨询师和来访者的精力都是有限的，每次治疗后需要治疗师或咨询师、来访者双方进行领悟、理解，需要时间消化治疗的内容。一次 1 小时以上的心理治疗并不能收到预期的效果。不过有些特殊的心理治疗可能每次时间超过 1 小时，比如关于情感、婚姻或者家庭等造成的心理问题的治疗，需要了解的信息比较多，时间就可能会超过 1 小时。

八、为什么一次心理治疗效果会不明显

来访者受心理疾病的折磨，往往存在想尽快解决问题的心理，对心理治疗有着过高的期待。他们希望第一次治疗就直接切入主题，马上解决自己的问题。现实情况是来访者第一次治疗会抱怨治疗师没有说多少，听自己说得多。一次心理治疗就解决问题这是不现实的。我们都知道心理问题往往都是长时间累积的结果，问题的解决也需要一个过程。第一次治疗往往需要治疗师先了解情况，与来访者建立信任关系，这是治疗所必需的，因此倾听的时间会多一些。后续在治疗的过程中帮助患者分析问题、找出问题背后的原因、发掘来访者的潜能去解决问题，并且需要救助者多次的实践、操作才能解决。因此心理治疗往往需要多次治疗才会有效果。

九、心理治疗总体需要多少时间

其实这个时间是没有具体规定的，要根据治疗师的经验、来访者的需要、双方进行协商确定时间。一般来说短程心理治疗小于 3 个月，长程心理治疗时间大于 3 个月。限期心理治疗提前将治疗的时间以及治疗的次数确定，做完就结束。还有关于治疗频率的问题，一般来说每周 1~2 次，但是根据来访者的问题、恢复情况，治疗频率不是一成不变的，后期根据恢复情况，可能会变成两周一次或者一月一次，也可能变成每周 3 次或每天 1 次。

十、心理治疗师会泄露来访者的隐私吗

这个担心是多余的，一个合格的心理治疗师首先要做到的就是对患者的隐私进行保密。在治疗开始前心理治疗师要与来访者签署治疗书面协议，里面会特别提到保密原则，并向来访者对保密原则进行说明。关于心理治疗的有关记录是特别保存的，外人不能查阅关于治疗的记录。一些特殊的情况下治疗师是不能保密的，比如来访者有危害自身或他人安全情况，发现有虐待老人、儿童的情况、未成年人受到犯罪行为侵害时。

十一、心理治疗对来访者有什么要求

虽然心理治疗的对象可以涵盖所有的人，但并不是所有的人都适合心理治疗。心理治疗的来访者一般要具备以下的要求：①来访者要有一定的求治动机。心理治疗是一个合作的过程，需要双方的配合。如果来访者本身不配合、不愿做心理治疗，强制做心理治疗可能收不到效果；②愿意坦诚自己的内心。因为心理治疗往往会涉及一些敏感、隐私或者曾经受创伤的经历。如果来访者不愿意坦白心扉，可能无法找到内心冲突、心理痛苦的原因，不能从根本上解决问题；③要有一定的理解能力。心理治疗是帮助来访者认识自我、提高自我、完善人格、发挥潜能的过程，也是促进自身成长、解决问题的过程。一定的领悟能力、文化水平是必须具备的。

十二、想要成为心理治疗师需要具备什么条件

随着人们健康意识的提升，心理健康服务要求也随之提高。心理治疗师在人们的眼中也越来越成为一个“高大上”的职业，越来越多的人加入心理治疗师的队伍。什么样的人才能成为心理治疗师？

心理治疗师需要具备如下条件：①庞大的知识体系，不仅要掌握心理治疗的技术和理论，还要熟悉心理学、医学、精神病学以及各种精神心理障碍的知识。同时还要具备一定的社会科学、哲学知识；②要有“共情”的能力，能够换位思考、理解别人内心感受。要对“人性”有全面的思考，深入理解人性的内容、特点、本质等；③要有在各种观点下工作的能力。来访者多种多样，价值观也纷繁复杂，有时候可能与治疗师的价值观相冲突。此时治疗师要有保持中立的能力，尽量不让冲突的价值观对自己和治疗过程产生影响；④相对健全的人格。治疗师的人格特点、为人处事的态度会对来访者产生无形的影响。人格要成熟、稳定。不稳定的人格对治疗会产生不利的影响；⑤较为丰富的人生阅历。要有较强的治疗活力、心理动力。内心具有助人的欲望，同时还要有自我反省的能力。治疗师也要不断了解自己、反省自我，使自己不断成长，才能更好地帮助别人。

第十一章　常用药：治病与致病

第一节　各式各样的药物剂型

在我们的日常生活中，可能会用到各种药物，有的需要涂抹在皮肤表面，有的是需要口服的药片，有的是需要喝的液体药物，还有一些需要注射。将药物制成适合使用的形式，就是药物的剂型。

一、药物的剂型，不只是形状的差别

药物按性质可以分为气体、液体、半固体和固体药物。气体剂型有气雾剂、烟雾剂等，比如布地奈德吸入气雾剂等；液体剂型包括糖浆剂、合剂（包括口服液）、注射剂等药品；半固体剂型包括外用膏剂、内服膏滋和糊剂等；固体剂型包括片剂、散剂、丸剂、胶囊剂等。就发挥药效的时间而言，液体和气体剂型发挥药效较快，而固体剂型较慢。

片剂、散剂、胶囊剂、丸剂、颗粒剂、乳剂、溶液剂、混悬剂等药物，使用方法相对简单，可以通过口服后进入胃肠道，经胃肠道吸收发挥药效。

洗剂、糊剂、膏剂、贴剂、外用溶液剂等，用药后经过皮肤、黏膜吸收，起局部作用或全身作用。

舌下片剂、眼用软膏剂、滴眼剂、滴鼻剂等，用药后可通过黏膜吸收，发挥局部作用或全身作用。

气雾剂、喷雾剂等，可以经过皮肤、黏膜或者呼吸道吸收发挥局部作用或全身作用。

泡腾片、滴剂、气雾剂、栓剂等，用于直肠、阴道、尿道、鼻腔和耳道，吸收后可起局部作用或全身作用。

注射剂型的药物可以通过皮内注射、皮下注射、肌内注射、腔内注射、静脉注射等方法给药。

综上所述，药物的剂型，不仅形状不同，其给药途径、作用部位和显效时间也存在很大差异。

二、药物不同剂型的优缺点

我们大致了解了药物的剂型。那么，药品剂型不同，疗效相同吗？

药物剂型可以改变药物的作用。例如,口服硫酸镁粉剂可用来导泻,但静脉注射5% 硫酸镁注射液,则可达到镇静解痉的效果。

剂型可以改变药物的作用速度。各种药物的使用方法和给药形式不同,发挥药效的时间和作用速度也可能不同。例如,吸入气体和注射剂,起效时间迅速,药效发挥得较快;而植入剂、缓释剂等属于长效制剂,起效时间较慢,作用时间持久。

改变剂型可以降低甚至是消除药物的副作用。例如,氨茶碱治疗哮喘效果很好,但有可能会导致如心跳加速等副作用;使用氨茶碱栓,可以避免这些副作用发生。控释剂和缓释剂不仅可以维持血药浓度稳定,还可以在一定程度上减少药物引起的不良反应。

剂型可以影响药物的疗效。由于制备工艺不同,不同剂型影响药物的释放,导致不同的治疗效果。

三、常用口服制剂有哪些特点

片剂性质稳定、剂量准确、携带方便。主要包括普通片、口含片、咀嚼片、泡腾片以及包衣片等。但是,片剂不适用于婴儿和昏迷患者。另外,含有挥发性成分的片剂不适合长期储存。

胶囊剂易分散于胃肠道,吸收快,可以掩盖药物的苦味和气味,对胃肠道的刺激小。有些胶囊有不同颜色的颗粒,表明药物有不同的释放时间。

控释制剂和缓释制剂制造时在药片中添加了一些隔膜,从而控制药物的释放速度。根据用药的选择,从而达到控释、缓释、速效和长效的目的。使用控释制剂和缓释制剂可明显减少患者服药次数,减少药物对胃肠道的刺激,避免血液药物浓度突然升高和降低,保持血液药物浓度稳定。

液体制剂具有分散性大、作用和吸收快、给药途径多、易于控制药物浓度、便于分剂量应用等优点。缺点包括:体积大,不便于携带、运输和储存;药物分散性大,易降解;物理性质不稳定;水基液体容易变质,需要添加防腐剂。

颗粒剂的优点一般来说包括味甜、颗粒小、易溶化等,方便青少年和儿童使用。

同一药物的不同剂型,也会导致药物的吸收、分布、代谢和排泄发生变化,起效时间也不尽相同。因此,在选用药物时,应综合考虑患者的年龄、营养状况、经济因素、疾病的性质和特点等多种因素。

第二节　最佳用药时间

“话不能乱说，药不能乱吃”。吃药是一门学问，里面的讲究可真不少。

有人认为饭后吃药可以减少对胃的刺激。有人则无所谓，认为啥时候有空啥时候吃药。其实这些认识都是片面的，甚至可能是错误的。同一剂量，同种药物，对同一个人，饭前饭后，不同的用药时间，药物效果和不良反应可能也大不相同！

众所周知，包括人类在内的各种生命体体内均存在一种“生物钟”，它是生物长期进化过程中适应环境周期性变化而演化出的一种内在计时机制，具有重要的生理调节功能。认识人体的“生物钟”，了解药物的代谢过程，才能制定出最佳的给药方案（使用最小剂量，达到最小毒性和最佳治疗效果）。选择合适的给药时间，可有效减少药物不良反应发生。

我们先来了解用药时间的基本概念。空腹服药为餐前一小时或餐后两小时服药；餐前服药为餐前半小时服药；餐中为进餐少许后服药；餐后服药为餐后半小时服药；睡前服药为睡前半小时服药。更简单更直观的总结，参见表 11-1 至表 11-6。

一、抗高血压药的用药时间

人的血压最高值一般在 6:00~10:00、16:00~20:00 这两个时间段出现，从 20:00 缓慢下降，最低值在凌晨 2:00~3:00。这一现象在老年人和原发性高血压患者中更为明显。因此，当在血压峰值前 1~2 小时服用抗高血压药物，使得药物发挥作用的峰值时间与血压波动的峰值相吻合，从而达到理想的降压效果。对于大多数患者，可以在早上 7:00~8:00 空腹服用长效抗高血压药或缓释控释制剂，如缬沙坦、培哚普利片、氨氯地平、硝苯地平控释片、琥珀酸美托洛尔缓释片等。短效抗高血压药物每天服用两次，最好分别在 7:00~8:00，14:00~16:00 服用，如酒石酸美托洛尔片或硝苯地平片。对于昼夜血压变化不大或者夜间血压升高的患者，应及时至心内科就医，根据 24 小时动态血压监测结果妥善安排服药时间。平时应注意监测并记录血压波动情况，以便医生指导用药。切记，千万不能擅自减药、停药或加量服药，还要做到定期复诊。

二、降血糖药的用药时间

餐后半小时到1小时，体内血糖浓度达到峰值，然后缓慢下降，直到餐后3小时左右血糖浓度降至正常水平。降血糖药物要根据人们的个体差异和生活习惯来选择。胰岛素促泌剂中的磺脲类(如格列本脲等)，应在餐前半小时服用，在吃饭时发挥作用。胰岛素促泌剂中的非磺脲类(如那格列奈)，发挥作用迅速，应该于餐前15分钟口服。如果在餐前半小时或餐后服用可能导致低血糖。胰岛素增敏剂(吡格列酮等)宜在空腹时或餐中服用。α-葡萄糖苷酶抑制剂如阿卡波糖，适合在餐中服用，与第一口饭同吃效果最好。如果餐后或餐前过早服用，效果会大大降低。二甲双胍对胃肠道有刺激，普通缓释制剂宜在餐中或餐后立即服用。肠溶片或肠溶胶囊则餐前半小时服用为宜。

三、降脂药的用药时间

血脂包括胆固醇、甘油三酯和类脂(如磷脂)。人们经常担心的是总胆固醇、甘油三酯和低密度脂蛋白这三个指标有无异常。①他汀类降脂药主要包括阿托伐他汀、瑞舒伐他汀等，主要用于降低低密度脂蛋白水平，预防和治疗动脉粥样硬化、冠心病和缺血性脑卒中。肝脏合成胆固醇主要在夜间，在凌晨2:00~3:00达到高峰。因此，他汀类降脂药物适合在晚上或睡前服用，进而抑制胆固醇的合成，减少肠道对胆固醇的吸收，达到最佳药效。②贝特类降脂药物主要包括苯扎贝特、非诺贝特等，主要用于高甘油三酯血症。这类药物半衰期短，起效快，餐中服用可以减少对胃的刺激，但需要每早或每晚固定时间服用。他汀类和贝特类降脂药可能导致肝功能异常，用药前后也应定期检查肝功能。如需同时服用他汀类和贝特类两种降脂药物，可以在清晨服用贝特类，晚上睡前服用他汀类。避免这两种药物的血药浓度峰值重叠，减少药物不良反应的发生。③前述药物应用后血脂仍不达标者，还可选择依折麦布及新型针剂进行治疗。

四、消化系统疾病的用药时间

胃酸分泌白天少晚上多，夜间胃酸分泌对形成胃溃疡的影响远大于白天。消化系统常用药的服药时间如下:①抗酸药:如铝碳酸镁、氢氧化铝等,主要成分是碱性物质,可以直接中和胃酸,最好在晚餐后1小时或晚上睡前服用;②抑酸药:由于夜间胃酸分泌高峰,H2受体拮抗剂如西咪替丁、法莫替丁等药物在睡前服用效果更佳。如果同时应用抗酸药,应至少间隔1小时。质子泵抑制剂如奥美拉唑、泮托拉唑等,抑酸效果持久,应该在早晨空腹服药,抑制胃酸分泌的效果更明显。当用于根除幽门螺杆菌时,应在晚餐前半小时加服一次,以增加抗菌药物的浓度,更好地消除幽门螺杆菌;③胃黏膜保护剂:如硫糖铝片、枸橼酸铋钾等,在酸性条件下可形成不溶性胶体,并在胃黏膜表面形成保护膜。与抗酸药合用时,服药时间至少需要间隔1小时;④促胃动力药:多潘立酮片、莫沙必利等药物餐前服用,可以使胃蠕动加快,促进食物排空,起到帮助消化的作用;⑤温和泻药:常用于治疗便秘,如比沙可啶和酚酞片等,建议睡前服用,可在服药后8~10小时生效,第二天早上排便,这更符合人们的生理习惯;⑥止泻药:吸附剂如蒙脱石散可以抑制和固定消化道中的病毒、细菌及其毒素,腹泻后服用可促进肠黏膜修复,可以有效缩短病程,且用药安全,儿童、孕妇及哺乳期妇女均可使用。其他止泻药,如洛哌丁胺,是一种强力长效止泻药,可以有效抑制肠蠕动,腹泻后及时服用可用于控制急慢性腹泻症状。

五、激素类药物的用药时间

激素类药物的服药时间:①肾上腺皮质激素的分泌高峰为早晨7:00~8:00,低值一般在晚上12点。早餐前空腹服用地塞米松、倍他米松、泼尼松、泼尼松龙等肾上腺皮质激素可避免药物对激素分泌的反馈抑制,对下丘脑-垂体-肾上腺皮质的抑制作用较小,可减少不良反应的发生;②甲状腺激素如左甲状腺素,应该在早餐前空腹服用。

六、平喘药的用药时间

哮喘一般在清晨发生较多,因为呼吸通气能力从下午开始逐渐下降,到清晨达到最低值。哮喘患者应在睡前半小时使用茶碱(如氨茶碱、多索茶碱等)、β受体激动剂(如沙丁胺醇、特布他林等)和白三烯受体拮抗剂(如孟鲁司特钠等)等平喘药。睡前服用可避免夜间哮喘发作。

七、非甾体抗炎药的用药时间

非甾体抗炎药如阿司匹林、布洛芬等，具有抗炎、退热、止痛、抗风湿和抗凝血等作用，主要用于发热和疼痛的缓解。因其对胃肠道刺激较大，应餐后服用。

八、抗菌药物的用药时间

抗生素如青霉素类（如阿莫西林等）、头孢类（如头孢氨苄等）、喹诺酮类（如左氧氟沙星等）、大环内酯类（如红霉素等）都具有一定的胃肠道刺激性反应，餐后服用可以减少胃肠道反应。

表 11-1 至表 11-6 中所列出的用药时间为通常情况下的用药时间。如果药品说明书有特别说明，或者医生有特别嘱咐，则应遵医嘱或按说明书用药。

表 11-1　适合早晨空腹服用的药物（早餐前 1 小时服药）

种类	药物	说明
①长效抗高血压药物及缓控释制剂	如琥珀酸美托洛尔缓释片、硝苯地平控释片、缬沙坦、培哚普利、氨氯地平等	早晨服用可平稳持久控制血压。如果血压控制不佳，可能还需要加用短效抗高血压药物
②抑酸药（质子泵抑制剂）	如奥美拉唑、泮托拉唑等	抑酸效果持久，早晨空腹服用，抑制胃酸分泌的效果更明显
③激素类药物	肾上腺皮质激素如泼尼松、泼尼松龙等；甲状腺激素如左甲状腺素	早晨空腹服用肾上腺皮质激素可减少对肾上腺皮质功能的影响。早晨空腹服用补充甲状腺激素，吸收效果较好
④利尿药	如呋塞米、螺内酯等	早晨空腹服用。可避免其他时间服用引起夜间排尿次数过多，影响睡眠质量
⑤抗抑郁药	如帕罗西汀、氟西汀等	早晨空腹服用。因为抑郁、焦虑、猜忌等症状早上重，晚上轻

表 11-2　适合餐前服用的药物（餐前半小时服药）

种类	药物	说明
①胃黏膜保护药	如硫糖铝、枸橼酸铋钾等	餐前服用，可在胃壁上形成一层保护屏障
②促胃动力药	如多潘立酮、莫沙必利等	餐前服用，促进胃蠕动，促进消化
③部分降血糖药	包括：胰岛素促泌剂中的磺脲类（如格列本脲、格列齐特等）及胰岛素增敏剂（如吡格列酮、罗格列酮等），胰岛素促泌剂中的非磺脲类（如那格列奈、瑞格列奈）	胰岛素促泌剂中的磺脲类应于餐前服用，使胰岛素在饭时发挥作用。非磺脲类降血糖药，发挥作用迅速，应于餐前 15 分钟口服

表 11-3　适合餐中服用的药物(进餐少许后服药)

种类	药物	说明
①部分降血糖药	如二甲双胍、阿卡波糖等	餐中服用可以减少对胃肠道的刺激
②贝特类降脂药	如非诺贝特、苯扎贝特等	与餐同服可以减少胃肠道反应
③助消化药	如胰酶、淀粉酶等	进餐时服用,避免被胃酸破坏,从而发挥酶的助消化作用
④减肥药	奥利司他	进餐时服用,减少脂肪吸收

表 11-4　适合餐后服用的药物(餐后半小时服药)

种类	药物	说明
①非甾体抗炎药	如阿司匹林、布洛芬等	餐后服用减少胃肠道反应
②抗菌药物	青霉素类、头孢类、喹诺酮类	餐后服用可减少胃肠道反应,一般一天需多次服药维持有效的血药浓度
③维生素 B 族	如复方维生素 B、维生素 B_1、维生素 B_2 等	餐后服用利于吸收
④服药后有消化道不适的药物		如该药无特别强调说明,均可尝试在餐后服用,以减轻胃肠道刺激

表 11-5　适合睡前服用的药物(睡前半小时服药)

种类	药物	说明
①他汀类降脂药物	如阿托伐他汀、瑞舒伐他汀等	肝脏合成胆固醇多在夜间,睡前服用效果好
②抑酸药(H2 受体拮抗剂)	如西咪替丁、法莫替丁等	夜间胃酸分泌高峰,在睡前服用效果更佳
③平喘药	如沙丁胺醇、特布他林、氨茶碱、孟鲁司特等	哮喘多在凌晨发作,睡前服用避免夜间哮喘发作
④温和泻药	如液体石蜡、比沙可啶和酚酞等	睡前服用,可在服药后 8~10 小时起效,第二天早上排便,更符合人们的生理习惯
⑤催眠药	如咪达唑仑、艾司唑仑、地西泮等	睡前服用诱导快速入睡
⑥抗过敏药	如苯海拉明、氯苯那敏等	服用后经常出现困倦、乏力等症状,应于睡前服用

表 11-6　即时服用药物

种类	药物	说明
①速效抗高血压药	硝苯地平片(注意:并不是硝苯地平缓释片/控释片)	急性高血压发作时,立即舌下含化(最好是嚼碎后含化),并监测血压,如血压仍居高不下,应立即至心内科就诊
②止泻药	蒙脱石散、洛哌丁胺	腹泻后服用,以防止机体过度脱水、电解质失衡
③各种速效药、急救药物	硝酸甘油、速效救心丸	心绞痛急性发作时,立即舌下含化。如胸痛仍不缓解或疼痛加剧,应立即至急诊科、心内科就诊

总之,处方药应遵医嘱用药。同时需要强调,不能自行决定药品的种类、剂量、用药时间、剂量增减和停药时间。对于家庭自备的常用药,要先咨询医生和药师,并多看药品说明书。

第三节 “是药三分毒”——药物的不良反应

一、“是药三分毒”意为药物存在不良反应

人们常说,“是药三分毒”。药物都有“副作用”,为什么医生还要给患者开药?

因为疾病对我们身体造成的损害可能远远大于药物本身的副作用。使用药物治疗,以较小的成本,换取较大的收益,这才是用药的目的。

药物说明书上详细地列出了可能出现的各种各样的不良反应,简直触目惊心,让人恨不得怀疑这不是治病的“药物”,而是“毒药”。其实,药物的不良反应可以分为常见、少见、罕见几种。我们常用的大部分药物的常见不良反应都比较轻微,主要包括肝肾功能损伤、恶心、呕吐、过敏等,而严重不良反应一般来说较为罕见。医生会根据病情严重程度、药物的不良反应情况等因素来进行个体化、精准化用药。配合治疗,遵医嘱用药,定期复查才能更好地恢复健康。

二、不同药物的不良反应各不相同

药品的不良反应主要包括副作用、毒性反应、后遗效应、撤药反应、过敏反应、特异质反应、成瘾性与依赖性等。

副作用是指药物在常用量时所发生的与治疗作用无关的不良反应。药物可以产生多种作用,用于治疗某一种特定的疾病时,其他作用就称为副作用(通常也称副反应)。根据治疗目的的变化,某些药物的副作用和治疗作用是可以相互转化的。如阿司匹林用于治疗发热时可能导致胃溃疡、出血倾向等副作用。如需手术或在内镜下切除息肉或做活体组织检查时,应提前一周停用阿司匹林。而经过近些年的研究,阿司匹林可以抗血小板聚集、抗血栓形成,用于治疗和预防心脑血管疾病。同时,副作用是药物的固有属性,在治疗剂量时即可发生副作用。一般来说副作用比较轻微,而

且可以事先预测。

毒性反应是指在剂量过大或药物在体内蓄积过多时发生的危害性反应，一般比较严重。毒性反应通常是可以预测的，应该尽量避免。如长期使用氨基糖苷类药物（如庆大霉素等）引起的神经毒性、耳毒性（如神经性耳聋）、肾毒性等。

后遗效应是指停药后血药浓度已降至阈浓度以下时残存的药理效应。如长期使用地西泮（安定）等镇静催眠药治疗失眠症，次晨出现的乏力、疲倦等现象。

撤药反应是指长期使用某种药物，人体对药物产生了适应性，一旦停药或减量过快使机体调节功能失调，而导致的功能紊乱，病情或症状反复，疾病加重等现象。如长期服用阿片类药物，突然撤药可以发生戒断症状，表现为焦虑不安，出汗不止等症状。

过敏反应是指一种免疫反应，常见于过敏体质患者。反应的严重程度差异很大，和药物已知作用的性质无关，与剂量无关，事先不容易提前预测，多见于使用抗生素（如青霉素等）和生物制品（如各种血液制品、疫苗）。过敏可能出现一种或多种症状。停药后过敏反应逐渐消失，再用时可能再发。过敏可以出现皮疹、药物热等症状，严重过敏可发生休克，甚至死亡。

特异质反应是指少数特异体质患者对某些药物反应特别敏感，反应性质也可能与普通人不同，使用极少量药物就有可能出现药物反应。可能和遗传有关。如氯霉素导致的再生障碍性贫血发生率约为 1/50 000。

成瘾性和依赖性是指由于反复（周期性或持续性）用药而导致的一种药物依赖状态，表现为持续或经常性强迫行为和其他反应。阿片类药物和催眠镇静剂先引起精神依赖，再导致身体依赖。

药物毒副反应的常见表现有：消化系统反应、肝损害、肾损害等。

消化系统反应：是最常见的副作用。可表现为食欲减低、恶心、呕吐等症状，严重者可表现为呕血、便血、黑便等症状。

肝损害：常见的包括肝功能异常，如发现转氨酶升高，以及黄疸、上腹部疼痛等症状，严重者可能导致肝炎、肝坏死、肝衰竭，甚至死亡。在临床肝移植中，就有因服用含有对乙酰氨基酚（又名扑热息痛）成分的解热镇痛药所引起的肝衰竭病例。

肾损害：常见的包括肾功能异常、蛋白尿、血尿，严重者可能导致肾炎、肾衰竭，甚至死亡。

神经系统反应：常见的包括兴奋、幻觉、头晕、头痛、失眠、乏力、困倦、多梦、视力减退、听力减退等症状，严重者可有永久性耳聋、癫痫发作等症状。

血液系统反应：常引起红细胞、白细胞和/或血小板减少。严重者可能导致再生障碍性贫血等疾病。

心血管系统反应:常见症状包括血压异常、心肌损害、心律失常等。

使用任何药物都可能发生不良反应。医生在开药时,往往遵循必要性和“利大于弊”的原则,使患者使用合适的药物治疗疾病。当疾病对身体的损害大于药物的不良反应时,药物就是值得使用的。用药时,应遵医嘱,并对可能造成的器官损伤进行定期检查。如果发生药物不良反应,应及时就医。

第四节　多种药物一起用:注意药物相互影响

一、药物相互作用的情况为有益、有害和无关紧要

很多时候需要同时服用两种以上药物。多种药物联合使用时,药物之间的相互影响,导致某一种或某几种药物的吸收、分布、代谢和排泄过程发生改变,同时也可能导致药物的效果(疗效和/或毒性)发生改变。很多人都关心如果需要同时服用多种药物时,这些药物之间是否存在相互作用。药物相互作用有三种情况:有益、有害、无关紧要。狭义的药物相互作用通常是指多种药物在患者体内共同存在时产生的不良影响,可以是药效的降低或失效,也可以是毒性增加。了解药物相互作用的规律,利用有益的药物相互作用,避免有害的药物相互作用,对规避不良反应,获得预期的治疗效果极为重要。

二、药物合用的协同作用和拮抗作用

药物合用时,一种药物改变了另一种药物的药理效应和毒性,产生疗效的协同或拮抗作用,可能影响用药效果。总药效等于药物单用时的效应之和称为相加;大于药物单用时的效应之和称为增强;相加和增强作用为药物的协同作用;小于药物单用时的效应称之为药物的拮抗作用。

1. 药物效应协同作用

药物的主要药理学作用及副作用均可相加,药物效应协同作用并不都是对临床有利的,可能产生药效相加的效果,也有可能只是毒性的相加。常见的药物协同作用:补钾剂和保钾利尿药(如螺内酯、氨苯蝶啶等)合用,会产生升血钾作用增强的相

互作用;噻嗪类利尿药、血管扩张药、抗心绞痛药等其他引起血压降低的药物和抗高血压药相互作用,引起降血压作用增强,甚至发生低血压。

联合用药时,应综合各种药物的特点,充分发挥联合用药中各种药物的药理作用,以达到治疗目的,从而达到最佳疗效和最小不良反应,提高药物安全性。常用有益的协同药物见表 11-7。

表 11-7　常用的有益的协同药物

联合用药		原理	治疗疾病
阿莫西林	克拉维酸	克拉维酸仅有微弱的抗菌活性,但可以保护阿莫西林免受酶的降解	呼吸道、尿路和胆道感染
铁剂	维生素 C	铁剂以二价铁形式才能在十二指肠和空肠吸收。胃酸、维生素 C、果糖能防止二价铁氧化成三价铁,促进铁的吸收。而胃酸缺乏或食物中高磷、高钙、鞣酸使铁沉淀,影响铁的吸收	缺铁性贫血
普萘洛尔	依那普利	普萘洛尔可以减慢心率、减弱心肌收缩力、降低心排血量,发挥降压作用。依那普利有助于改善心肌的重构,减少心力衰竭的发生	高血压、高血压合并心肌梗死
他克莫司	五酯软胶囊	升高他克莫司血药浓度	通过提高他克莫司血药浓度,提高免疫抑制作用,预防器官移植排斥反应

2. 药物效应拮抗作用

两种或两种以上药物作用相反,同时合用产生竞争性或生理性拮抗作用,表现为联合用药的效果小于单用效果之和(表 11-8)。药物效应拮抗可以分为药理性拮抗和功能性拮抗。药理性拮抗:作用于同一受体产生的阻断作用。如氯丙嗪与肾上腺素合用,氯丙嗪逆转肾上腺素的升压作用为降压作用。功能性拮抗:作用于不同受体产生的阻断作用。例如氯丙嗪用于治疗精神分裂症可引起锥体外系反应,而苯海索具有中枢抗胆碱作用,可减轻锥体外系反应。

表 11-8　药物效应拮抗作用

受影响药物	影响药物	相互作用结果
降血糖药	糖皮质类激素	影响降糖作用
抗凝药	维生素 K	抗凝作用下降
左旋多巴	抗精神病药(有震颤麻痹副作用)	抗震颤麻痹作用下降
催眠药	咖啡因	阻碍睡眠
他克莫司	苯巴比妥	移植器官排斥反应

临床中常利用药物的拮抗作用进行药物中毒的治疗，见表 11-9。

表 11-9　常用的拮抗药物

中毒类型	临床表现	治疗原则	治疗药物
急性酒精中毒	昏睡、昏迷、走路不稳	恢复意识，抑制胃酸分泌	纳洛酮+奥美拉唑
有机磷中毒	恶心、呕吐、多汗、视物不清	缓解平滑肌痉挛，抑制腺体分泌	解磷定+阿托品
阿片类中毒	昏迷、呼吸抑制、针尖样瞳孔	消除呼吸抑制，提高呼吸频率	纳洛酮
老鼠药中毒	凝血功能障碍	恢复凝血因子合成功能	大剂量维生素 K
亚硝酸盐中毒	缺氧、发绀	还原高铁血红蛋白	亚甲蓝
巴比妥类中毒	呼吸浅慢、肌肉松弛、反射迟钝	唤醒呼吸中枢，提高人体对二氧化碳的敏感性	尼可刹米

重视药物之间的相互作用，才能更安全有效地使用药物。首先要遵医嘱用药，同时可阅读药品说明书中的用法用量、适应证、不良反应、禁忌证、注意事项、药物相互作用等内容。了解药物相互作用，提高安全用药意识。合理用药，才能提高疗效。

第五节　药物与食物及烟、酒、茶的相互影响

食物与药物之间也存在着相互作用，广义的药物相互作用也包括药物与食物、烟、酒、茶之间的相互作用等。饮食中常见的酒、茶、烟和食物成分等均可对药物作用产生影响。这种影响既可以产生协同效应，比如促进药效吸收，药效增强；也可以产生拮抗作用，比如药效降低，或者增加药物的不良反应、产生额外的毒性作用等。了解药物与食物及烟酒茶的相互影响，合理用药，才能使药物更好地发挥作用。

一、食物与药物的相互作用

曾有一种说法叫作“食物相克”，如豆腐+蜂蜜——引起耳聋，马铃薯+香蕉——面部生斑等。专家认为这是一个伪概念，在各种动物、人体实验中并没有观察到食物“相克”的异常反应。

虽然食物与食物之间“相克”的说法被否定了，但是确实有些食物和药物同时服用，可影响药物浓度，从而使药效发生了变化（参见表 11-10）。

表 11-10 食物与药物的相互作用

食物	药物	相互作用结果
西柚(葡萄柚)、柚子	他汀类降脂药物、抗高血压药(硝苯地平等)、脑血管药(尼莫地平等)、抗心律失常药(胺碘酮、奎尼丁等)、镇静催眠药(地西泮、咪达唑仑等)、消化系统用药(奥美拉唑、多潘立酮等)、抗组胺药(非索非那定、特非那定等)、免疫抑制剂(环孢素、他克莫司等)	西柚、柚子中含有呋喃香豆素,可以抑制肝药酶的活性。服用西柚、柚子,可以增加他汀类药物的血药浓度,引起横纹肌溶解症、急性肾衰竭等严重不良反应;增加硝苯地平等药物的血药浓度,引起低血压、头痛、头晕等不良反应;增加尼莫地平等药物的血药浓度,可能导致全身性低血压等不良反应;增强胺碘酮、奎尼丁等药物的毒性,导致尖端扭转型室速,甚至危及生命;促进地西泮、咪达唑仑等药物的吸收,从而增强催眠镇静的作用,加大眩晕和嗜睡的概率;干扰奥美拉唑、多潘立酮等药物分解代谢药物的消化酶;增加非索非那定、特非那定等药物的血药浓度,引起头晕、心悸、心律失常等症状;增加环孢素、他克莫司等药物的血药浓度,引起肾毒性、肝毒性、高血压、糖尿病、高钾血症以及粒细胞减少症等不良反应
香蕉、橘子、菠菜、猪肝、紫菜、木耳、口蘑等	抗高血压药-ACEI类(如培哚普利)、保钾利尿药(螺内酯等)	培哚普利可以通过减少醛固酮分泌使体内钾含量升高。螺内酯为醛固酮的竞争性抑制剂增加排钠、减少排钾,导致高钾血症。使用这些药物时,应减少或者避免食用香蕉、橘子、菠菜等富钾食物
芫荽、西芹、菠菜、甘蓝、莴苣等	抗凝药物(华法林等)	这类食物富含维生素K,可降低华法林抗凝效果,增加血栓风险
乳制品	抗生素(四环素类)	四环素类药物与乳制品中钙和镁结合,会降低药物疗效,减少药物吸收,建议至少间隔2小时服用
鱼虾、奶酪等	氯苯那敏、苯海拉明、异丙嗪等	鱼虾、奶酪等富含组氨酸的食物,可在体内转化为组胺。与氯苯那敏、苯海拉明、异丙嗪等组胺受体拮抗药合用则抑制组胺分解,使组胺含量增加,诱发头晕,头痛,心悸,心慌等不适反应

二、烟、酒、茶与药物的相互作用

药物与食物、烟、酒、茶之间也存在着相互作用,饮食与吸烟对药品的疗效是有影响的。如果不注意,不仅会使药效降低,还可能导致不良反应的发生。

烟草中含有许多对人体有害的物质,如烟碱、煤焦油等,其含有的多环芳香烃类化合物可增加人体肝药酶活性,加快对药物的代谢速度。服用抑酸药H2受体拮抗剂(西咪替丁等)、感冒药(含茶碱成分)、哮喘药、止咳药、抗高血压药(β受体阻滞剂)等药物时,尽量避免吸烟,吸烟可以降低这些药物的疗效。

服用利血平、麻黄碱、地高辛、阿托品、乳酶生、复方消化酶等药物时，应避免喝茶。因为茶叶中含大量的鞣质，可与利血平、麻黄碱、地高辛、阿托品等发生反应，形成难溶的化合物而影响吸收；使复方消化酶，乳酶生等助消化药，疗效减弱或消失。

服用感冒药（含茶碱成分）、哮喘药、止咳药等药物时，应避免喝茶、喝咖啡等含有咖啡因的饮料。咖啡因可以使这些药物的副作用增强，出现头晕、头痛、烦躁、失眠等症状。

许多药物在服药期间饮酒会引起严重的后果。应用头孢菌素类等药物期间或用药后3~7天内饮酒可能会引起双硫仑样反应（详见“喝”与健康——喝酒与健康）。饮酒可使抗凝药物（如华法林）抗凝血作用增强，增加出血风险；饮酒可以刺激胰岛素分泌，此时若同时服用糖尿病药物（如甲苯磺丁脲），可能引起低血糖；大量饮酒时肝药酶受抑制，引起催眠镇静药（如苯巴比妥）血药浓度增加，导致呼吸抑制，低血压等。

服用药物前，请仔细阅读说明书，特别留意警告事项。如对服用的药物与食物或饮料的相互作用有任何疑虑，应及时咨询医生。

第六节　家庭小药箱

一、家庭小药箱应配备哪些医疗用品

不少家庭像常备消防器材一样，备有常用医疗用品，以备不时之需。如何配备常用医疗用品才合理？我们建议主要应该包括：医疗仪器（血压仪、体温表等）、医用耗材（棉签、棉球、纱布、碘伏、酒精、绷带、创可贴等）和药物（口服、外用、急救药物等）。小药箱配备的药品，应选择用法简单、疗效稳定、安全范围大、不良反应少、价格适宜的药物。治疗高血压、心脏病、糖尿病、高尿酸血症、骨质疏松症等慢性病的药物，需长期服用；治疗感冒、腹泻的药物，常需临时服用。这些药可在医师指导下适量备药。

降血糖药：包括口服降血糖药如二甲双胍、各种胰岛素注射剂。根据糖尿病类型、病情等，在医生指导下选用和备药。

抗高血压药：高血压是一种常见的慢性病；抗高血压药有五大类、数十种药物。因此，应在医院明确诊断，按医嘱用药。因需长期服用，应备足用量。

抗心绞痛药：硝酸甘油、硝酸异山梨酯、速效救心丸等药物，可用于快速缓解心绞痛。心绞痛急性发作时，应立即舌下含化，并及时到医院就诊。

解热镇痛药：经医生诊断后，取用相应药物。阿司匹林、吲哚美辛、布洛芬、对乙酰氨基酚、双氯芬酸等药物，可用于感冒、发热、头痛、神经痛与关节痛等。注意不能长期大量服用。上述药物不能联合使用，联合使用会增加胃溃疡、肝损伤等不良反应。

抗感冒药：酚麻美敏、氨麻美敏、氨酚伪麻、复方氨酚烷胺胶囊、抗感冒中草药等，用于普通感冒的对症治疗。

抑制胃酸药：奥美拉唑、泮托拉唑、西咪替丁、法莫替丁、雷尼替丁等，适用于反酸、反流性食管炎、十二指肠溃疡，适合在晚上睡前或清晨空腹服用。

助消化药：适用于消化不良，消化液分泌不足，可在餐中服用乳酶生、酵母片、多酶片、胰酶制剂等。

抗过敏药：可以优先选择涂抹用的药膏。如果含有激素成分则不宜长期使用。

止泻药：适用于急性腹泻，防止过度脱水引起水电解质失衡。明确病因及病情，经医生处方备药。

其他药物和器材：纱布、酒精、棉球、创可贴、胶布、绷带、碘伏、红花油、温度计、听诊器、血压计等。

二、医疗用品的储存与使用注意事项

需要强调的是，家庭用药应按医嘱选配；慢性病用药，家庭成员之间不能相互借用。例如，抗高血压药有五大类，作用机制不同，适用个体和病情也不同，家庭成员之间药物互用有可能带来不良后果。药品储存要符合说明书要求的保存条件，生物制剂常需放冰箱里低温保存。对于长期服用的药品，应注意其有效期，过期药物不宜再服用。另外，药物应存放于不易被儿童接触的位置，以免儿童误服。

三、正确用药的建议

得了病就要及时治疗，正确使用药物才有可能获得较好的疗效。关于正确用药，提出如下建议。①对于处方药，一定要按医嘱使用；②购买药品需谨慎：应在正规药店或者医院药房购买药品。注意查看药品批准文号、药品包装盒、说明书等。另外可以登录国家药品监督管理局网站（https://www.nmpa.gov.cn/）查询；③在医生、药师指导下用药：服药前需要通过咨询医生、药师或者阅读说明书，详细了解药物的成分、规格、用法、用量、用药时间、用药间隔、适应证、不良反应、使用禁忌、注意事项、药物相互作用、有效期等；④服药期间要忌口：注意前述食物与药物的相互作用；⑤漏服不能加倍补：偶尔忘记吃药，最好在发生漏服时，咨询医生、药师或查看药品说明书。一定不要加倍补服，以免药物服用过量而中毒；⑥不良反应莫惊慌：每一种正规药品，临床使用前都是经过大量试验验证过的，有效且安全，才会被批准上市。但所有药物都有不良反应，不能因为害怕发生不良反应就不吃药，也不能擅自减药、停药。如果在使用药品的过程中出现不适或发生不良反应，可及时就医；⑦长期用药要复查主要器官功能及疗效：长期服用药物，可能产生副作用，需要定期复查血常规、肝肾功能、电解质等指标，以确认用药安全性，评估是否需要调整用药。

第十二章　生活中需要掌握的急救常识

天有不测风云，人有旦夕祸福。日常生活中，往往会发生很多我们意想不到的状况，也可能会发生某些意外伤害。了解急救常识，学习常见急救技术，可以减少、减轻意外伤害；或者在发生意外伤害后，能够及时、合理和有效地进行处置，为维护生命安全或后续治疗赢得良机，或可避免更严重的后果。

第一节　心肺复苏——关键时刻的救命技能

2021 年 6 月 13 日，欧洲杯第三场比赛，丹麦对阵芬兰 42 分钟时，丹麦球员埃里克森突然倒地。然后队医快速入场，进行了 20 分钟左右的抢救，包括心肺复苏、电除颤，最后成功挽救了埃里克森的生命。如果类似这样的事情发生在身边，我们该如何处理呢？

我们经常在社交媒体上看到车站、马路上有人突然倒地，不省人事。这种情况在医学上称为“心搏呼吸骤停”。研究表明，87.7% 的心搏呼吸骤停发生在医院以外，没有医护人员参与抢救。如果在现场能及时有效地心肺复苏，可以使一部分患者得到救治。心搏呼吸骤停后的 3~5 分钟被称为“黄金抢救时间”。一旦超出这个时间，不可逆转的脑损害就会发生。因此，我们有必要掌握心跳、呼吸骤停后的救命技能——心肺复苏术。在等待救护车的同时对患者进行抢救，共同守护生命。

如果发现有人突然倒地或者心搏呼吸骤停，该如何应对？接下来，我们进行如下探讨。

一、如何识别心搏呼吸骤停

发现心搏呼吸骤停时，患者会突然晕倒。遇到这种情况，首先，要判定意识。双手用力同时拍打倒地者双肩，施救者大声呼喊：喂，你还好吗？如果对方无应答、无反应，可判断对方意识丧失（见图 12-1）。

然后触摸颈动脉搏动，判断心跳是否停止。正常情况下，在男性的喉结（或女性的相应部位）旁开两横指（2~3cm），可以触摸到颈动脉搏动。判断 6~8 秒，如果未触及搏动，可判断患者动脉搏动消失，心搏停止（见图 12-2）。

最后要判断呼吸是否消失。判断动脉搏动的同时观察胸部有无起伏。如果胸部

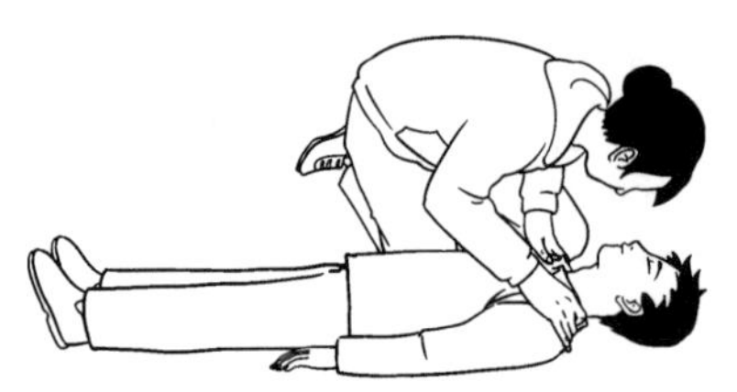

图 12-1 判断患者意识

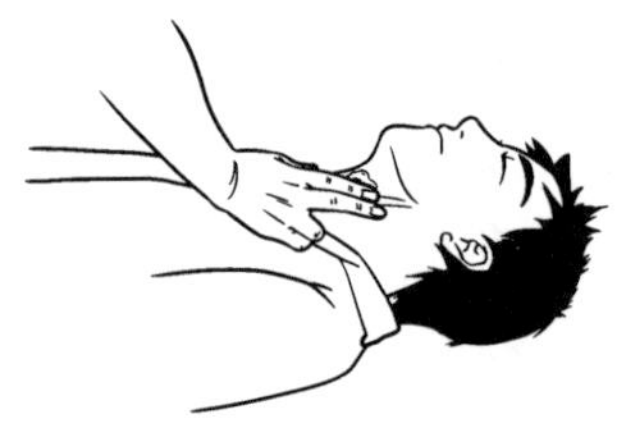

图 12-2 触摸颈动脉搏动

无起伏,可判断为呼吸消失。

如果判定患者意识丧失,心搏、呼吸停止,就要立即拨打 120,等待专业医护人员前来救援,同时立即实施心肺复苏。

二、如何实施心肺复苏

心肺复苏包括胸外心脏按压和人工呼吸。如果判断患者已经心搏停止,则需要尽早开始胸外心脏按压。将患者平放在地上或硬板床上,解开其衣服,充分暴露胸部。施救者一只手叠放于另一只手手背,双手十指交叉,将掌根部置于双乳头连线中点的胸骨处,依靠身体的力量垂直向下按压。按压时需注意:双手臂伸直,不能弯曲。每次按压使胸骨下陷 5~6cm,压下后等待胸廓回弹后再继续按压。在进行胸外心脏按压时,手掌不要离开胸壁,按压频率在 100~120 次/分时复苏效果最佳(见图 12-3)。

在完成 30 次胸外心脏按压后,需要进行 2 次人工呼吸。将患者头偏向一侧,取掉假牙,清理口腔、鼻腔分泌物。然后,一只手将其额头向下按压,另一只手托起下巴向上抬,尽最大可能将气道打开(见图 12-4)。用纱布、手帕或者透气性好的衣物垫在患者口腔上,施救者一只手捏住其鼻子,吸气后屏住,俯身口对口将气体吹入,吹气时间约 1 秒。吹气时观察患者胸廓是否明显抬起。吹气结束后捏着鼻子的手松开,气体会从鼻腔被动呼出,看到胸廓回落,这就是一次人工呼吸(见图 12-5)。

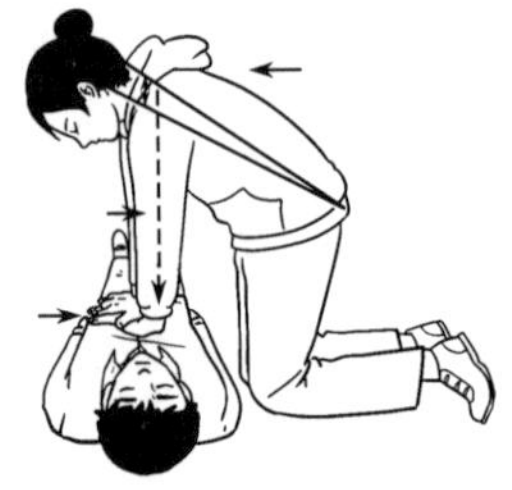

图 12-3 胸外心脏按压

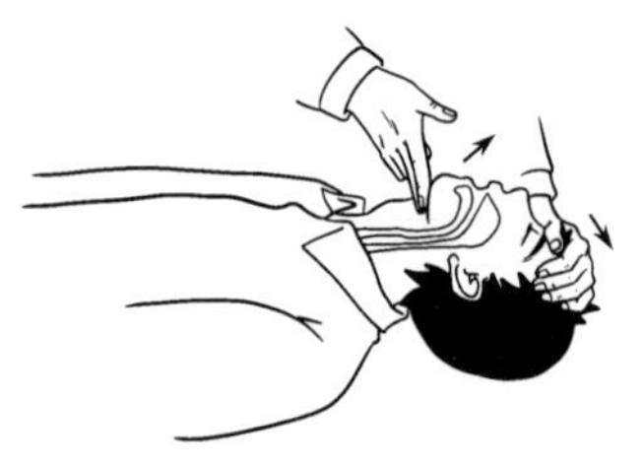

图 12-4 开放气道

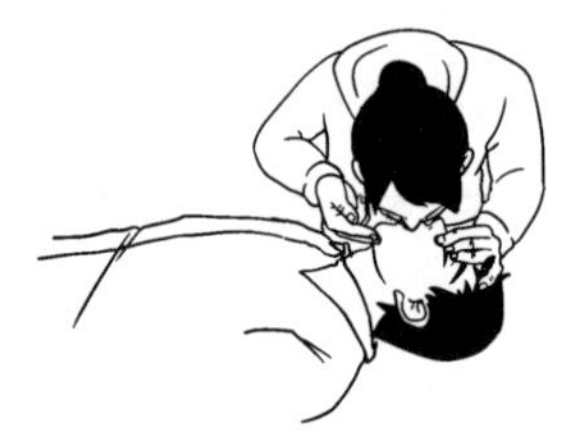

图 12-5 口对口人工呼吸

三、如何使用“救命神器”自动体外除颤器（AED）

除颤器是可以释放脉冲电流、消除心脏的异常心律、使心脏恢复正常跳动节律的一种医疗仪器。绝大多数心搏骤停发生于成人。成人非创伤性心搏骤停的原因主要是室颤，除颤是对室颤最快速有效的急救方法。尽快开始除颤是心脏复苏成功的关键。每推迟 1 分钟除颤，存活率将下降 7%~10%。

自动体外除颤器（automated external defibrillator，AED），是心搏骤停时需要用到的便携式急救设备（见图 12-6）。正确连接 AED 后，可以自动识别心律。如果是需要进行除颤的异常心律，AED 可以给予有效电击，达到终止异常心律的目的，使心脏节律恢复正常。在动车站、机场、大型商场、会展中心、体育馆等人群聚集的公共场所，常常会配置 AED。AED 操作简单，即使非医护专业人士按照操作指令，也可以完成除颤。

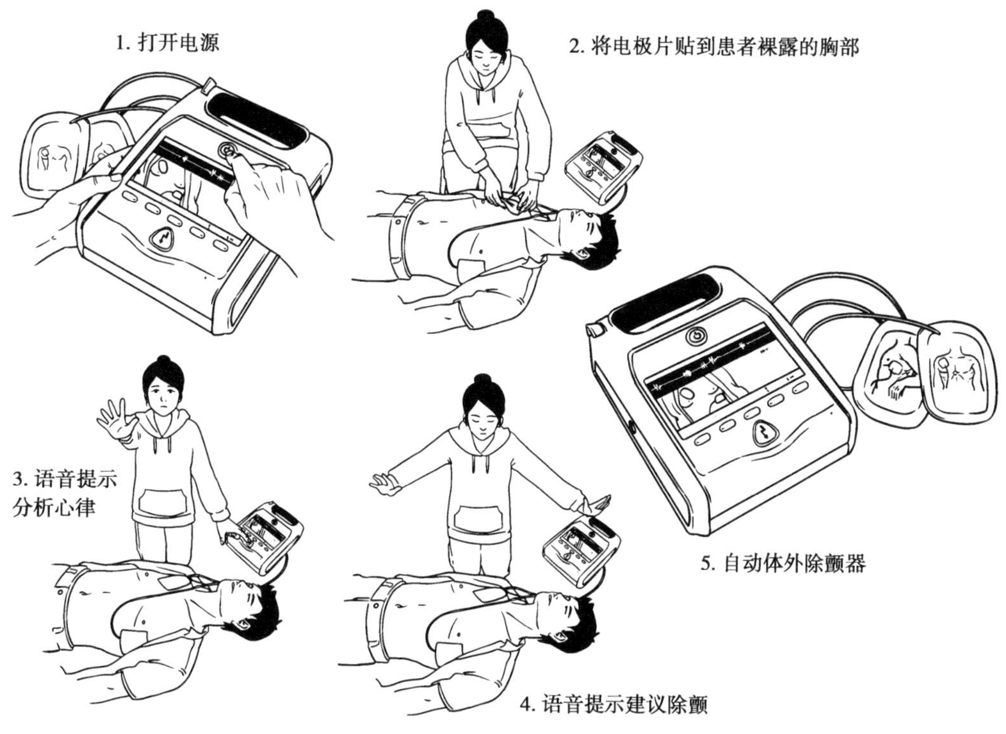

图 12-6　自动体外除颤器操作示意图

AED 的操作可按仪器提示进行。拿到 AED，按下电源键，把患者衣服解开，擦去胸部汗水。AED 会语音提醒“将电极片贴到患者的皮肤上”。揭掉电极片上的贴膜，将电极片贴在指示位置:一张贴于左乳头外侧腋下(左腋前线后方第五肋间处),另一张贴于右侧胸壁上部。当AED语音提醒“分析心律,不要接触患者”时,确保不要有人接触患者身体,AED可以自动完成心律分析。如果患者是可除颤心律,AED会进行自动充电;如果不是可除颤心律,则不会进行自动充电。AED完成自动充电后,会有语音提醒“可电击心律,请电击”,同时电击(SHOCK)键会持续闪烁。再次确认没有人接触患者的情况下,按下电击(SHOCK)键,AED会自动放电,完成除颤过程。

全自动AED操作更简单,按下开关键打开AED,然后根据语音提示将电极片贴好,AED就可以自动完成分析心律、充电和放电,完成除颤。

完成一次除颤后,AED可以再次自动分析心律。如果正常心脏节律没有恢复,要再次给予5个周期胸外心脏按压(每周期配合2次人工呼吸)。然后再次分析心律,除颤,胸外心脏按压和人工呼吸。反复进行直至心跳恢复,或者医护人员到来。

第二节　常见外伤的应急处理

生活是美好的,然而美好的生活中也可能蛰伏着意外。当意外情况发生后,如果病情较轻或者离医院较远,我们所学习的外伤急救常识,就可以发挥作用,及时处理外伤,保护自己和家人、朋友。

一、皮肤软组织挫伤的应急处理

皮肤软组织挫伤包括皮肤、皮下组织、肌肉等的挫伤和/或裂伤。引起皮肤挫伤的原因很多,最常见的原因是扭伤、跌打伤或撞击伤。皮肤软组织挫伤的主要症状包括局部的疼痛、红肿、活动不方便等。

软组织挫伤时要立即停止运动,坐下或躺下休息,减少伤处活动,避免让受伤的关节承受重量,以减轻局部肿胀和疼痛。受伤后的第一个24小时内,可以用冰袋或冷毛巾冷敷受伤部位,每小时冷敷10分钟,可以起到局部止血、消肿止痛的作用。受伤24小时后,可以进行局部温热敷,以促进受伤部位的血液循环。忌较重的手法按摩,以免加重软组织的损伤。可以外用一些预防感染或消肿止痛的喷剂及擦剂。休息数日后,如果受伤部位仍然肿胀疼痛或活动不便,建议尽快就医。

二、出血的应急处理

根据出血的血管,将出血分为毛细血管出血、静脉出血和动脉出血。毛细血管出血为鲜红或暗红色,渗出,呈珠状;静脉出血为暗红色,流出,时间长可危及生命;动脉出血为鲜红色,喷射状,量多,如果不及时处理可危及生命。

不同的血管出血,处理措施也不一样。动脉出血,流血较多,一定要及时前往医院。在到达医院之前,要尽快开始自行止血。压迫出血部位的动脉,可以起到暂时止血的作用。对于动脉出血,可以先尝试局部压迫止血,如果止血效果不好,可以加压包扎出血动脉近心端(离心脏近的一端)。如果使用止血带止血,四肢动脉出血的止血带要绑在近心端,也就是上臂或大腿上中部位。为避免肢体远端缺血性坏死,要尽可能减少止血带的捆扎时间。建议每隔 1 小时松解 1 次,每次松解 2~3 分钟,以暂时恢复远端肢体血流。

静脉出血量较大时,可以先用清水清洗伤口,然后压迫出血部位,一般就能止血。也可用消毒棉球、无菌纱布压迫或包扎止血。

体表出血,一般流血不多。因擦破体表的真皮层出血,应先用清水清洗伤口,一般伤口能自己愈合。如被生锈的金属扎伤,不要用纸巾或毛巾遮盖伤口,以预防破伤风梭菌感染。出血量少时,一般短暂按压就可以止血。如果出血量多,可以对伤口消毒后使用创可贴或无菌纱布包扎止血。

下面简单介绍一些止血方法。

(1)冷敷止血法。此法常用于急性闭合性软组织损伤早期,将冰袋敷于损伤部位可有效地收缩血管止血、止痛及消肿。

(2)抬高伤肢法。常用于压力较低的小静脉出血,在抬高患肢时可以有效减少此类创面的出血。

(3)加压包扎法。适用于一般小动脉及静脉损伤出血。在处理时先将灭菌纱布填塞于伤口处并在其上用纱布垫压,再辅以绷带等加压包扎。注意加压包扎时压力要均匀,在止血的同时要保证远端肢体存活的低限血供。另外在加压包扎后可将伤肢抬高增加静脉回流,减少肢体水肿。

(4)指压止血法。适用于头部及四肢某些部位动脉大出血。我们可以通过在出血动脉近心端用拇指或其他手指将出血血管压迫于相应骨面,阻断血流进行止血。这种方法一般只作为止血的短暂处理措施,后续应尽早到医院就诊。

（5）橡胶止血带止血法。因阻断血流效果较为确切及彻底，一般只用于四肢动脉大出血，同时也应注意避免因长时间血流阻断导致肢体坏死。使用止血带时应先在使用止血带的部位用毛巾等垫好，将一只手的示指、中指垫于毛巾上再将止血带适当拉紧，绕肢体 2~3 圈固定。为使止血带起到有效止血效果，一般应放置于伤口近心端。另外应注意每隔 1 小时应放开止血带 2~3 分钟防止肢体缺血性坏死；止血带上同时应标明止血带放置时间及放置部位。后续应尽快送往医院继续诊治。

三、骨折的应急处理

不论是在运动时还是在日常生活中，骨折意外时有发生。儿童及老年人骨折发生率较高。骨折发生后，正确的处理方式对骨折的治疗和恢复起着至关重要的作用。所以，学习一些骨折急救的常识非常必要。发生骨折时不要搬动患者，以避免二次伤害发生，尤其是高空坠落伤、交通车祸伤等。及时拨打 120，等待专业救治人员到来。

骨折发生后及时正确地固定，可以避免骨折断端移位，既能减少伤员痛苦，又可以在一定程度上避免骨折断端损伤周围血管、神经等组织，造成更严重的损伤。在骨折固定前要观察伤员的全身情况。出血量较多时，固定前要先止血包扎。日常生活急救时的骨折固定一般是非专业的、暂时的。因此，骨折固定要尽量做到简单有效，不要求对骨折断端复位。骨质外露的开放性骨折不宜复位。急救现场一般可以选取树枝、木板等用来临时固定，其长度要超过骨折处上下两个关节。如果没有树枝、木板，也可用皮带、衣服、绳子、布条等将伤肢固定在伤者身上。上肢骨折时，可将骨折的肢体固定于胸壁，使前臂悬吊在胸前；下肢骨折时，可将患肢固定在对侧健肢上。

一旦发生骨折，不要惊慌。经过简单现场急救后，应立即将患者快速、安全地转移到医院进一步诊治；或者拨打 120，等待专业医护人员救援。

四、动物抓伤或者咬伤，应注意预防狂犬病

喜欢宠物是人类的天性。但是，宠物有时候是不友好的，宠物抓伤或者咬伤时有发生。如果不幸被宠物抓伤或者咬伤，我们如何正确处理？

首先我们要知道什么是狂犬病。狂犬病是一种由狂犬病病毒侵入人体引起的一种人畜共患传染病，家畜中的狗、猫、猪、牛、马，野生动物中的蝙蝠、浣熊、臭鼬、狼、狐狸等都可能携带有狂犬病病毒。由狗引起的狂犬病约占 95%，全国每年被动物致伤

进行狂犬病预防处置的人数超 1 000 万。

狂犬病的临床表现可以分为三期：①前驱期：常可出现低热、乏力、头痛、恶心、全身不适等症状，随后会出现烦躁不安、失眠，对声、光、风等刺激敏感而有喉头紧缩感，比较典型的临床症状是在愈合的伤口处，有痒、痛、麻及蚂蚁行走样感觉；②兴奋期：主要表现为高度兴奋，恐惧不安，恐水，怕风，体温升高到 38~40℃。典型表现是对外界多种刺激出现咽肌痉挛，严重的可出现全身肌肉阵发性抽搐，因呼吸肌痉挛出现吞咽困难；③麻痹期：肌肉痉挛停止，进入全身弛缓性瘫痪，由安静进入昏迷状态，最后因呼吸循环衰竭而死亡。由于目前还没有针对狂犬病治疗的特效药物，狂犬病的病死率几乎达到 100%。因此，遭遇动物伤害后往往需要注射狂犬病疫苗，以预防狂犬病的发生。

狂犬病在我国有三个特征：①农村地区较城市地区狂犬病发病率高，农村地区病例占 65% 以上；②男性狂犬病病例居多，大概是女性狂犬病病例的 2 倍；③年龄在 50 岁以上和 15 岁以下人群狂犬病病例较多。

什么情况下需要注射狂犬病疫苗呢?

被动物舔舐、接触到没有损伤的皮肤，不需打狂犬病疫苗。被动物抓伤或咬伤，肉眼不能分辨出有没有出血，但皮肤表面有咬痕、抓痕或淤血，很多人都认为不需要注射疫苗，这种看法是错误的。看不见血并不等于没出血，这类伤口是有可能感染狂犬病的。所以，也是需要注射狂犬病疫苗的。如果被动物抓伤或咬伤后，皮肤有明显的出血表现，伤口应用 20% 肥皂水彻底清洗，再用清水清洗，然后用碘酒或者 75% 乙醇局部消毒。通过以上途径，可最大限度地减少体内狂犬病病毒的数量，降低得狂犬病的可能性。然后，紧急至医院或者防疫站，接种狂犬病疫苗或者注射狂犬病免疫球蛋白。

在我们国家，每年因为动物咬伤，进行伤口医疗处置和接种狂犬病疫苗、注射狂犬病免疫球蛋白的费用超过 70 亿元。狂犬病疫苗和狂犬病免疫球蛋白有什么区别呢？狂犬病疫苗是由毒力减弱的狂犬病毒的一些成分制备而成，保留了狂犬病病毒的免疫原性，通过主动免疫机制刺激人体产生对抗狂犬病病毒的抗体。狂犬病免疫球蛋白是可以特异性中和狂犬病病毒的抗体，注射后人体可以产生被动免疫的作用。对于感染狂犬病风险高的伤口，急性期在伤口周围注射狂犬病免疫球蛋白，可以让伤口周围直接获得高浓度的抗体，中和狂犬病毒，起到预防狂犬病的作用。

按照 5 针法接种狂犬病疫苗后，需要一周到两周的时间产生狂犬病病毒抗体，才能产生保护力。而狂犬病免疫球蛋白一经注射，就能特异性地中和狂犬病病毒，可以立即起作用。

狂犬病疫苗产生的抗体持续时间比较长,有效期至少半年。5针法接种后的3年内,体内仍可保留一定的抗体。而狂犬病免疫球蛋白,持续时间比较短,最长只能保留一个月。所以,对于严重抓伤咬伤者,联合应用狂犬病疫苗和狂犬病免疫球蛋白,可以有效保护患者免受狂犬病病毒的侵害。

五、创伤后应预防“破伤风”

在日常生活中,我们经常会遇到不小心手被划伤、脚被钉子扎伤或铁片刮伤等情况。在去医院处理伤口的时候,医生可能会建议打一针破伤风抗毒素。那么,究竟什么是破伤风?

引起破伤风的是一种叫破伤风梭菌的厌氧菌,它可以通过破损的皮肤、黏膜进入人体,在厌氧的条件下繁殖并产生破伤风痉挛毒素,然后造成一系列临床表现。这种疾病,就是破伤风。破伤风痉挛毒素会造成肌肉强直性痉挛,典型的表现为张口困难、苦笑面容和牙关紧闭,严重者可因窒息或呼吸衰竭而死亡。狭窄的伤口或者深且外口小的伤口更容易感染破伤风。不清洁的条件下生产的产妇和新生儿,也可能感染破伤风。

破伤风梭菌是一种厌氧菌,在自然界中广泛存在,包括人和动物的粪便、土壤和铁锈中等,让人防不胜防。因其为厌氧菌,伤口小而深、伤口有血块或其他物品填塞时,更利于破伤风梭菌生长。破伤风是一种危险的感染性疾病。一旦发病,死亡率高。即使经过积极全面的治疗,破伤风在全球范围内的死亡率仍然非常高。因此,我们要积极预防破伤风。

破伤风重在预防,它是一种可防可治的疾病。预防破伤风的两个原则:①彻底清创,清洁处理伤口;②用主动免疫和/或被动免疫的方法进行预防。软组织清创的重要性高于破伤风免疫。因此,遇到伤口污染严重或伤口较深,一定要及时送至医院清创治疗。

根据伤口情况,在受伤后的24小时内,要尽早对破伤风进行预防。预防越早,效果越好。浅而宽、相对清洁的伤口一般不容易感染破伤风,比如干净的菜刀割伤、皮肤浅表擦伤等,一般彻底清创消毒就可以了。狭长且污染严重的伤口,比如生锈的铁钉、木刺扎伤,则容易形成局部相对缺氧的伤口,有利于破伤风梭菌生长繁殖,感染破伤风的风险更大。对于这类伤口,即使已经超过24小时,也是需要进行破伤风预防的。

相信大家对于“百白破疫苗”这个词不陌生吧，其中的“破”指的就是破伤风。除了宝宝要打“百白破疫苗”来预防破伤风、百日咳和白喉，6岁以上的孩子和成人也可以接种破伤风疫苗。如果按照国家免疫规划，接种破伤风后约2周，人体内的破伤风抗体就能达到保护性水平。全程免疫后的保护作用可达5~10年，之后每隔5~10年打一次加强针就可以了。

破伤风的预防包括主动免疫和被动免疫。主动免疫，就是注射破伤风类毒素抗原，使人体产生可中和破伤风梭菌外毒素的抗体。“百白破疫苗”中的“破”就是破伤风类毒素抗原。被动免疫，包括注射破伤风免疫球蛋白和破伤风抗毒素血清。

第三节　异物堵塞气道的海姆立克急救法

异物堵塞气道在日常生活中时有发生，尤其是儿童发生率最高。吃东西时如果被呛到，一旦卡在喉咙里，情况紧急，可能威胁生命。这时候掌握海姆立克急救法是能救命的。

海姆立克急救法，也叫海姆立克腹部冲击法，是美国医生海姆立克发明的，是一种专门抢救气道被异物阻塞从而引起急性呼吸困难的方法，也是目前世界上公认最有效的气道异物抢救方法。其原理主要是用外力冲击患者的上腹部，令膈肌迅速上抬，胸腔的压力突然增加，从而给气道一股向外的冲击力，促使梗塞在气道的异物排出。这种急救方法对于解除气道异物梗阻很有效，因此被广泛应用。

异物堵塞气道，千万不能用手抠。因为这种方法不仅无效，甚至会适得其反，使异物卡得更深。遇到异物阻塞气道的时候不要慌，先判断气道是否被完全阻塞。如果呼吸正常、还能咳嗽，说明气道没有被完全阻塞，可以鼓励患者通过咳嗽排出异物。气道完全阻塞后，人会无法呼吸或者呼吸极其费力、无法正常咳嗽、会因缺氧而脸色变紫。这时候就需要采取下面这种急救方法——海姆立克急救法。

一、成人海姆立克急救法

施救者站在被救者身后，从背后抱住其腹部(胸骨以下、肚脐以上)。双臂环围其腰腹部，一手握拳，拳心向内放在被救者肚脐和肋骨之前的部位；另一只手掌捂按在拳头之上，双手急速用力向里向上挤压，反复实施，直至气道异物咳出为止(见图12-7)。

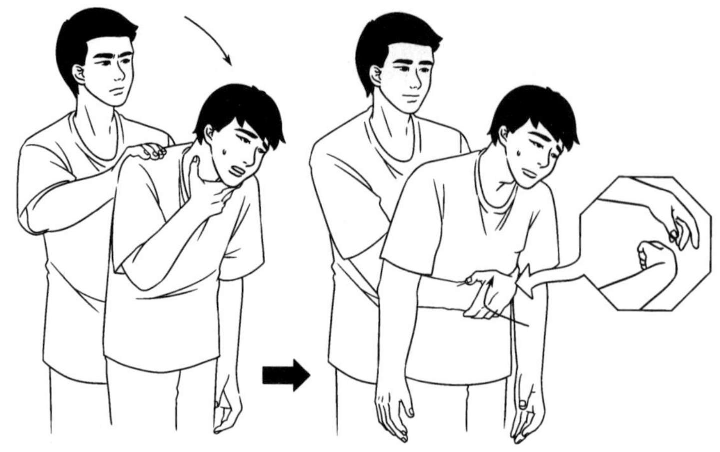

图 12-7　成人海姆立克急救法

二、婴儿(1 岁以内)海姆立克急救法

将婴儿俯卧在施救者膝盖或前臂上，保持头低脚高位，掌根部在背部正中部位叩击 5 次，直至异物排出。如果异物仍无法排出，让孩子仰卧于前臂，头低位，食指、中指并拢，迅速冲击胸廓下至脐上的腹部，重复 5 次。如果异物还没有排出，再 5 次背部叩击和 5 次胸廓下至脐上的腹部冲击交替进行，直至异物排出(见图 12-8)。

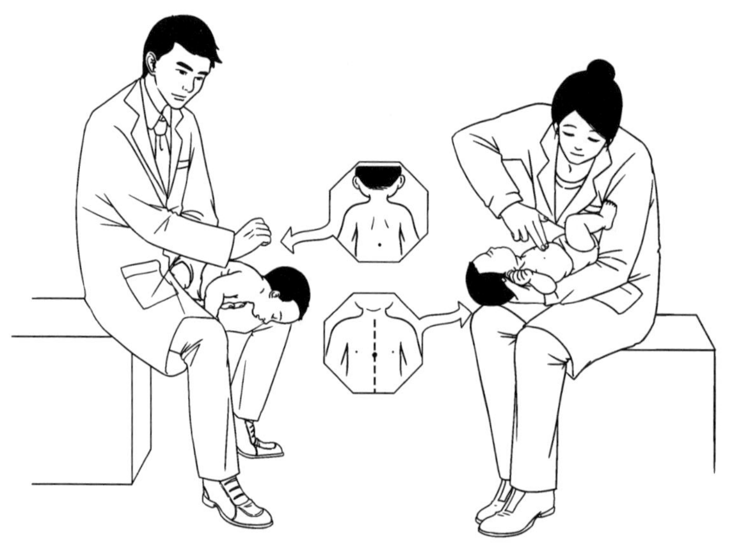

图 12-8　婴儿(1 岁以内)海姆立克急救法

第四节　酒精中毒的急救处理与预防

中国的酒文化博大精深。但是，每年因饮酒后出现意外，甚至死亡的事件时有发生；还有一些不法分子使用工业酒精勾兑假酒销售，致人伤残。

酒精中毒俗称“醉酒”。一般情况下，酒精中毒的严重程度与很多因素有一定关系，比如是否空腹饮酒、酒精浓度高低、酒精摄入量多少以及喝酒的速度快慢等。酒精中毒的个体差异很大。每个人的酒量差别很大。经常饮酒者对酒精的耐受剂量可能大一些，一般酒量较大。不常饮酒者对酒精的耐受能力则相对较低，一般酒量较小。当空腹饮酒时，酒精吸收更快，摄入酒精后血液中的乙醇达到峰值更快，更容易酒精中毒。酒精中毒表现为头昏、乏力、兴奋、呕吐，然后昏睡、昏迷，乃至死亡。醉酒不仅伤害身体，引起多种疾病，更甚者危及生命。

一、急性酒精中毒的常见表现

根据其表现，可将酒精中毒分为三期：①兴奋期：饮酒量达到一定程度，情绪逐渐表现为兴奋奔放、高谈阔论、言语混乱，甚至粗鲁无礼、情绪失控、悲喜交加、面色潮红，甚至苍白、眼结膜充血；②共济失调期：表现为步态不稳、行动迟缓、语无伦次；③昏睡期：表现为昏昏欲睡，难以唤醒，皮肤和指端末梢湿冷，呼吸频率减慢。在昏睡期如果没有及时处理，进一步发展可能会出现血压下降、呼吸微弱，严重者瞳孔散大、肢体抽搐甚至心搏呼吸骤停，如抢救不及时可能导致死亡。昏睡期很容易发生呕吐物误吸，阻塞气道，造成窒息和死亡。

二、酒精中毒的急救处理

酒精中毒的急救处理视中毒程度而定。轻、中度酒精中毒者不需特殊处理，卧床休息，头偏向一侧平躺，防止呕吐物误吸而阻塞气道。如果酒精中毒者情况较好，可以催吐，让醉酒者快速喝下大量温开水，然后用压舌板或筷子压迫舌根或刺激咽后壁引起呕吐。呕吐后再次喝大量温开水，如此反复几次，直至呕吐物无明显酒味。

重度酒精中毒或喝假酒导致的工业酒精中毒往往症状较重，一定要及时就医，否则可能会有生命危险。

三、如何预防酒精中毒

酒精中毒是可以预防的。最好的方法是不喝酒，或少喝酒。如果饮酒无法避免，就要通过以下方法，尽量避免醉酒。首先，饮酒者需了解，大约 20% 的酒精在胃中吸收，80% 的酒精在小肠吸收。酒精浓度越大，吸收速度越快。空腹饮酒后酒精会直接刺激胃黏膜，而且可以快速吸收入血。因此饮酒前先喝一杯牛奶或酸奶，或吃几片面包，可以保护胃黏膜，同时延缓酒精吸收。酒桌上尽量不要“罚酒数杯”或用分酒壶“胡喝”以示义气或“海量”，这样是很容易引起醉酒的。因此喝酒要慢，让身体有足够的时间充分代谢体内的乙醇。

喝酒时，要多喝汤、喝水，这样可以加快酒精代谢。同时要勤排尿，使酒精随尿液排出体外。水果或蔬菜中含有丰富的维生素和抗氧化剂，喝酒的同时多吃水果、蔬菜可减轻酒精对肝脏的损伤。喝酒的同时喝碳酸饮料会加快身体对酒精的吸收。因此喝酒时不建议同时喝碳酸饮料。

第五节　火灾时如何正确逃生

一、火灾致人死亡的主要原因是缺氧

火灾致人死亡的原因很多，主要原因是缺氧。大火燃烧时需要消耗大量的氧气，导致空气中的氧气缺失。有效避免缺氧的方法就是快速逃离火灾现场。火灾导致死亡的第二位原因是吸入高温、有毒气体或者固体颗粒，导致气道灼伤，甚至气管阻塞，窒息而死亡。

二、发生火灾时如何逃生

因此，我们在火灾逃生时要做好气道防护，有条件的可以戴上防火面罩或者有过滤功能的面罩。紧急情况下，也可以用水打湿毛巾，捂住口鼻来保护气道。逃生的时候尽量让身体低一些，爬行或者匍匐前进，因为热空气是往上升的。

如果不能自救,要尽量待在容易被人发现或者避开烟雾的地方,及时发出求救信号,引起救援人员注意。

第六节　烧烫伤的紧急自救处理措施

烧烫伤是日常生活中遇到比较多的意外伤害事故,多由热力(开水、热汤、热油、高温气体、火焰、炽热金属液体或固体等)引起组织损伤。家里有调皮的孩子出现烧烫伤较为常见。一些处理烧烫伤的土方法如涂抹酱油、麻油、牙膏等不正确的处理会加重烧烫伤对身体的伤害。掌握一些烧烫伤的紧急处理措施非常必要,可以让我们在意外出现时不至于手忙脚乱,尽可能减轻伤害,改善预后。

一、烧烫伤的分度和预后

烧烫伤不仅可以损伤皮肤形成硬焦痂,还可以造成深达皮肤脂肪、肌肉乃至骨骼的损伤。根据烧烫伤的严重程度,烧烫伤分为Ⅰ度、浅Ⅱ度、深Ⅱ度、Ⅲ度。Ⅰ度烧烫伤仅伤及表皮,局部红肿、疼痛,无水疱,一般3~5天后可愈合,大部分不会留下瘢痕。浅Ⅱ度烧烫伤创面红肿、疼痛,大水疱、疱皮薄,会出现感觉过敏,创面2周左右可愈合,一般也不留瘢痕。深Ⅱ度烧烫伤创面呈浅红或红白相间,水疱小、疱皮厚,会出现局部感觉迟钝,创面3~4周可愈合,会留下瘢痕。Ⅲ度烧烫伤深及皮肤全层,甚至可达肌肉、骨骼等。创面无水疱,可形成焦痂,局部感觉消失,愈合后会形成明显瘢痕。

二、烧烫伤的紧急处理"五步法"

如果不幸被烧伤或者烫伤,可以按照"五步法"紧急处理,将伤害降到最低。"五步法"的具体步骤:①冲:伤口在流动的清水下面冲洗15分钟到半个小时。如果伤口无法用流动的清水冲洗,可以用冰块、冰水等对伤口进行冷敷;②剪:在水中把衣物小心剪开;③泡:在冷水中持续浸泡15~30分钟;④盖:受伤部位覆盖清洁或无菌的纱布、毛巾并固定;⑤送:送医院进行治疗。

三、烧烫伤常见的错误处理方法

烧烫伤后处理不当容易引起损伤加重,烧烫伤后常见的错误处理方法包括:①烧烫伤部位涂抹牙膏、酱油等:烧烫伤部位涂抹牙膏没有治疗作用,而且可能会导致创面感染。牙膏还会导致伤口粘连,增加后期创面处理难度。涂抹酱油也不可取,除了引起感染,也影响医生正确判断创面的烧伤程度。因此,一定不要在烧烫伤的创面涂抹牙膏、酱油等没有治疗效果的东西;②水疱挤破:烧烫伤的水疱如果直径小于 2cm 可不需弄破。若水疱直径大于 2cm,或水疱位置在关节等活动频繁及易摩擦处,为避免不小心弄破水疱,造成更大的伤口,可将水疱刺破后,吸干组织液,再用碘酒消毒。注意不要移除水疱上的表皮,以作为保护层;③立即扯下衣服:当烫伤发生时,不要乱扯衣服。尽量小心除去衣物,避免对烧烫伤的表皮产生摩擦,加重皮肤的损害。正确的方法:使用剪刀把衣服剪掉,在剪的过程中要避免衣服对创面造成摩擦。

第七节　溺水的紧急处理

一、溺水时因水充满呼吸道而致人死亡

当发生溺水时,水会很快充满人体的气道和肺,从而引起缺氧和窒息,甚至死亡。现实生活中,每年总会有很多因为游泳或者意外发生溺水事件。如果身边有人溺水,应该如何对溺水者进行现场急救呢?

二、如何对溺水者进行施救

首先,要立即拨打 120 请求医疗救援,然后想办法把溺水者救上岸。需要注意的是,溺水者意识清醒的状态下去营救的时候,溺水者由于求生本能,可能会缠住施救者,将施救者一起带入水中。因此,施救时要从溺水者背后游过去,一手从溺水者胸前穿出,然后用力挽住溺水者游上岸,同时一定要让溺水者口鼻露出水面进行呼吸。

如果不会游泳，不要盲目下水施救。这时可大声呼救，请求支援。

把溺水者救上岸后，要及时检查溺水者身体状况。由于溺水者的呼吸道阻塞，施救者一定要把溺水者口鼻腔的杂草、淤泥及呕吐物清理干净。具体方法如下：施救者一腿跪地，另一腿伸出把溺水者腹部放在施救者膝盖上，使溺水者面部朝下，头自然下垂，然后按压腹部及拍打背部使水流出。

如果溺水者已经没有心跳呼吸，应立即进行心肺复苏，并尽快将溺水者运送到医院救治。

第八节　中暑的应急处理与预防

炎热的夏天，从事户外作业的人很容易中暑。一般在35℃以上的高温环境中，人们极易中暑。中暑以重体力劳动者居多，还有一部分是因高温天气导致心脑血管病突发的老年患者中暑。中暑多表现为头晕、头痛、眼花、恶心、呕吐、心慌气短、肌肉痉挛、皮肤湿冷苍白、晕厥等。

一、中暑的常见表现

根据中暑后病情的严重程度，可以将中暑分为：先兆中暑、轻症中暑和重症中暑。

1. 先兆中暑

暴露于高温环境一定时间后，出现口渴、出汗、头晕、耳鸣、肢体乏力、注意力下降、视物模糊、动作不协调等症状，也可伴随体温上升。

2. 轻症中暑

先兆中暑的症状进一步加重，伴发热，体温升高到大于38℃，并且出现皮肤灼热、面色潮红或脱水（如四肢湿冷、面色苍白）等症状。

3. 重症中暑

包括热痉挛、热衰竭和热射病三种类型。

热痉挛多见于健康青壮年，表现为在高温环境下进行训练时，出现短暂性、间歇发作的肌肉抽动。

热衰竭多见于老年人、儿童和慢性疾病的人群。患者出现疲劳、乏力、眩晕、头痛、判断力下降、恶心和呕吐等症状。

热射病，也称“日射病”，是最严重的中暑类型，分为非劳力性热射病和劳力性热射病两类。

非劳力性热射病，常发生于年老、体弱（儿童）和慢性患者，一般发病较慢。刚开始症状不明显，很难被发现，24~48 小时后症状逐渐加重，出现神志不清、昏迷。体温高可升高至 40~42℃，直肠温度最高可达 46℃，也可有多脏器功能衰竭表现。

劳力性热射病，多见于健康青壮年（如参加体育运动者、训练的军人），长时间暴露于高温、高湿、无风的环境中。进行高强度的运动锻炼或体力劳动后，出现发热、头痛或忽然晕倒、神志不清等，体温可以高达 40℃以上。同时经常伴有急性肾脏、肝脏等多脏器功能衰竭表现，病情恶化快，病死率极高。

二、中暑的应急处理

在高温环境下长时间工作后，出现大汗、口渴、头晕、头痛、高热等情况，应考虑中暑。一般先兆中暑和轻症中暑症状较轻，经现场及时处理后，均可恢复正常。重症中暑，应立即转送医院。若发生中暑，要立即给予现场急救。现场急救的措施主要有：①脱离现场环境：迅速脱离高温、高湿环境，转移至通风阴凉处，或到有冷气的空调屋内，将患者平卧并去除衣物；②快速降温：方法很多，比如吹风扇加速对流、蒸发散热；也可以用凉水喷洒全身或用湿冷的毛巾擦拭全身；③病情监测：持续监测体温、心率、血压、意识状态等。

三、中暑的预防措施

根据中暑的常见原因，可采取有针对性的措施，预防中暑的发生。

天气炎热时，尽量在较为凉爽的早上或者晚上进行户外锻炼。外出时选择宽松舒适的衣服。天气炎热时，建议减少户外锻炼的强度，减少锻炼次数。在锻炼一段时间后，注意在阴凉的地方休息。

预防中暑，应注意补充水分，多喝水。同时要合理饮食，饮食要清淡，不喝含糖或含酒精的饮料，注意补充电解质和矿物质。

经常在高温环境中工作的人群，建议进行“热习服”训练。所谓“热习服”，就是在高温的反复缓慢刺激下，逐渐增强机体对高温的适应能力，出现一系列生理、心理、行为等方面的适应性变化，使机体能更好地耐受高温。“热习服”训练的方法是保障安全和不中暑的情况下，每天在高温高湿下训练，连续训练 10~12 天，运动量要大，出大汗，脉搏要达到 140 次/分，使人体达到 90% 以上的热习服程度，耐热力显著提高。

在高温环境下工作时，互相注意同伴的状况，一旦出现先兆中暑的症状，要及时处理。

第九节　失温的应急处理与自我防护

2021 年 5 月 22 日上午 9 时，甘肃省白银市景泰县举办的 2021（第四届）黄河石林山地马拉松百公里越野赛暨乡村振兴健康跑在黄河石林景区举行。共有近万人参加比赛和健康跑，其中 172 名参赛人员参加百公里越野赛。

据媒体报道，当天 13 时左右，百公里越野赛高海拔赛段 20 公里至 31 公里处，突然出现冰雹、冻雨、大风灾害性极端天气，导致气温骤降，参赛人员出现失温情况。部分参赛人员失联，比赛停止，当地立即组织多方力量搜救失联人员。共搜救接回参赛人员 151 人，其中 8 人轻伤在医院接受救治，还有 21 名参赛人员被找到时已失去生命体征。由此可见，失温可损害人体健康，甚至危及生命。预防失温，十分必要！为了预防失温，我们需要先了解失温。

一、什么是失温

失温，又称失温症、低温症，指人体热量丢失超过热量补给，从而造成人体温度急剧下降，导致寒战、意识不清、脏器功能衰竭等一系列症状，甚至最终死亡的病症。

二、失温的原因与表现

温度、湿度、风力是导致失温最常见的直接原因。三要素当中只要有两个要素出现就有可能导致失温。失温的严重程度分为三度。轻度失温：出现不能控制的发抖，不能做复杂的动作；中度失温：出现心率、呼吸减慢，并出现幻觉、嗜睡或精神错乱，进一步可出现木僵和昏迷；重度失温：致命阶段，心跳呼吸微弱，直至死亡。

三、失温的时候该怎么办

如果发现成人出现寒战、肢体抖动、言语不清、嗜睡，婴幼儿出现皮肤鲜红色、发冷等症状中的任何一个，应及时测体温，若体温低于 35℃，立即就医。

当不能马上获得医疗救治时，应按以下方法升高体温：使其进入温暖的房间或住所；及时脱掉潮湿的衣服；对身体的核心区域（胸部、颈部、头部和腹股沟区）采取保温措施；服用热饮料帮助提高体温，但不能服用含酒精的饮料，同时也不要给意识不清的人服用饮料。

四、如何避免失温

要想避免失温，就要提前熟悉天气情况，并根据天气状况做好合适的衣物准备。

如果遇上寒冷天气出行，一定要做好充分的防风保暖措施。保暖的帽子、手套、围巾、防风衣、防风面罩，甚至是防风眼镜等，均是寒冷天气出行时需要准备的物品。暴露在外的身体器官越多，面临的风速越大，身体热量也就会散失得越快。

寒冷天气下的户外活动，避免过度出汗和疲劳，保持身体干燥。若被打湿，赶紧换上干衣服。选择速干、排汗效果好的内衣，同时注意衣物的增减。很多人在徒步的时候喜欢穿得厚厚的，生怕自己在路上着凉，结果没走多远，浑身上下被汗水打湿，很容易失温。

寒冷天气外出时，除了要穿着保暖的衣服外，还要携带充足的高热量食物，及时补充热量，避免体能透支。同时要多喝热饮，防止脱水。随时补充身体热量可以在一定程度上避免失温。如果出现不能控制的失温，一定要及时拨打 120，尽快就医。

第十三章　老年人的保健秘籍

随着社会的进步，医疗技术的提高与普及，人均预期寿命逐渐提高（2022 年中国人均预期寿命 77.93 岁）、老年群体的人口逐年增长（2022 年中国 60 岁以上人口超过 2.67 亿），老年人的保健工作显得愈发重要。对于老年人来说，体力、记忆力、健康状况、心理状态等都不同于年轻人。同时，一些老年人患有一种或多种慢性病。对于老年人来说，其生活方式、保健方法自然也应有别于年轻人。合适的才是最好的。因此，老年人的保健方法应个体化、科学化、精准化、适老化。下面，结合笔者自身的保健方法和与慢性病“斗争”的体会，谈谈老年人如何保健。

第一节　对生活中的“吃喝拉撒睡”要精打细算

“吃喝拉撒睡”，样样关系健康。对于器官功能储备下降，或合并有慢性病的老年人来说，尤其如此。在生活中，对人对事不能“斤斤计较”，但对“吃喝拉撒睡”的细节问题要精打细算，甚至“斤斤计较”，过“计量生活”，使自己的生活更科学、更健康。

一、“吃”要用好“加减法”

食物中含有人体的供能物质。1g 碳水化合物产生的热量为 4kcal，1g 脂肪产生的热量为 9kcal，1g 蛋白质产生的热量 4kcal。人体的生理活动需要通过食物提供热量。“吃”的过程虽然简单，但“吃”的食物需要讲究。精打细算、量化摄入、“斤斤计较”、合理搭配，才能“吃”出健康。

从食物的供能情况来说，以下比例较为合适：碳水化合物（粮食、水果、含糖饮料）占总热量的 55%~65%，脂肪（植物油、动物油）占 20%~30%，蛋白质（主要食物来源为瘦肉、蛋类、奶类、植物蛋白，植物蛋白以豆类含蛋白质量较高）占 10%~15%。在家做饭时，食材选择可参考以上食物的供能比，决定其使用量。在集体食堂就餐，或参加宴会时，也应根据食物供能比，适量取用宴席上的美味佳肴。

人体的营养素，除了碳水化合物、脂类、蛋白质以外，还包括维生素、矿物质、水、膳食纤维。七大营养素各有其生理功能，缺一不可。只有食物品种多样化，才能保障各种营养素的摄入。因此，在家做饭或在外就餐时，要时常提醒自己，“七大营养素，我吃了几种？”“均衡营养，我是否做到了？”

关于各种营养素摄入的数量与比例，要根据自己的身体健康情况、体重、活动量及慢性疾病的防治情况来决定。从活动量来说，从事体力工作、参加体育锻炼时，需适当“多吃一点”，保障所需热量。居家或非体力活动时，食物的量应能保持体重稳定。对于超重者来说，要考虑减重的需要，食量要精确控制。总的来说，吃得多少要结合生理特点、活动量、工作性质来评估，以维持体重指数正常（BMI 18.5~23.9kg/m^2）为好。

对于慢性病患者来说，吃饭更要精打细算。对于糖尿病患者，食物的构成比及其每日摄入量，应请内分泌科医生结合血糖水平、体重、活动量制订营养处方。主食量250~400g，三餐分配一般为1/5、2/5和2/5，也可以为1/3、1/3和1/3。高尿酸血症患者应选择低嘌呤含量食物。高血压患者每天食盐摄入量应 <5g。冠心病患者的饮食应清淡，吃饭不宜过饱。肝硬化合并肝性脑病的患者，禁食蛋白质；神志清醒后可适量摄入含蛋白食物。慢性肾脏病肾功能不全（肾小球滤过率降低）的患者，也应限制蛋白质的摄入。

在“吃”的“精打细算”中，需要注意：水果中含有一定量的碳水化合物，不宜摄入过多。坚果中既含碳水化合物，也含脂类物质，过量摄入也可升高血糖和血脂。

在吃饭的“精打细算”过程中，做饭用的米、面、油可用能测重量和容积的容器来盛取；吃饭时固定餐具；取餐时，“只吃碗里，不看锅里”，一次取够，不重复盛取；“该吃八两，不吃一斤”。一日三餐，均衡营养；饭量适中，标准体重，有益健康。

当然，食量也不能太少。若热量摄入不足，可能引起营养不良，免疫功能下降。

二、“喝”要控量

水是七大营养素中的重要成分之一，人体的代谢和生命活动离不开水。生活中，除了开水、汤、茶、饮料、酒等之外，水果、蔬菜中也含有水，这些都是人体每天“喝”水的来源。

生活中，喝水并不是越多越好；水的摄入量不但要“精打细算”，而且要控制摄入量。

生理情况下，人体每天代谢产生的“废物”在1 500mL以上的水中才能溶解并随尿排出，还有约1 000mL的水随呼吸、皮肤、粪便排出。因此，正常成年人每天水的摄入量至少为2 500mL。在高温环境、出汗、运动等情况下应适当增加饮水量。在患有一些相关慢性病的情况下，应控制水的摄入量。例如，慢性肾脏病患者，应在医生指导下，根据肾小球滤过率等情况决定水的摄入量。慢性心力衰竭患者应严格限制水的摄入。

为了控制水的摄入量，在生活中，可以用量杯对日常使用的碗和茶杯的容量进行测量。根据汤、茶水在碗、杯中水平面的位置大致估计其容量的毫升数；也可根据碗、杯中的花纹或其他标识，测量其相应的容量的毫升数，同时做到碗、杯固定，水量固定。对于健康人，水的摄入量可粗略评估。如果患有某些慢性疾病，医生建议每天水的摄入量为 1 700mL，在生活中就要把 1 700mL 水分配在三餐饮食的固态食品、汤及餐间的茶、水果中。根据饮食习惯，决定每种食品、饮品、水果的摄入量。大致做到每天水的总摄入量为 1 700mL。茶、酒、饮料及吃的水果中的水分应计入水的总摄入量。

三、“拉”要察形观色

粪便中包含着身体的生理和病理信息。观察粪便的量、形态、颜色，可早期发现胃肠道、肝胆、胰腺疾病。因此，不能简单地认为“大便就是一堆臭东西，没有什么好观察的”！

容易观察到的病理信息主要有：粪便干结与便秘有关；粪便变细或表面有划痕（槽状凹陷）可能是痔或直肠癌的表现；粪便呈陶土色提示胆道结石、胆道肿瘤或胰头癌；粪便呈柏油样，表明有上消化道出血；粪便表面呈鲜红色多为痔出血。

四、“撒”要计量

在住院患者的生理记录单上会显示体温、脉搏、呼吸、血压、排便次数和尿量，说明了观察尿量在治疗疾病过程中的重要性。在日常生活中，观察尿的颜色、记录尿量具有积极的保健意义。

根据饮水量多少和胆红素代谢情况，尿液的颜色会出现变化。生理情况下，饮水少或出汗多时，尿液呈深黄色；饮水多时尿液呈淡黄色或无色。病理情况下，肾脏肿瘤、膀胱肿瘤、输尿管结石患者，尿液可呈肉眼血尿（红色）；胆管结石、胆管肿瘤、胰头肿瘤患者，尿液颜色加深，可呈酱油样。为了早期发现相关疾病、提高治疗效果，建议老年人要留意尿液的颜色变化。

尿量既能反映人体健康状况，也能反映相关疾病的轻重程度，还是观察疗效的重要指标。肾脏病患者出现肾功能障碍时,可表现有少尿或无尿;急性肾损伤的恢复期可出现多尿。

人体水分的排出途径包括尿液、汗、呼气中的水分、粪便中的水分和皮肤的蒸发。其他途径排出的水分不易观察与计量,尿液则既可观察又可测量。同时,观察尿量的多少,还是间接判断水的摄入量是否合理的客观指标。

在日常生活中,测量尿量的最简易方法是把尿液装入废的饮用矿泉水的瓶中。矿泉水瓶有容积标识,可简单测定尿量。收集一天的尿液,记录总量。然后一次性倒入便池后冲水,还可节约用水。如果希望把尿量测得更准确,可用量筒。

根据不同时间内容器中尿液的颜色,可以估计某一时间段水的摄入量是否合适。尿液颜色太浅,说明水的摄入量多;尿液颜色太深,说明水的摄入量不足,也说明这一时间段内,体内(血液中)代谢“废物”的浓度较高。最理想的状态是,各时间段内尿液的颜色相近。如果某一时间段内尿液的颜色太深,就应在相应时间段内增加水的摄入。夜间睡眠时不喝水,血液中人体代谢“废物”的浓度相对高于白天,尿液颜色也相对较深。在起床后即适量饮水,可提前稀释人体代谢“废物”的浓度。

五、“睡”要计时

睡眠的时间在人的生命过程中占了 1/3。睡眠对维持身心健康必不可少。然而,睡眠时间也不是越长越好。对于 65 岁以上老年人来说,每天最佳睡眠时间为 7~8 小时。睡眠时间过长会挤压适度工作、锻炼身体等所需时间,不利于身心健康。根据自身感觉,也是判断睡眠时间是否充分的依据。晨起后感到身体轻松、头脑清晰、精神饱满,说明睡眠充分,时长合适。

为了保障充分的有效睡眠,应注意睡眠卫生,例如卧室温度适宜,就寝和起床时间要规律,睡前不喝咖啡和浓茶、不看恐怖或惊险文学作品、不思考生活或工作中的难题和矛盾等。如果白天工作或生活中遇到难题、生活中遇到不愉快,找亲人或知心朋友倾诉,疏解心里郁闷和压力,有利于入眠;如果白天工作太累、入睡太晚或需早起,造成心理紧张,影响入眠,可少量饮酒,舒缓压力;遇到以上情况,也可睡前口服艾司唑仑 1~2mg(1~2 片),或褪黑素 3~5mg 帮助入睡、减少早醒。

患有失眠症者,应到神经内科或精神心理科诊治。患有睡眠呼吸暂停低通气综合征者,既影响睡眠,又可引起高血压、2 型糖尿病、性功能减退等疾病必要时应使用家用无创呼吸机，并调整好呼吸机相关参数。每天起床后，从显示屏上读取睡眠时间、呼吸暂停次数并记录，以便于评估睡眠情况及评估病情或疗效。冬季使用带有加热功能的呼吸机管路，使吸入空气加热，避免冷空气刺激呼吸道引起咳嗽，导致失眠。卧室温度达到 23~24℃较为合适，以避免呼吸管路及面罩出现冷凝水。冷凝水在气体经过时出现的噪声、面罩处水滴对面部的刺激，均可能影响睡眠。患有睡眠呼吸暂停低通气综合征的老年人，是否在睡眠时使用呼吸机，要到医院呼吸科或神经科就诊，经多导睡眠监测仪监测，根据呼吸暂停次数及缺氧情况等指标，由医生决定。如需使用无创便携式家用呼吸机，老年人不应因怕麻烦而拒绝使用。根据笔者多年的使用体会，使用呼吸机能避免睡眠时因呼吸暂停而被“憋醒”，提高睡眠质量；晨起会感觉身体轻松；也会减少夜间反复缺氧、憋醒、睡眠不足对血压的影响。午休时，为避免因呼吸暂停而被“憋醒”也建议使用呼吸机。使用呼吸机对身体没有明显的不利影响。还有一个好处，就是不会因打呼噜造成的阵阵“雷声”而影响家人睡眠。

第二节　运动要量力而行

一、运动促进健康

生命在于运动，运动促进健康。对于老年人来说，适量运动更有必要。运动可以提振精神、强健肌肉和骨骼、预防骨质疏松、改善心肺功能。

二、运动要量力而行

老年人的器官功能储备减少，调节能力下降。运动应量力而行。运动过量，可能诱发相关疾病或发生意外。运动量的评估，应以运动后最低运动心率（靶心率）为宜，靶心率=(最大心率-安静时心率)×0.5+安静时心率。而最大心率的计算公式为：220-年龄=最大心率；主观感觉以运动后感觉轻松或略感吃力为宜。对于患有心脏病、糖尿病等慢性病者，应在医生指导下，制订合适的运动量及运动后生理指标。运动时间以每次 30 分钟、每周 3~5 次为宜。

第三节　对慢性病要“友好相处”

很多老年人要与慢性病相伴终生，老年人常见的慢性病有高血压、冠心病、糖尿病、慢性阻塞性肺疾病、肿瘤、颈肩痛、腰腿痛、前列腺增生等。慢性病影响健康、影响生活质量。治病心切、有病乱投医的心情可以理解，但对于慢性病的治疗，猛药治慢病的方法会适得其反，用“神药”药到病除的想法也太天真。如果对慢性病的诊治消极应付，或“不友好”地对待慢性病，可能影响诊治或加重病情。

只有重视健康、认识自身状况、认识慢性疾病的复杂性和长期性，采用科学的治疗方法，才能收到理想疗效。患有慢性病的老年人，应自我摸索慢性疾病的规律，仔细观察治疗效果，及时在医生指导下调整疗法与药量，与慢性病“友好相处”，才是最佳选择。“病来如山倒，病去如抽丝”“欲速则不达”等对疾病的认识，正体现了中华民族诊治疾病的哲学思想、治病理念和优秀文化。

一、与糖尿病“友好相处”

患有糖尿病者，应在医生的指导下仔细评估自身状况、合理制订三餐主食和副食构成及三餐比例、严密观察降血糖药的降糖效果、常测血糖和尿糖、合理安排运动量及运动时间，做到规律作息，保持血糖稳定。

以下为应对糖尿病的“不友好行为”，应予避免：没有营养计划，不能规律进餐，营养物质分配不合理，过量摄入甜食、甜点、甜饮、水果，暴饮暴食，过量饮酒，过量使用降血糖药，服用假药“降糖丸”，超负荷运动等。

笔者曾经历过因长期偏食面制食品（面条、馒头、面汤），蛋白质摄入不足，导致糖耐量减低。上午 11 点以后出现饥饿、心慌、出汗、烦躁，吃零食后方可缓解。经过调整饮食结构，减少面制食品比例，增加粗粮食品，提高富含蛋白质食品（瘦肉、鸡蛋、奶三餐搭配）比例，使糖耐量恢复正常，临床症状消失。

糖耐量试验是用口服葡萄糖粉 75g，在此之前及口服后半小时、1 小时、2 小时、3 小时各抽血 1 次，检验血糖及胰岛素水平，判断胰岛功能及糖代谢情况。然而这种口服葡萄糖粉以后检测血糖，不符合现实生活中的进食情况。如果自备日常习惯的早餐（如一个鸡蛋或一瓶牛奶或适量瘦肉、100g 馒头），餐前餐后按上述时间抽血化验血糖，则更符合真实的血糖水平，对饮食更具指导意义。

二、与高血压“友好相处”

患有高血压者，应认识到高血压是需要长期治疗的慢性病，需要了解高血压对心、脑、肾、视网膜血管的损害和相应并发症，认识长期高血压状态对人体的危害；减少食盐用量（每天 <5g）；控制体重，达到标准体重水平；适量运动；平衡事业与健康，减轻精神压力。通过以上方法，减轻引起高血压的生活因素。

以下为应对高血压的“不友好”行为，应予避免：胡吃海喝、以盐增香、钠盐摄入超标；饮酒过量，造成血压不稳定；不控制体重、超重肥胖，增加心脏负荷；以“没有明显不适”为由，长期不检查、不治疗；道听途说灵丹妙药某某“降压丸”，奉为神药，越吃血压越高；随意参照患有高血压的家人、朋友所用药物进行治疗；随意增减抗高血压药量或自行停药等。

笔者有 20 年的高血压病史，原因与工作紧张、劳累有关。平时在服用抗高血压药的情况下，血压稳定在正常水平。10 年前，曾住院行阑尾切除术。住院期间按平时药量服用血管紧张素转换酶抑制剂贝那普利 10mg/d。术后第三天出现头晕、头痛、乏力，测血压低于正常值。停用抗高血压药后，症状消失。出院后即正常上班。第三天出现头晕、头痛、头皮紧缩感。测血压，高于正常水平。恢复术前相同剂量的抗高血压药，血压降至正常，症状消失。这段经历说明，原发性高血压与工作紧张有关；服用抗高血压药期间，应经常测量血压，了解降压效果及可能的异常变化。

笔者高血压病的治疗效果，被心血管病专家认为是“理想状态”。平时在早晨起床后服抗高血压药，以免漏服。经常测量血压，观察血压变化。根据闲忙程度及血压情况调整药量，用贝那普利 5mg 或 10mg。平时上班时间服用 10mg/d；脱产学习期间 5mg/d，即可使血压维持正常。

需要说明的是，经常测血压很重要；家里要自备血压计，学会自己测量血压，更方便于观察血压变化。最好在早晨起床后测量，减少工作、生活对血压的影响；用药量以达到理想血压水平的最小剂量为宜；应在心血管病专科医生的指导下调整抗高血压药剂量。

三、与其他内科慢性病“友好相处”

慢性病常因日积月累的损害，使相应器官功能障碍、出现明显的临床症状而被确诊。每种慢性病都有其病因和病理变化，每种慢性病都要找到“友好相处”的方法。

与血脂异常有关的慢性病如冠心病、脑栓塞、动脉血管的粥样硬化（彩超发现颈动脉斑块形成、锁骨下动脉斑块形成等），应合理膳食、限制饮酒、适量运动、控制血糖和血脂水平。减少热量摄入，降低体重是血脂异常的营养治疗方法，但对有些人来说，这却是很困难或是很痛苦的一件事，需要有毅力、需要长期坚持。他汀类降脂药有较好的降低血脂效果，但吃药不是越多越好，也不是剂量越大越好。超量用药，急于求成，可能会带来较多副作用。应在医生指导下用药，并定期复查血脂水平。用药期间如转氨酶升高，应及时请心血管病专家给予指导、调整药量或更换药物品种。

对于需要降脂的人群，目前常选择的降脂药物有瑞舒伐他汀、阿托伐他汀等。初次服用降脂药物半月左右需化验肝功能，了解有无转氨酶升高等药物性肝损伤的情况。若转氨酶升高在正常高值的 3 倍以内，可以继续用药。继续用药半月后再复查肝功能，如果仍高，建议更换为匹伐他汀（对肝功能影响概率小）。如果转氨酶升高超过正常值 3 倍，建议停药，待转氨酶降至正常后更换为匹伐他汀，或者应用新型小分子降脂药物，即依洛尤单抗针剂。该针剂通常一个月打两次即可达到较好的降脂效果。若无转氨酶升高，可在服药后第 1 个月复查血脂水平，了解其是否达标；若血脂水平达标，可间隔 3 个月化验血脂水平，了解其是否稳定达标。其后可一年化验血脂 1~2 次。若血脂水平不达标，可加用依折麦布等降脂药物。

笔者的降脂治疗是这样进行的，瑞舒伐他汀初始剂量 10mg/d，半月后化验肝功能，结果正常。一个月后血脂水平达到医生建议的目标值。继续用药半年后，血脂水平低于医生建议的目标值。此后调整瑞舒伐他汀到每天晚上 5mg，即能维持医生建议的目标值。需要强调，调整药物品种和剂量应在医生指导下进行。

高尿酸血症是一种代谢性疾病。尿酸在血液中的饱和浓度是 420μmol/L，尿酸若超过饱和浓度，尿酸盐结晶就会沉积在关节滑膜及肾脏等，可引起痛风或肾脏损伤。对于高尿酸血症和痛风患者来说，最基础的治疗方法是应用饮食疗法，避免或减少高嘌呤食物（海鲜、肉汤、啤酒等）。降低尿酸的药物也不是剂量越大越好。如需药物治疗，将尿酸水平控制在接近正常值上限较为理想。这样既可避免高尿酸血症对人体的损害，又可减少可能发生的药物不良反应。笔者控制高尿酸血症的体会是，不吃高嘌呤食物，少吃中等含量的含嘌呤食物，多选择低嘌呤含量的食物（食物嘌呤含量可参考附表 2）。治疗高尿酸血症的药物包括排尿酸药（如苯溴马隆）和抑制尿酸生成的药物（如非布司他），应在医生指导下选用。笔者在治疗高尿酸血症中的用药体会是，根据化验的尿酸值，调节用量。笔者使用非布司他的初始剂量为 40mg/d，在控制饮食等措施配合下，药量降至 10mg/d。如不“精打细算”，可能会带来相应的药物不良反应。

四、与外科常见慢性病“友好相处”

良性前列腺增生是老年人常见病，尿频、排尿困难、尿滴沥等是其常见症状。吃辛辣食物、饮酒等“不友好”行为，可引起前列腺充血，加重病情，应予避免。特拉唑嗪、坦索罗辛等药物可改善症状。药物能控制者，就不必手术治疗。手术治疗，可能会带来不必要的手术并发症。

运动系统慢性损伤和退行性疾病如腰腿痛、颈间痛、颈/腰椎间盘突出症、膝关节退行性病变等，都会带来疼痛、活动受限等痛苦，为日常生活带来不便。手术治疗不应是首选；不积极治疗，或在社会上找非专业的“神医”乱治也不可取；按摩治疗手法过重可能加重病情；爬楼梯锻炼身体将加重膝关节损伤。以“友好”的方法积极治疗、善待病变部位、爱护病变器官，可减轻症状、消除痛苦。与上述疾病“友好相处”的方法主要包括：使用颈托、腰托、护膝、护腕、护踝等，可增加相应部位的稳定性并起到保护作用；病变部位的保暖或热敷也能减轻症状，因为寒冷是骨关节炎的病因之一。

笔者的膝关节慢性损伤已有十多年时间，骨科的诊断为髌股关节高压症。第一次出现症状是在河南省南阳市的宝天曼步行上山途中，走山路约 100m 即出现膝关节疼痛难忍，无法行走。经过适当休息和保守治疗，症状缓解。以后在生活中尽量不走楼梯；如走楼梯，尽量慢行，下楼梯时侧行(前脚下到一个台阶，后脚下到同一个台阶。然后前脚再下第二个台阶)。较远距离行走或走山路时，戴护膝进行保护。这里说的护膝是指有较大弹力的运动型护膝。在护膝的“保护”下，笔者曾再次到宝天曼步行登山观光，而没有出现膝关节疼痛现象。

在膝关节的退行性病变中，包括髌股关节高压症、半月板退行性损伤等。对于这类损伤，减少关节的屈曲幅度，可减少关节面的滑动距离，从而减轻因关节面摩擦引起的疼痛。髌股关节高压症患者，应尽量避免上下楼梯、避免爬山、避免蹲姿、避免坐低凳子。在上楼梯时，疼痛较轻的一侧腿先迈上台阶；下楼梯时，疼痛较重的一侧腿先下台阶。半月板退行性损伤患者，应避免蹦跳、避免急转弯。

便秘是结直肠肛门外科的常见慢性病，给生活带来诸多不便。对该病处理的“不友好”方法是采取“药到病除”的方法，如使用刺激性泻药大黄、番泻叶等、盐性泻药硫酸镁等，这些方法常会有较多副作用。可取的方法包括适量增加水和膳食纤维的摄入量、适度运动、腹部按摩。排便仍有困难者，使用生理盐水灌肠。

年老体弱者，可能因干结粪便引起机械性肠梗阻，出现腹痛、腹胀、呕吐等症状。这种情况下应急诊就医。可采取人工取便的方法，掏出干结的粪便，解除梗阻。

第四节　统一协调防治多种慢性病

老年人如同时患有两种或两种以上的慢性病，在处理上可能存在治疗性的生活干预方法的不一致、用药时间和药物相互作用等方面的差异或矛盾。如何达到最佳疗效，需要认真分析，统一协调。

一、治疗性的生活干预方面的统一协调

老年人做一些力所能及的工作有利于身心健康。天天加班加点，超负荷工作，不利于慢性病的防治，甚至会加重病情或新发其他疾病。因此，既要适度工作，也要充分休息。

糖尿病、心血管疾病患者，需要通过运动，改善病情。另一方面，运动不当可能会加重病情，甚至带来风险。合理的做法是在医生指导下，制订个性化的运动方式及运动量。

对肥胖症患者来说，运动是减重的重要方法之一。然而，肥胖症者本身就存在超重对膝关节等的损伤，跑步等运动会加重其损伤。这种情况下，应选择合适的运动方式如游泳等。

慢性肝病和慢性肾脏病的患者器官代偿功能不全时既需要吃富含蛋白质的食物（如瘦肉、鸡蛋、奶及奶制品）补充营养，减少腹水或水肿；又需要限制蛋白质的摄入，预防肝性脑病或血肌酐升高。在医生指导下制订合理的膳食计划，有利于病情的稳定。

二、用药时间的统一协调

同时患有多种慢性病，每种病都需要相应的药物来治疗。某些药物的作用与人体的生物节律有关；两种以上药物同时应用可能存在着药物相互作用。在这种情况

下，应制订一个统一的用药计划。例如治疗高血压的药物宜早上服，因为血压的最高值出现在早上 6 点至 10 点；降血脂的药宜晚上服，因为胆固醇在体内合成的时间主要在夜间。

有关用药注意事项，可参考第十一章相关内容。

三、用药品类的统一协调

不同慢性病所用药物不同，不同种类药物之间可能存在相互作用，有些相互作用能产生有害的结果。例如患有慢性肝病、原发性高血压、可能服用利尿剂，心脏病可能服用强心药。当氢氯噻嗪（利尿剂）和地高辛（强心药）合用，可引起心律失常。做过心脏瓣膜手术、冠状动脉装过支架的心脏病患者需用华法林（抗凝血药）预防血栓形成。患有真菌感染者，需用氟康唑。氟康唑和华法林同时应用，可明显增加华法林的血药浓度，有导致出血的风险。这些情况，都应在医生的指导下选择不存在相互作用的药物。

四、食品与药品的统一协调

部分食物与药物存在相互作用，会影响药物在血液中的浓度。

柚子中含有的某些成分可升高他汀类药物及抗高血压药硝苯地平在血液中的浓度，前者可能引起肝肾功能损害等，后者可能引起低血压及头痛头晕等。西芹、菠菜等含有多量维生素 K，若与抗凝血药华法林同时应用，可降低华法林的抗凝效果。

患有心脑血管疾病、高脂血症、高血压者，在使用上述药物时，应注意避免食用上述水果、蔬菜。

五、有创诊疗与药物治疗的统一协调

手术、人体组织活检、穿刺等有创操作时，可引起局部不同程度的出血。在常规操作时，可以对有创操作部位进行止血处理，并且很快能使出血停止。老年人如患有心脑血管疾病，或支架植入手术，需服用抗凝祛聚药物（如阿司匹林、华法林等）。在进行胃肠道内镜检查及取组织活检、外科手术之前，应停用抗凝药物一周，以避免在有创操作时发生出血及止血困难。

第五节　主动作为维护心理健康

一、多种因素影响老年人心理健康

心理健康是人体健康的重要组成部分，也是容易被忽视的健康问题。精神心理障碍对人体健康的影响较躯体疾病更广泛、更复杂、更持久。因此，应引起老年朋友的高度重视。

退休后的老年人，离开了熟悉的工作环境和同事。没有了几十年如一日的“上班-下班-吃饭-休息”的规律生活，没有了密集的社交活动。随着年龄的增长，体力和健康状况也会有所下降。尤其是一些从领导岗位退休的老年人，可能遇到攀权附势、忘恩负义、过河拆桥、翻脸无情的同事；也可能遇到在职时阿谀奉承、称兄道弟，退休后爱答不理、视同陌路的“旧友”。这些都会增加生活中的负面情绪。退休后还可能存在孤独与失落感，可能存在疾病带来的不适或病痛，这些精神落差和身体状况，都可能造成老年人的心情压抑，或出现心理障碍。

二、主动调节心理状态有益心理健康

有资料显示，老年人心理障碍排在前两位的是抑郁障碍和焦虑障碍。强迫症状也是困扰老年人的心理障碍之一。主动作为，多进行有氧运动，增加户外光照时间，进行放松训练，多听舒缓的音乐，可预防和改善抑郁和焦虑障碍。努力改变过分认真、追求完美的个性，主动转移注意力，有助于防止强迫症状。为了预防心理障碍的发生，老年人要利用阅历广、见识多、经历过风雨、解决过难题、处理过危机等优势，主动作为，沉着应对可能影响心理健康的不利因素。正确面对身体功能的下降，锻炼身体，增强体质；保持积极向上的心态，学习新知识，适应数字时代新生活；忘却不愉快的人和事，多想想成功的事业、幸福的家庭，多看看祖国大好河山、美丽景色，消除影响心理健康的负面情绪。主动调节心理状态，主动融入社会，主动与老同学、老同事及年轻人加强联谊和交流，多参加社会公益活动、文化体育活动，丰富自己的精神生活。主动应对心理障碍可起到预防和治疗作用，也可防止病情的进一步发展。

第六节　充实的生活是防病的良方

老年人，尤其是管理岗位的退休者，从繁忙到清闲，从管理团队到管理自我，从天天忙碌到清闲在家，难免存在较大的落差。这种落差对身心健康都可能造成不利影响。生活态度决定生活质量，生活质量影响健康质量。如果把老年生活丰富起来，可减少社会活动、精神活动和身体活动方面的巨大落差，将有益于身心健康。

一、热爱生活，做快乐健康的幸福老人

充实的老年生活有益身心健康。要使生活充实，先要热爱生活。

有的老年人，自认为年纪大了、记忆力下降了、脑子笨了、体力差了，“没有用了”。存在这种消极情绪的老年人，对生活缺乏热情、缺乏信心、缺乏动力。整天待在家中，不出门、不与朋友交往、不运动、有的生活懒散、彻底“躺平”。头发白了也不染了、胡子长了也不刮了；原来西装革履很讲究，现在不穿西装了，身着宽松的印花棉睡衣就到社区“服装展”了。这种消极的生活态度，则会影响生活质量和身心健康。

在快速发展的数字时代，不思进取、不学新知识新技能、不能融入社会，将影响心理健康；不出门、不运动、不晒太阳，维生素 D 产生减少、骨骼强度下降、骨质疏松加重，会影响身体健康。骨科和运动医学科有一种认识，不晒太阳、不运动容易发生骨质疏松；骨质疏松容易发生骨折；高龄者发生的骨折，尤其是股骨颈骨折被认为是“临终骨折”。骨折后卧床等因素易引起血栓形成、压疮、肺部感染、尿路感染等，对生命造成威胁。即使现在骨科手术技术提高了，高龄者骨折后仍有较高的死亡率。

年轻时为国家勤奋工作，爱岗敬业，热情似火；年迈时只是换了一个“工作岗位”，在社会、家庭贡献余热，继续工作，仍然要爱国爱家爱生活，以积极的态度和满腔的热情对待生活、从事力所能及的家庭劳动、热心指导教育孙辈、在家庭与社会活动中体现爱心、责任、能力和成就，做一个快乐、健康的幸福老人。

二、丰富生活内容，有益身体健康

有的老年人，长期与床和沙发为伴，深居简出；或者天天抱着手机，看那些铺天盖

地的无聊、无益的网络信息。这样单调的生活，对身体健康不利。不出门、不活动、容易使肌肉力量下降、骨骼强度下降、心肺功能下降；沉迷网络易使视力下降、内分泌功能紊乱、睡眠障碍，还可能遭遇网络诈骗。

适宜老年人参与的活动很多，例如到老年大学学习新知识、新技能、写字、绘画，陶冶情操；到社区活动中心唱歌、跳舞愉悦心情；到外地观光旅游，饱览祖国大好河山；发挥自身专业特产，继续服务社会；当一名志愿者，帮助他人；在家做家务，使家庭氛围更温馨。这些适老活动，老年人可根据自己的兴趣爱好选择性参与；对于年轻时没有业余爱好者，也可以重新培养自己的兴趣爱好；对于有专业特长者，可以继续发挥自己的专业特长，服务社会。

丰富生活内容，可以使自己动起来、忙起来。充实的生活最直接的效果，会使老年人消除孤独感、空虚感；手勤脑快还会使老年人动作更灵活、思维更敏捷；适度运动，可以增加骨骼强度和肌肉力量，预防骨质疏松；丰富的生活，可以使身体各个系统功能调动起来并更加协调，使身体更加健康。

关于延缓记忆力衰退，预防老年痴呆，有专家提出了如下建议："管住嘴、迈开腿、勤动脑、多社交、记忆好"。建议坚持食物多样化，如谷类、豆类、蔬菜、水果、肉类、蛋类、坚果、奶制品、鱼类等；每周不少于两次的社会活动；每周不少于两次的阅读、思考和书写；每周不少于 150 分钟的中等强度运动或不少于 75 分钟的高强度运动。这些建议也强调了丰富生活内容对促进身体健康的重要性。

三、把感恩融入生活，有益心理健康

人生难免经历风风雨雨，难免有工作中的矛盾纠纷，难免有同事间的恩恩怨怨，难免有家人的磕磕绊绊，难免有未达到目标的遗憾。这些都会成为老年人的精神负担。带着这些负担生活，势必影响心理健康。以感恩之心回顾人生，把自己升学、就业、升职、婚姻、成就等归因于父母的养育、老师的指导、同事的帮助、上级的培养。多想想别人对自己的恩惠，用恩惠报答恩惠。把感恩当作美德，把感恩融入生活，把感恩化作日常，定会忘却恩怨、忘却烦恼，心旷神怡，愉快生活。

感恩的方式有很多：尊重他人，使他人感到社会的文明；帮助朋友，使朋友感到社会温暖；拜望老师，体现师恩如海；体贴父母，体现中华传统文化；志愿服务，展现人性光辉；报效祖国，尽到公民义务。

常怀感恩之心，就会发现社会的美好，发现生活中的善良；常怀感恩之情，就会宽容他人的不足;忘却过往的恩恩怨怨,才能释放内心的负面情绪。

感恩是一种健康心态,感恩使人心情平静;心平能愈三千疾,心静能平心中壑。感恩是一个心理处方。在感恩中回馈社会,在感恩中感受幸福,在感恩中平静心情,在感恩中陶冶情操,在感恩中促进心理健康。这是生活之道,也是健康之道。

四、树立人生新目标,为健康增添新动力

笔者是河南医学院 1977 级的医学生,工作单位是郑州大学河南医学院。2023 年春节团拜会上,老同学们说:"看起来就你年轻"。平时,同事、朋友见面时,也常评论笔者精神焕发、步履轻快,常会赞许"你看起来和 20 年前没啥变化。你咋保养的呀?"笔者会告诉大家:"保持年轻的秘诀,一是生活充实有动力有活力,二是精心呵护身体。"在笔者看来,目标—任务—压力—动力—器官功能调节(人体各器官系统的适应性功能调节)—行动(人体为实现目标任务而实施的脑力和体力活动),是一个链式的社会-心理行为。为实现目标而提振精神,就会有活力,就显得年轻。

年轻人有自己的奋斗目标,如学习目标、事业目标等,向着目标而努力;老年人也应该树立自己的新目标,如适老生活目标、适老事业目标和健康目标。老年人的人生新目标可以是维护身体健康,学习手机、电脑的数字技术,到老年大学学习自己爱好的专业,继续从事自己热爱的事业,从提高烹饪技艺中享受生活、改善家人幸福指数等。树立人生新目标,就会为实现目标而努力。这样自然就会有压力,也会有动力;自然就会精神饱满,充满活力,显得年轻。

作为临床医学的医生和教授,笔者年轻时的奋斗目标是当一名好医生,创新肝胆胰外科和肝移植技术,救治更多患者;当一名好教师,把自己的医学知识传授给一批批学生。到了退休年龄,笔者又给自己定了新目标:在做好临床工作的同时,助力本校医学教育事业的发展,培养优秀学生;做好健康知识普及工作,提高公众防病知识水平。在医学教育事业方面,积极向学校提出建议并被采纳:学校使用了"郑州大学河南医学院"称谓,传承了河医文化;完善了医学教育体系,促进了医学教育发展。

在普及保健知识方面,笔者坚持利用业余时间义务讲授保健课,开设了"生活中的医学"选修课,使更多人了解健康知识,提高健康水平。在实现这些人生新目标的过程中,使自己始终有任务、有压力、有动力、有活力,始终精神饱满、干劲十足。

为了实现人生新目标,就要对健康提出要求,为完成目标任务,提供健康保障。

这就要求生活规律，加强运动，按时作息，认真防治急慢性疾病，精心呵护身体健康，这也是做好保健的新动力。在努力实现自己新目标的过程中，减少了“陪电视”“陪沙发”的时间，增加了工作时间，增加了“迈开腿”的运动时间，在增强体质中发挥积极作用；思考问题、学习文件、书写材料，对预防学习与记忆能力下降发挥积极作用；积极向上的情绪、不断取得的成绩、获得赞同的喜悦，对预防心理障碍发挥积极作用。这些都是树立人生新目标、为实现目标而努力所带来的健康效益。

有两位长寿老人为实现人生目标而努力的励志故事，值得与大家分享。郑州大学河南医学院著名眼科专家张效房教授设立的目标是在有生之年完成《张效房眼外伤学》的编著。张效房教授坚持合理膳食，保持健康；坚持每天自己骑老年电动车上班，增强体质；经过不懈努力，在 100 岁时《张效房眼外伤学》由人民卫生出版社正式出版。这是百岁老人贡献给社会的宝贵财富。今年 103 岁的张效房教授仍然坚持上班，为《中华眼外伤职业眼病杂志》审稿改稿，为他热爱的医学事业不懈努力。2023 年 7 月 23 日，在笔者主办的第三届“河医”医学教育论坛暨第三届“河医”医学生学业规划与职业发展研讨会上，张效房教授亲临会场，并铿锵有力地表明人生态度：活到老，学到老，奉献到老！从张效房教授身上，我们看到了精神的力量和身体健康对生活和工作的重要性。

还有一位 90 岁的美国老太太乔伊斯·德福，她 19 岁从北伊利诺伊大学休学结婚。3 年前，87 岁的她决定复学，申请学士学位。在校方和家人的帮助下，她学会了使用电脑和远程教学的学习。经过不懈努力，终于在 2022 年 12 月获得通识教育学士学位。颁授学位仪式上，老太太精神矍铄、神采奕奕、充满活力，显示出成功的喜悦。

老年人树立人生新目标，古有之，曹操“老骥伏枥，志在千里，烈士暮年，壮心不已”；今有之，世界杂交水稻之父袁隆平院士在 90 岁高龄时仍不服老，为让全地球村民吃饱饭，仍然坚持下农田，搞科研。他们都有坚强的意志作支撑，明确的目标作动力。

心不老，人就不老。老年人有了奋斗目标，也就有了保健目标；有了保健目标，就会为身体健康而努力，这样也就为充实的生活奠定了健康基础。在实现目标的忙碌中得到精神上的满足，在实现目标的忙碌中收获快乐和幸福。老人健康，自己少受罪，家人少受累，社会少负担。老年人都应该让生活更充实，为保健添动力，使生活更幸福。

第七节　阿尔茨海默病应积极防治

一、何谓阿尔茨海默病

人们常说:"死亡不是终点,遗忘才是"。依然记得一则令人记忆无比深刻的关注阿尔茨海默病的公益广告:一位患有阿尔茨海默症的老人,孤独地坐在家里,儿子忘带钥匙,让他开门,他问:"你是谁呀?"儿子说:"我是你儿子呀,我没带钥匙。"老人摇了摇头:"我不认识你了。"这是很多家庭正在经历的痛苦——阿尔兹海默病。阿尔茨海默病曾被称为"老年痴呆",是一种病因不明的神经系统退行性疾病,患者会有失忆、失语等表现。许多患病的人,会不记得回家的路,不记得自己的名字,认不出自己的亲人,甚至有的还认不出相册上的自己等情况。阿尔茨海默病是怎么发病的? 有没有治疗办法?下面让我们一起讨论阿尔茨海默病的相关问题。

我们首先来了解阿尔茨海默病的主要表现:A(activity)是指生活功能改变;B(behavior)是指精神和行为症状;C(cognition)是指认知损害。如:早期患者近记忆力下降,表现为对刚发生的事,刚说过的话不能够记忆;经常忘记熟悉人的名字,对年代久远的事情记忆相对清楚,忘记常用的电话号码,找不到刚用过的东西;容易怀疑周围的人等等。随着病情进展患者可以出现认知障碍,表现为对熟悉的环境感到模糊,逐渐出现迷路,在自己非常熟悉的环境中也不能够到达想去的地点。晚期可以出现判断力,认知力完全丧失,出现一些幻觉和幻想,经常出现复杂古怪的行为,无端指责自己的配偶,不认识自己的老朋友,认为来访者是盗贼等等。

一般认为,阿尔茨海默病的发病可能与以下因素有关:高龄、基因突变与遗传、生活方式、中毒和感染等。此外,低教育程度、膳食因素、吸烟、女性雌激素水平降低、高血压、高血糖、高胆固醇、高同型半胱氨酸、血管因素等可能增加患病的风险。因此,阿尔茨海默病的发病原因并非是单一的,而是涉及精神、遗传、生活习惯等方方面面。这就使得预防阿尔茨海默病变得有一定难度。

在生活中,老年人如出现记忆力的进行性减退,家属应该高度警惕阿尔茨海默症的可能,尽早寻求医生的帮助。医生一般会做一些相应的检查来辅助诊断,比如简易精神量表(MMSE)、日常生活能力评估、行为和精神症状(BPSD)的评估等等。通过这些简单的神经心理学测验,可判断患者智能的损伤程度。若有明显的智能损伤,医生还会采取神经影像学检查,用于排除其他潜在疾病和发现阿尔兹海默病的特异性影像学表现。

二、早诊断、早治疗，综合治疗，提高疗效

鉴于阿尔茨海默病对健康的影响的严重性，应以积极的态度进行治疗。①尽早诊断，及时治疗，终身管理，有益于提高疗效。②现有的抗阿尔茨海默病药物虽不能达到治愈的目的，但可以延缓其进展。所以应尽可能坚持长期治疗。③对于痴呆伴发的精神行为症状，应以非药物干预为首选。④对照料者也应进行健康教育和心理支持，这也有益于提高阿尔茨海默病患者的生活质量。

根据《阿尔茨海默病源性轻度认知障碍诊疗中国专家共识 2021》等提出的专家意见，阿尔兹海默病的治疗重点在于延缓或改善患者的认知障碍。患者早期出现轻度认知障碍时，可以进行非药物干预：①生活方式干预：采用以蔬菜、水果、鱼类、五谷杂粮及橄榄油为主的地中海饮食，控制烟酒摄入，改善睡眠质量等。②认知干预及多模式干预。认知训练：认知训练一定程度上可以改善患者的注意力和记忆力等。记忆训练：观看老照片并回忆过去的事件有助于帮助患者保持长期记忆。通过让患者回忆数字和日期、重复电话号码等可以改善短期记忆。定向训练：定向训练可以与日常生活结合。选择患者感兴趣或者有情感依赖的记忆材料来进行训练，并强化事件的时间、地点和人物。语言交流能力训练：让患者尝试训练图片卡上的事物命名和描述，先从简单的开始，再逐渐提高难度。③有氧运动可使阿尔兹海默病患者的整体认知功能得到改善。

对于阿尔茨海默病患者出现了精神症状时，应在医生指导下进行药物干预。

鉴于阿尔茨海默病的特殊性，同样对于照料者提出了较高的看护需求。照料者在日常生活中应注意以下几点：①照护方面应遵循“帮助而不包办”原则。②创造安全的生活环境，防止意外伤害、迷路或摔倒；保持环境的稳定性和熟悉性，避免突然变化等。

我国已进入了老龄化社会。阿尔茨海默病是导致老年人丧失日常生活能力的常见的疾病之一，严重影响我国公众健康和社会可持续发展。了解阿尔茨海默病，识别早期症状，做到早诊断、早治疗，可取得更好的疗效。

第八节　中老年人要重视防治肌少症

俗话说“千金难买老来瘦”，但是“老来瘦”真的代表着健康吗？“人老腿先衰”，

人上了年纪,常会感觉腿脚不利索,大家习以为常认为是骨骼衰老,其实并非如此,而是由腿部肌肉的减少引起的。人体肌肉结构主要由平滑肌、心肌和骨骼肌三部分构成,其中骨骼肌是人体运动系统的动力。而人体四肢肌肉的主要构成部分就是骨骼肌。这种常发生在中老年人身上的“走路腿软、易摔倒”,其发生原因有一个医学上的专用名称——肌少症。

一、肌少症影响中老年人身体健康

“肌少症”一词是在1989年由美国学者Irwin Rosenberg首次提出的,主要用来描述与衰老相关的骨骼肌质量减少。2010年,欧洲肌少症工作组(EWGSOP)首次发表了肌少症共识,定义肌少症是一种高龄相关的肌肉量减少、肌肉力量下降和/或躯体功能减退的老年综合征。也就是说随着年龄的增大身体结构也会发生变化,50岁的“你”和70岁的“你”虽然同样是60公斤,但这60公斤的构成发生了改变,脂肪会相应增多,肌肉含量会进一步减少。这与掉头发、长皱纹和掉牙齿一样,随着年龄的增长,人的肌肉组织会衰退减少,这是正常现象。但是如果肌肉减少的速度过快、幅度过大,或者时间过早,比如五六十岁就出现比较严重的肌衰和肌少症,就会带来一系列相关的健康风险。那么具体会有哪些症状呢?

下面我们简单讨论一下肌少症的症状和对日常生活的影响。人到了一定岁数以后,腿抬不起来,容易跌倒和骨折,这都跟肌少症有关。丧失足够多的肌肉,生活质量会大幅下降,有部分70多岁的老年女性肌肉很少,变得很衰弱,甚至拿不起座机电话的话筒和比较重的不锈钢调羹。肌少症的主要症状包括以下几个方面。一是肌肉萎缩:肌少症的主要特征是肌肉组织的损失和变薄,导致肌肉质量减少。这可能是由于肌肉不再接受足够的运动或刺激,或者由于神经系统的问题导致肌肉无法正常收缩。肌肉萎缩可以在局部区域出现,也可以影响整个身体。二是肌肉力量减退:肌少症可导致肌肉力量的减退。患者可能感到肌肉无力和乏力,无法完成平常的活动和运动。力量减退可能影响全身的肌群,或者局限在某个特定的肌肉区域,例如大腿前面的股四头肌群力量下降会影响抬腿。三是运动障碍:肌少症会影响患者的运动能力和灵活性。他们可能发现日常活动变得困难,如行走、站立、抬举重物、爬楼梯等。某些情况下,肌少症可能导致肌肉僵硬和关节的运动范围受限。在日常生活中可表现为虚弱、容易跌倒、行走困难、步态缓慢、四肢纤细和无力等。

肌少症除了这些表现外,还会带来一些其他问题,比如血糖控制不佳和整体代谢出现紊乱。肌少症虽然在老年人群中症状最为明显，给人感觉它离年轻人比较遥远。但肌肉流失的过程是人人都会经历的，所以千万不要忽略肌少症。如今随着生活方式的变化，肌少症也出现在一些中青年身上。有调查显示，肌衰的发生越来越年轻化，这种现象与现在的很多不健康的生活方式是分不开的，比如缺少抗阻力训练，缺少阳光照射，摄入维生素 D 不足等等，都会导致肌肉的丢失。但是，肌肉丢失的程度要达到多少才能诊断为“肌少症”呢？

目前可用于肌少症诊断和评估的方法包括肌肉量、肌肉力量、肌肉质量以及躯体功能等。肌肉量是指人体骨骼肌的总量（g）；肌肉力量是指一个或多个肌肉群所能产生的最大力量；肌肉质量以肌肉中脂肪浸润的程度、肌细胞中水分的含量等来评价；躯体功能的测量方法包括步速、起立-行走计时测试、400 米行走测试等。这些专业的测试方法需要到相应的专业机构进行。

二、适量运动和合理营养是防治肌少症的有效方法

目前还没有治疗肌少症的特效药物，以下方法有益于防治肌少症。防治措施包括运动疗法和营养疗法等。运动是获得和保持肌量和肌力最为有效的手段之一。俗话说“饭后百步走，活到九十九”，中老年人应选择合适的运动方式，进行规律的运动锻炼。此外，大多数老年人存在热量和蛋白质摄入不足的情况。因此，建议老年人在日常生活中要保持平衡膳食和充足营养，必要时考虑蛋白质或氨基酸营养补充治疗。改变吸烟、喝酒、久坐不动等不良生活方式。同时要重视及预防跌倒。当老年人发生跌倒特别是反复跌倒时，需及早到医院评估跌倒风险，明确有无肌少症，早发现、早治疗。建议中老年人通过以上方法，强肌健骨，科学防治肌少症，增强身体素质，提高生活质量。

第九节　老年人防摔倒有妙招

一、老年人摔倒可能造成严重后果

一般来说，年轻人摔倒后可能会有受伤部位的擦伤和疼痛，但对于老年人来说，

这小小的一跌可能导致严重后果甚至危及生命。在我国,年龄超过 65 岁的老年人摔倒是导致死亡的常见原因。老年人摔倒不是一件小事,所以不仅要在发生摔倒后采取正确的处理措施,更要主动预防摔倒。那么老年人为什么容易摔倒?摔倒之后应该如何应对?怎样有效地预防老年人摔倒?下面我们就来逐一讨论。

首先介绍老年人为什么容易摔倒?摔倒的原因有很多种,大体可分为环境因素和自身因素。环境因素主要是指老年人由于所处的环境陌生、地面湿滑不平、天气寒冷冬衣过厚导致的动作迟缓,不适合的鞋子和没有行走辅助工具而导致摔倒。在自身原因方面,随着年龄的增长,人体的一些器官功能会减退。视力下降可能导致老年人无法清晰地看到周围的物体,从而发生意外滑倒。有的老人猛地站起来的时候经常因体位性低血压出现眩晕、摔倒的情况。还有的老年人关节活动不灵便或平衡感不好,也很容易摔倒。

那摔倒之后会有哪些严重后果?中老年人骨质疏松,轻微的外力作用就有可能导致骨折。很多老年人会认为摔倒后自己只伤到了肘部、胯部等,但其实其他部位也可能会出现一定程度的损伤。尤其要注意的就是股骨颈骨折,高龄老人股骨颈骨折,常被称之为“人生最后一次骨折”。老年人股骨颈比较细,而且耐受弯曲力矩较差,如不慎摔倒,暴力传导至股骨颈,就容易折断。由于股骨头的血液供应主要靠骺外侧动脉,一旦发生股骨颈骨折损伤该动脉,容易造成股骨头坏死,骨折很难愈合。老年人发生骨折后,由于长期卧床等原因,可能引起坠积性肺炎、尿路感染、压疮、深静脉血栓形成以及由其导致的肺动脉栓塞等一系列并发症。对于老年人来说,这些并发症可能是致命的。所以,中老年人摔倒后要及时就医并进行全面检查。

二、老年人摔倒的应对与预防

那摔倒之后该如何应对?摔倒后应尽量减少其对身体的损害。如果不幸摔倒了,在意识清醒的情况下一定不要着急站起来,也不要用力按摩揉搓摔疼的部位,应该先感知一下自己的伤情是否严重。如果意识清醒并且伤势不重,可以尝试一下慢慢站起来。站起来时一定不能过快过猛,防止头晕或再次摔倒。起来之后慢慢开始活动,确认自己没有大碍之后就可以正常活动。但在几天之内要严格关注自己的身体情况,如果出现不适要及时就诊。不同部位受伤会有不同的感觉及后果,其应对措施也不同。如果摔倒造成脊椎损伤,千万不可以随意活动。因为椎体骨折后如果随意活动,存在脊髓损伤甚至截瘫的可能性。四肢骨折后,随意活动可能造成血管和神经损伤。因此,对可能发生骨折者，不宜随意背、抱伤者，而应拨打急救电话，由专业医护人员救助。

鉴于骨折对老年人造成的严重后果，我们要重视摔倒的预防，积极学习如何预防摔倒，掌握基本的防摔技巧，并养成预防摔倒的习惯。特别是那些曾经摔过的老年人，他们再次摔倒的风险更高，所以应该更加重视预防摔倒。

根据《世界老年人跌倒预防和管理指南：一项全球倡议》、《居家（养护）老年人跌倒干预指南》中专家提出的建议，预防摔倒应注意以下几点。

第一，应该增强自身防跌倒意识，每日进行适当的体育锻炼。老年人应注意加强防跌倒知识的学习，同时每天加强运动。在运动方面，可通过舞蹈、瑜伽、太极拳、健步走等活动进行锻炼，也可以通过专业的下肢肌肉训练、平衡训练和综合锻炼来增强自己身体素质。这些措施可以有效保持肌肉力量以及关节的灵活性，对于预防摔倒、强身健体有重要的意义。

第二，要注意药物副作用造成摔倒的可能性。根据身体情况定期就医并调整服药剂量，了解药物的副作用。相关的药物副作用主要有：降糖药物易出现低血糖症状，降压药物易出现低血压、头晕、乏力等症状，镇静催眠药物易出现嗜睡、眩晕、共济失调等症状。应用这些药物时活动要缓慢，并注意避免摔倒。

第三，选择合适的行走辅助工具，应用适合的助行器。对于视力欠佳、行走不稳以及下肢力量不足的老年人，可以在医生的指导下选择拐杖或专业助行器来帮助保持身体的平衡，预防摔倒的发生。

第四，注意生活中的点点滴滴。居家室内宜明亮、走道保持通畅，不要堆积杂物，楼梯阶梯最好安装有颜色贴条或止滑条。室内地面可以进行防滑处理，预防摔倒。在卫生间、马桶、楼梯等位置安装扶手，以便让老人起身时保持身体平衡及稳定性。对于年龄偏大、活动能力欠佳的老年人，应该选择一双合脚、稳定性好、支撑性强且防滑的老人鞋。日常生活也应该在护理人员的协助下完成如厕、穿衣、洗澡、剪指甲等操作。老年人居住的环境应当有良好的照明，行走的走廊中应避免摆放障碍物并随时注意保持地面的清洁、干燥。老年人穿、脱裤袜时，应坐在床上或凳子上，不可单脚站立时完成以上动作，以防因失去身体平衡而摔倒。

第五，定期监测骨密度情况，积极预防骨质疏松症。由中华医学会、中华医学会杂志社和中华医学会全科医学分会共同发布的《2020 版原发性骨质疏松症基层诊疗指南》中明确表明，60 岁以上老年人由于钙和维生素 D 的吸收障碍，会出现骨质量下降、骨密度减低、骨脆性变大和骨负荷过重等骨质疏松的情况。对于曾出现过骨折、骨量减少、骨密度减低的老年人，可以进行抗骨质疏松治疗。目前推荐的预防药物有钙剂、维生素 D,治疗药物有阿仑磷酸钠、鲑鱼降钙素、雌、孕激素补充剂、特立帕肽等。

第六,雨雪天气老年人应尽量减少出门。老年人出门时,要放慢走路速度,穿防滑鞋,双手不要插在衣兜里,必要时要使用手杖。要选择地面平坦、障碍少、有扶手、光线好的路段行走。特别要注意上下楼梯、自动扶梯、台阶时,要慢行、站稳。

总的来说,老年人的摔倒重在预防。只要加强老年人的摔倒预防教育,提高防摔倒意识,改善不良生活环境,积极锻炼身体,定期进行骨密度检查。这样,就可以防患于未然,减少摔倒事故的发生,提高老年人的健康状态和生活质量。

第十节 保健食品的利与弊

日常生活中,总有人分不清药品、保健食品和“保健品”,为此感到困惑。同时,保健食品也不是吃得越多越好。相反,长期过量使用保健食品还可能带来很多副作用。中老年人则是保健食品的主要消费群体。

一、“保健品”是药品还是食品

药品是指用于预防、诊断、治疗人的疾病,有目的地调节人的生理机能并规定有适应证或者功能主治、用法和用量的物质。药品包括中药、化学药品和生物制品等。人们习惯于将化学药品和生物制品称为“西药”,这是相对于我国传统中医药学的“中药”的一种说法。药品分为处方药(Rx)和非处方药(OTC)两种。处方药是需要执业医师或者执业助理医师开处方才能获得的药品,需要遵医嘱使用。非处方药则是不需要医生或者其他医疗专业人员开具处方,就可以购买、服用的药品。非处方药在药品包装上会有 OTC 标志,OTC 药品安全性较高,可以直接在药店购买,同时按照药品的说明书使用。

保健食品是指声称具有特定保健功能或者以补充维生素、矿物质为目的的食品,适宜于特定人群食用,具有调节机体功能,不以治疗疾病为目的。保健食品声称的保健功能,应当具有科学依据,不得对人体产生急性、亚急性或者慢性危害。

“保健品”没有明确的法律定义,一般是指一些具有保健功效的产品。媒体报道中经常提到的“保健品”,实为理疗仪、饮水机、鞋垫、器械等,而非食品或保健食品。

概括来说,药品是用来预防、诊断、治疗疾病的。保健食品有明确的法律定义,属性为食品,不能用来治疗疾病。保健食品的批准文号为:国食健字+1位字母+4位年份代码+4位顺序号。1位的字母包括:G、J,G代表国产保健食品,J代表进口保健食品。可以在国家市场监督管理总局网站(http://www.samr.gov.cn/)查询。“保健品”没有明确的法律定义,且非食品或保健食品。

二、谨慎选用保健食品

随着人们生活水平的不断提高,以及人们保健意识的增强,保健食品市场从原本的功能单一型发展到今天多元化保健。某些保健食品的功能被夸大宣传,种类更是五花八门。保健食品不像普通食品,谁都可以吃。保健食品的功能一般都有特别针对的人群,要根据自己的健康状况,做到因人而异、适度选用。需要注意的是,保健食品不能长期、过量服用,否则可能会产生副作用。

1. 鱼油有一定的保健作用,但多吃有害健康

深海鱼油所含的成分(不饱和脂肪酸)可能有某些营养功能,合理服用深海鱼油或可获益。深海鱼的不饱和脂肪酸高于淡水鱼,深海鱼油还富含二十二碳六烯酸(DHA)和二十碳五烯酸(EPA)。DHA能提高视网膜反射功能,防止视力减弱。补充DHA可能促进脑细胞充分发育的功能,可能有降低心脏病发作的风险。EPA可能有降低胆固醇和甘油三酯含量的作用。

但服用深海鱼油可能会产生副作用,2%~3%的人服用深海鱼油可出现消化道症状,如恶心、腹胀、便秘、消化不良等。有部分服用者可能出现肌酸激酶或转氨酶异常。

2. 褪黑素对睡眠和昼夜节律异常有调节作用,过量服用可导致精神不佳

人体内褪黑素的分泌量随年龄增长逐渐减少。一些睡眠障碍患者体内的褪黑素水平明显下降。通过使用褪黑素类保健食品,可升高体内褪黑素水平。需要强调的是,不是所有睡眠障碍患者都是因为褪黑素缺乏。如长期失眠,应及时就医。

褪黑素作为保健食品,保健功能限定为改善睡眠,不能用来治疗失眠,只是对睡眠有一定的诱导、辅助作用。长期服用褪黑素可能导致自身褪黑素分泌减少,而对褪黑素形成依赖,导致内分泌系统功能紊乱,使失眠症状加重。过量服用褪黑素可以导致犯困,精神疲惫,容易导致交通事故发生。

3. 警惕保健食品非法添加药物成分

除了保健食品本身可能带来的副作用,一些非法厂家为了攫取高额利润,生产经

营假冒保健食品，违法添加药物成分。这很可能导致严重的副作用，甚至致人死亡。为了吹嘘其疗效，非法厂商常在其中添加医学上已证明有效的药品。然而，因添加药物的品种、剂量不明，很容易对使用者造成损害。一些“保健食品”可能带来的危害归纳如下：①降血糖类产品。可能添加格列本脲、格列奇特等药物。长期应用会造成低血糖或肾功能损害；②减肥类产品。可能添加西布曲明、芬氟拉明等药物。长期服用可能导致血压升高、心率加快，增加患心血管病的风险。停止服用后体重反弹严重；③健美类产品。可能添加类固醇及类似成分，类似于添加合成雄性激素（一种与人体睾酮相似的化学合成衍生物），可引起肝损伤，增加心脏病、脑卒中风险；④性保健品。可能添加了西地那非、他达拉非或伐地那非等处方药，长期使用可能导致严重的心脑血管不良事件发生。

三、“保健品”虚假宣传的套路多

某些非法厂商为了经济利益，夸大宣传“保健食品”功效，欺骗消费者。下面列出国家市场监督管理总局公布的有关信息，具有参考意义。

国家市场监督管理总局整理了市场上针对监管部门批准的27类保健功能的虚假宣传表述（表13-1）。凡有这些虚假宣传表述的产品，无论是在商场、超市等线下实体店销售，还是通过网络、会议、电视、广播、电话和报刊等方式销售，都应提高防范意识，以免上当受骗。还可拨打热线电话12315投诉举报。

表13-1　27类保健功能的虚假宣传表述

序号	允许声称的保健功能	常见虚假宣传表述
1	增强免疫力	防癌；抗癌；对放化疗有辅助作用等
2	辅助降血脂	抗动脉粥样硬化；保护心肌细胞；减肥；防止血液凝固；预防脑出血、脑血栓；预防老年痴呆；降低血液黏度；促进血液循环及消除疲劳等
3	辅助降血糖	可以替代胰岛素等降糖类药物；预防或治疗糖尿病等
4	抗氧化	治疗肿瘤；预防治疗心脑血管等疾病；预防老年痴呆；治疗白内障；延年益寿等
5	辅助改善记忆	提高智力；提高学习专注力；提高考试成绩；缓解脑力疲劳、头昏头晕；预防阿尔茨海默病等
6	缓解视疲劳	治疗近视；预防和治疗白内障、青光眼等
7	促进排铅	吸附并排除各种对人体有害的毒素，如铵盐、重金属等；调节体内酸碱度，恢复身体机能；对抗自由基侵害，排毒养颜等

续表

序号	允许声称的保健功能	常见虚假宣传表述
8	清咽	辅助戒烟；抗雾霾；缓解烟毒、霾毒；对疾病引起的咽喉肿痛有治疗效果、治疗慢性咽炎等
9	辅助降血压	治疗高血压；抗血栓；预防改善阿尔茨海默病等
10	改善睡眠	缓解大脑衰老、神经损害；可替代安眠药快速入睡；保持皮肤光泽等
11	促进泌乳	治疗乳房胀痛炎症等
12	缓解体力疲劳	提高记忆或学习专注力；提高性功能；预防因疾病引起的身体疲劳；改善缓解脑力疲劳；壮阳等
13	提高缺氧耐受力	可缓解因心脑血管系统障碍或呼吸系统障碍导致的供氧不足；治疗脑缺氧；治疗运动缺氧；补氧等
14	对辐射危害有辅助保护功能	治疗因辐射造成的损伤；抗手机、电脑等电磁辐射等
15	减肥	无须保持健康合理膳食和运动等规律生活习惯，可达到快速减脂、减体重、塑形效果，体重不反弹；预防便秘；可完全替代正常饮食等
16	改善生长发育	增高；改善食欲；促进二次发育；改善记忆等
17	增加骨密度	增高；促进骨骼生长；治疗骨损伤；增强身体强度等
18	改善营养性贫血	调节内分泌失调；养颜美容等
19	对化学性肝损伤有辅助保护功能	治疗化学性肝损伤；酒前、酒后服用解酒；治疗脂肪肝、肝硬化等
20	祛痤疮	修护受损肌肤；清除黑头；预防长痘；改善各种面部肌肤问题等
21	祛黄褐斑	可根除黄褐斑；提高肌肤自身养护能力；有效抑制并淡化黑色素等
22 23	改善皮肤水分/油分	抗皮肤衰老、暗黄、色斑；延缓衰老；抑制黑色素等
24	调节肠道菌群	治疗肠道功能紊乱；治疗便秘、腹泻；增强免疫力等
25	促进消化	治疗胃胀、胃痛等
26	通便	治疗便秘等
27	对胃黏膜损伤有辅助保护功能	治疗胃部疾病；对所有程度的胃黏膜损伤均有保护功能；酒前、酒后服用解酒等

近年来，人们越来越追求健康，也越来越关注保健食品。有些人认为服用保健食品可以强身健体、祛除疾病。这种认识是不准确的。保健食品不像普通食品，谁都可以吃。要根据自己的健康状况，对照 27 项保健功能以及相对应的适宜人群和不适宜人群，做到因人而异、适度选用。如果感到身体不适，应该及时就医。请大家正确认识，理性购买，谨防陷阱，同时注意谨慎使用保健食品。如遇到虚假宣传，夸大保健食品功效，声称可治疗疾病，应拒绝购买，并及时拨打热线电话 12315 投诉举报。

第十一节 慎用偏方

偏方是人们在长期的生产、生活中总结出来的治疗方法。有些偏方对某些疾病有治疗效果，有些无效，有些有害或可致命。有些具有科学依据，有些没有科学依据。有些病反倒被耽误了，错失了治疗最佳时机，甚至有可能危害生命。因此，使用偏方一定要慎重。

一、偏方的治疗作用

常用的偏方中，有一些是具有疗效的偏方，比如鸡金可以治疗儿童积食(消化不良)等。鸡内金是鸡的干燥砂囊内壁，含有胃激素和消化酶，服用可以促进消化。黄花蒿含有青蒿素，具有清热抗疟、祛风止痒的功效，可用来治疗疟疾。大蒜含有大蒜素，具有广谱抗细菌、抗病毒、抗真菌、抗阿米巴原虫、抗寄生虫等作用，还可促进机体免疫功能，吃大蒜对腹泻也有一定治疗作用。银杏叶起主要作用的成分是银杏黄酮，可以清除自由基，抑制细胞膜脂质过氧化以及抗血小板聚集，防止血栓形成，可以用于治疗脑梗死、短暂性脑缺血发作以及各种缺血性的疾病。仙人掌中含有丰富的类黄酮化合物、生物碱、甾类化合物、三萜类化合物及有机酸等成分，具有消炎止痛、行气活血、清热解毒、消肿散结的功效，对多种细菌有抑制作用。仙人掌捣碎外敷可用来治疗急性乳腺炎。

二、某些偏方药效不肯定或有害健康

有很多偏方疗效不肯定，还可能加重病情，影响最佳治疗时机，甚至引发生命危险。

经常有人说何首乌可以黑发。但是，过量服用何首乌会导致肝肾损害，还有些人服用过量何首乌后出现抽搐症状，甚至发生呼吸麻痹。

朱砂炖猪心治疗冠心病广为流传。然而，朱砂中含有的汞(水银)，可能会导致头晕、头痛、恶心、呕吐、食欲缺乏、肝肾功能异常，甚至引起肝肾衰竭。

民间流传鱼胆能明目退火，因此常有人生吃鱼胆。其实不然，吞食鱼胆非但明目不成，反而会出现中毒症状。鱼胆中所含的氢氰酸、组胺等物质，可能引起头晕、上腹不适、恶心、呕吐、腹痛，甚至引起急性肝肾衰竭，导致全身脏器衰竭而死亡。

不少地方用土三七治跌打损伤、止痛消肿、活血化瘀，有人声称土三七可以“防治心脑血管疾病”；有的甚至还用土三七泡酒服，用来祛风除湿，快速止痛。殊不知其潜在危害，因为土三七不是正规的中药，并没有被国家药典收录。土三七含有一类有毒的物质，叫吡咯双烷生物碱，会引起一种严重的肝病，肝小静脉闭塞病，又叫肝窦阻塞综合征。这种肝病初期往往症状不明显，晚期或可伴发多脏器功能衰竭，严重者导致死亡。

偏方有的是可信的，有据可依的；也有很多是以讹传讹，没有科学依据的。很多人不了解偏方的毒副作用，也没有引起重视。一旦轻信偏方，盲目应用，可能会给人们的健康带来严重的危害。病急乱投医的心情可以理解。如需使用偏方时，不要盲目轻信传言，建议去正规医院咨询医生后再做决定。

第十二节　严防假药对身体的危害

现代医学虽已快速发展，但仍有某些疾病缺乏特效药。非法药品厂商为了牟利，专门生产号称能治疗现有医学技术无法治愈的疑难疾病的“特效药”，或者假冒具有明确疗效的正规药厂生产的药品，欺骗患者，尤其中老年人群。假药厂商常在假药包装上标明是治疗癫痫、糖尿病、银屑病、阳痿（勃起功能障碍）等的特效药。假药不仅包括我们理解的假的药物，还包括生产厂家、生产地址可能是假冒伪造的，药物的主要成分和药物的有效含量也可能与实际不符，还包括因为存储不当，或质控不严，或种种原因失去药效的不符合标准的药品。

使用假药，可能贻误治疗；更有甚者，可能危及生命。

一、假药

按照《中华人民共和国药品管理法》规定，有下列情形之一的，为假药：①药品所含成分与国家药品标准规定的成分不符；②以非药品冒充药品或者以他种药品冒充此种药品；③变质的药品；④药品所标明的适应证或者功能主治超出规定范围。

根据《中华人民共和国药品管理法》有关规定，有下列情形之一的药品，按假药论处：①国务院药品监督管理部门规定禁止使用的；②依照本法必须批准而未经批准生产、进口,或者依照本法必须检验而未经检验即销售的;③变质的;④被污染的;⑤使用依照本法必须取得批准文号而未取得批准文号的原料生产的;⑥所标明的适应证或者功能主治超出规定范围的。

二、劣药

根据《中华人民共和国药品管理法》有关规定,有下列情形之一的,为劣药:①药品成分的含量不符合国家药品标准;②被污染的药品;③未标明或者更改有效期的药品;④未注明或者更改产品批号的药品;⑤超过有效期的药品;⑥擅自添加防腐剂、辅料的药品;⑦其他不符合药品标准的药品。

对于劣药,应提高警惕,避免购买和使用。

三、假药和劣药的危害

伪劣药品因质量、剂量等存在问题,会对人体产生危害,主要体现在如下几方面。

1. 贻误治疗

使用假药,不仅不能治病,还可以掩盖病情,致使病程迁延不愈,并且往往由于延误治疗而使病情恶化。例如某些假的中药降血糖药丸等,可能添加了具有降糖作用的化学药品。因为不知道添加的药品种类、剂量等,用药后可能无效,或因与其他降糖药叠加使用导致低血糖。

2. 产生药源性疾病

严重者可以致残,如失明、耳聋、昏迷等。孕妇使用假药可能导致胎儿发育障碍,甚至死胎。

3. 影响生长发育

儿童使用假药,可能导致生长发育迟缓,智力下降。

4. 中毒

使用某些假药,可能导致药物中毒,危及人们的健康和生命安全。

四、辨别假药小知识

日常生活中辨别假药可从如下几方面入手。

1. 注意购买渠道

在经济欠发达地区、偏远山区、无证诊所、无证药店易售卖假药,因此购买药品需要到正规药店或者医院药房。

2. 看清药品批准文号

我国已经统一了药品批准文号的格式:国药准字+1 位字母+8 位阿拉伯数字。只有标明国药准字的才是药品,其余的“健”字、“消”字、“械”字都不是药品。前面的英文字母包括:B、F、H、J、S、T、Z。F 代表药用辅料;H 代表化学药品(西药);J 代表进口药品;S 代表生物制品;T 代表体外化学诊断试剂;Z 代表中成药;B 代表保健药品(通过国家药监局整顿的保健药品:保健药品不是“保健品”,也不是现在所说的保健食品。保健药品从 2003 年已经退出历史舞台,全面停产,不复存在)。

3. 看清药品包装盒

完整的药品包装有药品名称、批准文号、规格、剂量、说明书、有效期、生产批号、生产厂家等信息。药品包装盒字体印刷应该清晰。如果出现字体和图案印刷粗糙、文字重影等现象,可能是假药。说明书应该包括性状、成分、规格、用法用量、适应证、不良反应、禁忌、注意事项、药物相互作用、药理作用、药代动力学、执行标准、批准文号、有效期等内容。如果说明书内容书写不规范,可能是假药。

可以通过国家药品监督管理局网站(https://www.nmpa.gov.cn/)搜索药品名称、批准文号。一般来说,能查到的就是真正的药品,查不到的就是假药。同时,也应警惕假冒批准文号。

假药和劣药,严重危害人民群众的生命健康安全,还危害药品行业的整体发展和市场的正常秩序,也同时损害了我国在国际社会上的形象。我们要明辨真伪,以防上当受骗及危害生命安全。

第十四章　皮肤、头发的养护

第一节　皮肤的养护与保健

皮肤是人体最大的器官，具备多种生理功能，是一个人健康与否的直观表现之一。所谓爱美之心，人皆有之。皮肤是美的基础，也是美的体现。我们应该怎样正确对皮肤进行养护和保健呢？

一、日常护理

1. 皮肤清洁

日常生活中，皮肤会面临各种清洁问题。例如皮肤会接触并积聚污垢、尘埃和其他环境污染物、自身代谢物以及微生物等。这些物质会堵塞毛囊、汗腺开口，从而影响皮肤正常的生理功能。皮肤特别是面部皮肤会自然分泌油脂，有助于保持皮肤柔软、平滑以及自然光泽。但过量的油脂会导致毛囊堵塞等皮肤问题。做好适当的皮肤清洁，可以去除污垢和污染物，有助于调节油脂分泌，保持皮肤清洁和健康，减少病原体的数量，让皮肤能更好地履行其对人体的保护功能。

皮肤自然会产生脱落的角质层，这些角质层需要定期去除，以促进新细胞的生长。清洁帮助去除这些角质层，使皮肤更加光滑和有活力。清洁后的皮肤更容易吸收护肤品（如保湿霜），护肤品的有效成分更能深入皮肤，发挥其最大效能。

常见的皮肤清洁方法包括每天早晚用温水洗脸，以及选择适合自己肤质的洁面产品等。值得注意的是，在清洁皮肤时一般会用到的香皂，其 pH 值更低更易被人体皮肤接受。而碱性更大的肥皂则更适用于清洗衣物，要注意区分。

2. 皮肤保湿

皮肤是人体的第一道防线，有助于防止外部有害物质和微生物侵入体内，同时防止身体内部水分的过度蒸发。特别是在干燥的气候中，适当的保湿可以预防皮肤干燥、粗糙和脱屑，还可以帮助皮肤保持弹性，减少因干燥引起的皮肤色泽的改变和皱纹的产生。充足的保湿能使皮肤看起来更加健康、光滑和有自然光泽。

要想做好皮肤保湿，要做到以下几点。第一，要保持充足的水分摄入，每天喝足够的水。第二，使用温和的清洁产品，以免破坏皮肤天然的油脂层。第三，使用温水更适合皮肤，避免过热的水洗澡或洗脸。第四，选择适合自己皮肤类型的功能明确的保湿霜。第五，可以依据自己的年龄段、皮肤类型及外界的气候环境变化等因素来选择相应的具有保湿功能的化妆品。

3. 皮肤防晒

阳光中的紫外线可导致皮肤弹性下降、皮肤松弛和皱纹的形成，还会加剧色斑、雀斑和其他色素沉着问题。长期紫外线曝晒可能增加患皮肤癌的风险。所以，做好防晒是非常必要的。

首先，合理使用防晒霜。根据自己的皮肤类型选择合适的防晒霜，在户外活动的时候，做到定时涂抹，大约每2~3个小时重新涂一次。其次，做好物理防护。穿着长袖上衣和长裤可以覆盖更多的皮肤。防晒帽可以保护脸部和颈部不受阳光直射。防紫外线眼镜可以保护眼睛及其周围的皮肤。防晒的意义不仅在于防高温，还在于防紫外线。即使在阴天或冬天，也会有紫外线损伤的风险，也要适量涂抹防晒霜。驾车或在办公室靠窗的地方也要注意防晒。

二、常见的皮肤问题

1. 痤疮

痤疮（通常称为“青春痘”）是一种常见的皮肤疾病。主要影响青少年和年轻成人，但也可能持续到中年。痤疮的发病机制尚不十分明确。家族中有痤疮史者可能增加痤疮发病的风险。青春期、月经周期、怀孕或使用某些药物时可能诱发痤疮。精神压力、不良的饮食习惯、过度劳累等也有可能诱发痤疮。

关于痤疮预防和保健，需注意以下几点。①日常护理：选择清水或温和适宜的清洁剂清洗面部；避免过度清洁，注意控油保湿，不使用封闭性油性化妆品和油脂外用。如皮肤敏感，应外用舒敏、控油保湿霜；如皮肤表现为油腻、毛孔粗大等，应主要选用控油保湿凝胶。②饮食和生活方式：多吃富含抗氧化剂的水果（如树莓、橙子等）和蔬菜（如菠菜、番茄等），减少高糖和高脂食物；保持适量水分摄入；限制可能诱发或加重痤疮的食物（如高糖、高脂、奶制品及辛辣刺激食物）。③减少精神压力：长期精神压力过大可能影响激素水平，从而诱发或加重痤疮。④不挤压痘痘：挤压可能导致炎症加重和疤痕。⑤注意卫生：定期清洁手机屏幕、枕巾、毛巾等与脸部接触的物品。

皮肤的医疗护理主要包括三个方面，应在医生指导下进行。①外用药物：维A酸类（包括第一代异维A酸和第三代维A酸乳膏）、过氧化苯甲酰（具有杀灭痤疮丙酸杆菌的作用）、抗生素（如克林霉素、红霉素软膏等）、壬二酸等。②口服药物：病情严重的情况下，可能需要口服抗生素、异维A酸、抗雄激素药物或糖皮质激素等。③其他方式：如光疗、化学剥离或激光治疗。

总之，痤疮的治疗需要耐心和恒心。合适的日常护理、健康的生活方式和必要时的医疗干预，可以有效地减轻痤疮带来的不适并减少其对生活的影响。如果痤疮严重或持续，建议到皮肤科就诊。

2. 皮肤瘢痕

皮肤瘢痕是一种常见的皮肤问题，通常在皮肤受伤或手术切口愈合过程中出现。皮肤瘢痕通常隆起于皮肤表面，可呈红色或紫色，质地较硬，并可能伴有瘙痒或疼痛。

皮肤瘢痕的预防和保健包括以下几个方面。①预防和早期干预：对于已知有瘢痕体质者，避免不必要的皮肤手术和刺激；如皮肤损伤或手术，应采取预防措施，包括术中美容缝合、术后按时拆线、使用抑制瘢痕生长的药物等。②医疗护理：皮质类固醇等药物，可减少瘢痕组织增生；激光治疗有助于改善瘢痕的颜色和质地；在某些情况下，可能需要手术切除过度增生的瘢痕组织。③家庭护理：保持瘢痕区域清洁和保湿；避免对瘢痕区域进行过度摩擦或拉伸；如果伤口愈合区域出现异常增生、红肿或疼痛，应该前往医院相应专科就诊。

3. 荨麻疹

荨麻疹，也被称为风疹块，是一种常见的皮肤病，主要症状包括皮肤上出现红色、瘙痒的肿块或风团，通常会伴随着轻度肿胀。风团可在数小时内水肿减轻，变为红斑并逐渐消失，持续时间一般不超过 24 小时，但新风团可此起彼伏，不断发生。

荨麻疹通常是由于身体对某些刺激物或过敏原产生的过敏反应引起的。常见的刺激物包括食物（如动物蛋白、植物、食物添加剂等）、药物（青霉素类抗生素、各种疫苗）、昆虫叮咬、接触过敏原（如花粉、动物皮屑）等。除了过敏反应外，荨麻疹还可能与感染、自身免疫等因素有关。

荨麻疹通常是暂时性的，很多情况下会自行消退。风团通常会在数小时消失。然而，对于一些慢性荨麻疹患者来说，症状可能会反复发作，持续数周甚至数月。

荨麻疹的防治方法包括避免接触过敏原、使用抗过敏药物、控制瘙痒感、缓解炎症、避免搔抓等。常用的抗过敏药物包括非处方的抗组胺药物（如氯雷他定、西替利嗪）和处方的抗过敏药物（如苯海拉明、地塞米松等）以及生物制剂（如奥马珠单抗）。对于严重的荨麻疹，可能需要使用免疫调节药物或糖皮质类固醇。预防荨麻疹要主动寻找并避免可能的病因或诱发因素：如怀疑与食物相关的荨麻疹，可鼓励患者记食物日记，寻找可能的食物性诱发或加重因素并加以避免，但不必盲目忌口。此外，荨麻疹患者应保持心情愉悦，有助于缓解症状。

三、皮肤的生活美容和医学美容

生活美容和医学美容是两个相关但有所区别的领域,它们都涉及改善个人的外观,但方法和侧重点有所不同。

生活美容是指日常美容和个人护理活动,旨在改善或保持个人的外观和卫生。这些活动通常在家中或美容院进行,不需要医疗专业人士的介入。

医学美容涉及使用医疗方法和技术来改善外观,需由专业的医疗人员操作。医学美容涉及更为复杂的流程,需在医疗环境下进行,如诊所或医院。常见的医学美容有:①注射治疗:透明质酸注射(可用于填补软组织缺陷、消除皱纹等)、肉毒素注射(可用于眉间、眼角的除皱)等。②物理治疗:激光治疗(用于雀斑、鲜红斑痣、嫩肤、脱毛等)、微针以及光疗等。③外科手术及毛发移植:如隆鼻、隆胸、吸脂以及植发等。

消费者对医学美容的需求与日俱增,但对医学美容的科学性、合法性、安全性的认知仍然相对局限。央视《焦点访谈》曾直指"医学美容"乱象:一些所谓的"医学美容机构"为了金钱利益,抓住人们爱美心理,大肆进行虚假宣传,使用假冒证照、虚假伪劣美容制品,致很多人受骗。所以,当选择进行医学美容时,一定要到具有相应资质的正规医疗机构,别把美容变成一场噩梦。

第二节　头发的养护与保健

一、头发的基本护理

首先,要正确洗发。①选择含有抗头屑成分(如水杨酸、锌等)的洗发水,可以减少头皮屑的产生。在洗发后充分冲洗头发,以避免残留的洗发产品堆积在头皮和毛发上。②不需要每天洗头。过度洗发会减少头发的自然油脂,导致干燥。③使用温水洗发。过热的水会伤害头皮。

其次,要合理使用护发素。①护发素有助于保湿头发,预防干燥和打结。②将护发素应用于发梢,避免将其涂抹在头皮上,以免造成油腻感和头发变得油腻。

最后，要温和地梳理头发。①使用宽齿梳轻柔地梳理头发，避免拉扯，并尽量避免使用紧绑的发髻或辫子。②当头发湿润时尤其要小心，因为湿发更容易损伤。

二、生活中的头发养护

均衡饮食益于头发养护。①蛋白质是头发的主要成分，应摄入足够的蛋白质，如鸡肉、鱼类、豆类。②维生素（如维生素 A、C、E）和矿物质（如锌和铁）对头发生长同样重要。

充足睡眠益于头发养护。充足的睡眠对于整体健康和头发健康都非常重要。头皮的血液循环在睡眠中得到增强，这有助于为毛囊提供充足的营养和氧气，从而促进头发的生长。若睡眠不足或睡眠中断可能导致激素失衡，从而可能导致脱发。

减轻精神压力益于头发养护。长期精神压力过大可能会引起身体内激素水平的变化，其中包括促使头发进入休止期的激素（二氢睾酮）水平升高。头发休止期延长会导致头发过早地进入脱落阶段，从而引发脱发。

三、避免头发损伤

使用热风吹头发和烫发会造成头发损伤。频繁使用吹风机、卷发棒或烫发可能损害头发，应尽量减少使用频率和温度；使用之前可喷防烫喷雾，具有一定的防护作用。频繁染发、烫发等化学处理可能会损伤头发，应尽量减少频率或避免使用。

第十五章　健康体检与就诊流程

第一节　了解医院

在日常生活中，我们不可避免地因为种种原因而需要到医院就诊，因此有必要对医院的一些基本情况进行了解。谈到医院，人们会简单地根据自己主观的印象分为“大医院”和“小医院”。事实上，我国医院的分级和分类是有严格标准的。我们在选择就诊医院时，不应该随意或盲从，而应参考医院的级别、类别、专业特色等因素，结合自己的就医需求、所在的地理位置、交通便利等，做出相对最优的选择。

一、医院的分级与分类

医院的分级，是按照国家卫生行政部门颁布的《医院分级管理标准》进行的。根据医院的床位规模、技术实力、诊疗科目、医疗设备、管理水平等指标，将医院按照从高到低的顺序分为“三级九等”，分别是一、二、三 3 级，每级再分为甲、乙、丙 3 等。其中，三级医院是最高级别，其考核评定标准严格依据国家卫生健康委办公厅 2020 年印发的《三级医院评审标准实施细则》。三级医院的住院床位数在 500 张以上，其中专科三级医院床位在 300 张以上。三级医院是全面具备医疗、教学、科研的医疗和预防技术中心，其主要功能包括提供医疗服务、解决危重疑难病症、接受二级医院转诊、开展医疗技术培训、承担医学教学任务、推动科研学术发展、参与预防工作等。二级医院，是地区性医疗和预防技术中心，住院床位数通常在 100~499 张，可接受一级医院转诊。一级医院，是初级卫生保健机构，住院床位数通常在 20~99 张，直接面向社区人群，提供医疗、预防、康复、保健服务，并做好正确转诊和合理分流。凡是以“医院”命名的医疗机构，住院床位数均应在 20 张以上。

医院的分类，是按照原卫生部 1994 年印发的《医疗机构基本标准(试行)》进行的，分类方法主要包括以下几种：①按照医院的管理体制、资金来源和经营方式分类：公立医院和私立医院(民营医院)；②按照医院综合性分类：综合性医院和专科医院；③按照医院的主要学科分类：中医医院、中西医结合医院、肿瘤医院、耳鼻喉医院、口腔医院、骨科医院、肝胆医院、血液病医院、风湿病医院、皮肤病医院、传染病医院、整形医院、美容医院等；④按照医院的重点服务对象分类：老年医院、儿童医院、妇幼医院、军队医院、企业单位医院等。

二、医院的科室设置

以三级医院为例，国家卫生健康委 2016 年制定的《三级综合医院医疗服务能力指南》，对三级综合医院的诊疗科目设置提供了基本要求。一级诊疗科目可进一步细分为二级、三级诊疗科目，具体如下。

一级诊疗科目需包含内科、外科、妇产科、儿科、眼科、耳鼻咽喉科、口腔科、皮肤科、精神医学科、感染病科、肿瘤科、急诊科、康复科、麻醉科、重症医学科、检验科、病理科、影像科、中医科、预防保健科，可另设小儿外科、体检科等。

二级诊疗科目，是在一级诊疗科目的基础上细化设置的。①内科开设以下二级诊疗科目：呼吸内科、消化内科、神经内科、心血管内科、血液内科、肾病科、内分泌科、免疫科，可另设老年病科等；②外科开设以下二级诊疗科目：普通外科、骨科、神经外科、泌尿外科、胸外科，可另设心外科、整形外科、烧伤科等；③妇产科开设以下二级诊疗科目：妇科、产科，可另设计划生育科、生殖健康与不孕症科、优生学科、妇科内分泌专科等；④儿科开设以下二级诊疗科目：新生儿科，可另设小儿传染病科、小儿消化科、小儿呼吸科、小儿心脏病科、小儿肾病科、小儿血液科、小儿神经病科、小儿内分泌科、小儿遗传科、小儿免疫科等；⑤精神医学科开设以下二级诊疗科目：心身医学科、心理治疗科，可另设老年精神科、精神康复科、儿童少年精神科、睡眠医学科等；⑥医学检验科开设以下二级诊疗科目：临床体液检验、临床血液检验、临床微生物学检验、临床生化检验、临床免疫学检验、临床血清学检验、临床细胞分子遗传学检验等；⑦医学影像科开设以下二级诊疗科目：X 线、计算机断层扫描（CT）、磁共振成像（MRI）、核医学、超声、心电图、脑电图及脑血流图、神经肌肉电图、介入放射诊疗、放射治疗等。

外科，是三级医院中重要的一级诊疗科目之一，是手术科室的典型代表。外科具体细分为普通外科、骨科、神经外科、泌尿外科、胸外科、心外科、整形外科、烧伤科等。其中，部分三级医院的普通外科可继续细分为肝胆胰与肝移植外科、胃肠外科、结直肠和肛门外科、甲状腺外科、乳腺外科、周围血管外科等。虽然以“科”命名，但不属于国家规定的“科”的范畴，而是普通外科所属的以器官和专业命名的诊疗单元。在医院的管理中，也可能以“科”设置和管理。

内科是以药物治疗为主要治疗方法的科室，外科是以手术治疗为主要治疗方法的科室。此外，以下科室虽然不是“外科”，但也是以手术治疗为主要治疗方法，例如妇产科、眼科、耳鼻咽喉科、口腔颌面外科等，主要完成各自对应专业的手术治疗。

三、医院的医生构成

医院的医生团队，需要参与医疗卫生系统专业技术职称评定。专业职称按照从高到低的顺序，分为主任医师（正高级职称）、副主任医师（副高级职称）、主治医师（中级职称）和住院医师（初级职称）。高、中、初三级医师各司其职，共同完成临床诊疗、手术、查房、教学、科研等工作。

同时，作为大学附属医院或教学医院的医生，还要参与教学职称评定，并担任教学任务。教学职称按照从高到低的顺序，可分为教授（正高级职称）、副教授（副高级职称）、讲师（中级职称）和助教（初级职称）。因此，大学附属医院的医生可同时具有教学系列职称（学衔，如教授、副教授、讲师、助教等）和卫生系列职称（如主任医师、副主任医师、主治医师、住院医师等）。在日常工作中，多称其教学系列职称，如张教授、王教授等。

四、医院的医疗设备

以三级医院为例，根据《三级综合医院医疗服务能力指南》，医院配置的医疗设备按照用途分类，可分为诊断设备和治疗设备两大类。当然，部分设备可同时兼有诊断和治疗的用途。

1. 诊断设备

包括全自动生化分析仪、全自动化学发光免疫分析仪、彩超机、计算机断层扫描（CT）、磁共振成像（MRI）、数字X线摄影（DR）、计算机X线摄影（CR）、数字减影血管造影（DSA）、数字胃肠透视机、乳腺X线机、胃肠X线机、移动C型臂X线机、正电子发射计算机断层成像（PET-CT）、正电子发射磁共振成像（PET-MRI）等设备。

2. 治疗设备

治疗设备主要包括以下几类：①手术治疗设备：主要包括CT复合手术室系统设备、磁共振复合手术室系统设备、达芬奇手术机器人手术系统、肿瘤微创治疗设备（氩氦刀、高强度聚焦超声HIFU、射频消融、微波消融等）、腔镜和内镜设备（腹腔镜、胃镜、肠镜、关节镜、椎间盘镜、胸腔镜、宫腔镜、支气管镜、喉镜、耳镜等）；②放射治疗设备：主要包括X线治疗机、钴-60治疗机、电子感应加速器、电子直线加速器、电子回旋加速器等；③康复治疗设备：主要包括运动治疗设备、物理治疗设备、作业治疗设备、言语治疗设备、吞咽治疗设备、认知治疗设备、传统康复治疗设备(针灸、推拿、熏洗等)。

第二节　健 康 体 检

随着社会发展和人们生活水平的提高,大家越来越重视健康。世界卫生组织(WHO)公布的数据显示,全球人口平均寿命呈逐渐上升趋势,这得益于医学事业的发展和人民健康意识的提升。健康意识的提升,主要应体现在针对疾病应早预防、早诊断和早治疗。在我国,2003 年“非典”疫情之后,全民对健康体检的认识程度普遍提高,公立医院内设体检中心和民营体检机构逐渐增多。除了个人重视健康而进行体检之外,机关和企事业单位也把定期体检作为对员工关怀的重要措施。

体检是采用医学技术和检查手段,判断身体健康状况的方法。正确的体检,有利于早期发现和治疗疾病,对提高全民健康水平有着极其重要的作用。

一、体检机构选择

如果没有具体需要确诊的疾病,只是单纯以体检为目的,一般应到医院的体检科或专业的体检机构。在选择体检机构之前,可以通过查阅官方网站、实地考察、咨询亲朋好友等方式,充分了解体检机构的特点,如体检医生的专业技术水平、体检费用、体检环境、就诊体验、配套设施、体检报告准确性和交通便利程度等因素。一般来说,综合性医院的检查和诊断能力会更强一些。

二、体检项目选择

由于医学体检项目种类很多,应充分考虑自己体检的目的,并且在专业医生的指导下,有侧重点地制订自己的体检方案。根据三级医院体检医生的工作经验,结合不同社会人群体检的主要目的,总结出以下常见人群的推荐体检项目,可根据具体需要酌情增减。

1. 单位入职体检

工作单位新员工的入职体检，目前法律上没有明确规定的项目，体检的目的主要是筛查新入职员工是否患有重大疾病和严重传染病，以及明确员工身体状况能否胜任当前工作。一般包括如下项目：①外科：身高、体重、肢体运动、有无畸形等；②内科：心肺听诊、肝脾触诊、病史询问等；③五官科：视力、听力、龋齿等；④影像学检查：胸部 X 线透视（孕妇不宜）；⑤心电图等；⑥实验室检查：血常规、尿常规、粪常规、血生化检查等。

2. 高校新生入学体检

根据《普通高等学校招生体检工作指导意见》，以高校为例，高校新生入学体检，需在"单位入职体检"项目的基础上，增加色觉、嗅觉等项目。

3. 老年人体检

老年人体检，尚无统一的标准和规范。根据老年人群发生率较高的疾病种类，一般建议在"单位入职体检"项目的基础上，增加以下项目：①对已经确诊的疾病，针对性地增加辅助检查，例如冠心病应增加心脏彩超、冠脉 CTA 或冠脉造影、颈部血管彩超等项目；②影像学检查，增加骨密度、胸部 CT、脑 MRI 等项目；③胃肠镜检查；④实验室检查，增加肿瘤标志物、血脂、血糖等项目。

4. 申请驾驶证体检

根据公安部 28 号令《申请机动车驾驶证的身体条件》，驾驶员体检包括以下项目：①外科：身高、体重、肢体运动、有无畸形等；②内科：血压、心率、神经或精神障碍等；③五官科：视力、色觉、听力等。

5. 征兵体检

根据国防部颁发的《应征公民体格检查标准》，征兵体检是由地方征兵办公室根据征兵任务进行组织安排，按照兵种、性别的不同，体检要求的标准也有区别。基本内容包括：①外科：身高、体重、肢体运动、有无畸形等；②内科：血压、心率等；③眼科：视力、色觉、眼部疾病等；④耳鼻咽喉科：听力、嗅觉、鼻窦炎、鼻息肉、扁桃体肥大等；⑤口腔科：龋齿、缺齿、义齿、口腔疾病、手术史等；⑥妇科（女兵）：彩超、妇科检查（主要是外生殖器的检查）等；⑦影像学检查：胸部 X 线透视、肝胆胰脾肾彩超等；⑧心电图；⑨实验室检查：传染病筛查、血常规、尿常规、粪常规、血生化检查等。

6. 胃肠镜检查

消化内镜检查分为上消化道内镜（包括胃镜、十二指肠镜）和下消化道内镜（包括小肠镜、结肠镜），是确诊胃肠道疾病的首选方案。为了减少不必要的资源浪费，一般针对有检查指征的人群，推荐其选择消化内镜检查。根据国家卫生健康委 2013 年制定的《消化内镜诊疗技术管理规范》，中华医学会消化内镜学分会小肠镜和胶囊内镜学组 2018 年制定的《中国小肠镜临床应用指南》和中华医学会消化内镜学分会外科学组 2023 年制定的《中国消化道黏膜下肿瘤内镜诊疗专家共识》，胃肠镜检查的常见指征如下。

上消化道内镜检查的常见指征：①上消化道不适症状（不明原因的腹胀、腹痛、恶心、呃逆）；②不明原因的体重下降、黑便、贫血等；③曾经检查出癌前病变，包括萎缩性胃炎、Barrett 食管、胃黏膜的肠上皮化生；④经上消化道钡餐检查，仍不能明确病变时；⑤胃癌、食管癌高发区的人群；⑥胃切除术后遗留的残胃等。

下消化道内镜检查的常见指征：①不明原因的腹痛；②下消化道出血；③顽固性或近期不明原因的便秘；④不明原因长期腹泻；⑤肠癌家族史；⑥克罗恩病；⑦炎症性肠病；⑧肠息肉切除术后等。

三、初步了解体检报告的临床意义

医学指标种类繁多、内容复杂、术语专业，想要深入了解体检报告，需要有一定的医学知识和专业背景，非医学专业人士难以完成。但是当大家拿到体检报告后，可简单阅读报告结论部分的内容，对其中的重点内容和主要问题，做到大致了解、心中有数。需要注意的是，拿到体检结果之后，最正确的做法是到医院相关的科室，得到专业的解读和规范的处理建议。下面对体检项目中的重点指标进行简要介绍。

1. 血常规

红细胞、血红蛋白、白细胞、血小板是血常规检查报告中应重点关注的内容。

红细胞和血红蛋白：血红蛋白是红细胞内携带氧气的重要成分，因此通常把红细胞和血红蛋白结合起来看，其数量变化具有重要临床意义。①红细胞以及血红蛋白增多：人体缺水血液浓缩、高原地区人群生理性促红细胞生成素（EPO）增多、先天性心脏病患者病理性 EPO 增多等；②红细胞以及血红蛋白减少（贫血）：健康儿童的生理性贫血、再生障碍性贫血、溶血性疾病导致红细胞破坏过多、月经异常或痔造成的失血过多等。

白细胞：白细胞是人体的免疫细胞，可分 5 种类型：中性粒细胞（0.50~0.70）、淋巴细胞（0.20~0.40）、单核细胞（0.03~0.08）、嗜酸性粒细胞（0.005~0.05）、嗜碱性粒细胞（0~0.01）。不同类型的白细胞具有不同的功能，其数量变化临床意义也不同。①中性粒细胞增多：急性化脓性感染、严重创伤、大出血、中毒、白血病等；②中性粒细胞减少：革兰氏阴性杆菌感染、再生障碍性贫血、射线损伤、化疗药副作用、脾功能亢进、自身免疫病等；③淋巴细胞增多：病毒感染、器官移植排斥反应等；④淋巴细胞减少：长期应用激素、免疫缺陷疾病等；⑤嗜酸性粒细胞增多：过敏性疾病、寄生虫病等；⑥嗜碱性粒细胞增多：过敏性疾病、血液病等。

血小板：血小板是血液中最小的细胞，在人体凝血和止血过程中发挥重要作用。①血小板增多：急性感染、急性溶血等；②血小板减少：再生障碍性贫血、原发性血小板减少性紫癜（ITP）、脾功能亢进、大量输血治疗等。

2. 尿常规

红细胞、白细胞（脓细胞）、管型、胆红素、葡萄糖、蛋白、酮体等指标，是尿常规报告单中应重点关注的内容。

红细胞：肉眼可见尿液呈红色，称为肉眼血尿。高倍显微镜下每个视野红细胞 >3 个，称为镜下血尿。血尿见于泌尿系统炎症、肿瘤、结石、外伤等。

白细胞：脓细胞是指破坏或死亡的白细胞。高倍显微镜下每个视野脓细胞 >5 个，称为脓尿。脓尿见于泌尿系统感染如膀胱炎、尿道炎等。

管型：蛋白质、细胞或碎片在肾小管、集合管中凝固形成圆柱形蛋白聚体，随尿液排出，称为管型尿。管型尿常见于各类肾脏病。一旦发现管型尿，应积极完善其他肾脏相关的检查。

葡萄糖：尿液中葡萄糖定量超过正常值范围，或定性为阳性，称为糖尿。糖尿见于糖尿病、肾脏病等。

尿蛋白：尿液中蛋白定量超过正常值范围，或定性为阳性，称为蛋白尿。蛋白尿见于健康人剧烈运动后、肾脏病等。

尿酮体：酮体是尿液中 β-羟基丁酸、乙酰乙酸和丙酮的总称，尿液中酮体定性阳性称为酮尿。尿酮体阳性见于糖尿病酮症酸中毒、饥饿导致糖代谢障碍等。

3. 粪便常规

粪便颜色与性状、隐血试验是粪常规报告单中应重点关注的内容。

颜色与性状：正常粪便呈黄褐色。①鲜血便：痔、肛裂、直肠癌等；②柏油样黑便：消化道出血、食用大量动物血制品等；③白陶土样便：胆道梗阻性疾病（胆总管结石、狭窄、肿瘤）；④黏液脓血便：细菌性痢疾。

隐血试验：若检测结果阳性，提示粪便中含有血红蛋白。见于健康人食用动物血制品、消化道溃疡、消化道肿瘤等。

4. 肝功能

在肝功能化验检查中,转氨酶、胆红素、白蛋白是检查报告中的主要指标。

血清转氨酶:包括谷丙转氨酶和谷草转氨酶。其结果高于正常值见于病毒性肝炎、酒精性肝炎、脂肪性肝炎、某些药物及保健品引起的肝损伤等。

血清总胆红素:俗称黄疸指标,是人体衰老的红细胞在肝脾中被分解破坏的产物。在肝脏代谢后,经粪便和尿液排出体外。总胆红素升高:各种原因导致的肝损伤、溶血性疾病、胆道梗阻等。具体疾病的诊断,需要结合总胆红素、直接胆红素、间接胆红素三者升高的数值及其比例的变化,以及其他相关辅助检查进行鉴别诊断。总体来说,慢性肝病失代偿、肝脏损伤等情况下,以间接胆红素升高为主;如果是胆道结石、肿瘤等,以直接胆红素升高为主。

血清白蛋白:又叫清蛋白。人体内白蛋白完全来源于肝脏合成,是反映肝脏合成功能的重要指标。①白蛋白升高:人体缺水血液浓缩、休克等;②白蛋白降低:肝硬化、营养不良、蛋白尿、恶性肿瘤等。

5. 肾功能

在肾功能化验检查中,主要指标是血肌酐、血尿素氮,二者常结合起来评价肾脏的功能。

血肌酐:来源包括外源性摄入和自身肌肉代谢产生两部分,主要由肾小球滤过后排出体外。血液中肌酐的浓度取决于肾小球滤过能力。①血肌酐升高:身体缺水、肾血流灌注不足、肾功能损害等;②血肌酐降低:蛋白质营养不良、消瘦等。

血尿素氮:是蛋白质代谢的最终产物,在肝脏合成,最后从肾脏排出体外。尿素氮升高见于身体缺水、肾血流灌注不足、肾功能损害、严重创伤等。

6. 血生化

血糖、糖化血红蛋白、血脂是血生化指标中的主要内容。

血糖测定是体检的重要内容之一。血糖:即血葡萄糖浓度。一般认为空腹血糖检测结果既简便又可靠。①空腹血糖升高:健康人大量服用甜食、健康人情绪剧烈波动、糖尿病、胰腺炎、严重肝病等;②空腹血糖降低:健康人饥饿后、健康人剧烈运动后、糖尿病患者胰岛素用量过大、胰岛细胞瘤等。

糖化血红蛋白:反映出近2~3个月的平均血糖水平,但不能反映每天血糖的动态变化情况,主要用于判断糖尿病的控制效果。糖尿病患者的糖化血红蛋白水平趋于正常,说明血糖控制效果良好。

血脂测定是心血管疾病检查的重要内容。血脂:临床上血脂分析内容很多,包括血清脂质(胆固醇、甘油三酯、磷脂、游离脂肪酸)和血清脂蛋白(高密度脂蛋白、中间密度脂蛋白、低密度脂蛋白、极低密度脂蛋白及乳糜微粒)的检测。其结果升高、降低均有临床意义。由于分析过程复杂且需要医学专业知识,建议由临床医师进行专业解读。

7. 肿瘤标志物

肿瘤标志物是临床医生关注的医学指标之一。肿瘤标志物是由肿瘤细胞产生,或是人体针对肿瘤细胞反应而产生,能够直接或间接反映肿瘤的存在及生长状态的一类物质。需要注意的是,肿瘤标志物和肿瘤之间的关联性并不是绝对的,有些情况下甚至是不相关的。

常用的肿瘤标志物如明显升高,其对应的肿瘤类型大致如下。

甲胎蛋白(AFP):原发性肝细胞癌、生殖腺胚胎肿瘤(睾丸癌、卵巢癌)、肝损伤的自我修复期、健康女性的妊娠状态等。

癌胚抗原(CEA):胰腺癌、结直肠癌、乳腺癌、胃癌、肺癌等。

前列腺特异抗原(PSA):前列腺癌。

糖类抗原 199(CA199):胰腺癌、胆囊癌、胆管癌、胃肠癌等。

糖类抗原 125(CA125):卵巢癌、宫颈癌、肝硬化、健康女性的早孕期等。

需要再次强调的是,人体是一个复杂的有机整体,各系统的功能之间相互影响,体检报告所显示出的检查指标在不同情况下具有不同的意义,上述内容只是帮助大家对体检报告有大致的了解。

体检后的正确的做法是,拿着有体检异常结论的体检报告到正规医院,由具备丰富经验的医生来分析,并提出进一步处理方案。

四、最不能忽视的检查结果——“危急值”

“危急值”是指危及生命的极度异常的检验结果或检查结果,说明患者可能正处于有生命危险的边缘状态,如不能采取有效措施及时治疗,患者将处于危险状态。不同的医疗机构“危急值”设置的项目和范围可能不尽相同;不同医疗机构、不同临床专业科室之间对同一检验项目“危急值”界限的确认也可能存在差异。凡是满足“结果的异常偏离可提示患者生命处于危险状态”这一条件的检验项目,均可作为危急值报告项目。危急值报告与管理是保障患者安全的重要措施,发现“危急值”的医技部门包括检验科、影像科、物理诊断科(心电图室)、病理科等。相关检验、检查人员发现

"危急值",应及时向临床人员报告;临床人员接到危急值报告后,应及时进行针对性处理。

检验科(实验室)是发现和报告"危急值"的主要科室。相关检验"危急值"见表15-1。

表 15-1 检验结果中的危急值项目及参考值

试验名称	危急值项目	人群	单位	低值	高值
血气分析	pH	成人		7.25	7.55
	PCO_2	成人	毫米汞柱	20.0	60.0
	PO_2	成人	毫米汞柱	50.0	△
离子检验	K^+	成人	毫摩尔/升	2.5	6.5
		新生儿	毫摩尔/升	2.6	7.7
	Na^+	成人	毫摩尔/升	120.0	160.0
	Cl^-	成人	毫摩尔/升	80.0	115.0
	Ca^{2+}	成人	毫摩尔/升	1.6	3.5
生化检验	GLU	成人	毫摩尔/升	2.8	22.2
		新生儿	毫摩尔/升	1.7	16.6
	BUN	成人	毫摩尔/升	△	36.0
	Cr	成人	微摩尔/升	△	884.0
	ALT	成人	单位/升	△	2 000.0
	BiLi	新生儿	微摩尔/升	△	340.0
	AMY	成人	单位/升	△	500.0
血常规检验	HGB	成人	克/升	50.0	△
	PLT	成人	10^9/升	50.0	△
	WBC	成人	10^9/升	1.5	50.0
凝血检验	PT	成人	秒	△	30.0
	APTT	成人	秒	△	70.0
	FIB	成人	克/升	1.0	10.0
心肌标志物检验	CTnl	成人	纳克/升	△	1.5
	MYO	成人	纳克/升	△	110.0
微生物培养	血、CSF 培养	儿童和成人		阳性	阳性

注:引自《检验危急值应用的评估与持续改进》[J]. 中华医院管理杂志."△"表示暂无设值

影像学检查常见的"危急值"项目有:①呼吸系统:支气管异物、张力性气胸、肺栓塞、肺梗死;②循环系统:主动脉夹层、主动脉瘤;③中枢神经系统:急性脑出血、急性硬膜外出血、急性硬膜下出血、急性蛛网膜下腔出血；④消化系统：消化道穿孔。

超声科常见的"危急值"项目有：①内脏破裂、异位妊娠破裂等盆腹腔大出血；②动脉瘤、动脉夹层；③胎儿持续性心动过缓（<90 次/分）或过速（>220 次/分）；④心脏游离血栓；⑤急性上、下肢动脉栓塞，急性颈动脉栓塞。

心电图检查出现的"危急值"项目有：①急性心肌梗死；②快速性心律失常：室性心动过速、室扑、室颤、室上性心动过速、快速房扑、快速房颤、房性心动过速；③缓慢性心律失常：房颤长间歇、窦性停搏、心率 <45 次/分、二度及三度房室传导阻滞；④提示严重低钾血症和高钾血症。

病理学检查中，也有需要紧急处理的"危急值"：①石蜡切片病理检查结果与冷冻切片病理检查结果明显不符，可能影响到临床治疗策略的；②手术病理结果与以前的活检结果明显不符，可能影响到临床治疗策略的。

总之，"危急值"涉及患者的生命安全。一旦发现有"危急值"，相关人员应高度重视，及时处理。患者自己如得知检查、检验"危急值"，更应重视并及时就医。别人可能存在"万一"疏忽的情况，患者自己则"万万"不能忽视！

在体检机构体检后，如发现有"危急值"，体检者应急诊住院治疗，不可因无明显症状而离开医院。在日常医疗工作中，时常有忽视"危急值"而造成严重后果的病例。这里列举一个高血钾造成心脏停搏的病例。一位 40 岁的慢性肾功能不全的男性患者，于 2023 年春节前化验发现血钾超过 6.5mmol/L，达到"危急值"，自认为没有危险，本计划春节后住院治疗。然而就在春节期间，出现心搏骤停。120 急救人员进行心肺复苏后，将患者送到某三甲医院急诊科治疗。经过使用体外膜氧合器（ECMO）等现代治疗手段，10 天后患者生命体征趋于稳定，撤除 ECMO，但仍处于昏迷状态。这个病例进一步警示我们"危急值"关系到患者生命安全，应高度重视，及时处理。

五、认识心脑血管急症的危险信号

心脑血管急症会对人们健康带来严重威胁。在出现严重的典型表现之前，常有一些先兆症状和体征。在体检中和日常生活中，如发现这些危险信号，应提高警惕并及时诊治。

以下是一些常见心脑血管急症的危险信号及常用检查方法（表 15-2 和表 15-3）。

表 15-2　心脑血管急症的危险信号

疾病名称	危险信号
心肌梗死	胸痛、乏力、心慌、胸闷、牙痛、上腹部疼痛或左上臂疼痛不适
脑梗死	偏侧肢体无力、麻木、头晕、视物重影、讲话不清

表 15-3　心脑血管急症的常用检查方法

疾病名称	检查方法
心肌梗死	心电图、心肌酶检测、心导管造影、CT 血管造影
脑梗死	颅脑 CT、颅脑磁共振

六、恶性肿瘤的排查和防治是体检的重要目的之一

对于很多人来说，健康体检是每年必做的事情之一；对于体检的目的来说，不少人关注肿瘤的筛查；在拿到体检报告的时候，人们最担心的是肿瘤相关结果的异常。因为，人们都知道肿瘤对健康有很大影响，尤其是恶性肿瘤。恶性肿瘤会给患者造成身体痛苦、增加精神压力以及经济负担，甚至还会威胁患者的生命。

肿瘤分为良性肿瘤、恶性肿瘤和交界性肿瘤。癌症是人们对恶性肿瘤的俗称，包括病理学所称的“癌”和“肉瘤”。肿瘤多表现为身体局部的肿块，也有不表现为局部肿块的情况(例如白血病)。良性肿瘤多无全身症状，恶性肿瘤可出现全身症状如乏力、食欲不振、贫血、体重下降等。此外，恶性肿瘤在出现典型临床表现之前，往往有早期的先兆性表现。如有这些相关表现，应引起重视，严密观察或到医院进行体检或到相关专科就诊，以排查肿瘤。以下是一些常见肿瘤的危险信号及检查方法(表 15-4 和表 15-5)。

表 15-4　常见肿瘤的危险信号

疾病名称	危险信号
颅内肿瘤	头痛、呕吐、视神经乳头水肿
乳腺癌	无痛、单发的小肿块，质硬、不光滑、不易被推动
肺癌	咳嗽、血痰
食管癌	胸骨后不适，灼热感及针刺或牵拉样痛，进食通过缓慢、滞留或轻度哽噎感
胃癌	早期无明显症状，有时出现上腹部不适，进食后饱胀恶心
结肠癌	排便习惯与粪便性状的改变
直肠癌	早期无明显症状，后出现排便习惯改变，便后肛门有下坠感、排便不尽感

续表

疾病名称	危险信号
肝癌	早期缺乏典型表现，可通过彩超及甲胎蛋白（AFP）筛查发现
胰腺癌	上腹疼痛、不适；胰头癌出现巩膜及皮肤黄染、尿黄、陶土色大便
肾癌	间歇无痛肉眼血尿
前列腺癌	早期无明显症状，可通过彩超及 PSA 筛查发现
卵巢癌	早期无明显症状，多为无意中摸到下腹部包块或妇科检查时偶然发现
宫颈癌	早期多为阴道接触性出血，中晚期出现阴道不规则流血
子宫内膜癌	早期无明显症状，后出现不规则阴道出血

表 15-5　肿瘤的常用检查方法

疾病名称	检查方法
颅内肿瘤	颅脑 CT、颅脑磁共振
乳腺癌	乳腺超声、钼靶及磁共振检查
肺癌	螺旋 CT
食管癌	上消化道内镜
胃癌	上消化道内镜
结肠癌	大便隐血试验、结肠镜
直肠癌	直肠指诊、肠镜
肝癌	甲胎蛋白（AFP）、腹部超声、腹部 CT、腹部磁共振
胰腺癌	腹部 CT、腹部磁共振
肾癌	尿常规、腹部超声、腹部 CT、腹部磁共振
前列腺癌	直肠指诊、彩超、磁共振、CT、PSA 检测
卵巢癌	腹部彩超、腹部磁共振、腹部 CT 检查
宫颈癌	子宫颈细胞学检查、高危型 HPV DNA 检测
子宫内膜癌	宫腔镜检查

体检中筛查恶性肿瘤的方法有多种，应根据自身健康情况、家族肿瘤病史以及是否存在环境致癌因素等选择检查方法。常用方法包括：①抽血化验肿瘤标志物。这种方法相对简单易行。AFP 升高见于肝癌等；CA199 升高见于胰腺癌、胆囊癌、胆管癌等；CEA 升高见于胰腺癌、结肠癌、乳腺癌等；CA125 升高见于卵巢癌等；前列腺特异性抗原（PSA）水平异常见于前列腺癌。但是指标升高也不都一定是肿瘤，很多人反映体检报告该项指标有升高，但并不是得了肿瘤。一些炎症等其他情况，也会导致相关指标的升高。因此，不必过度恐慌，可以再次复查相关指标。②影像学检查。常用

的方法有彩超、CT、MRI等，可了解肿瘤位置、大小、与周围器官及大血管的关系等，以判断手术切除肿瘤的可能性及分期、预后等。③内窥镜检查。胃镜可了解食道、胃、十二指肠的病变；肠镜可了解肠道的病变；纤维支气管镜可了解呼吸道的病变。这种检查方法既可观察病变情况，又可以获取人体组织进行病理学诊断，还能对适合的病变进行内窥镜下的治疗。④活检。活检是通过手术、内窥镜、活检针穿刺等方法获取肿瘤组织，进行病理学检查，以明确诊断。对于肿瘤的诊断，除了上述体检筛查的方法以外，还要结合患者的症状、体征、家族史等综合分析。对于诊断明确的恶性肿瘤，还可以进行基因诊断，以进行更精确有效的治疗。

恶性肿瘤的治疗方法有很多，需结合患者临床及病理学诊断、基因检测结果等，进行规范化、个体化的科学治疗。常用的治疗方法有两大类，即以局部治疗为主的治疗和全身药物治疗。以局部治疗为主的方法包括：①外科治疗。根据病变部位不同，手术治疗可以在外科、耳鼻喉科、口腔科、妇产科等相关科室完成。手术切除病灶是治疗肿瘤的主要方法，适用于大多数肿瘤的治疗。手术切除的肿瘤组织可以进行病理学诊断、基因检测等。②放射治疗。放射治疗简称放疗，即应用放射线破坏肿瘤细胞，是肿瘤局部治疗的重要方法之一。放疗可作为根治性治疗方法用于鼻咽癌等恶性肿瘤的治疗；可作为辅助治疗方法用于肿瘤手术前、手术中和手术后的治疗，以提高手术治疗效果；还可作为姑息性治疗方法，用于晚期恶性肿瘤的治疗，以减轻痛苦，提高生存质量，延长患者生命。③介入治疗。介入治疗是肿瘤治疗的常用手段之一，其方法是在影像设备（如CT、彩超等）引导下，置入导管、穿刺针等，对肿瘤进行血管栓塞、药物灌注等，可用于肝癌、肺癌等肿瘤的治疗。④消融治疗。消融治疗是通过物理或化学的方法溶解肿瘤组织。射频消融是将射频针穿刺到瘤体，通过高温破坏肿瘤细胞；超声消融是将高强度的超声波（频率高于诊断彩超用的频率）聚焦于肿瘤部位，产生高温，杀灭肿瘤细胞，是一种无创性的治疗方法；冷冻消融是将液氮或氩气作用于肿瘤局部，使其迅速降温，以破坏肿瘤细胞的方法；经皮乙醇注射是一种应用化学原理治疗肿瘤的方法，将无水乙醇注射在肿瘤中，使肿瘤细胞脱水，肿瘤细胞蛋白质变性，从而破坏肿瘤细胞。

全身药物治疗在恶性肿瘤的治疗中占有重要地位，主要在肿瘤内科进行。在进行外科手术治疗等局部治疗时，也常联合药物治疗。治疗恶性肿瘤的药物主要包括化学药物、生物治疗药物、分子靶向治疗药物、免疫治疗药物、内分泌治疗药物、中药等。应用化学合成药物治疗恶性肿瘤称为化学治疗，简称化疗。化疗是应用历史较久、应用较为广泛的全身治疗方法。恶性肿瘤的药物治疗，可以是单一药物，也可以是一种以上药物联合应用，还可以同外科手术等局部治疗方法联合应用。多种治疗方法的联合应用，常能明显提高治疗效果。

对于恶性肿瘤来说，虽然有很多治疗方法，但仍存在疗效的有限性、肿瘤复发等问题。因此，预防肿瘤的发生显得更为重要。

引起恶性肿瘤的原因有多种，如电离辐射（引起白血病等）、紫外线（引起皮肤癌）、致癌性病毒（乙肝病毒、丙肝病毒可能引起肝癌；人乳头瘤病毒可能引起宫颈癌等）、某些细菌（如幽门螺旋杆菌可能引起胃癌），等等。

除此之外，不少肿瘤的发生与不良生活习惯有关，如吸烟与肺癌等多种肿瘤的发生有关；过热饮食及粗糙食物等与食管癌的发生有关；长期食用腌制或熏烤食物与胃癌的发生有关；长期过量饮酒，可引起酒精性肝硬化，肝硬化又是肝癌发生的原因；摄入热量过高引起的肥胖也与某些肿瘤的发生有关，等等。从这个意义来说，在预防恶性肿瘤方面，人们最容易做到的就是改变不良生活习惯。

七、体检中常发现的疾病

1. 认识冠心病

在体检过程中，心电图和心脏彩超检查是了解心脏疾病的重要手段。其中，冠心病是需要重点关注的一项内容。如果心电图检查发现 ST 段压低，同时有吸烟、喝酒习惯，血脂、血糖、血压升高，应考虑有冠心病的可能。

冠心病是生活中人们常提到的一种心脏病。从“生活中的医学”来说，其发病与不良的生活习惯以及对常见的慢性病重视不够有关，如吸烟及高胆固醇血症、高血压、糖尿病、肥胖症等未有效治疗；同时，与年龄有一定关系，多见于 40 岁以上的中老年人。

冠心病是冠状动脉粥样硬化性心脏病的简称。冠状动脉是心脏上的血管，主要为心肌供血。当其发生粥样硬化时，会导致冠状动脉管腔狭窄或闭塞，引发心肌缺血缺氧或坏死。这种疾病就称为冠心病，也称缺血性心脏病。这里提到的粥样硬化是血管壁发生的一种病变形式，因动脉内膜脂质的积聚导致其外观呈黄色粥样而得名。

冠心病因为其不同的临床表现，医学上分成了不同的类型，如慢性冠脉疾病（包括：稳定型心绞痛、缺血性心肌病、隐匿性冠心病）、急性冠状动脉综合征（不稳定型心绞痛、非 ST 段抬高型心肌梗死、ST 段抬高型心肌梗死）。不管哪一类分型我们都应该足够重视。

心绞痛是冠心病的一个典型症状。情绪激动如过度兴奋、愤怒是心绞痛的诱发因素,说明民间“喜伤心,怒伤肝”的说法不无道理。劳累、饱餐、寒冷、吸烟等也可诱发。疼痛主要在胸骨后,波及心前区,手掌大小范围,常放射至左肩、左上臂内侧,可达无名指和小指,或至颈、咽或下颌部,或表现为牙痛。表现为压迫、发闷或紧缩性的疼痛,也可有灼烧感。有些人可能只有胸闷,并不会出现胸痛。疼痛持续几分钟到十几分钟,多为3~5分钟。通过停止诱发症状的活动或者舌下含服硝酸甘油等药物多可以缓解症状。

对于正常人群,冠心病的早期预防尤为重要。我们要特别注意可能导致动脉粥样硬化的诱发因素,如高脂血症、高血压、糖尿病、吸烟、肥胖等。对于疑似出现心绞痛等症状的人群,更要高度警惕,及时前往正规医疗机构诊治。而对于明确患有冠心病的人群,家中常备硝酸甘油、速效救心丸等,外出也应随身携带,以备急需。本病应严格按照医嘱规范治疗。

2. 认识甲状腺结节

在进行甲状腺彩超等检查中,一些人的报告单中会显示“甲状腺结节”,而且存在囊性结节、实性结节、囊实性结节的分别。多数彩超报告也会对结节进行TI-RADS评估(甲状腺成像报告与数据系统)(参见表15-6),目的则是对甲状腺结节病变的恶性概率做一个推测。

表15-6 基于计数法的TI-RADS(甲状腺成像报告与数据系统)

结节	分值	恶性率(%)	TI-RADS分类
无结节	无分值	0	1. 无结节
有结节	-1	0	2. 良性
	0	<2	3. 良性可能
	1	2~10	4A. 低度可疑恶性
	2	10~50	4B. 中度可疑恶性
	3~4	50~90	4C. 高度可疑恶性
	5	>90	5. 高度提示恶性
	—	—	6. 活检证实的恶性

甲状腺是人体重要的内分泌腺体,它的作用是分泌甲状腺素,具有维持基础代谢、促进生长发育的重要功能。甲状腺结节是指甲状腺内,由于部分甲状腺细胞的异常生长变化,导致形成一个或者多个组织成分改变的异常团块。甲状腺结节在成年

人中很常见，女性多于男性。甲状腺结节中约有 5%~16% 为恶性，也就是甲状腺癌。

很多患者的甲状腺结节并没有任何症状，通常在体检时偶然发现。突然产生的甲状腺快速增大并伴随有颈部一定程度的疼痛及压迫症状，可能是囊性甲状腺结节出血所致；有些过去已经存在的甲状腺实性结节，较短时间内快速、无痛性增大，应要排除甲状腺癌的可能。出现以上情况，就应及时就医，进一步明确诊断并治疗。

碘的摄入不足以及碘过量都会导致甲状腺结节的形成。碘是合成甲状腺激素的重要元素，而甲状腺激素的平衡对于甲状腺健康尤为重要。对于正常人来说，通过适量食用富含碘的食物（海带、紫菜、加碘盐等）可使甲状腺合成充足的甲状腺激素，且能降低甲状腺结节的发生率；而对于伴有甲亢的患者来说，则需要严格限制碘的摄入；如有必要，可根据自己的个人情况咨询专科医生，以决定补碘还是忌碘。

定期体检，有助于早期发现和治疗甲状腺结节。

3. 认识“脂肪肝”

在健康体检越来越普遍、彩超检查越来越广泛的当下，“脂肪肝”这一名词被越来越多人提及。体检中，彩超、肝脏弹性成像以及肝脏 CT 和磁共振是诊断“脂肪肝”的主要检查手段。在日常生活中，人们常把不同类型的脂肪性肝病笼统地称为“脂肪肝”。人们所说的“脂肪肝”类似于医学上所指的脂肪性肝病。脂肪性肝病简单来说就是以肝细胞中脂质过度蓄积为特点的一种临床病理综合征。根据组织学特点，脂肪性肝病分为：脂肪肝和脂肪性肝炎；根据是否饮酒分为：非酒精性脂肪肝病、酒精性脂肪肝病。肥胖、饮酒、糖尿病、营养不良、部分药物、妊娠及感染都是其危险因素。关于脂肪性肝病的名称，国际上有新的倾向，在 2023 年 6 月 24 日的欧洲肝病年会上，美国肝病学会、欧洲肝病学会以及拉丁美洲肝病学会牵头发布的全球专家共识中对“脂肪性肝病”进行了更名，即将原非酒精性脂肪肝病更名为代谢相关脂肪性肝病。

非酒精性脂肪肝病包括非酒精性脂肪肝、脂肪性肝炎、脂肪性肝纤维化、肝硬化甚至肝癌的逐渐演变过程。非酒精性脂肪肝发病缓慢，常常没有症状。少数人群有乏力、右上腹轻度不适、肝区隐痛或上腹胀痛等。当脂肪性肝炎严重时，可出现黄疸、食欲下降、恶心、呕吐等症状。实验室检查发现，如病情严重时，谷草转氨酶（AST）、谷丙转氨酶（ALT）、γ-谷氨酰转肽酶（γ-GT）会升高。

酒精性肝病的疾病谱包括酒精性肝炎、酒精性脂肪肝、酒精性肝纤维化和肝硬化，可发展为肝癌。酒精性肝炎多在近期大量饮酒后出现，表现为全身不适、厌食、恶心呕吐、乏力、肝区疼痛等。可有低热、黄疸，肝脏变大且有触痛。酒精性脂肪肝常无症状或轻微症状。同非酒精性肝病类似,实验室检查发现 AST、ALT、γ-GT 也会有不同程度的升高。有所不同的是,酒精性肝炎 AST 升高比 ALT 升高明显。

目前,非酒精性脂肪肝病和酒精性肝病缺乏特效的药物治疗。对于本病,重在预防:健康饮食、体育锻炼、不过量饮酒、科学管理体重(参照"'吃'的保健建议"相关内容)、定期体检。

4. 认识胆囊结石与胆囊息肉

在体检中,肝胆彩超常常是必查项目。在这项检查中,最容易发现的就是胆囊结石与胆囊息肉。

正常情况下,胆囊内储存有胆汁,呈液态。如果胆囊内出现有形的"石头"状或"泥沙"状成分,即为胆囊结石。胆囊息肉表现为胆囊的隆起性病变。

胆囊结石主要表现为右上腹疼痛或仅有右上腹不适,还有的病人无临床症状,仅在彩超或CT检查时发现。胆囊结石可以诱发急性胆囊炎,表现为右上腹的剧烈疼痛、发热;小的胆囊结石可能进入胆总管,引起胆管炎,表现为右上腹疼、黄疸和发热。胆囊结石可刺激胆囊壁,引起慢性胆囊炎、胆囊壁增厚和胆囊萎缩,成为胆囊癌的危险因素之一;同时,流行病学显示直径 3cm 结石发生胆囊癌的比例是 1cm 结石病人的 10 倍。胆囊结石的治疗需综合多种因素来决定,如胆囊壁是否增厚、胆囊功能、是否合并胆囊炎、是否存在胆囊息肉等。胆囊结石可采用腹腔镜胆囊切除术等方法进行治疗。目前网络上常有"保胆取石"的说法,这要根据多种临床因素,由外科医生科学地做出决定,不能一味追求保留胆囊。

胆囊息肉是指胆囊内突出或隆起的病变,包括非肿瘤性息肉(胆固醇息肉、炎性息肉等)、肿瘤性息肉(腺瘤和腺癌等),大多数为非肿瘤性息肉。一般情况下,非肿瘤性息肉生长缓慢,可通过彩超随访观察。对于大于 10mm 的非肿瘤性胆囊息肉,建议手术治疗。肿瘤性胆囊息肉应尽早手术治疗。

5. 认识视频终端综合征

随着信息技术和人工智能的发展,我们生活中越来越离不开电子产品了。从小孩到大人一天到晚都离不开手机、平板和电视。大部分人每天看屏幕的时间超过 3 小时;更有甚者如"白领"阶层、程序员、公务员等,每天要长时间盯着电脑屏幕办公。科技进步给我们带来生活方便的同时,也带来了新的疾病。尤其值得注意的是,长时间上网课会对儿童视力造成损害。在健康体检与门诊就诊者中,有不少人是因为长期使用视频终端(手机、电脑、平板、游戏机)造成的相关健康问题,也就是随着电子产品普及而引发的新的疾病:视频终端综合征。

视频终端综合征是指由于长时间使用电子屏幕操作,导致以眼部症状为主的全身多器官或部位损伤的一组疾病。这一综合征对身体的伤害绝对超乎想象,其引起的所有症状中,眼部症状出现的概率最高,达到 72.1%;然后依次是:颈肩部症状为 59.3%、背部症状为 30%、手臂症状为 13.9%。

为什么受害最深的是眼睛?长时间盯着屏幕,眼睛过度使用,不仅会造成视力下降,而且会引起眼部不适,出现干涩感、灼痛感、异物感等。同时还会伴有眼睛发红发胀、流泪增多、视物模糊,甚至出现眼干燥症等症状。

正常状态下,每隔 3 秒钟左右,我们的眼睛就会有一次不自主的眨眼。这个过程让泪液均匀分布在眼角膜和结膜上,保持它们的湿润,并且让眼球得到短暂的休息。由于电子屏幕自体发光,并有刷新频率,不断闪烁。这导致了眼睛无法实现完全地眨眼,每分钟眨眼次数减少一半,甚至减少三分之二。这样一来,眼睛天生的自我保护功能,就被强行破坏了。眼睛内泪液分布不再均匀,增加了泪液的蒸发,影响了泪腺分泌。这也解释了为什么眼干燥症从一个原本普通的不常见病,迅速成为患病率飙升的常见眼科病。

除了眼部症状就完了吗?不!长时间盯电子屏幕、久坐、不正确的坐姿以及长时间使用鼠标,还可能导致骨骼与肌肉损伤。手腕部神经反复受压迫,可出现手指麻木或疼痛,持物无力等,即腕管综合征。长期坐姿不良造成颈部持续紧张,可出现区域疼痛和或颈部运动时产生肌肉压痛。此外,视频终端综合征还可引起背部和手臂的疲劳与紧张,严重者还会伴随有头疼、恶心等症状。

视频终端综合征既然是由于长时间盯电子屏幕引起的,那么最重要的预防方法便是减少使用电子产品。完全不用手机、电脑等电子产品是不可能的,我们能做的就是要控制电子产品的使用时间和养成良好的使用习惯。

勿长时间盯着屏幕。使用电脑工作时由于凝神注目,会导致泪分泌减少,出现眼球表面干燥、结膜充血、眼睛不适和异物感等情况,看东西时还会出现视物不清。因此在使用电脑办公或学习时,建议每工作 30 分钟,起身活动、闭目或远视 5 分钟。

姿势正确、距离适当。用电脑或手机时要保持正确姿势与注视距离。距离太近或姿势不正确,很容易加重眼透支。眼睛与电脑的距离应保持在 50cm 以上,视线向下 20°~30°;或者注视文字在水平线下方 3~5cm。保证视频终端设备的屏幕的清晰度和适宜的亮度。尽量采用大屏幕,经常清洁屏幕。

增加户外活动。户外活动非常重要,一方面可以减少盯电子屏幕的时间,让眼睛得到充分的休息;另一方面还可以改善久坐,缓解肌肉骨骼压力。

食品补充。多吃富含胡萝卜素、维生素 B 和维生素 C 的食物,既可增加体内的抗氧化物质,又可有效护眼。

第三节 就诊流程

当我们因为某种原因需要到医院就诊时,从前到后往往需要经历一定的步骤。如果能够遵循一定的规律和流程,将会使就诊过程更加顺利、科学、高效。

一、就诊医院的选择

根据前面介绍的医院分级、分类,结合自己所处的地域特点,可选择登录医院的官方网站进行医院信息浏览,对医院的特色、专长、优势有初步的了解。常见病和多发病的就诊,可就近选择当地二级医院进行初步诊疗。若经基层医院诊疗后效果不佳、疾病出现并发症或诊疗思路不明确时,应及时到三级医院就诊,以免延误治疗时机。

二、就诊科室的选择

首先要根据自身不适的症状、主要症状存在的部位、是否有异常肿物等,初步判断这些不适是需要手术治疗,还是药物治疗;需要手术治疗的应选外科相关科室,不需要手术治疗的应选内科相关科室。然后根据病变的部位,判断治疗的科室。一般情况下,不同器官的疾病在医院都有相对应的诊疗科室。如果没有明确的特征性表现,不能判断应诊疗的科室,可以到门诊部的咨询台、分诊台或挂号处咨询。

从外科系统来说,如果是脑部疾病需要手术治疗的,属于神经外科(脑外科);如果是胸部疾病需要手术治疗的,属于胸外科;如果是心脏疾病需要手术治疗的,属于心脏外科;如果是甲状腺疾病、乳腺疾病需要手术治疗的,分别属于普通外科的甲状腺外科、乳腺外科;如果是周围血管疾病(例如大隐静脉曲张、深静脉血栓形成)需手术治疗的,属于普通外科的周围血管外科;如果是腹部疾病需要手术治疗的,属于普通外科(肝胆胰外科、胃肠外科等);如果是肾脏、输尿管、膀胱疾病需要手术治疗的,属于泌尿外科;如果是脊柱、四肢的运动或感觉异常,需要手术治疗的,属于骨科;如果是畸形、瘢痕需要手术治疗的，属于整形外科。年龄在 14 岁以下的儿童发生上述疾病，如需手术治疗，一般应到小儿外科诊治。此外，妇产科、口腔颌面外科、耳鼻咽喉科等科室也是以手术治疗为主要治疗手段的科室，相应疾病应选择这些不同的科室。

从内科系统来说，神经内科主要治疗脑及脑神经相关的疾病（脑出血、脑梗死等）；呼吸内科主要治疗呼吸系统疾病（感冒、肺炎等）；消化内科主要治疗消化系统疾病（胃炎、胃溃疡、肝硬化、消化道出血、肠炎等）；心血管内科主要治疗心血管疾病（心律失常、冠心病、心肌病、高血压等）；肾内科主要治疗泌尿系统疾病（肾炎、尿路感染、肾衰竭等）；血液科主要治疗血液系统疾病（贫血、白血病、淋巴瘤、骨髓瘤等）；内分泌与代谢科主要治疗内分泌与代谢相关疾病（甲状腺功能亢进或减退、糖尿病、肥胖症、痛风等）；风湿免疫科主要治疗风湿性疾病（类风湿关节炎、系统性红斑狼疮等）；皮肤病和性病应到皮肤性病科就诊。年龄在 14 岁以下的儿童发生上述疾病，一般应到小儿内科诊疗。

若已经进行过健康体检，可根据体检报告中“结论”部分的提示，选择就诊科室。医院的门诊部、各楼层、各科室多设有导诊台，可在导诊台咨询分诊医生、护士，根据其建议选择就诊科室。

三、就诊医生的选择

通过医院官方网站浏览、医院挂号处专家栏、网络媒体、熟人介绍等方式，了解所选科室的医生。先了解医生的学历背景、技术职称、学术任职、专业特长、公众评价等综合因素，分析后确定拟挂号就诊医生。

四、预约挂号与门诊挂号室挂号

随着信息时代的发展，除了传统的人工挂号窗口外，陆续出现了医院官方网站预约挂号、微信预约挂号、医院内部应用程序挂号等诸多方式，可根据需求做出选择。如果不会使用挂号的应用程序，或者不知道如何选择就诊科室与医生，可在医院门诊导诊台现场咨询后挂号。

五、就诊

就诊方式包括医院就诊和线上就医两种形式。现代医学对疾病诊疗的最佳方式，是需要把问诊、医患沟通、询问病史、体格检查(望触叩听)、各种辅助检查等信息综合起来，进行分析和研判的。因此，医院就诊仍为最主要的就诊方式。根据预约挂号的时间，提前到达就诊地点的候诊区，排队等候就诊。

周末和节假日，多数医院不安排专家门诊，只接诊急诊患者。如有普通门诊应诊，多为低年资医生。不过有些大的知名医院，也会安排高年资医生在节假日应诊。

需要提醒的是，就诊时应带上以往的住院病历(或病历摘要、出院记录)、门诊病历、化验单、影像检查结果及打印胶片、病理检查报告等。接诊医生常常需要根据这些资料，结合本次就诊的病史、症状、体征及检查结果，综合判断，进行诊断和制订处理方案。

在一些疾病的纪念日(参见表 15-7)，医疗机构可能会举办相关疾病的专题义诊，医务人员会提供相关疾病的诊断、治疗、护理等方面的咨询。

表 15-7　与疾病和健康有关的纪念日

日期	节日名称
1 月最后一个星期日	世界防治麻风病日
2 月 4 日	世界抗癌日
2 月最后一天	国际罕见病日
3 月 3 日	全国爱耳日
3 月 6 日	世界青光眼日
3 月第二个星期四	世界肾脏病日
3 月 17 日	中国国医节
3 月 18 日	全国爱肝日
3 月 21 日	国际睡眠日
3 月 24 日	世界防治结核病日
4 月 2 日	世界孤独症日
4 月 7 日	世界卫生日
4 月 11 日	世界帕金森病日
4 月 15~21 日	世界肿瘤防治宣传周
4 月 17 日	世界血友病日
4 月 25 日	世界防治疟疾日
5 月 5 日	碘缺乏防治病日
五月第一个星期二	世界哮喘日
5 月 8 日	世界红十字日
5 月 12 日	国际护士节
5 月 15 日	全国防治碘缺乏病日
5 月 17 日	世界高血压日

续表

日期	节日名称
5月18日	全国血管健康日
5月20日	全国母乳喂养宣传日
5月第三个星期日	全国助残日
5月29日	世界肠道健康日
5月31日	世界无烟草日
6月6日	全国爱眼日
6月14日	世界献血日
6月24日	世界骨质疏松日
6月26日	国际禁毒日
7月8日	世界过敏疾病日
7月11日	世界人口日
7月28日	世界肝炎日
8月第一个星期	世界母乳喂养周
8月19日	中国医师节
9月10日	世界预防自杀日
9月12日	中国预防出生缺陷日
9月20日	世界爱牙日
9月21日	世界阿尔茨海默病
9月第四个星期日	国际聋人节
9月26日	世界避孕日
9月28日	世界狂犬病日
9月29日	世界心脏日
10月1日	国际老年人日
10月8日	全国高血压日
10月10日	世界精神卫生日
10月11日	世界镇痛日
10月12日	世界关节炎日
10月13日	世界保健日
10月15日	国际盲人节
10月20日	世界骨质疏松日
10月22日	世界传统医药日
10月28日	世界男性健康日
10月29日	世界卒中日
11月12日	白求恩逝世纪念日

续表

日期	节日名称
11 月 14 日	世界糖尿病日
11 月 17 日	世界早产日
11 月 20 日	中国心梗救治日
11 月第三个星期三	世界慢性阻塞性肺病日
12 月 1 日	世界艾滋病日
12 月 3 日	世界残疾人日
12 月 11 日	世界防哮喘日
12 月 15 日	世界免疫强化日

注:在相关纪念日,新闻媒体和医疗机构可能会进行科普宣传、义诊等活动。

六、住院

经过接诊医生的分析研判之后,对于仅需口服药物、定期复查、动态观察或病情轻微的患者,一般在门诊即可完成诊疗过程。而针对需要手术、静脉输液、密切观察或病情较重的患者,一般建议住院治疗,由医生开具住院证。

需要住院治疗的患者,应持住院证到指定的住院病房办理住院手续(信息登记、缴费等)。若为异地就医,应充分了解医保所在地的医保政策,必要时需办理纸质或电子转诊手续。

患者入院后应积极配合医护人员,遵守医院的有关规定,接受各种必要的检查和治疗;治疗完成后,应办理出院手续。

根据有关规定,医院诊疗过程中病历的客观记录部分,如入院记录、手术记录、诊断证明、检查检验结果、发票清单等可打印保存,为以后的就诊和随访提供依据。在以后的每次随访或就诊时,应携带以往诊断、治疗、住院及随访资料以及 CT、MRI 等影像资料,供医生参考并全面分析病情,作出正确诊断及合理处理。

参考文献

第一章　认识自我

［1］丁文龙，刘学政．系统解剖学：9版［M］．北京：人民卫生出版社，2018.

［2］王庭槐．生理学：9版［M］．北京：人民卫生出版社，2018.

［3］步宏，李一雷．病理学：9版［M］．北京：人民卫生出版社，2018.

［4］王建枝，钱睿哲．病理生理学：9版［M］．北京：人民卫生出版社，2018.

［5］李继承，曾圆山．组织学与胚胎学：9版［M］．北京：人民卫生出版社，2018.

［6］陈孝平，汪建平，赵继宗．外科学：9版［M］．北京：人民卫生出版社，2018.

［7］葛均波，徐永健，王辰．内科学：9版［M］．北京：人民卫生出版社，2018.

［8］曹雪涛．医学免疫学：7版［M］．北京：人民卫生出版社，2018.

［9］宝福凯，曾常茜，邹强．医学免疫学(案例版第3版)［M］．北京：科学出版社，2021.

［10］陈淑增，杨翀，邱丹缨．病原生物学与免疫学［M］．武汉：华中科技大学出版社，2015.

［11］黎毅敏，杨子峰．流行性感冒诊断与治疗指南(2011年版)解读［J］．中国实用内科杂志，2012，32(02)：105-108.

［12］陶桂香，徐洋．1型糖尿病发病机制及治疗研究［J］．中国免疫学杂志，2015，31(10)：1297-1303.

［13］左伋．医学遗传学 供基础、临床、预防、口腔医学类专业用：7版［M］．北京：人民卫生出版社，2018.

［14］刘庆昌．遗传学：4版［M］．北京：科学出版社，2020.

［15］蒋玮莹，贺素磊．解“蚕豆病”之谜，传书育人功在千秋［J］．中华医学遗传学杂志，2021，38(02)：F01-F02.

[16] 陈宇翔，黄群，闫怡轩，等. 先天性唇腭裂三级综合防治及规范化序列治疗指引[J]. 中华口腔医学研究杂志(电子版)，2021，15(04)：193-197.

[17] 刘伟，陈寸，石秀凤，等. 无创 DNA 产前检测在 21-三体综合征高危孕妇中的应用探讨[J]. 中国优生与遗传杂志，2017，25(09)：40-41+17.

[18] DYER. Health ministers condemn Novartis lottery for Zulema，the world's most expensive drug [J]. BMJ，2020，368：m580.

第二章 认识健康

[1] 傅华. 健康教育学：三版[M]. 北京：人民卫生出版社，2017.

[2] 余金明. 现代健康教育学[M]. 上海：复旦大学出版社，2020.

[3] 国家卫生健康委. 中国吸烟危害健康报告 2020 [EB/OL].(2021-05-26) [2023-01-20] http://www.nhc.gov. cn/guihuaxxs/s7788/202105/c1c6d17275d94de5a349e379bd755bf1.shtml.

[4] 中国营养学会. 中国居民膳食指南科学研究报告[M]. 北京：人民卫生出版社，2021.

[5] 中国营养学会. 中国居民膳食指南(2022 版)[M]. 北京：人民卫生出版社，2022.

第三章 "吃"与健康

[1] 中国营养学会. 中国居民膳食指南(2016 版)[M]. 北京：人民卫生出版社，2016.

[2] 中国营养学会. 中国居民膳食指南(2022 版)[M]. 北京：人民卫生出版社，2022.

[3] 周春燕，药立波. 生物化学与分子生物学[M]. 北京：人民卫生出版社，2018.

[4] Mudambi S R. Fundamentals of foods，Nutrition and Diet Therapy，2012.

[5] Revilla M，Alan T. Human nutrition：2020 Edition [M]，2020.

[6] 中国营养学会. 中国居民膳食营养素参考摄入量表(2013 版)[M]. 北京：科学出版社，2014.

[7] 葛均波，徐永健，王辰. 内科学：9 版[M]. 北京：人民卫生出版社，2018.

[8] 王卫平，孙锟，常立文. 儿科学：9 版[M]. 北京：人民卫生出版社，2018.

[9] 孙长灏. 营养与食品卫生学：8 版[M]. 北京：人民卫生出版社，2018.

[10] 焦广宇，蒋卓勤. 临床营养学：3 版[M]. 北京：人民卫生出版社，2018.

[11] 中华医学会内分泌学分会. 中国高尿酸血症与痛风诊疗指南(2019)[J].

中华内分泌代谢杂志,2020(01):1-13.

[12] 余学清,陈崴. 中国慢性肾脏病病人合并高尿酸血症诊治专家共识[J]. 中华肾脏病杂志,2017,33(06):463-469.

[13] 中华医学会糖尿病学分会. 中国 2 型糖尿病防治指南(2020 年版)[J]. 中华糖尿病杂志,2021,13(04):315-409.

[14] 李海霞,李向培,赵宵帝,等.2 型糖尿病病人血糖管理中的医学营养策略[J]. 中国全科医学,2021,24(13):1702-1706.

[15] 杨月欣,王光亚,潘兴昌. 中国食物成分表 2002 [M]. 北京大学医学出版社,2002.

[16]《中国高血压防治指南》修订委员会. 中国高血压防治指南(2018 年修订版)[J]. 中国心血管杂志,2019,24(01):24-56.

[17] 雷鹏,张冬颖. 不同国家和地区高血压指南的启动治疗阈值与降压目标的异同[J]. 中华高血压杂志,2020,28(12):1218-1222.

[18] 国家心血管病中心国家基层高血压防治管理办公室. 国家基层高血压防治管理指南 2020 版[J]. 中国循环杂志,36(3):12.

[19] 阮菁,李乃适. 肥胖是一种慢性病——从近年来各国指南解读肥胖的诊治[J]. 中国临床医生杂志,2015(10):1-4.

[20] 王勇,王存川,朱晒红,等. 中国肥胖及 2 型糖尿病外科治疗指南(2019 版)[J]. 中国实用外科杂志,2019,39(04):6-11.

[21] 陈孝平,汪建平,赵继宗. 外科学:9 版[M]. 北京:人民卫生出版社,2018.

[22] 国家消化内镜专业质控中心,国家消化系疾病临床医学研究中心(上海),国家消化道早癌防治中心联盟,等. 中国早期食管癌及癌前病变筛查专家共识意见(2019 年,新乡)[J]. 中华消化内镜杂志,2019(11):793-801.

[23] 国家消化系统疾病临床医学研究中心(上海),中华医学会消化内镜学分会,中国医师协会内镜医师分会消化内镜专业委员会,等. 中国食管鳞癌癌前状态及癌前病变诊治策略专家共识[J]. 中华消化内镜杂志,2020,37(12):853-867.

[24] 崔芳芳,何贤英,宇传华,等.1990—2016 年中国人群食管癌疾病负担变化趋势及危险因素分析[J]. 中国卫生统计,38(1):6.

[25] Kawasaki M,Ikeda Y,Ikeda E,et al.Oral infectious bacteria in dental plaque and saliva as risk factors in patients with esophageal cancer [J]. Cancer,2020.

[26] 中华人民共和国国家卫生健康委员会医政医管局. 食管癌诊疗指南(2022

年版)[J]. 中华消化外科杂志,2022,21(10):1247-1268.

[27] 曹毛毛,李贺,孙殿钦,等.2000—2019 年中国胃癌流行病学趋势分析[J]. 中华消化外科杂志,2021,20(01):102-109.

[28] 国家消化系疾病临床医学研究中心(上海),国家消化道早癌防治中心联盟,中华医学会消化病学分会幽门螺杆菌学组,等. 中国胃黏膜癌前状态和癌前病变的处理策略专家共识(2020 年)[J]. 中华消化杂志,2020,40(11):731-741.

[29] 国家消化系疾病临床医学研究中心,国家消化道早癌防治中心联盟(GECA),中华医学会消化病学分会幽门螺杆菌学组,等. 中国幽门螺杆菌根除与胃癌防控的专家共识意见(2019 年)[J]. 中华消化杂志,2019(05):310-316.

[30] 杜奕奇,蔡全才,廖专,等. 中国早期胃癌筛查流程专家共识意见(草案,2017)[J]. 中华消化杂志,2018,38(02):87-92.

[31] 中国抗癌协会胃癌专业委员会. 胃癌诊治难点中国专家共识(2020 版)[J]. 中国实用外科杂志,2020,40(08):869-904.

[32] 中华人民共和国国家卫生健康委员会医政医管局. 胃癌诊疗指南(2022 年版)[J]. 中华消化外科杂志,2022,21(9):1137-1164.

[33] Sung H,Ferlay J,Siegel RL,et al.Global Cancer Statistics 2020:Globocan estimates of incidence and mortality worldwide for 36 cancers in 185 countries [J]. CA Cancer J Clin,2021,71(3):209-249.

[34] 诸欣平,苏川. 人体寄生虫学:9 版[M]. 北京:人民卫生出版社,2019.

[35] 李凡,徐志凯. 医学微生物学:9 版[M]. 北京:人民卫生出版社,2019.

第四章 “喝”与健康

[1] 中国营养学会. 中国居民膳食指南(2016 版)[M]. 北京:人民卫生出版社,2016.

[2] 北京公众健康饮用水研究所. 中国居民饮水指南:2 版[M]. 北京:中国医药科技出版社,2019.

[3] 中国营养学会. 中国居民膳食指南科学研究报告[M]. 北京:人民卫生出版社,2021.

[4] 中国营养学会. 中国居民膳食指南(2022 版)[M]. 北京:人民卫生出版社,2022.

[5] 陈孝平,汪建平,赵继宗. 外科学:9 版[M]. 北京:人民卫生出版社,2018.

[6] Guideline:Sugars intake for adults and children [J]. Geneva:World Health

Organization,2015.

[7] 杨晓萍. 茶叶营养与功能[M]. 北京:中国轻工业出版社,2020.

[8] 为明. 铅中毒和牛奶[J]. 国外医学情报,1981,243-244.

[9] 杨宝峰,陈建国. 药理学:9版[M]. 北京:人民卫生出版社,2018.

[10] 科信食品与营养信息交流中心,中国疾病预防控制中心营养与健康所,中华预防医学会健康传播分会,等. 咖啡与健康的相关科学共识[J]. 中华预防医学杂志,2018,52(11):1115-1116.

[11] 中国营养学会. 食物与健康-科学证据共识[M]. 北京:人民卫生出版社,2016.

[12] 中华医学会骨质疏松和骨矿盐疾病分会. 原发性骨质疏松症诊疗指南(2017)[J]. 中国全科医学,2017,(32):3963-3982.

[13] 杨希,崔军华,唐雪花. 双硫仑样反应的临床研究进展[J]. 现代医药卫生,2021,37(06):982-986.

[14] 葛均波,徐永健,王辰. 内科学:9版[M]. 北京:人民卫生出版社,2018.

[15] 周春燕,药立波. 生物化学与分子生物学:9版[M]. 北京:人民卫生出版社,2018.

[16] 陆阳. 有机化学:9版[M]. 北京:人民卫生出版社,2018.

第五章 "拉"与健康

[1] 葛均波,徐永健,王辰. 内科学:9版[M]. 北京:人民卫生出版社,2018.

[2] 陈孝平,汪建平,赵继宗. 外科学:9版[M]. 北京:人民卫生出版社,2018.

[3] 万学红,卢雪峰. 诊断学:9版[M]. 北京:人民卫生出版社,2018.

[4] Lewis SJ,Heaton KW. Stool form scale as a useful guide to intestinal transit time[J]. Scand J Gastroenterol. 1997,32(9):920-924.

[5] Heaton KW,Radvan J,Cripps H,et al. Defecation frequency and timing,and stool form in the general population:a prospective study [J]. Gut. 1992,33(6):818-824.

[6] 徐辉,柯美云. 排便的生理和便秘的病理生理[J]. 中华医学信息导报,2003,18(4):19-20.

[7] Mugie S M,Benninga M A,Di Lorenzo C. Epidemiology of constipation in children and adults:A systematic review [J]. Best practice & research Clinical gastroenterology,2011,25(1):3-18.

[8] Vriesman M H,Koppeni J N,CamIlleri M,et al. Management of functional constipation in children and adults [J]. Nature Reviews Gastroenterology & Hepatology,

2020,17(1):21-39.

[9] Roque M V,BouRas E P. Epidemiology and management of chronic constipation in elderly patients [J]. Clinical Interventions in Aging,2015,10(default):919-930.

[10] Cullen G,O′Donoghue D. Constipation and pregnancy [J]. Baillière' s Best Practice and Research in Clinical Gastroenterology,2007,21(5):807-818.

[11] Ho JMD,How C H. Chronic constipation in infants and children [J]. Singapore medical journal,2020,61(2):63-68.

[12] Sommers T,Mitsuhashi S,Singh P,et al. Prevalence of chronic constipation and chronic diarrhea in diabetic individuals in the United States [J]. Official journal of the American College of Gastroenterology |ACG,2019,114.

[13] Varyt,Lohsiriwat. Treatment of hemorrhoids:A coloproctologist's view [J]. 世界胃肠病学杂志:英文版,2015(31):9245-9252.

[14] 陆阳. 有机化学:9 版[M]. 北京:人民卫生出版社,2018.

[15] 中华医学会消化病学分会炎症性肠病学组. 炎症性肠病诊断与治疗的共识意见[J]. 中华消化杂志,2018,38(5):292-311.

[16] 中国炎症性肠病诊疗质控评估中心. 中华医学会消化病学分会炎症性肠病学组. 生物制剂治疗炎症性肠病专家建议意见[J]. 中华消化杂志,2021,41(06):366-378.

[17] 中华人民共和国国家卫生健康委员会. 中国结直肠癌诊疗规范(2020 年版)[J]. 中华外科杂志,2020,58(08):561-585.

[18] 上海市抗癌协会,复旦大学附属肿瘤医院,蔡三军,等. 居民常见恶性肿瘤筛查和预防推荐(2021 年版)[J]. 肿瘤,2021,41(4):13.

[19] 中国医师协会胰腺病专业委员会慢性胰腺炎专委会. 慢性胰腺炎诊治指南[J]. 中华消化内镜杂志,2018,35(11):814-822.

[20] Technology Status Report Evaluation. Endoscopic mucosal resection. Gastrointest Endosc 2000,52:860.

[21] Gregory G. 临床胃肠内镜学[M]. 北京:北京大学医学出版社,2008.

[22] 周春燕,药立波. 生物化学与分子生物学:9 版[M]. 北京:人民卫生出版社,2018.

第六章 "撤"与健康

[1] 丁文龙,刘学政. 系统解剖学:9 版[M]. 北京:人民卫生出版社,2018.

［2］崔慧先，李瑞锡. 局部解剖学：9 版［M］. 北京：人民卫生出版社，2018.

［3］陈孝平，汪建平，赵继宗. 外科学：9 版［M］. 北京：人民卫生出版社，2018.

［4］赵玉沛，陈孝平. 外科学：3 版［M］. 北京：人民卫生出版社，2015.

［5］李欣荣，曾牡云，张燕. 深圳市男性出租车司机体检前十位疾病统计分析［J］. 中华疾病控制杂志，2011，15（07）：640-641.

［6］Nickel J C，Aaron L，Barkin J，et al. Canadian urological association guideline on male lower urinary tract symptoms/benign prostatic hyperplasia（MLUTS/BPH）：2018update［J］. Canadian Urological Association journal=Journal de l'Associationdes urologues du Canada，2018，12（10）.

［7］张祥华，王行环，王刚，等. 良性前列腺增生临床诊治指南［J］. 中华外科杂志，2007，45（24）：1704-1707.

［8］丁文龙，王海杰. 系统解剖学：3 版［M］. 北京：人民卫生出版社，2015.

［9］董陶涛，陈林，刘迅，等. 尿液中膀胱癌生物标志物的研究进展［J］. 医学综述，2021，（12）：2365-2370.

［10］American Association for Cancer Research.Erdafitinib Efficacious in Bladder Cancer［J］. Cancer Discovery，2018，8（8）：OF6.

［11］陈莉，汪涌，祝广峰，等.2020 年欧洲泌尿协会肌层浸润性膀胱癌诊断和治疗指南概要［J］. 现代泌尿外科杂志，2020，25（11）：1025-1029.

［12］Hunt D，Van der Hel O L，Mcmillan G P，et al. Renal cell carcinoma in relation to cigarette smoking：Meta-analysis of 24 studies［J］. International journal of cancer，2005，114（1）：101-108.

［13］Dhotedhote R，Thiounn N，Debre B，et al. Risk factors for adult renal cell carcinoma［J］. Urol Clin North Am，May 2004；31（2）：237-247.

［14］［美］波特著，王卫平译. 默克诊疗手册：19 版［M］. 北京：人民卫生出版社，2014.

［15］中华医学会泌尿外科学分会. 中国泌尿外科疾病诊断治疗指南［M］. 北京：人民卫生出版社，2014.

［16］Sidana A，Srinivasan R. Therapeutic strategies for hereditary kidney cancer［J］. Current oncology reports，2016，18（8）：50.

［17］张晓光，汪年松. 慢性肾脏病危险因素的研究进展［J］. 实用医学杂志，2007，23（23）：3641-3643.

[18] 上海慢性肾脏病早发现及规范化诊治与示范项目专家组,高翔,梅长林.慢性肾脏病筛查诊断及防治指南[J].中国实用内科杂志,2017,37(01):28-34.

[19] 潘显阳,李曼云,李晓玲,等.高尿酸血症与痛风病人并发肾结石的影响因素[J].中华临床免疫和变态反应杂志,2020,14(2):130-134.

[20] Dion M,Ankawi G,Chew B,et al. CUA guideline on the evaluation and medical management of the kidney stone patient - 2016 update[J]. Can Urol Assoc J. 2016;10(11-12):E347-E358.

[21] 那彦群,叶章群,孙颖浩,等.2014 版中国泌尿外科疾病诊断治疗指南[M].北京:人民卫生出版社,2013:184-199.

[22] 刘志华,周祥福.输尿管下段结石的治疗进展[J].中华腔镜泌尿外科杂志(电子版),2010(1):76-78.

[23] 王庭槐.生理学:9 版[M].北京:人民卫生出版社,2018.

[24] 葛均波,徐永健,王辰.内科学:9 版[M].北京:人民卫生出版社,2018.

[25] 万学红,卢雪峰.诊断学:9 版[M].北京:人民卫生出版社,2018.

[26] 周春燕,药立波.生物化学与分子生物学:9 版[M].北京:人民卫生出版社,2018.

第七章 "睡"与健康

[1] 王庭槐.生理学:9 版[M].北京:人民卫生出版社,2018.

[2] 赵忠新.睡眠医学[M].北京:人民卫生出版社,2016.

[3] 陆林.睡眠中的记忆巩固与再巩固研究[J].中国睡眠研究会.中国睡眠研究会第九届学术年会报告.

[4] 中国社会科学院社会学研究所.中国睡眠研究报告(2022)[M].北京:社会科学文献出版社,2022.

[5] Chalder,T.(1996). Insomnia:Psychological Assessment and Management[M]. By C. M. Morin. New York:Guildford Press,1993. Psychological Medicine,26(5),1096-1097.

[6] Johns M W.A new method for measuring daytime sleepiness:The Epworth sleepiness scale[J]. Sleep,1991,14(6).

[7] 高和.睡眠障碍国际分类(译):3 版[M].北京:人民卫生出版社,2017.

[8] 张鹏,李雁鹏,吴惠涓,等.中国成人失眠诊断与治疗指南(2017 版)[J].中华神经科杂志,2018,51(05):324-335.

[9] 慈书平. 睡眠与睡眠疾病[M]. 北京:军事医学出版社,2005.

[10] 葛均波,徐永健,王辰. 内科学:9版[M]. 北京:人民卫生出版社,2018.

[11] 中华医学会,中华医学会杂志社,中华医学会全科医学分会,等. 成人阻塞性睡眠呼吸暂停基层诊疗指南(2018年)[J]. 中华全科医师杂志,2019(01):21-29.

[12] 陈贵海,张立强,高雪梅,等. 成人阻塞性睡眠呼吸暂停多学科诊疗指南[J]. 中华医学杂志,2018,98(24):1902-1914.

[13] 何权瀛,王莞尔. 阻塞性睡眠呼吸暂停低通气综合征诊治指南(基层版)[J]. 中华全科医师杂志,2015,14(07):509-515.

第八章 "性"与健康

[1] 张学军,郑捷. 皮肤性病学:9版[M]. 北京:人民卫生出版社,2018.

[2] [美]贺兰特·凯查杜里安. 性学观止(插图第6版)[M]. 北京:科学技术文献出版社,2019.

[3] 朱俊勇. 性与健康[M]. 武汉:武汉大学出版社,2019.

[4] 丁文龙,刘学政. 系统解剖学:9版[M]. 北京:人民卫生出版社,2018.

[5] 谷现恩. 持久的成功:早泄治疗手册[M]. 北京:人民卫生出版社,2017.

[6] 李宏军,黄宇烽. 实用男科学:2版[M]. 北京:科学出版社,2015.

[7] Clayton AH, Valladares, Juarez EM. Female sexual dysfunction [J]. Med Clin North Am. 2019, 103(4):681-98. doi:10.1016/j.mcna.2019.02.008. PubMed PMID: 31078200.

[8] 张爱霞,潘连军,陈湘玉,等. 南京市城区女性性功能障碍的调查[J]. 中华男科学杂志,2011,17(6):488-491.

[9] 谢幸,孔北华,段涛. 妇产科学:9版[M]. 北京:人民卫生出版社,2020.

[10] 张民夫,姜兰香,张明,等. 我国腹股沟肉芽肿两例首报[J]. 中华皮肤科杂志 2002年6月第35卷第3期

[11] Herant A. Fundamentals of human sexuality, 6e[M] Holt, Rinehart and Winston, 1972

[12] 李兰娟,任红. 病毒性传染病[M]. 北京:人民卫生出版社,2019.

[13] 刘德纯. 我国艾滋病流行与传播30年回顾[J]. 新发传染病电子杂志,2017,2(01):50-52.

[14] 王千秋,刘全忠,徐金华,等. 性传播疾病临床诊疗与防治指南[M]. 上海:上海科学技术出版社,2020.

[15] Han Y, Wu N, Zhu W, et al. Detection of HIV-1 viruses in tears of patients even under long-term HAART [J]. AIDS, 2011, 25(15): 1925-1927.

[16] 中华医学会感染病学分会艾滋病丙型肝炎学组. 中国艾滋病诊疗指南(2021年版)[J]. 中国艾滋病性病, 2021, 27(11): 1182-1201.

[17] Perelson A S, Neumann A U, Markowitz M, et al. HIV-1 Dynamics in vivo: Virion clearance rate, infected cell life-span, and viral generation time [J]. Science, 1996, 271(5255): 1582-1586.

第九章 "动"与健康

[1] 运动生理学编写组. 运动生理学: 2版[M]. 北京: 北京体育大学出版社, 2021.

[2] 王拥军, 潘华山. 运动医学: 2版[M]. 北京: 人民卫生出版社, 2018.

[3] STTRÖHLE A. Sports psychiatry: Mental health and mental disorders in athletes and exercise treatment of mental disorders [J]. Eur Arch Psychiatry Clin Neurosci, 2019, 269(5): 485-498.

[4] Perkins R, Willians MH. Effect of caffeine upon maximal muscular endurance of females [J]. Med Sci Sports, 1975, 7(3): 221-4.

[5] 葛均波, 徐永健, 王辰. 内科学: 9版[M]. 北京: 人民卫生出版社, 2018.

[6] American Dietetic Association; Dietitians of Canada; American College of Sports Medicine, Rodriguez NR, Di Marco NM, Langley S. American College of Sports Medicine position stand. Nutrition and athletic performance. Med Sci Sports Exerc. 2009, 41(3): 709-31.

[7] 朱然, 梁舒. 视频终端视疲劳综合征的治疗进展[J]. 中华临床医师杂志(电子版), 2019, 13(09): 702-706.

[8] Parihar J, Jain V K, Chaturvedi P, et al. Computer and visual display terminals (VDT) vision syndrome (CVDTS) [J]. Medical Journal Armed Forces India, 2016, 72(3): 270-276

[9] Cheng X, Song M, Kong J, et al. Influence of prolonged visual display terminal use and exercise on physical and mental conditions of Internet staff in Hangzhou, China [J]. International Journal of Environmental Research and Public Health, 2019, 16(10).

[10] 陈孝平, 汪建平, 赵继宗. 外科学: 9版[M]. 北京: 人民卫生出版社, 2018.

[11] 高雅. 跑步的下肢关节运动学特征研究综述[J]. 四川体育科学, 2020, 39

(03):57-60.

[12] 魏春琴,刘强. 常见运动损伤及其急救处理[J]. 科技信息,2008,30(31):588.

[13] 王拥军,潘华山. 运动医学:2版[M]. 北京:人民卫生出版社,2018.

[14] 陈孝平,汪建平. 外科学:8版[M]. 北京:人民卫生出版社,2013.

第十章　心理与健康

[1] 陆林,沈渔邨. 精神病学:6版[M]. 北京:人民卫生出版社,2017.

[2] 李幼辉. 心理宝典:2版[M]. 郑州:郑州大学出版社,2015.

[3] 约翰·W. 桑特·洛克. 发展心理学:桑特洛克带你游历人的一生:5版[M]. 北京:机械工作出版社,2020.

[4] 蔡焯基,马辛,王择青,等. 中国人心理健康标准制订研究[J]. 中华健康管理学杂志,2012(02):119-123.

[5] 谌红献. 网络成瘾(游戏障碍)及干预策略[J]. 四川精神卫生,2021,34(01):1-5.

[6] 黄炜,王静. 强迫症自我心理治疗以及对暴露疗法的思考[J]. 精神医学杂志,2017,30(06):478-480.

[7] 孙燕瑞,韩雪松,王学宇. 关于中学生逆反心理浅析[J]. 心理医生,2018,24(21):312-313.

[8] 许冬. 浅谈青少年逆反心理的成因及对策[J]. 中外医疗,2012,31(05):182.

[9] 宋利利. 青少年抑郁症致病因素及预防措施调查研究[J]. 继续医学教育,2019,33(04):85-86.

[10] 吴赫南,邵芳,林波. 引起青少年抑郁水平相关影响因素及预防对策[J]. 现代实用医学,2017,29(05):670-672.

[11] 万里洋,况利,本刊. 青少年非自杀性自伤危险因素的研究进展[J]. 四川精神卫生,2014,27(06):566-569.

第十一章　常用药:治病与致病

[1] 李俊. 临床药理学:6版[M]. 北京:人民卫生出版社,2018.

[2] 王庭槐. 生理学:9版[M]. 北京:人民卫生出版社,2018.

[3] 杨宝峰,陈建国. 药理学:9版[M]. 北京:人民卫生出版社,2018

[4] 陈华彪. 时辰药理学与临床合理用药[J]. 中国药业,2009,018(002):48-49.

[5] 路依凡,禹娜. 生物钟研究进展及与人类健康的关系[J]. 生物学教学,2021,

46(01):2-5.

第十二章　生活中需要掌握的急救常识

[1] 新华网. Denmark's midfielder Eriksen stabilized after transferring to hospital.[EB/OL].(2021-06-13)[2022-09-18]http://www.xinhuanet.com/english/2021-06/13/c_1310004908.htm.

[2] 李亚松. 家庭急救常识必读全书[M]. 北京:中国妇女出版社,2012.

[3] 中华人民共和国国家卫生健康委员会. 狂犬病诊疗规范(2021 年版)[J]. 中国实用乡村医生杂志,2022,29(1):1-4.

[4] 殷文武,王传林,陈秋兰,等。狂犬病暴露预防处置专家共识[J]. 中华预防医学杂志,2019,53(7):668-679.

[5] 央视网. 动物致伤防治 我国每年约 4 000 万人被猫狗咬伤.[EB/OL].(2021-12-25)[2023-07-01]https://tv.cctv.com/2021/12/25/VIDEFrPa8uOE0lo8Jz61idMv211225.shtml.

[6] Hall E.,Wodi A.P.,Hamborsky J.,et al. Epidemiology and Prevention of Vaccine-Preventable Diseases[M]. 14th ed. Washington,D.C.:Public Health Foundation,2021.

[7] Liang JL,Tiwari T,Moro P,et al. Prevention of Pertussis,Tetanus,and Diphtheria with Vaccines in the United States:Recommendations of the Advisory Committee on Immunization Practices(ACIP)[J]. MMWR Recomm Rep. 2018;67(2):1-44.

[8] 新华网. 甘肃景泰一马拉松百公里越野赛已发现 16 人遇难.[EB/OL].(2021-05-23)[2022-12-08]http://www.xinhuanet.com/local/2021-05/23/c_1127480208.htm.

[9] 央视新闻. 甘肃白银山地马拉松百公里越野赛遇难人数达到 21 人.[EB/OL].(2021-05-23)[2022-12-08]https://news.cctv.com/2021/05/23/ARTI1B7wca5w0nF0NX8oO7l1210523.shtml.

第十三章　老年人的保健秘笈

[1] 葛均波,徐永健,王辰. 内科学:9 版[M]. 北京:人民卫生出版社,2018.

[2] 陈孝平,汪建平,赵继宗. 外科学:9 版[M]. 北京:人民卫生出版社,2019.

[3] 谢幸,孔北华,段涛. 妇产科学:9 版[M]. 北京:人民卫生出版社,2020.

[4] 姚树桥,杨艳杰. 医学心理学:7 版[M]. 北京:人民卫生出版社,2018.

[5] 焦广宇,蒋卓勤. 临床营养学:3 版[M]. 北京:人民卫生出版社,2018.

[6] 王拥军,潘华山. 运动医学:2 版[M]. 北京:人民卫生出版社,2018.

[7] 中国营养学会. 中国居民膳食指南(2022 版)[M]. 北京:人民卫生出版社,

2022.

［8］李小寒，尚少梅. 基础护理学：6 版［M］. 北京：人民卫生出版社，2017.

［9］郝伟，陆林. 精神病学：8 版［M］. 北京：人民卫生出版社，2018.

［10］贾建平，陈生弟. 神经病学：8 版［M］. 北京：人民卫生出版社，2018.

［11］杨宝峰，陈建国. 药理学：9 版［M］. 北京：人民卫生出版社，2018

［12］王庭槐. 生理学：9 版［M］. 北京：人民卫生出版社，2018.

［13］杨培增，范先群. 眼科学：9 版［M］. 北京：人民卫生出版社，2018.

［14］贾娇，任燕，杨红. 褪黑素及褪黑素能药物临床应用的研究进展［J］. 国际精神病学杂志，2014，41（03）：185-188.

［15］国家卫生健康委. 保健食品注册管理办法（试行）［EB/OL］.（2005-04-30）［2021-05-25］http://www.nhc.gov.cn/wjw/bmgz/201105/8ed4b5f190394fd89fe5d784c38f4d4c.shtml.

［16］国家市场监督管理总局. 保健食品注册与备案管理办法［EB/OL］.（2016-02-26）［2021-06-01］https://www.samr.gov.cn/cms_files/filemanager/samr/www/samrnew/samrgkml/nsjg/fgs/202011/W020211116565338040119.pdf.

［17］全国人民代表大会常务委员会. 中华人民共和国食品安全法（2021 年修订）［EB/OL］.（2021-04-29）［2023-07-24］https://public.jinshui.gov.cn/06AAA/1467174.jhtml.

［18］国家市场监督管理总局. 食品保健食品欺诈和虚假宣传整治问答［EB/OL］（2018-10-09 日）［2021-05-25］https://www.samr.gov.cn/xw/xwfbt/art/2023/art_2fc9e550ac954ab1845454543659aa09.html.

［19］国家市场监督管理总局. 关于防范保健食品功能声称虚假宣传的消费提示［EB/OL］（2018-09-27）［2021-05-25］https://www.samr.gov.cn/xw/zj/art/2023/art_d03ccbcf0c7e482198c4adfa23f9e59a.html.

［20］周立刚，杨成宗，吴建勇. 仙人掌属药用植物的研究进展［J］. 中草药，2004，（01）：107-109.

［21］中华医学会消化病学分会肝胆疾病协作组. 吡咯生物碱相关肝窦阻塞综合征诊断和治疗专家共识意见（2017 年，南京）［J］. 临床肝胆病杂志，2017，33（09）：1627-1637.

［22］李斌华. 土三七所致肝窦阻塞综合征的诊治［J］. 甘肃医药，2018，37（07）：586-588.

［23］国家药品监督管理局. 中华人民共和国药品管理法［EB/OL］.（2019-08-27）［2022-05-17］https://www.nmpa.gov.cn/xxgk/fgwj/flxzhfg/20190827083801685.html.

［24］徐勇，王军，王虹峥，等. 2023 中国阿尔茨海默病数据与防控策略. 阿尔茨海默病及相关病杂志，2023.

［25］陈晓春. 中华医学会神经病学分会痴呆与认知障碍学组. 阿尔茨海默病源性轻度认知障碍诊疗中国专家共识 2021［J］. 中华神经科杂志，2022，55（5）：421-440.

［26］田金洲，解恒革，王鲁宁，等. 中国阿尔茨海默病痴呆诊疗指南（2020 年版）. 中华老年医学杂志，2021，40（3）：269-283.

［27］季长高. 老年人预防跌倒骨折从预防肌少症开始［J］. 家庭生活指南，2023，39（12）：42-43.

［28］黄婷. 肌衰日益年轻化，肌少症盯上中青年女性［N］. 中国妇女报，2024-01-17（008）.

［29］崔华，王朝晖，吴剑卿，等. 中华医学会老年医学分会. 老年人肌少症防控干预中国专家共识（2023）［J］. 中华老年医学杂志，2023，42（2）：144-153.

［30］北京医院. 居家（养护）老年人跌倒干预指南［J］. 中国老年保健医学，2018（3）.

［31］潘一鸣，李耘，马丽娜.《世界老年人跌倒预防和管理指南：一项全球倡议》解读［J］. 实用老年医学，2023，37（10）：1076-1080.

［32］刘迪智，倪晓琳，贾春媛等. 老年人跌倒损伤发生现状及危险因素分析［J］. 中国老年保健医学，2022，20（06）：23-28.

［33］孙玉华，张梅，郭玉芳. 社区老年人跌倒发生情况及相关因素分析［J］. 中外医学研究，2018，016（005）：98-99.

第十四章　皮肤、头发的养护

［1］张学军，郑捷. 皮肤性病学：9 版［M］. 北京：人民卫生出版社，2018.

［2］何黎，刘玮. 皮肤美容学：［M］北京：人民卫生出版社，2008.

［3］张艺璇. 洗护市场的流行趋势及头发养护技巧［J］. 中国化妆品，2023，（8）：58-61.

［4］李继承，曾圆山. 组织学与胚胎学：9 版［M］. 北京：人民卫生出版社，2018.

第十五章　健康体检与就诊流程

［1］国家卫生健康委. 三级医院评审标准（2020 年版）实施细则［EB/OL］.（2020-12-21）［2023-01-17］http://www.nhc.gov.cn/yzygj/s7657/202110/b9fceda937184f259ecae7e

ce8522d24/files/e50177be353c4d5aa267916ebab25694.pdf.

[2] 国家卫生健康委. 医疗机构基本标准(试行)[EB/OL].(1994-09-02)[2023-01-17]http://www.nhc.gov.cn/yzygj/s3572/201706/4d84820f321144c290ddaacba53cb590.shtml.

[3] 国家卫生健康委. 三级综合医院医疗服务能力指南(2016年版)[EB/OL].(2016-08-29)[2023-01-19]http://www.nhc.gov.cn/yzygj/s3594q/201610/6e6780e8b7c24c57bf386d35e9f952df.shtml.

[4] 中华人民共和国国防部. 应征公民体格检查标准[EB/OL].(2021-01-14)[2023-2-05]https://www.gfbzb.gov.cn/zbbm/zcfg/byfg/tjbz.shtml.

[5] 国家卫生健康委. 消化内镜诊疗技术管理规范(2013年版)[EB/OL].(2014-01-08)[2023-03-17]http://www.nhc.gov.cn/yzygj/s3585/201401/fd7c01acb8b9465fa83abdeca4aed68a.shtml.

[6] 韩泽民,王宇欣. 中国小肠镜临床应用指南[J]. 中华消化内镜杂志,2018,35(10):693-702.

[7] 周平红,钟芸诗,李全林. 中国消化道黏膜下肿瘤内镜诊治专家共识(2023版)[J]. 中华胃肠外科杂志,2023,40(4):253-263.

[8] 周炯,范靖,黄鹂,等. 危急值管理与患者安全[J]. 中华医院管理杂志,2015,31(03):200-202.

[9] 检验危急值在急危重病临床应用的专家共识组. 检验危急值在急危重病临床应用的专家共识(成人)[J]. 中华急诊医学杂志,2013,22(10):1084-1089.

[10] 兰海丽,张秀明,余元龙,等. 检验危急值应用的评估与持续改进[J]. 中华医院管理杂志,2009(04):235-238.

[11] 陈孝平,汪建平,赵继宗. 外科学:9版[M]. 北京:人民卫生出版社,2018.

[12] 葛均波,徐永健,王辰. 内科学:9版[M]. 北京:人民卫生出版社,2018.

[13] 朱然,梁舒. 视频终端视疲劳综合征的治疗进展[J]. 中华临床医师杂志(电子版),2019,13(09):702-706.

[14] Parihar J,Jain V K,Chaturvedi P,et al. Computer and visual display terminals (VDT) vision syndrome (CVDTS) [J]. Medical Journal Armed Forces India,2016,72(3):270-276.

[15] CHENG X,SONG M,KONG J,et al. Influence of prolonged visual display terminal use and exercise on physical and Mmental conditions of Internet staff in Hangzhou,

China [J]. International Journal of Environmental Research and Public Health, 2019, 16 (10).

[16] 赫捷. 肿瘤学概论:2 版. 北京:人民卫生出版社,2018.

[17] 步宏,李一雷. 病理学:9 版. 北京:人民卫生出版社,2018.

[18] 李宝峰,陈建国. 药理学:9 版. 北京:人民卫生出版社,2018.

[19] 黄睿,饶慧瑛. 脂肪性肝病再次更名对药物临床试验的影响[J]. 中华肝脏病杂志,2023,31(8):793-797.

[20] 赵冉,沙卫红. 代谢相关脂肪性肝病的概念变更及其对临床实践的影响[J]. 实用医学杂志,2022,38(19),2390-2394.